孤独症康复训练师资培训完整教程
学习技能训练 实例解析

主编 贾美香 白雅君

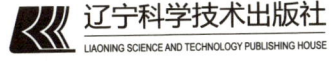
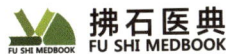

图书在版编目(CIP)数据

学习技能训练实例解析 / 贾美香,白雅君主编.
——沈阳:辽宁科学技术出版社,2018.5
孤独症康复训练师资培训完整教程
ISBN 978-7-5591-0227-0

Ⅰ. ①学… Ⅱ. ①贾… ②白… Ⅲ. ①孤独症-康复-训练-师资培训-教材 Ⅳ. ①R749.940.9

中国版本图书馆CIP数据核字(2017)第092134号

版权所有　侵权必究

出版发行:辽宁科学技术出版社
　　　　　北京拂石医典图书有限公司
地　　址:北京海淀区车公庄西路华通大厦B座15层
联系电话:010-57262361/024-23284376
E－mail:fushimedbook@163.com
印　刷　者:北京时尚印佳彩色印刷有限公司
经　销　者:各地新华书店

幅面尺寸:285mm×210mm
字　　数:402千字
出版时间:2018年5月第1版

印　张:26.75
印刷时间:2018年5月第1次印刷

策划编辑:李俊卿
责任编辑:李俊卿
封面设计:咏　潇
版式设计:咏　潇

责任校对:梁晓洁
封面制作:咏　潇
责任印制:丁爱军

如有质量问题,请速与印务部联系　联系电话:010-572623610

定　价:128.00元

学习技能训练实例解析

编委会

主　编： 贾美香　白雅君

副主编： 董丹凤　刘　堃　刘冬梅　彭旦媛　魏青云　侯燕妮　杨智然

编　委： 胡慧萍　周　娟　沈　琪　范晓娇　崔蒙蒙　孙　琪　张晓燕　杨　轲
　　　　　赵　泓　曾　刚　邓丽丽　方丽娟　张　妮　徐振弟　程献莹　初晓菲
　　　　　代恒双　刁凤菊　杜丽源　纪志伟　贾慧锋　金浩然　柯黎颖　梁艳林
　　　　　林　恒　刘桂赞　罗立晖　牟效玲　倪明明　谭筑霞　陶　煜　王丽琴
　　　　　王晓武　谢裴风　杨　洋　张兆惠　赵　芳　赵水林　祝贺荣　陈素云
　　　　　于　涛　李　东　张家翾　孙石春　王　玉　齐丽娜　张　楠　王红微
　　　　　刘艳君　何　影　张黎黎　董　慧　孙丽娜　李　瑞　刘　星　吕文静
　　　　　于婷婷　陈晓芳　隋晓玉　于秋霞　李　雪　孙　艳　肖丽媛　刘　欢
　　　　　邵　沫　李红伟　侯丽丽　马志红　魏秀敏　李伟江

前言

相比正常人，孤独症患者对外界信息加工的特殊形式一定程度上阻碍了其认知能力的正常发展，他们的认知能力的发展同时又制约着其社会性的发展，因此对孤独症患者学习能力的开发就显得尤为重要。但是，由于孤独症患者的认知加工的特殊性，对其进行智力开发时要注意从他们的特殊性出发。

本套课程的内容均基于应用行为分析（简称ABA）的理论和实践。一方面我们借鉴研究成果作为指导，另一方面将我们的进阶训练代入行为分析当中，两项融合，撰写了这本"如何做"的工作手册，通过特定的任务分析去指导孤独症患者训练。项目中的每项能力都是通过任务分析教学来实现的，每项任务分析都是将复杂任务分解成简单步骤的过程。为了使本书能以最新、最全面、最实用的面貌呈现在读者面前，作者倾注了大量的心力。所有参加撰写本书的作者，都是多年从事孤独症研究和教学工作的医生和教师，他们将在这一领域中长期积累的丰富的临床及教学经验总结出来，得以完成本书。如果没有他们对孤独症患者及其家庭的爱心和社会责任感，就不会有那么多真实的案例。

另外，为了增加本书的实用性，大连万卷科技有限公司为本书开发了专门的配套表格打印软件，读者扫描每个技能项下的二维码，便可方便地打印该技能训练所用的配套表格。

最后，愿孤独症孩子的父母和训练教师能够带着欣赏的眼光走近他们，不断挖掘和培养他们的潜力、天赋，使他们能在大家的帮助下像普通人一样快乐生活！

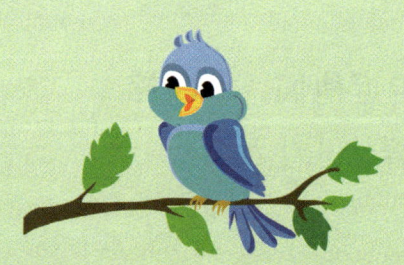

目录

第一章
孤独症患者的学习能力 / 1

第一节　孤独症患者的注意力、记忆力与思维力 / 2

第二节　提高孤独症患者学习能力的方法 / 7

第二章
孤独症患者的个案研究 / 8

第三章
学习技能基础训练项目 / 16

01 涂颜色 / 17
02 寻找藏起来的物品 / 21
03 按照时间表执行任务 / 25
04 根据指令找颜色 / 30
05 根据指令找字母 / 35
06 根据指令找数字 / 40
07 根据指令找形状 / 45
08 命名物品或图片的颜色 / 50
09 命名字母 / 54
10 命名数字 / 58
11 命名形状 / 62
12 简单书写技能 / 66
13 数数 / 70
14 描线 / 74

第四章
学习技能初级训练项目 / 78

01 连点成线 / 79
02 涂色 / 84
03 粘贴和粘合 / 88
04 剪纸 / 92
05 折纸 / 96
06 命名立体形状 / 100
07 说出字母的发音 / 104
08 说出货币面额 / 108
09 表达反义词 / 112
10 理解整体与部分的关系 I / 116
11 数量概念 / 121
12 识别立体形状词汇 / 126
13 识别拼音发音 / 130
14 识别货币 / 135
15 指认反义词 / 140
16 将字母发音与图片匹配起来 / 145
17 将词汇与图片匹配起来 / 150
18 押韵 / 155

第五章
学习技能中级训练项目 / 160

01 类比 / 161
02 画画 / 166
03 多步骤艺术活动 / 170
04 听力理解 / 175
05 日历 / 181
06 估计 / 185
07 推理 / 190
08 从 1 数到 50 / 196
09 数物品 / 199
10 从大量物品里面数出特定物品 / 204
11 根据号码数数 / 208
12 间隔数数 / 212
13 理解部分与整体的关系 II / 215
14 对照图片匹配短语和句子 / 220
15 看图识字 / 224
16 平舌音和翘舌音 / 228
17 相同和不同 / 232
18 看图识词语 / 237
19 看图识短语 / 242
20 看图识句子 / 246
21 使用拼字玩具识字 / 250
22 时间关系：之前和之后 / 254

23 下定义 / 259
24 猜词语 / 263
25 汇报天气 / 267
26 抄写黑板上的字 / 271
27 使用拼字玩具拼拼音 / 275
28 使用拼字玩具拼数字 / 279
29 书写大写字母 / 282
30 书写人名 / 285
31 书写数字 1～10 / 289
32 书写简单词语 / 293

第六章
学习技能高级训练项目 / 296

01 按首字母顺序排列单词卡 / 297
02 数字的估计 / 302
03 根据指示完成一个工作表 / 306
04 表达中国各省的名称 / 310
05 表达中国各省会的名称 / 315
06 在地图上找到某个位置 / 320
07 在地图上找到某个方向 / 322
08 使用网络地图 / 326
09 使用键盘 / 331
10 识别故事中的数学关键字 / 335

11 解释图表 / 338
12 流畅的计算 / 343
13 简单的乘法 / 348
14 计算周长和面积 / 352
15 多位数加法 / 356
16 微软 Word 软件：字符格式 / 360
17 微软 Word 软件：页面布局格式设置 / 364
18 微软 Word 软件：插入项 / 368
19 数钱 /372
20 用钱买东西 / 377
21 日常生活中钱的加减法 / 384
22 阅读理解 / 388
23 流畅阅读 / 393
24 查找词汇 / 396
25 复述句子 / 400
26 复述故事 / 403
27 写句子 / 407
28 写文章 / 410
29 流畅写作 / 414

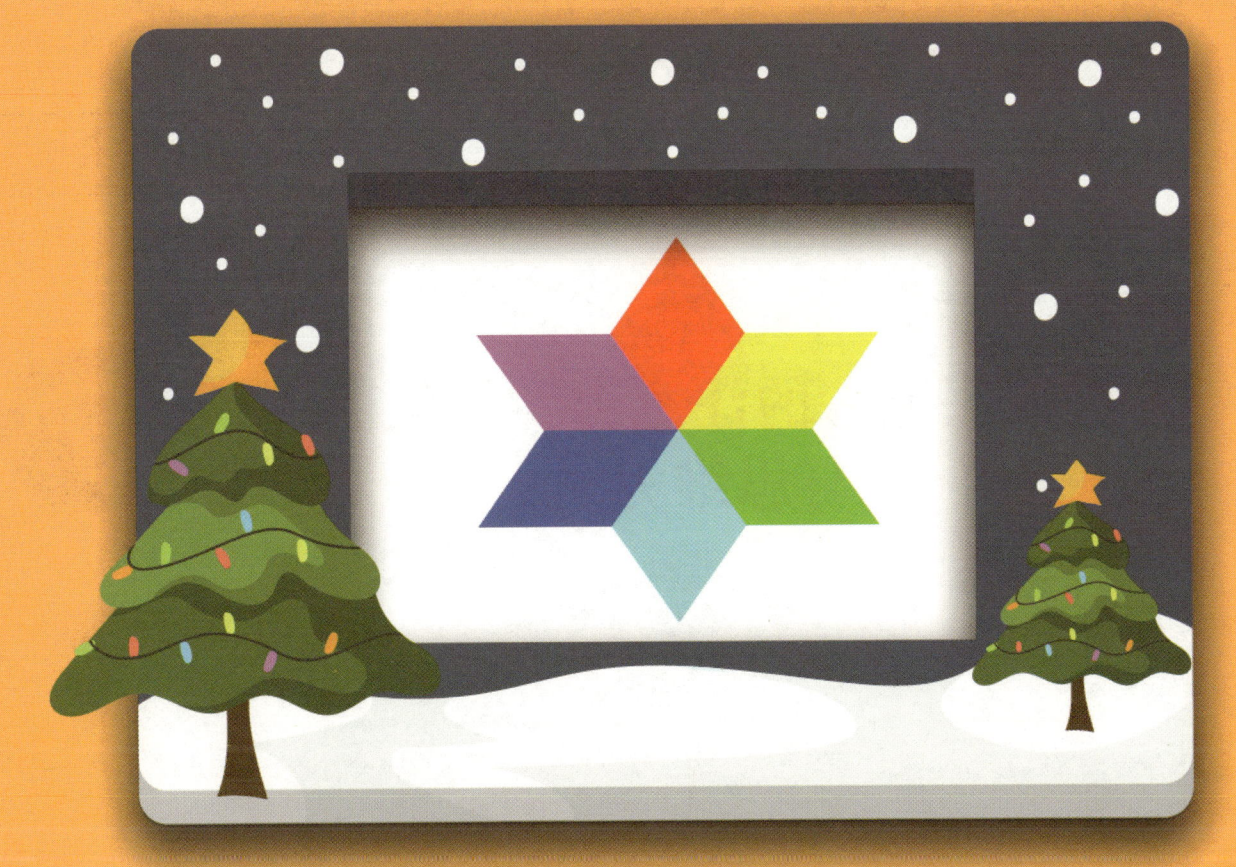

第一章

孤独症患者的学习能力

学习技能训练实例解析

第一节 孤独症患者的注意力、记忆力与思维力

一、孤独症患者注意力的特点

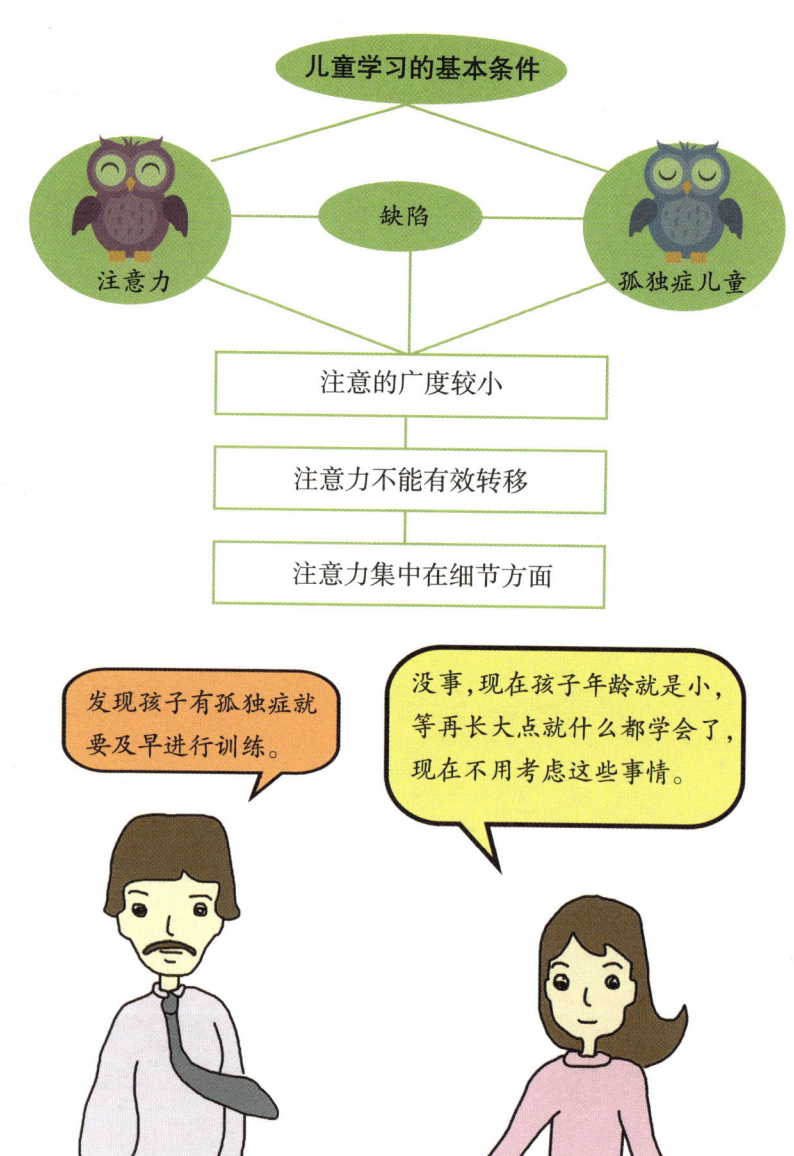

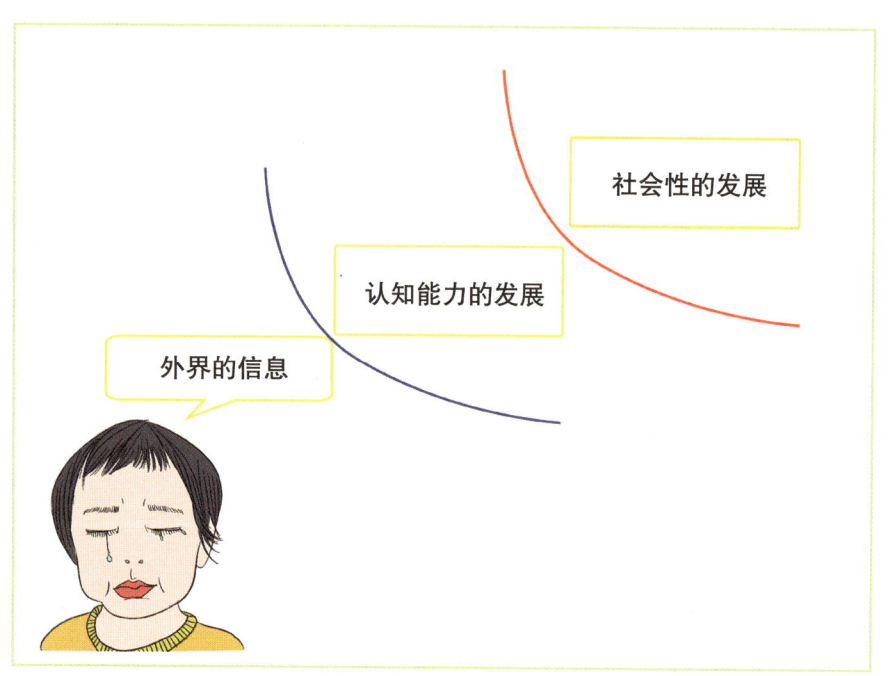

第一章
孤独症患者的学习能力

孤独症孩子与正常孩子不同,孤独症患者基本的生活能力很难随着年龄而增长,只有通过积极的教育训练才能协助其发展。

孤独症患者在持续注意与切换注意上有困难,受视觉等级、记忆等其他心理要素的影响,他们对新刺激的定向和分类都有问题。对于孤独症患者,他们的注意力更倾向于对物的注意而不是对人的注意。

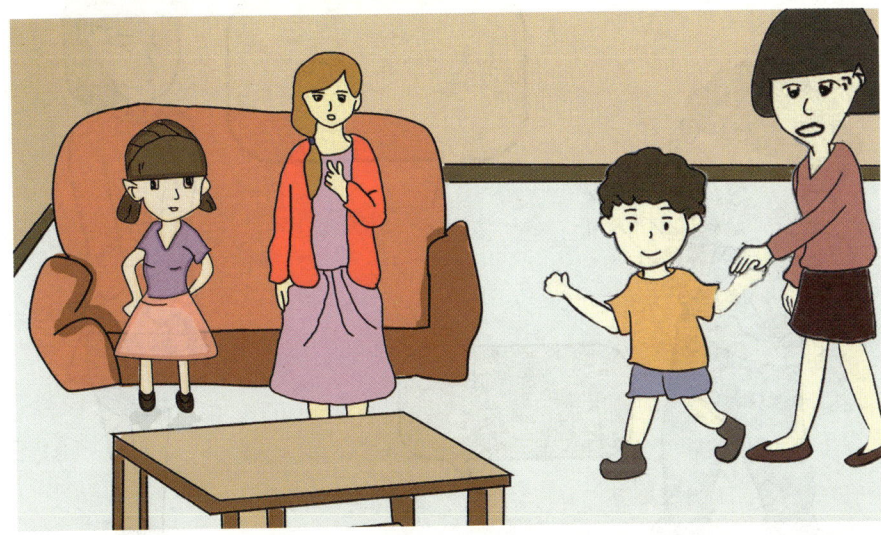

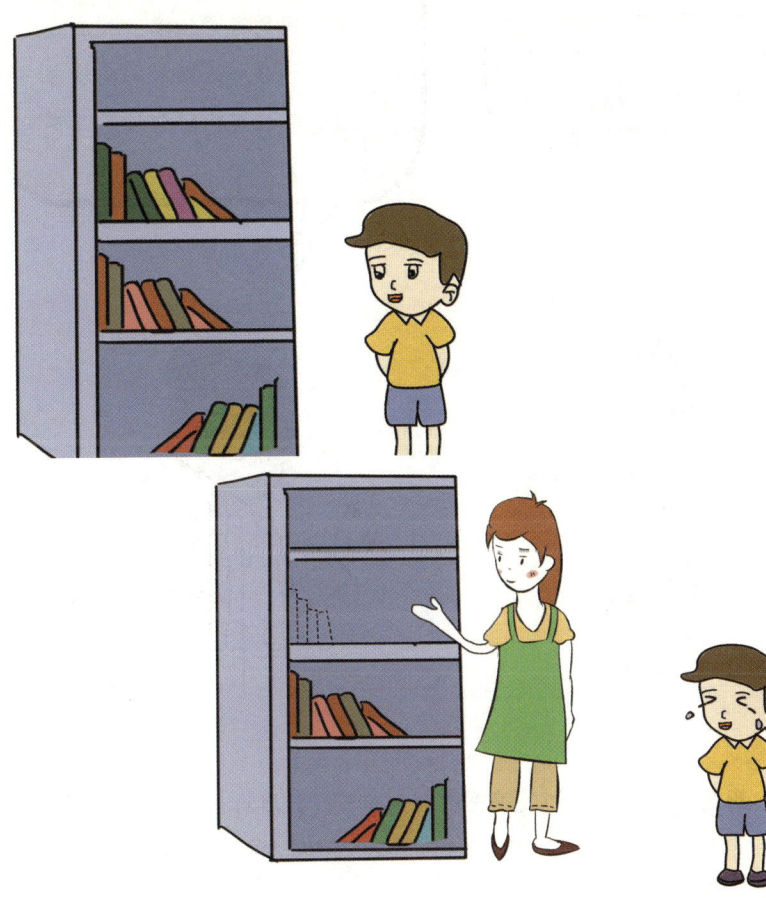

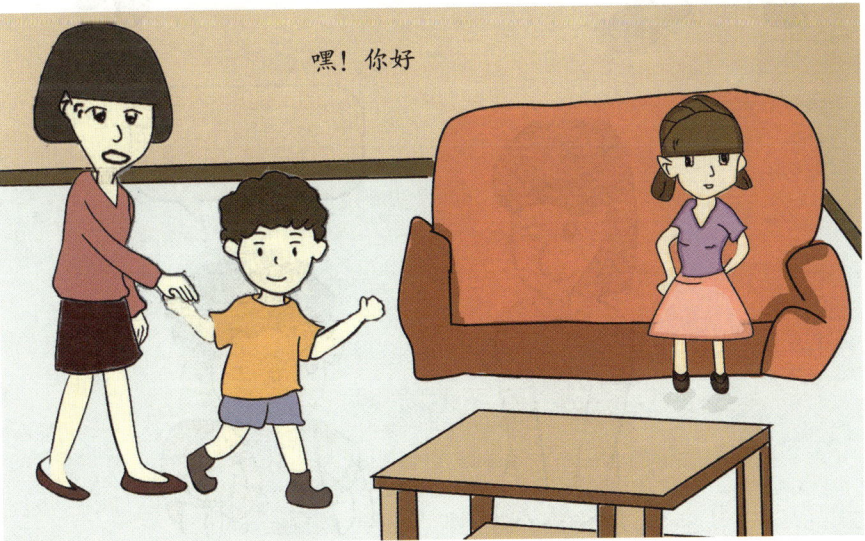

孤独症儿童对一个事物的注意力常常集中在细节方面,对事物的变化非常敏感,而常常忽视事物的整体。

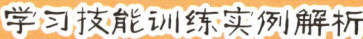

二、孤独症患者记忆力的特点

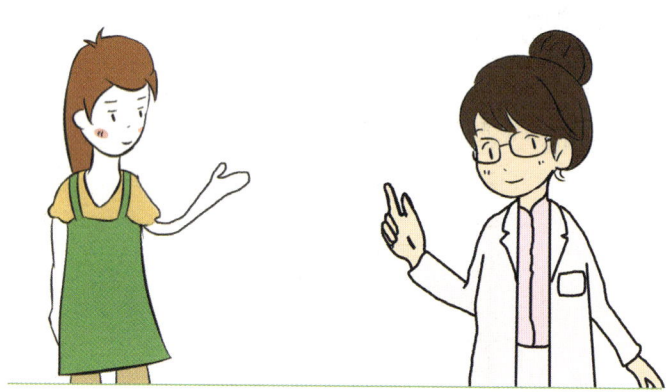

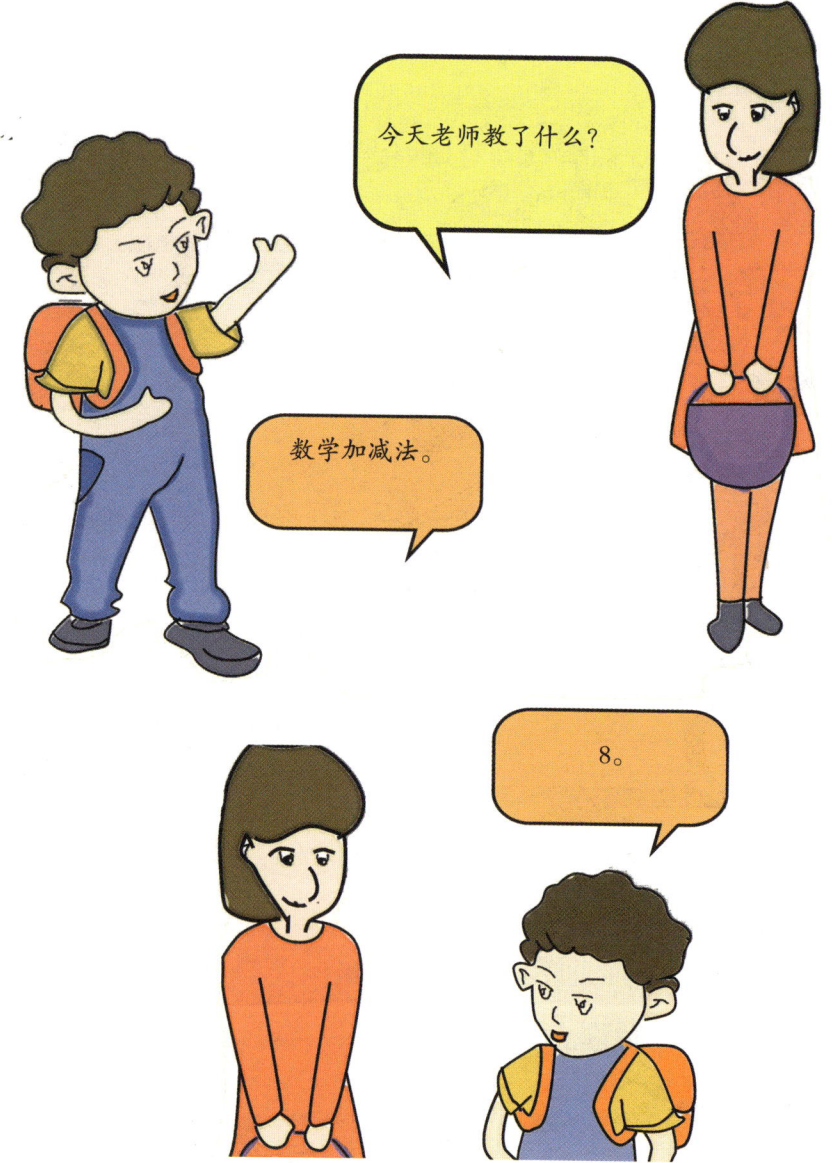

孤独症患者处理过度唤醒的行为方式是过度选择性，即过分追求不变、狭隘的兴趣范围和有限的关注焦点。但这种注意力缺陷在高功能孤独症患者身上比较少见。

第一章
孤独症患者的学习能力

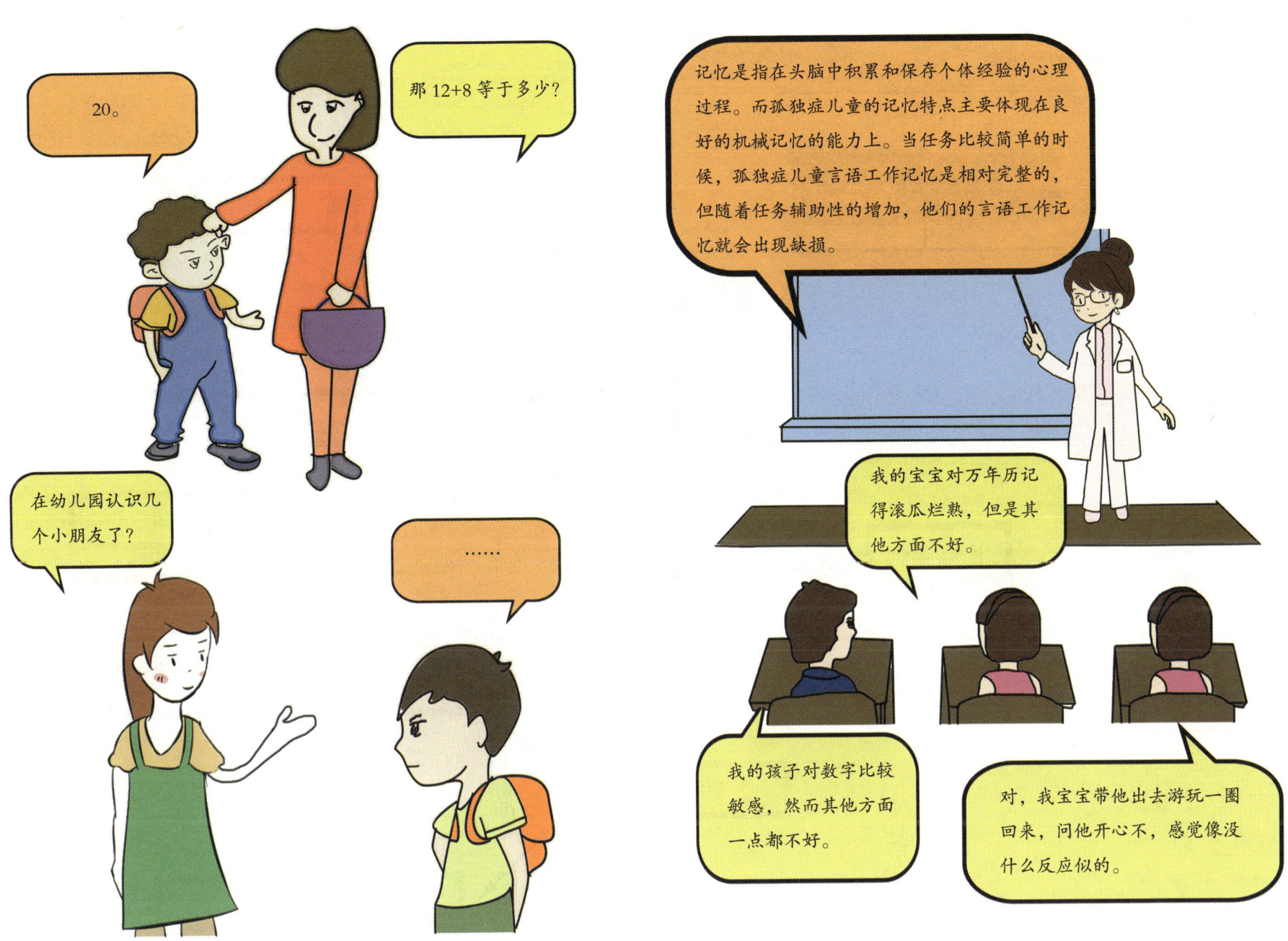

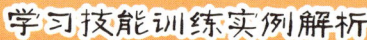

三、孤独症患者思维能力的特点

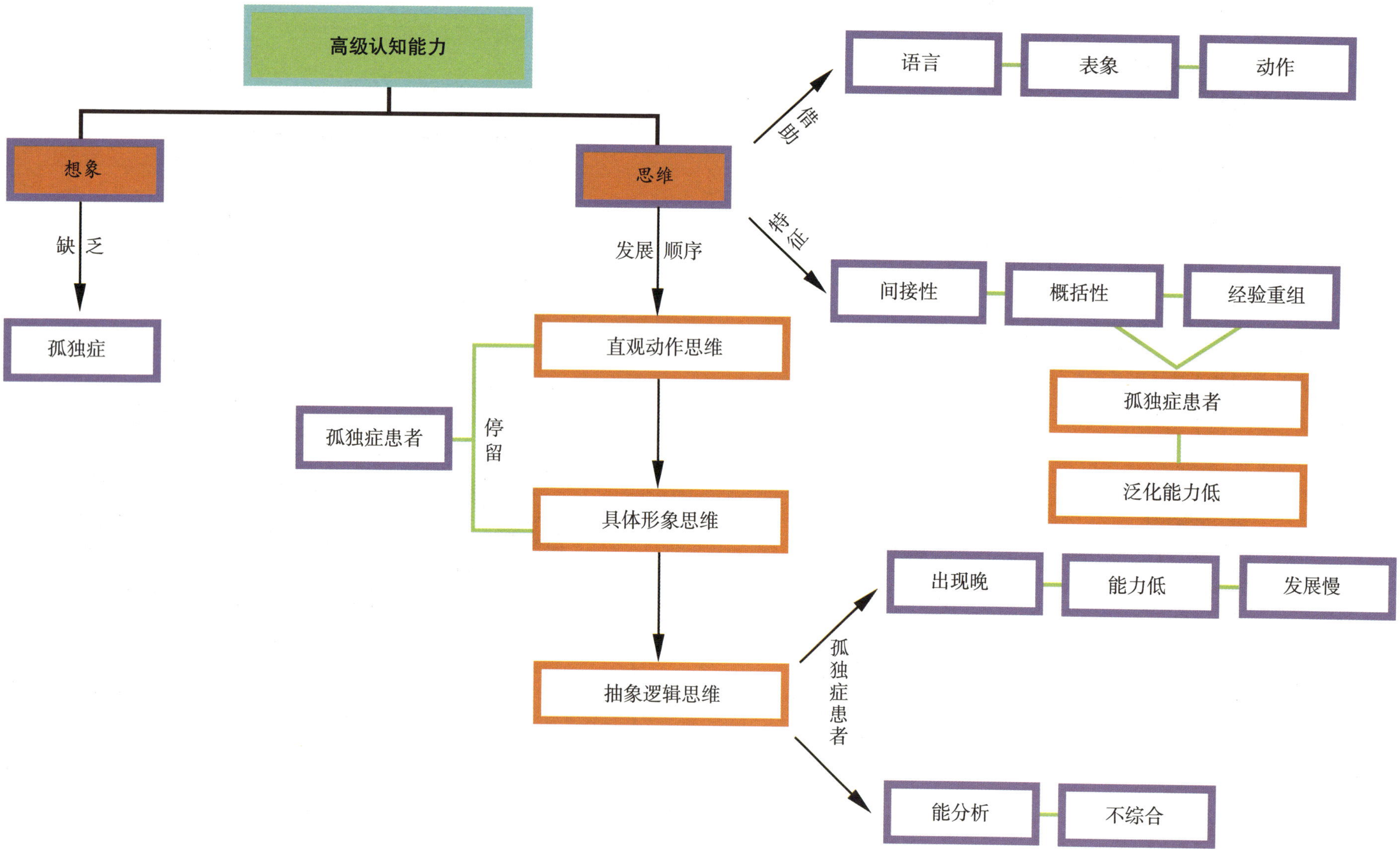

```
                    高级认知能力
                   /           \
              想象                思维 ──作用→ 语言 ─ 表象 ─ 动作
               │缺乏          发展│顺序  \
               ↓                  ↓        特征→ 间接性 ─ 概括性 ─ 经验重组
              孤独症         直观动作思维                    \   |   /
                        ┌────│                          孤独症患者
                孤独症患者 停留│                               │
                        └────↓                          泛化能力低
                           具体形象思维
                              │
                              ↓                    → 出现晚 ─ 能力低 ─ 发展慢
                           抽象逻辑思维  孤独症患者
                                                   → 能分析 ─ 不综合
```

第二节 提高孤独症患者学习能力的方法

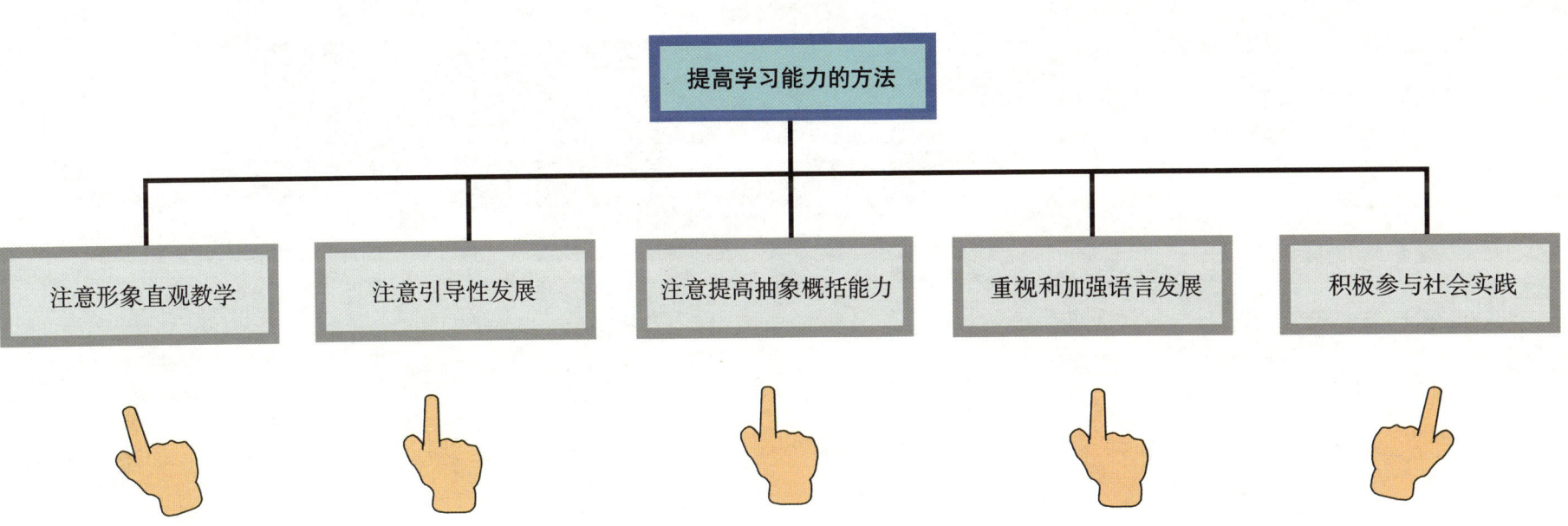

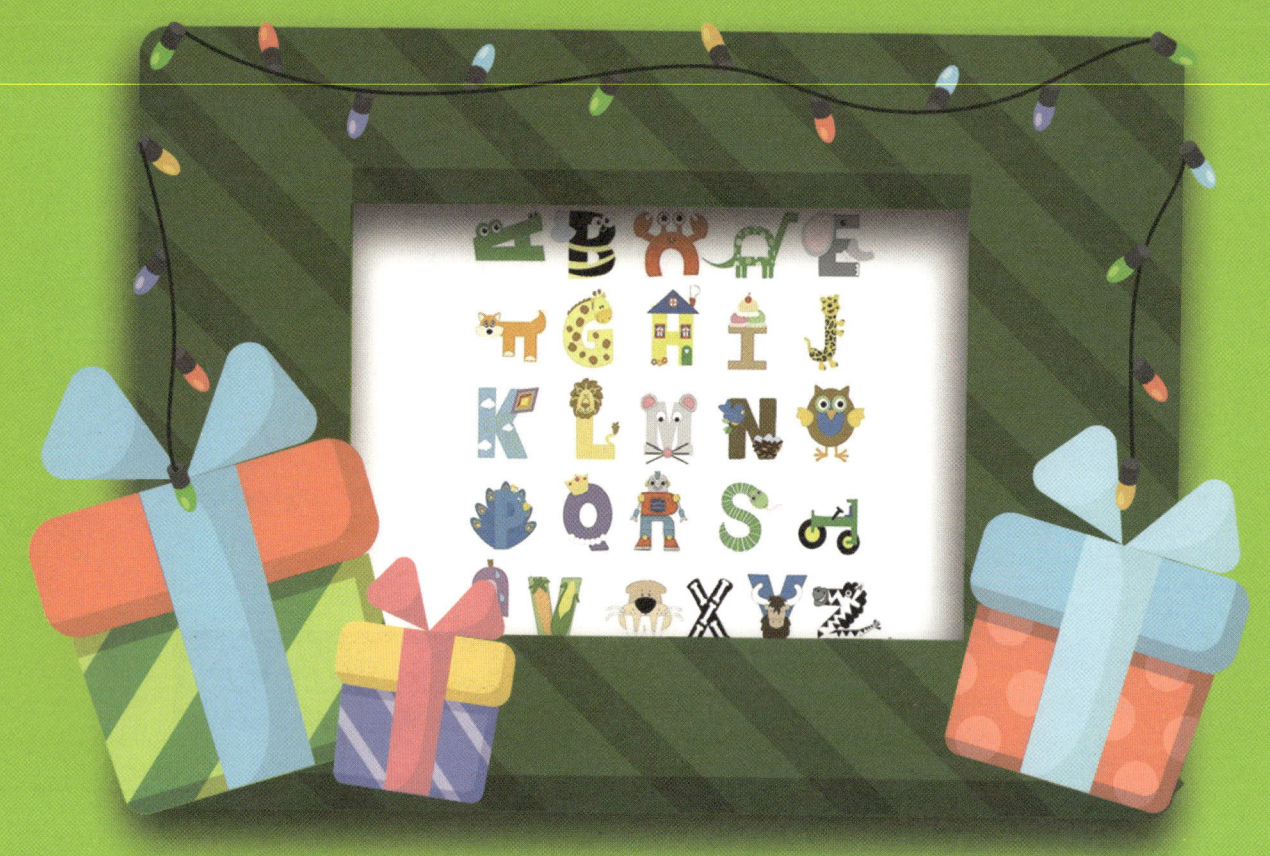

第二章

孤独症患者的个案研究

案例1　阿祖逃避学习

3岁的阿祖，和爸爸妈妈住在一起。平时爸爸因工作繁忙，很少和孩子进行交流和沟通，而妈妈虽然与孩子相处较多，但基本都是只要阿祖流露出想要某物或做某事的意愿，家长就会在第一时间满足他，造成阿祖基本很少会选择使用语言来表达自己的需求，语言逐步失去了沟通的作用。

问题行为描述

正是这种长时间靠猜测来满足阿祖意愿的方式阻碍了语言的发展。因此阿祖虽然有一定的语言理解能力，但却缺乏语言表达能力，只会发一些简单的音和词语，且由于家长长时间未注重语言的学习及适时的引导，以致他已经3岁还没有基本的言语；阿祖本属于急脾气，再加上父母的溺爱，生活中代劳事情较多，造成阿祖缺乏独立自主的能力，一旦遇到事情，即使是简单的也会选择逃避或寻求帮助，如果家长或老师没有第一时间满足其需求，阿祖就会哭闹得厉害，并坐地上不肯起来以达到目的。一次，阿祖在上课时由于无法完成双脚跳跃障碍的任务，就开始对家长发脾气、哭闹，不肯继续上课，一直持续了将近10分钟之久，家长没办法也就不再强求他。长此以往，阿祖在上课时，每当遇到不想做的事情，就开始逃避，家长若要求其进行，他就会哭闹不止，且发生的频率越来越高。

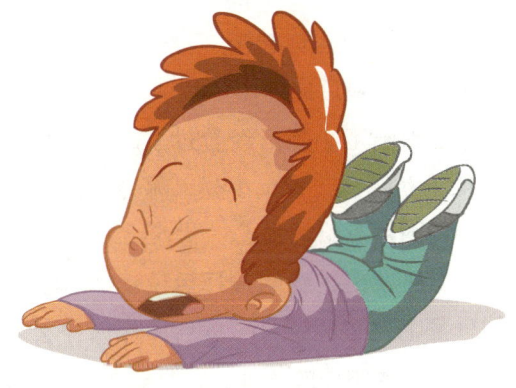

功能假设

在阿祖问题越来越频繁地出现后，老师便开始通过功能评估来测定阿祖出现问题行为的原因。通过对阿祖在日常生活中出现问题行为时的详细观察和记录，并向其家长了解出现该问题行为的前因和后果、其他人的行为及家长常用的处理方式等，老师逐渐收集了一系列关于阿祖出现问题行为的前因、行为和后果的信息。根据收集到的信息显示，阿祖之所以出现目前逃避、哭闹这一行为，主要是由于两个原因：其一，是由于他不能很好地运用语言表达自己的需求，以至于遇到事情时会选择最原始的方式（哭闹）来解决；其二，是家长的宠溺及放任的态度，也就是其实最开始阿祖只是因为无法用言语表达自己当时的感受，从而选择哭闹，但时间长了之后，他却因为家长的放任强化了逃避任务（哭闹）这一行为，最后演变成只要哭闹家长就会放任其不用学习。

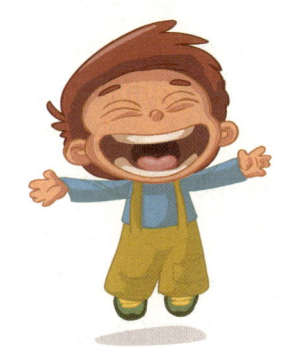

训练内容及方法

在问题行为的功能假设中，经过具体分析及讨论后，老师认为要想改善阿祖目前的状况，应从两个方面入手：其一，要求家长改正对儿童的态度，无论做任何事情都要坚持原则；其二，也是最重要的，改善阿祖目前的语言状况，提升其对语言的运用能力。希望能够通过沟通顺畅使得阿祖的哭闹逃避行为减少。当然要想解决对语言的运用能力，老师首先需要提升阿祖语言操作技能中的"要求"技能，以便在遇到事情时

学习技能训练实例解析

能顺利表达自己的意愿，帮助其用恰当的行为（提出请求）替代原来不期望的行为（哭闹逃避）。具体的内容如下。

1. 针对目前阿祖的发音状况，同时参照 0～3 岁婴幼儿语言能力发展情况表，老师更为准确地了解了阿祖语言目前的水平。

2. 通过前一个阶段的评估，老师已经充分了解了阿祖的发音状况，认为首要任务是先训练他的发音，只有提升他语音的清晰度以及拓展更多的词汇量，才能进一步增强其语言的表达。

3. 采用 PRT 训练方法，通过设计创造一种特定的环境来鼓励阿祖说话与交流。利用日常生活环境，把阿祖喜欢的东西放在可望不可及的地方，阿祖必须开口要求才能得到他人的帮助。同时制造机会让阿祖懂得如何选择。需要给阿祖以选择的机会时（例如，将两种其较为感兴趣的物品让其选择自己目前最为想要的），在这种情况下阿祖往往更有可能说话，以更好地培养其说话的动机。这时，老师可以加以肯定并适当扩展语言，还可以通过特定的场景变换引导阿祖学习提问。

4. 在以上 3 个阶段阿祖都能够顺利通过后，老师开始具体地将训练环节转移到了灵活的生活课堂中，即真正课堂中。在家长及老师的配合下，同时来纠正他的逃避行为。如：当阿祖遇到难以完成的任务时，引导他用语言表达自己的感受，并寻求帮助，当任务完成时立即给予他社会的正性强化（如他人的注意、老师的奖励）。当然阿祖在家时，也同样使用这种方法。

案例 2 小亮学习时间顺序

小亮是一个 8 岁的孤独症男孩。对每天的行程安排不确定时，会发脾气，倒地哭闹。为了帮助小亮，减少焦虑，老师引入了日程安排图的教学。

训练材料

显示孩子一天活动的图片（照片或自己画），例如起床、吃饭、去学校、吃晚饭、上床睡觉。

训练过程

按照小亮每天日常规律性活动的顺序向他出示某个人起床的图片说："看，小亮，首先你起床。"然后向他出示某个人吃早饭的图片说："然后，吃早饭。"最后向他出示某个人去上学的图片说："最后，你去上学。"

老师确定小亮已经看过了所有 3 张图片以后，打乱图片，把它们放在桌子上说："看，小亮，哪一个是排在第一要做的？"让他指出或把正确的图片拿给老师。

当他做出正确的选择后说："对了，首先你起床。"用其他 2 个图片重复上述过程说："然后，你做什么？"如果他给出错误的图片，通过指着正确顺序的图片，并且给予语言线索，表示出正确的顺序。

开始只用 3 张卡片，随着他技能的提高，增加图片数量。要确保图片是清楚的，是他熟悉的日常生活中规律性的活动。

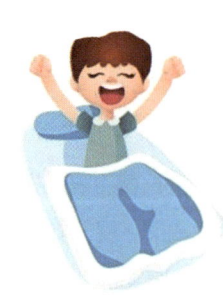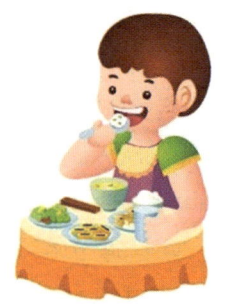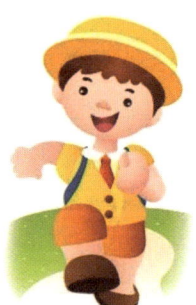

（序列图片：起床、吃饭、上学）

案例3　浩浩学反义词

浩浩是一个6岁的孤独症男孩。老师想教他学习反义词，首先从他爱吃的食物开始教起。

训练材料

各种不同的甜的（例如糖果、甜饼或饮料）和酸的（例如柠檬、酸橙和果馅饼）食品，写有"酸"和"甜"的卡片。

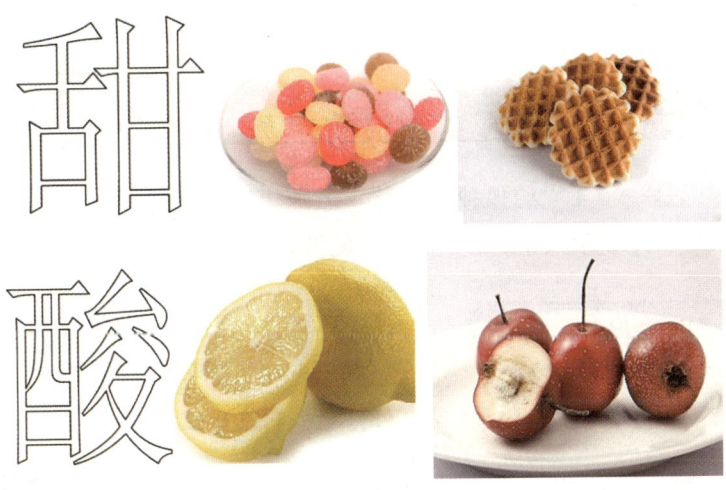

训练过程

1. 制作两张卡片，一张写"酸"，另外一张写"甜"，用透明胶粘到桌子上。向浩浩说出这两个字，重复说几次。老师把食品放到大腿上或者放到一个箱子里，这样这些东西就不会分散他的注意力。

2. 每次给他一种食品，在他品尝了这种食品以后，告诉他是"甜"还是"酸"。例如：对他说"这是甜的"，在正确的文字下边放一点甜的东西，然后再次吸引他的注意力到文字和这个东西上说"这是甜的"、用其他的食品重复上述过程，同时让他把食品放到相应的文字下边。

3. 在把所有的食品分成两类以后，问他想要吃甜的还是酸的东西，在他用手势或者说出相应的词时，才让他得到他想要的食品。

案例4　丹丹学方位词

丹丹是一个7岁的孤独症女孩，她分不太清方位词，老师通过她喜欢的画画活动引入方位词的教学。

训练材料

纸和彩笔。

训练过程

1. 在开始训练之前，准备好一些简单的图画。第1张图上有一座房子、一个女孩和一棵树。第2张图上有方形、圆形和三角形。

2. 让丹丹坐在桌子旁，老师坐在她的身边，发给她一张图片。给她简单的语言指令，包括女孩"在……上面""在……下面""在……旁边""在……周围"等词语。例如给她第1张图片说："丹丹，在女孩的周围画圆圈。"拿着她的手在女孩的周围画一个圆圈，强调"周围"这个词语。老师在移动她的手指的时候，重复说几次。然后给她彩色笔，让她在女孩的周围画一个圆圈。老师用相似的做法让丹丹在房子下面画一条线，在树的旁边点点。

3. 要保持指令的简洁。确定她知道图中所有物品的名称，她能够画出要求她画的任何图形。例如，可以给她2支彩色笔，要求她"在圆圈里面画一个蓝色的方形"。

学习技能训练实例解析

案例 5 说出家庭成员

丽丽是一个 4 岁的孤独症女孩，对于家庭成员还认不全。老师在课堂上决定教她命名家庭成员照片，因为这项技能是生活中能用到的。

训练材料

家庭成员的照片（确保每一个家庭成员的照片是清楚可见的）。

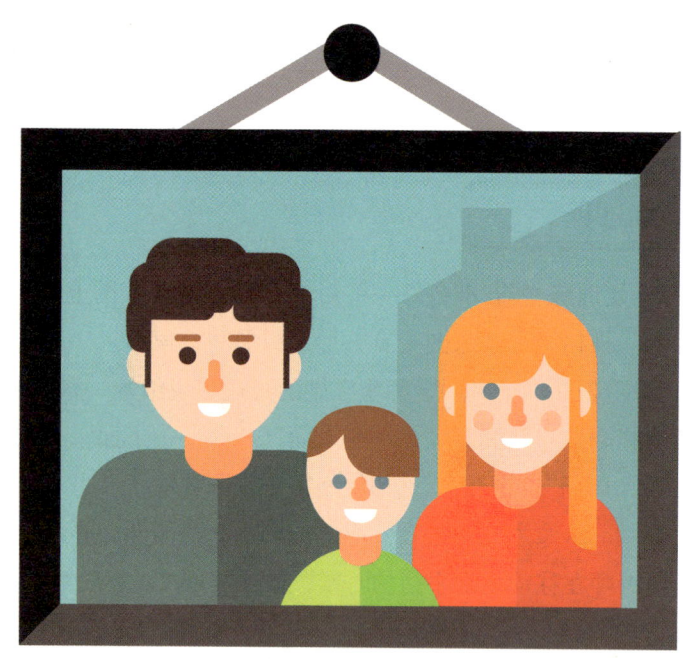

训练过程

1. 开始的时候，每次只给丽丽看一张照片，确保她正在看着照片，指着照片教她说："妈妈，这是妈妈。"然后问："丽丽，这是谁？这是……"试着让她把话补充完整，如果她犹豫，老师会慢慢地重复这个词语，并让丽丽看着老师的嘴，帮助她说出这个词语（可以用手控制她的嘴唇帮助她做这个词语的口型）。重复上述过程，直到她在没有辅助下，能够连续 5 次鉴别出第 1 张照片，然后增加第 2 个人的照片。

2. 开始以一种固定的顺序交替地给她看这 2 张照片，但是逐渐地打乱顺序，这样她就不能找到规律。

3. 当她在没有辅助下，能够鉴别 2 张照片至少 5 次时，指着这个真正的人，重复问相同的问题，如果需要帮助，就再给她看照片。

4. 当她已经学习了 2 个名称以后，以相同的方式增加更多的家庭成员。

案例 6 "是/不是"的游戏

彤彤是一个 4 岁的孤独症女孩。老师想教她分辨是与不是，并做出正确回应，于是引入了"是/不是"的游戏。

训练材料

2 个盒子、孩子认识的 5～8 件常见的日常生活用品。

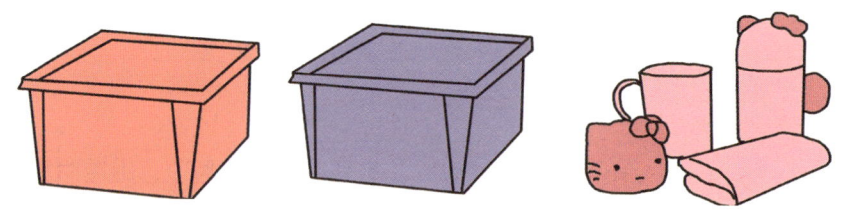

训练过程

1. 老师与彤彤面对面坐在桌子前，把 2 个盒子放在桌子上。老师给她看正在使用的每一件物品，然后把这些物品放到一个盒子里。

2. 老师从盒子里拿出一件物品，举到她面前，一定让她看着这件物品，问她："这是鞋吗？"开始的时候老师需要自己回答这个问题，这样彤彤就能够模仿老师的反应说："不，它不是鞋。"然后把这个物品放到另外一个盒子里，让她知道她已经完成了一个，继续用下一个物品进行这项训练，直到把所有的物品都放到另外一个盒子里。

3. 开始她只能说"是"或"不是"，或者只能点头或摇头。随着她逐渐掌握这项任务，鼓励她重复整个回答的句子，例如"是，它是一个杯子。"开始只用少量的物品，随着她的注意力的提高，逐渐增加数量。

4. 需要注意，在做这个游戏时所选的物品一定是孩子熟悉的。

5. 每天训练"是/不是"的技能，问她简单的问题，例如"你想游泳吗？"或"你的名字是小红吗？"等等。

案例7 大与小

小明是一个6岁的孤独症男孩，对于大小分不太清，老师想教会他学会大与小的概念。

训练材料

2个除了大小不同以外都相同的物品（例如积木或珠子）。

训练过程

1. 将2个大小明显不同的积木放在小明面前的桌子上说："小明，给我大的。"当他把大的积木给老师时，老师会说："对了，小明，大的。"拿着积木给他看并问："这个是大的还是小的？"开始的几次，老师必须自己回答这个问题，说："看，小明，这个是大的，你说。"

2. 帮助他尽可能地使用手势或说出"大"这个字，他说这个字的任何尝试都立即给予奖励。

3. 老师与小明继续做理解性区分"大"和"小"的活动，但是每一次只教一个表达性的概念，直到他2个都学会。然后开始要求他交替地区分"大""小"2个概念。

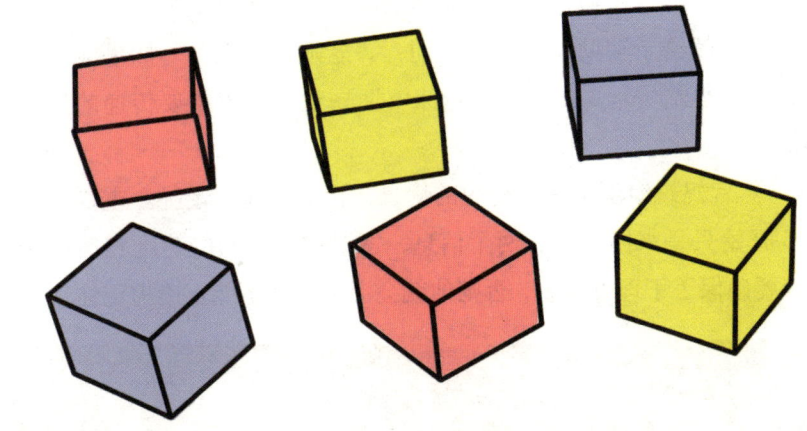

案例8 传递短的口语信息

丁丁是一个6岁的孤独症男孩，他的短时记忆能力不好，不能进行简单的"传话"。老师与妈妈商量，通过游戏的形式练习这一技能。

训练材料

无。

训练过程

1. 老师与丁丁坐在一个房间里，让妈妈坐在附近的另一个房间里，确保丁丁可以看到妈妈。

2. 训练之前，老师与妈妈确定好传递的内容，这样可以判断丁丁是否正确地传递了信息。

3. 给丁丁一个简短的信息，让他传递给妈妈。例如说："丁丁，告诉妈妈站起来。"如果他没有马上去传递信息，让他面对着正确的方向，重复要传递的信息。当他走到妈妈面前的时候，如果他没有马上把信息告诉妈妈，就给予辅助。妈妈首先问："老师说什么？"如果他仍旧不明白，进一步给予辅助，问："起来？"一旦他说出了要传递的信息，奖励他。

4. 然后妈妈给丁丁一个简短的信息，让他传递给老师。重复以上的步骤。开始只是来回，只有两个信息，逐渐增加来回的速度和信息的复杂性。要确保丁丁理解信息，否则他就会混淆或者不能正确地记住信息。

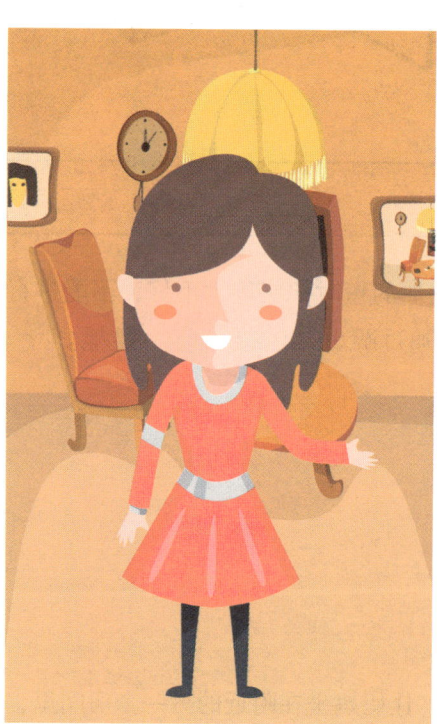
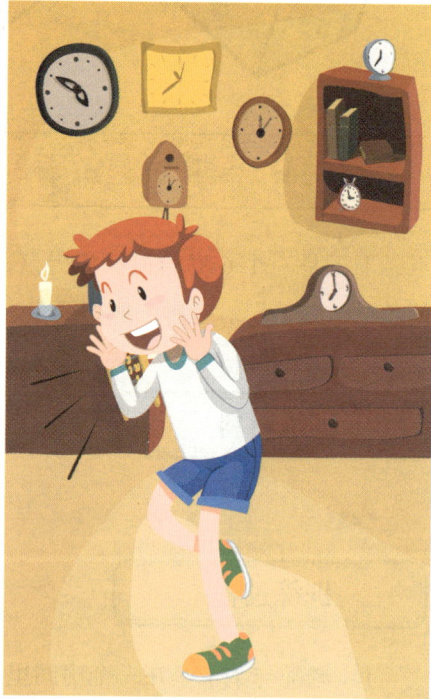

案例 9 时间问题

丁丁是一个 6 岁的孤独症男孩，他还没有时间概念，对于早、中、晚等抽象的时间词不理解。老师想教他这些时间概念，以用于生活之中。

训练材料

常见活动的图片。

训练过程

1. 老师给丁丁看一张图片，尽量让他解释图片上正在发生什么事情。例如给他看一张一个男孩睡觉的图片，然后问他："这个男孩在做什么？"当他回答"在睡觉"时，老师说："对了，这个男孩正在睡觉，男孩在晚上睡觉。"重复几次"晚上"这个词语，把它与"睡觉"联系起来。

2. 用表示在早晨和白天所做活动的图片，重复上述过程。

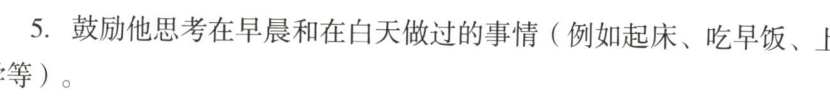

3. 在丁丁已经多次听到"早晨""白天"和"晚上"之后，重复上述活动，但老师会问他："这个男孩什么时候睡觉？"当他不明白时，老师发出"晚"的音以及手势，辅助他完成这个词语。

4. 随着丁丁技能的提高，老师试着反问："男孩在晚上干什么？"尽量让他在不看图片的情况下回答"睡觉"。

5. 鼓励他思考在早晨和在白天做过的事情（例如起床、吃早饭、上学等）。

案例 10　讲故事

叮叮是一个6岁的孤独症男孩，能够与人进行简短的对话。老师想要拓展叮叮的语言技能，于是通过叮叮爱看的电视节目开始练习一来一回的对话技能。

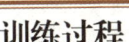

训练材料

电视。

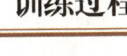

训练过程

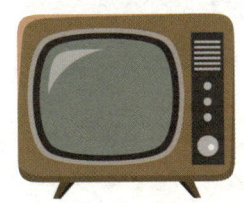

1. 叮叮要尽可能经常地和正确地使用正在发展的语言技能。因为他喜欢看电视，所以老师使用电视节目教他对话技能。

2. 当叮叮看完一段他喜欢的电视节目以后，老师会问他关于这个节目的一些简单问题，使叮叮尽量完整地复述整个故事。例如，当叮叮看完《大头儿子和小头爸爸》的动画片之后，老师会问叮叮："大头儿子做了什么事情？"当他给出一些回答以后，老师会继续问："然后发生了什么？"让叮叮尽可能多地谈论他感兴趣的事情，这样叮叮会学得很快。

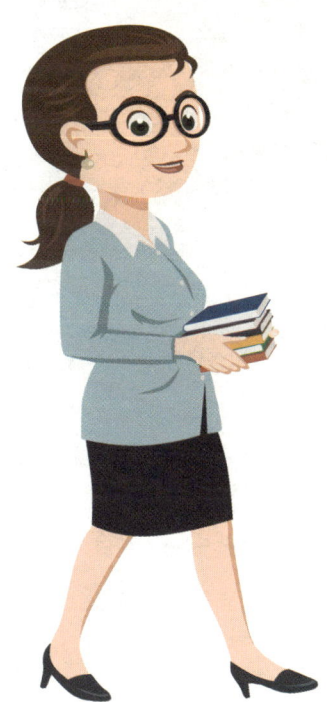

3. 这个活动可以在叮叮每天自由活动的时间里重复进行，这样他不会认为他是被迫去"做事情"。

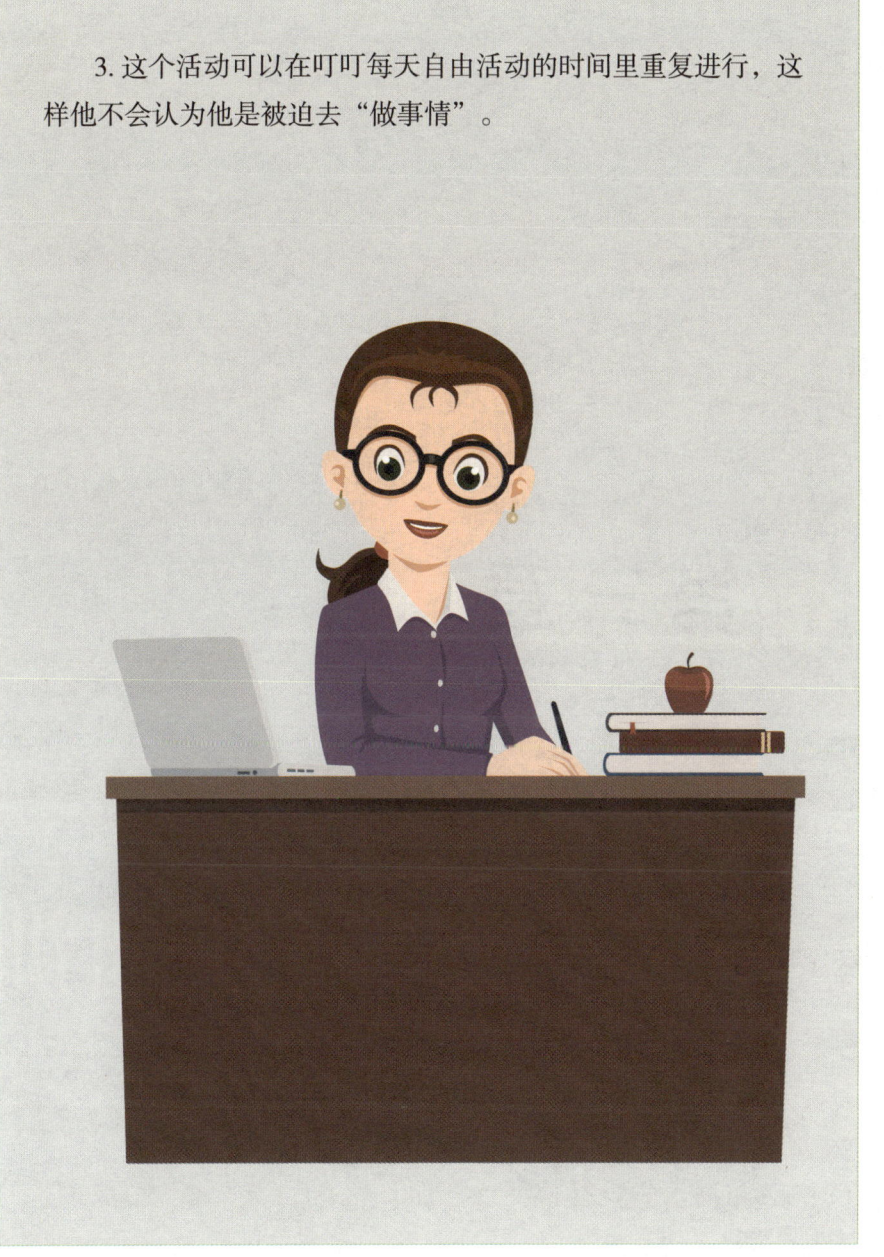

第三章

学习技能基础训练项目

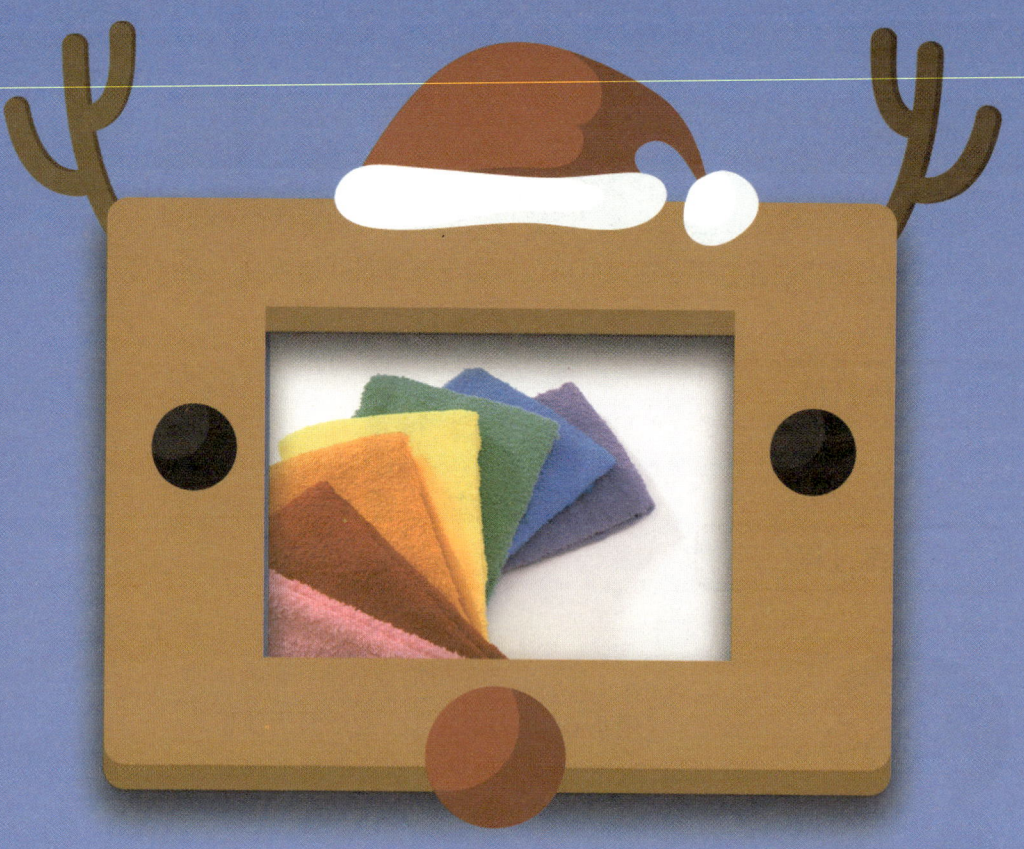

01 涂颜色

该技能的训练目的是，患者可以掌握涂色技能。通过该技能的训练，患者应该能达到这样一种水平，即：向患者展示简单图形纸片，并说"把它涂上颜色"，患者可以对一个简单图形75%的界面进行涂色（涂出线也可）。从涂色书中选择患者家中可见的形状，教师也可以自己画简单图形让患者涂色，如三角形、圆形。注意，为了便于患者的手指抓握，应使用小尺寸的蜡笔涂色。

扫描二维码，打印本技能训练配套表格

 学习技能训练实例解析

教学材料

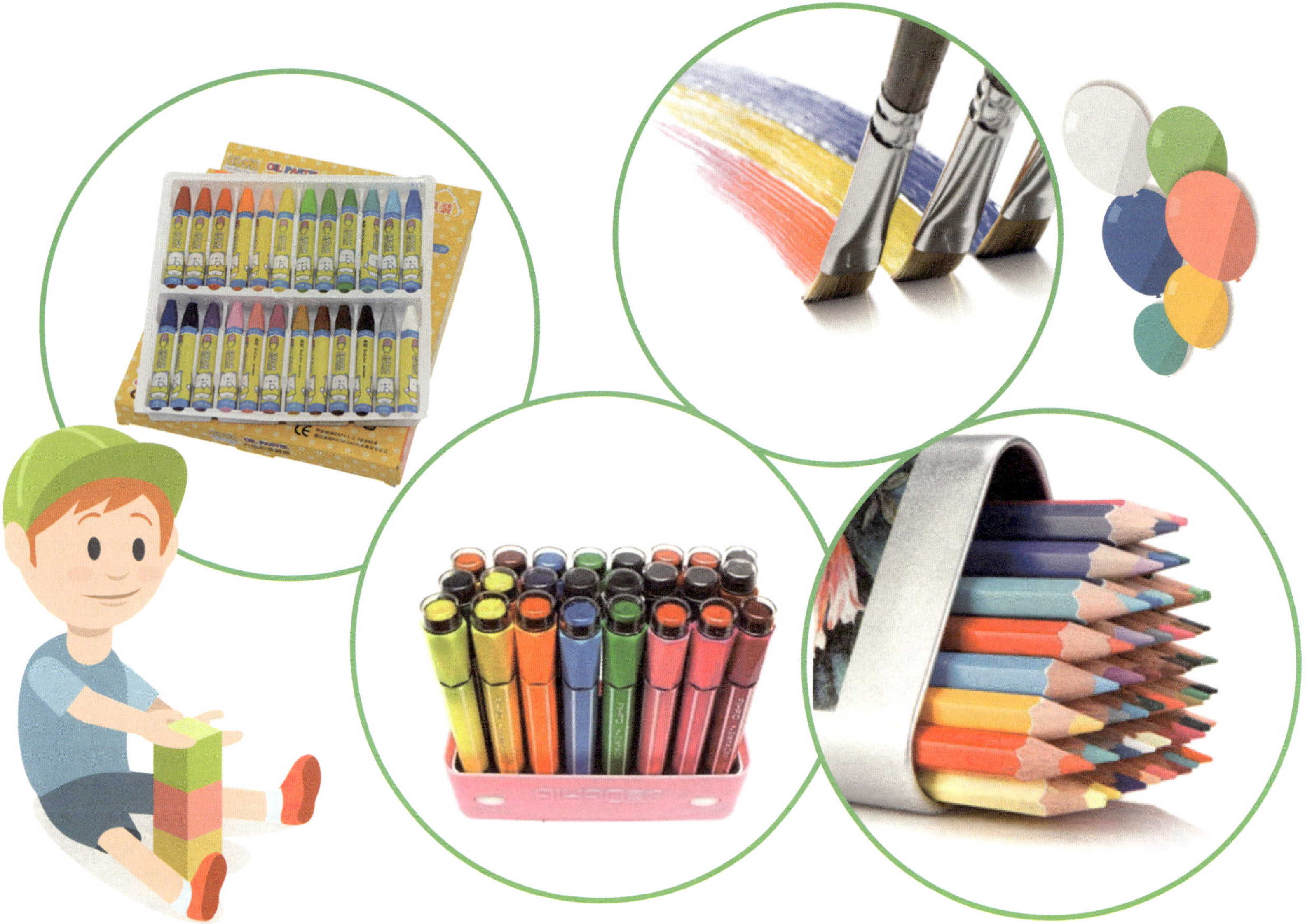

第三章
学习技能基础训练项目

示例 1

患者可在纸上涂鸦 10 秒。

小档案	
训练时长	
辅助情况	

训练方法示例

示例 3

10 厘米长的简单图形可至少涂色 75%。

小档案	
训练时长	
辅助情况	

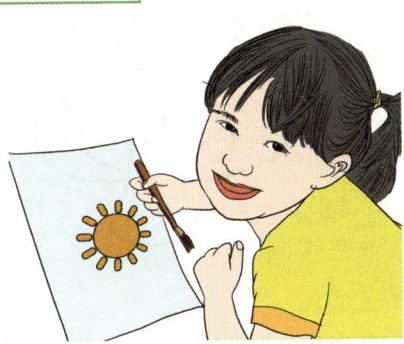

示例 2

患者可在纸上涂鸦 20 秒。

小档案	
训练时长	
辅助情况	

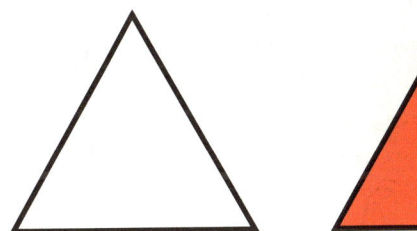

示例 4

5 厘米长的简单图形可至少涂色 75%。

小档案	
训练时长	
辅助情况	

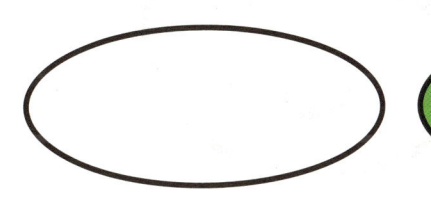

拓展到 复杂涂色

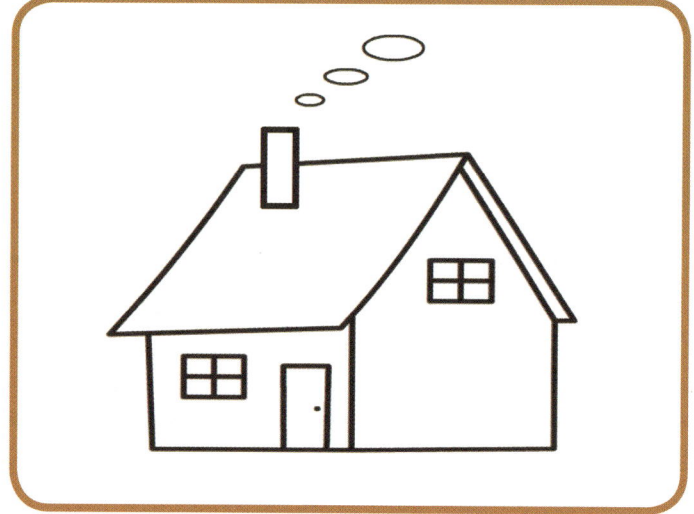

拓展到 复杂涂色

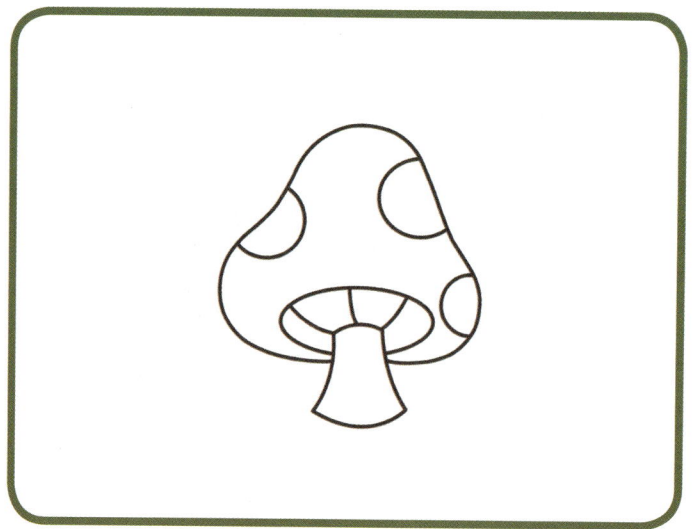

拓展到 简笔画

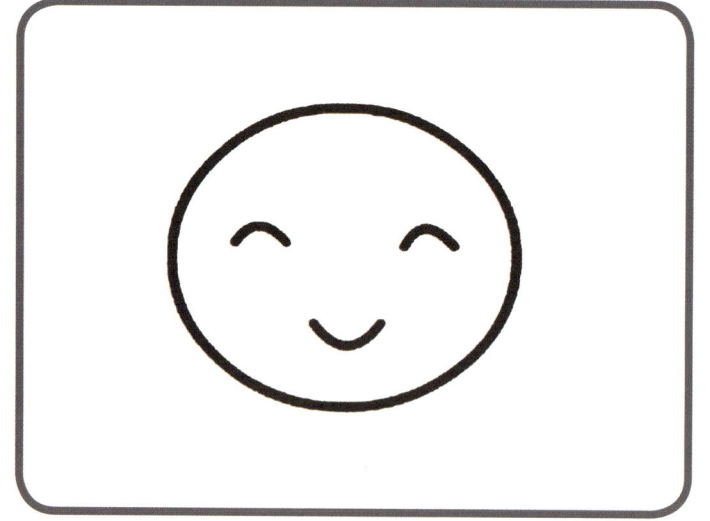

拓展为 先画画再涂色

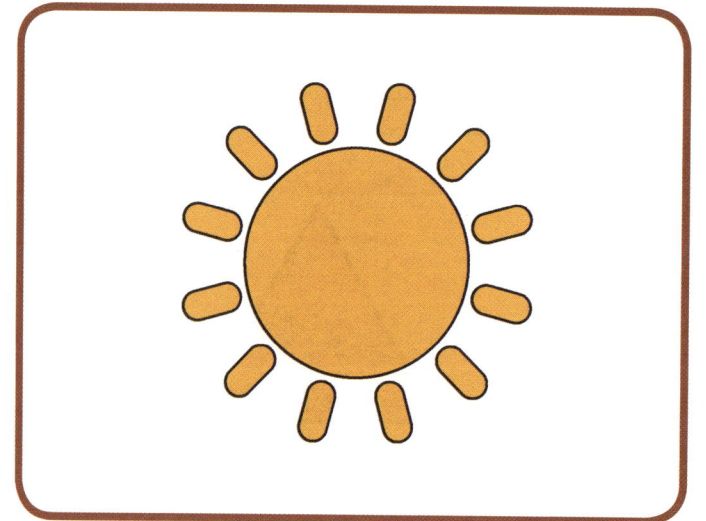

02 寻找藏起来的物品

该技能的训练目的是，训练患者的目光定位能力。通过该技能的训练，患者应该能达到这样一种水平，即：向患者展示一个强化物，接着将它藏在遮挡物后（有一定的透光性）后面，说"找出XX"，患者可以将目光定位在视线外的物品上。当使用多个遮挡物的时候，遮挡物应该最多有3个遮挡面。遮挡物应该有一定的透光性。必要时，增加遮挡物的数量以避免患者可以直接看到物品，患者需要找到多个遮挡物后面的物品。

扫描二维码，打印本技能训练配套表格

学习技能训练实例解析

教学材料

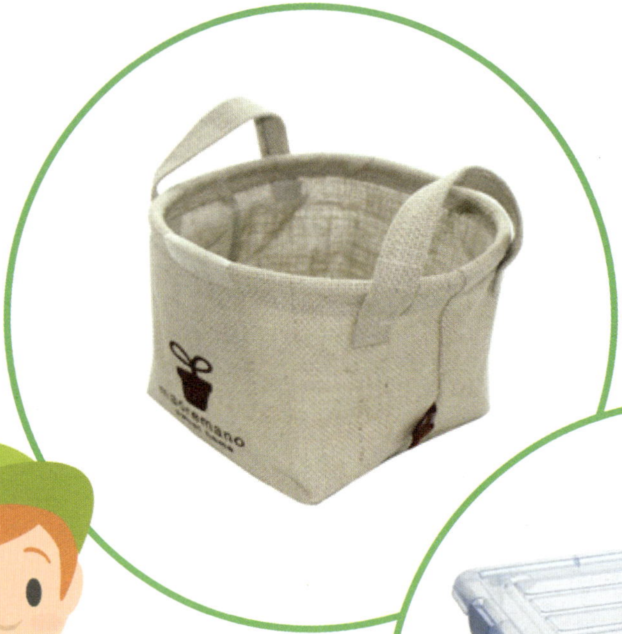

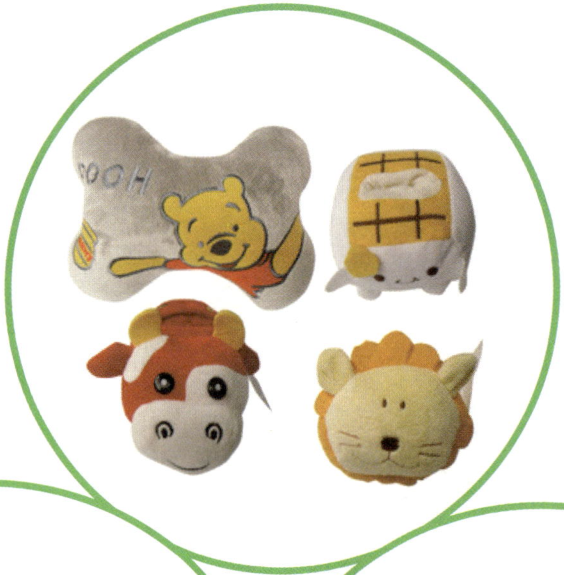

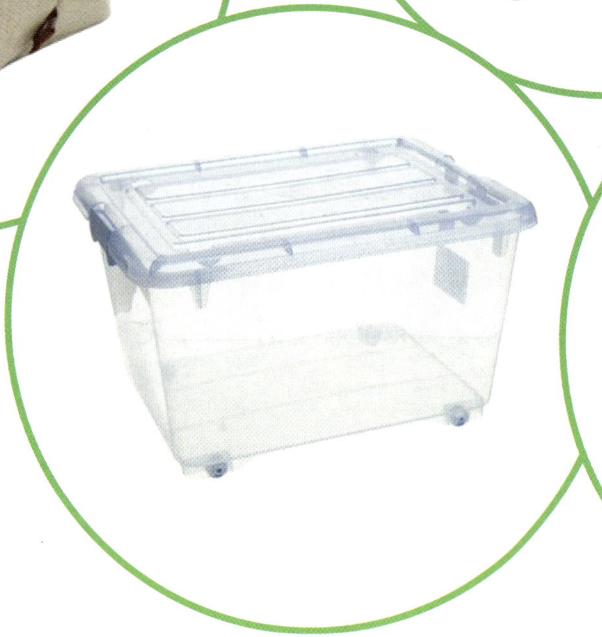

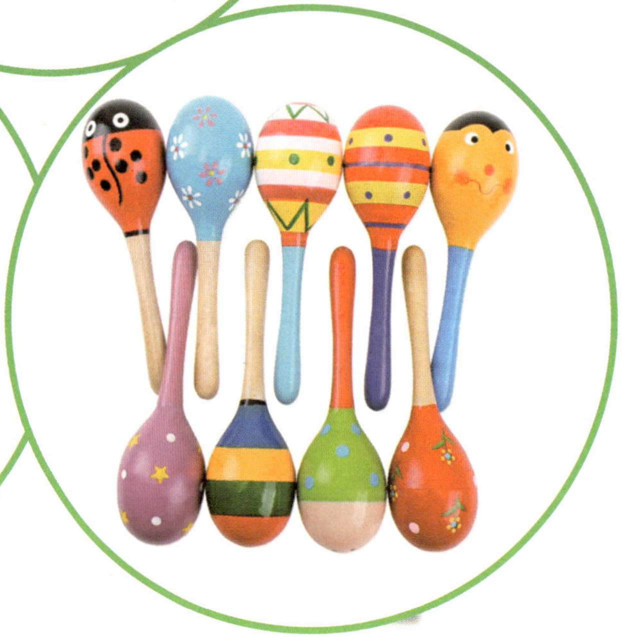

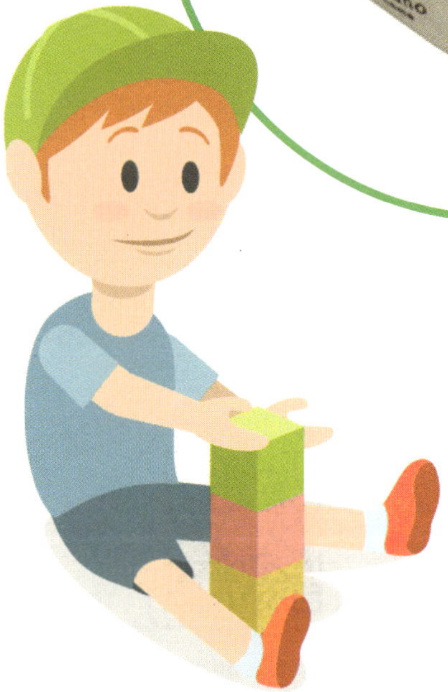

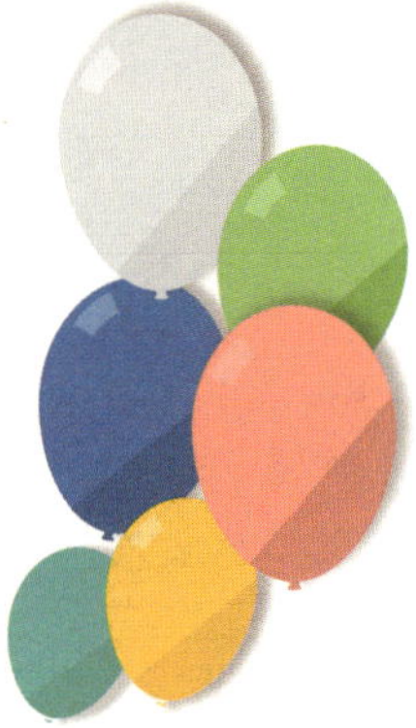

第三章
学习技能基础训练项目

示例 1

教师用一个遮挡物藏物品，患者看着教师藏物品，然后可以找到。

小档案	
训练时长	
辅助情况	

示例 2

患者不看教师藏物品，然后可以找到。

小档案	
训练时长	
辅助情况	

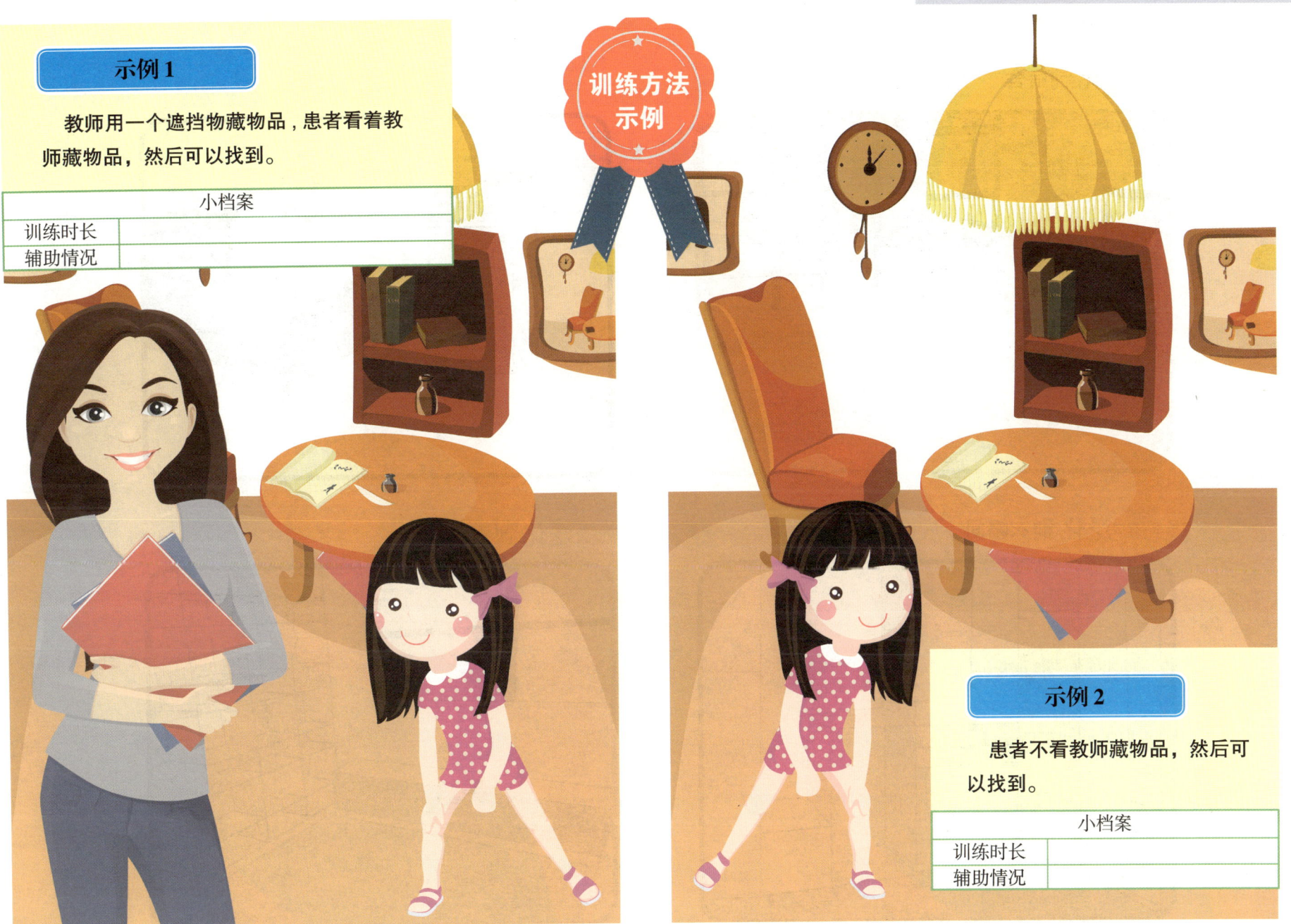

训练方法示例

学习技能训练实例解析

泛化到宿舍

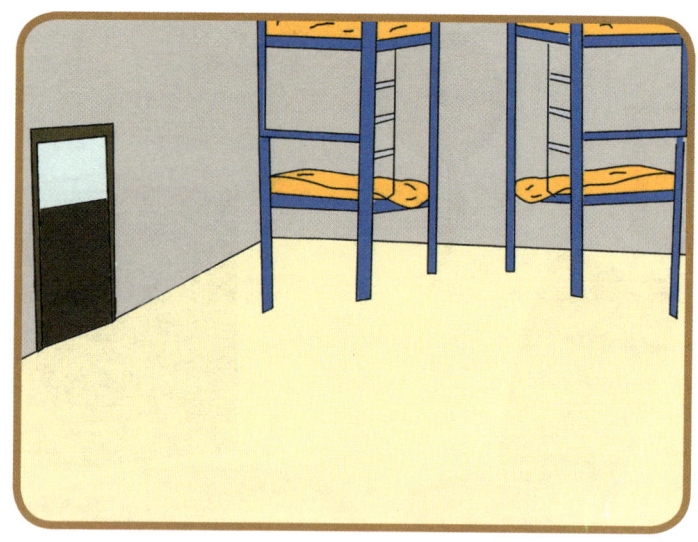

泛化到卧室

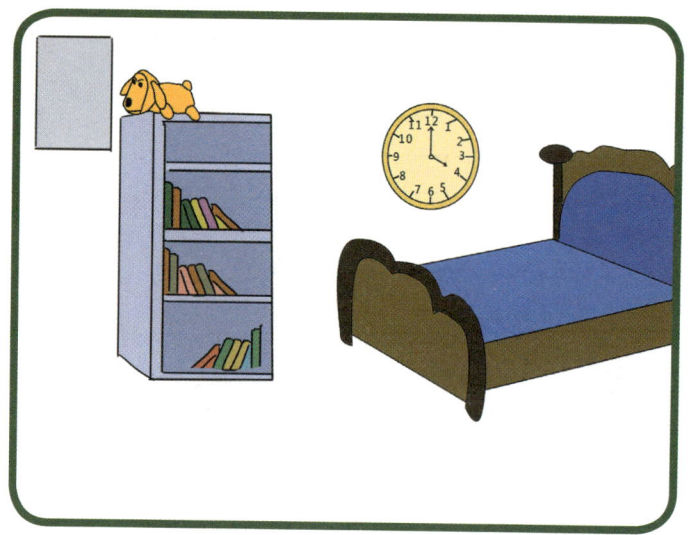

泛化到衣帽间

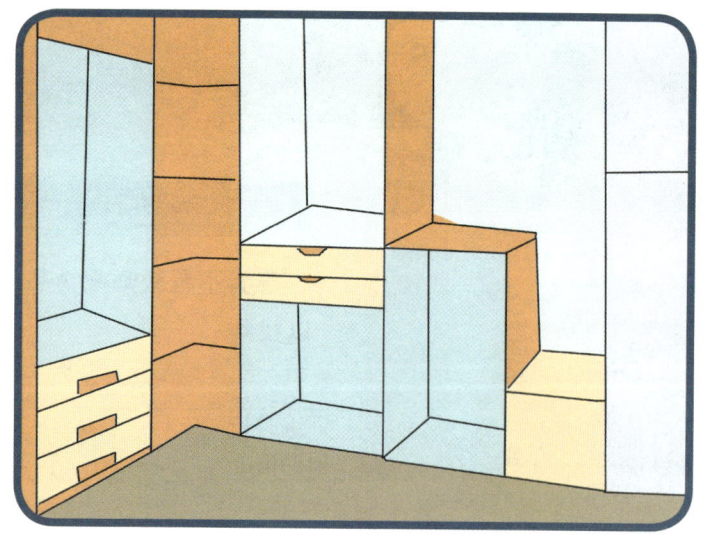

泛化到更衣室

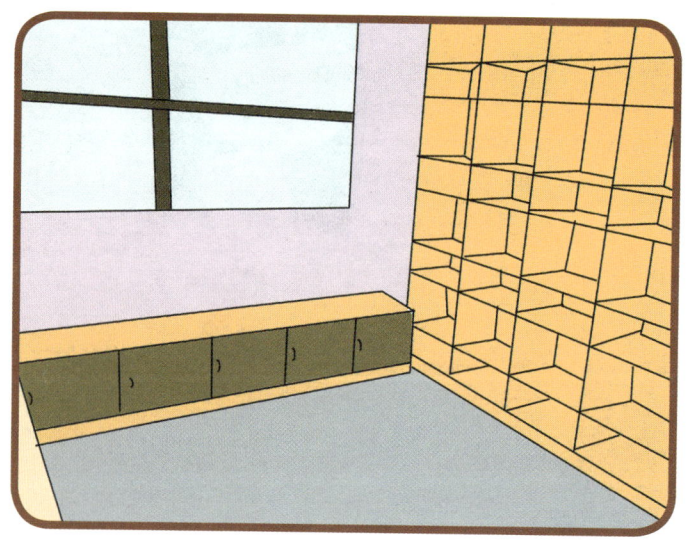

03 按照时间表执行任务

该技能的训练目的是，使患者可以按照顺序进行活动。通过该技能的训练，患者应该能达到这样一种水平，即：向患者呈现表示活动顺序的图片或图表，说"请先做XX，再做XX"（如："先写名字再拿薯片"，或者"先数数再玩平板电脑"），患者按图片或图表顺序进行活动。在进行此技能训练时，要确保患者已掌握先备技能，例如"等待"和"图片与物体匹配"的技能。在决定活动持续时间时，可参考患者完成"非常喜欢的""一般喜欢的""不喜欢的活动"所需的时间，然后根据用时比例决定接下来的活动时间长度。在进行这项活动前应该先进行强化物评估，以找出患者非常喜欢、一般喜欢和不喜欢的活动。

扫描二维码，打印本技能训练配套表格

学习技能训练实例解析

教学材料

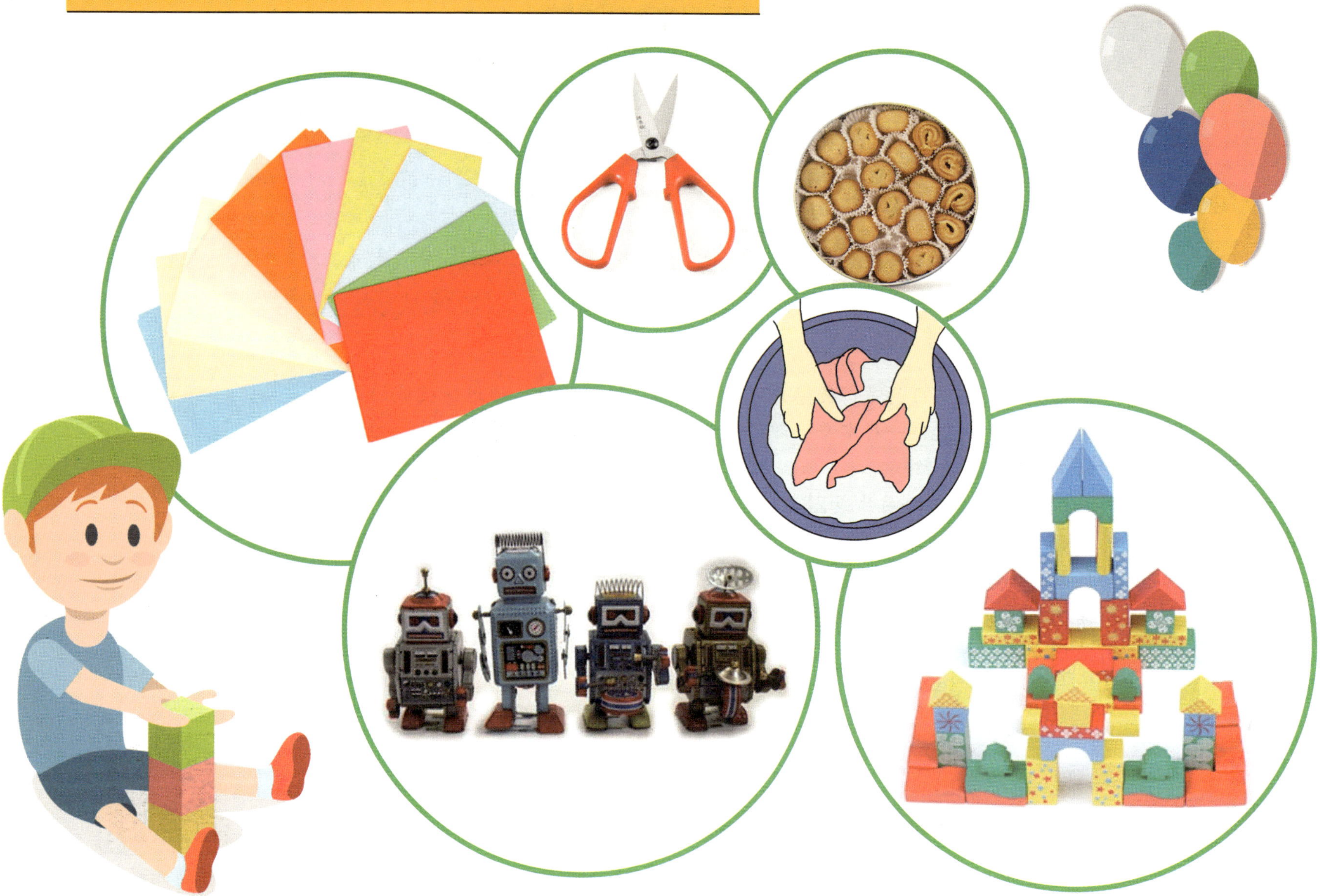

第三章
学习技能基础训练项目

示例1

先玩剪纸（5分钟），再玩积木（10分钟）。

小档案	
训练时长	
辅助情况	

示例2

先写字（3分钟），再玩玩具（4分钟）。

小档案	
训练时长	
辅助情况	

 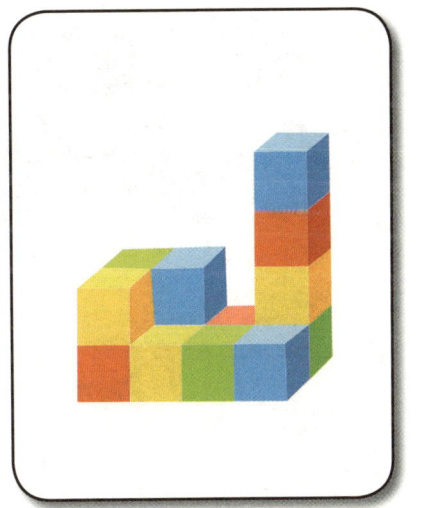 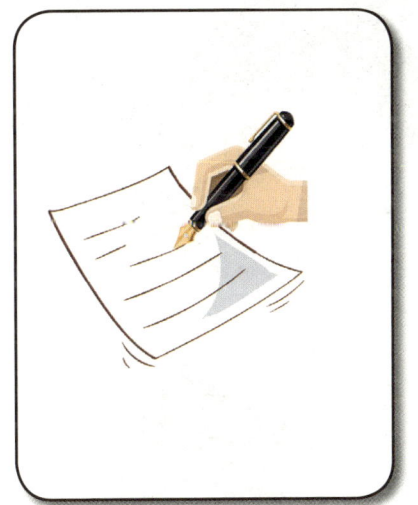 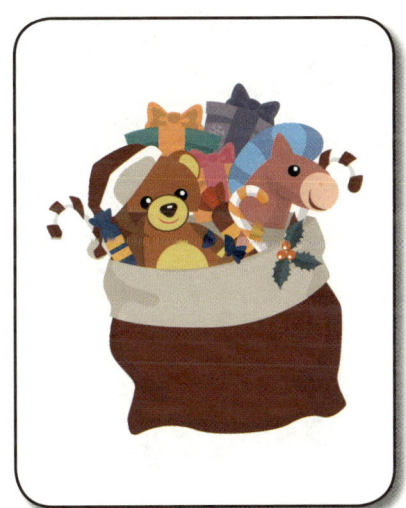

学习技能训练实例解析

示例 3

先做家务（8分钟），再吃饼干（10分钟）。

小档案	
训练时长	
辅助情况	

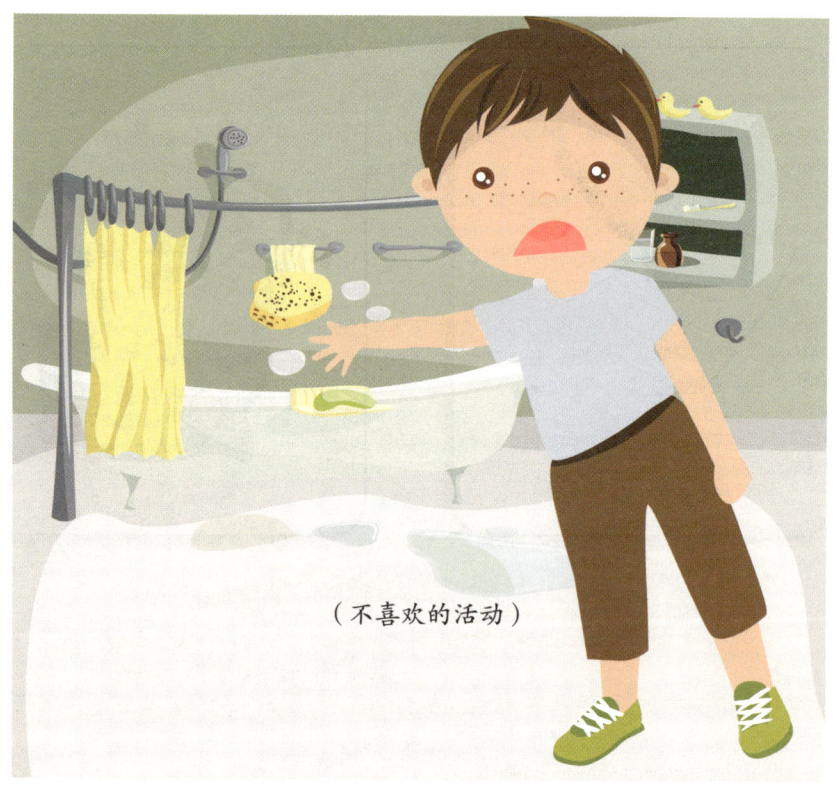

（不喜欢的活动）

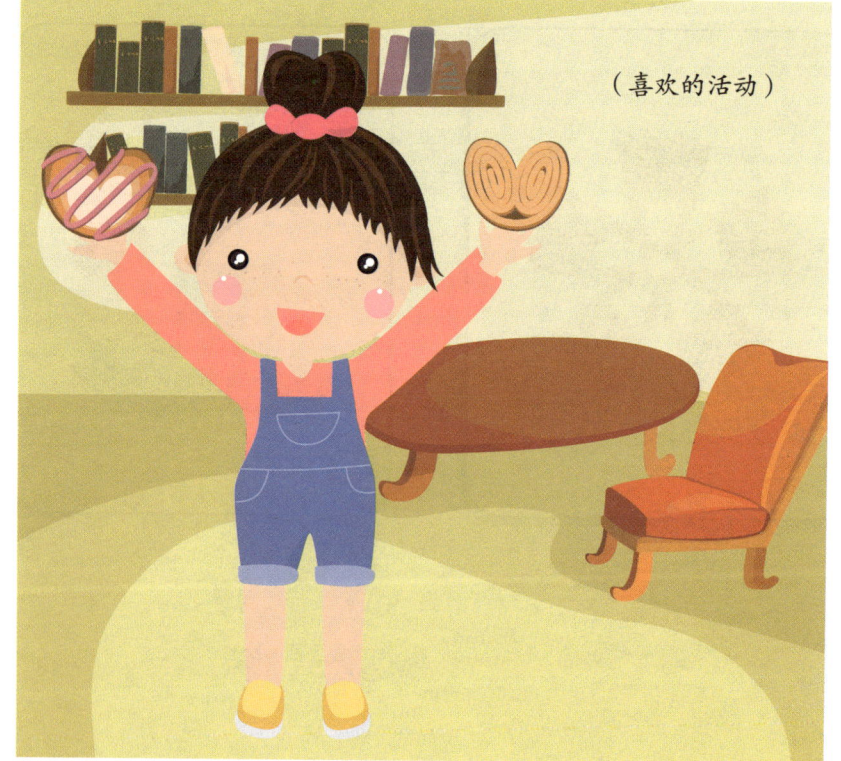

（喜欢的活动）

第三章 学习技能基础训练项目

泛化到幼儿园

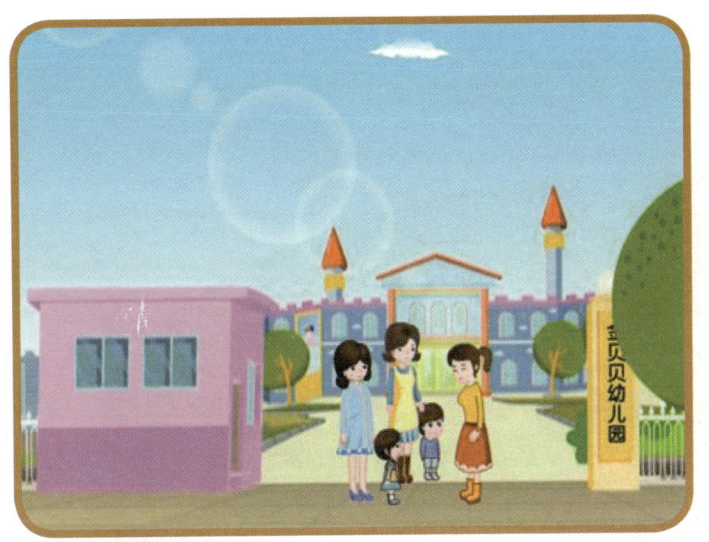

泛化到教室

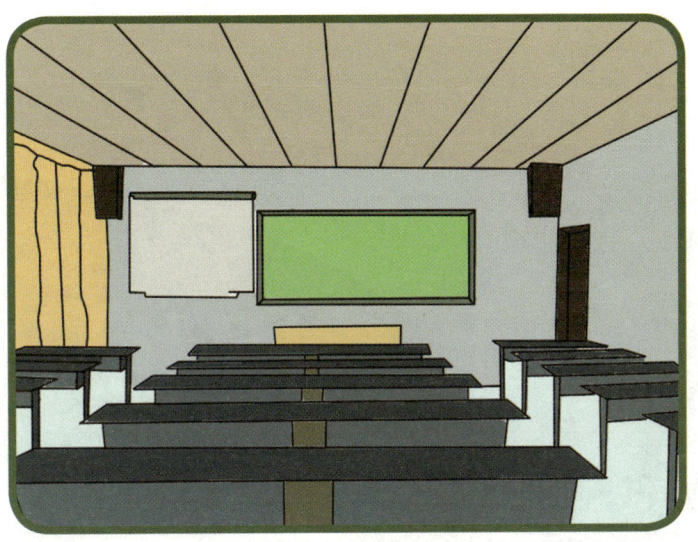

泛化到儿童游乐场

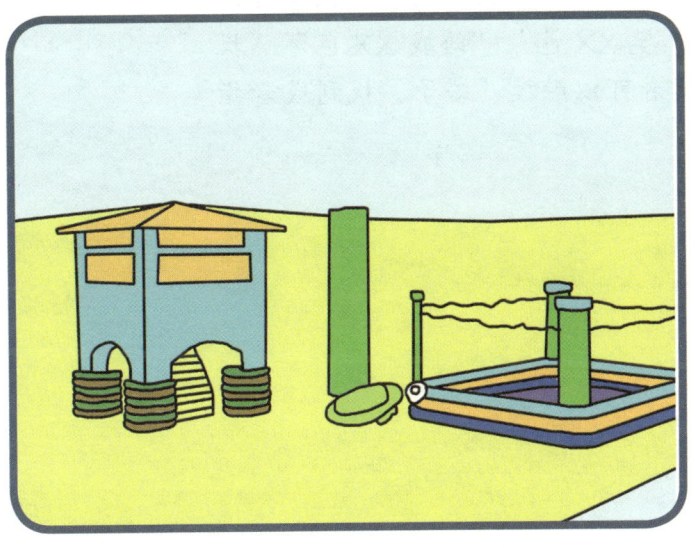

泛化到餐厅

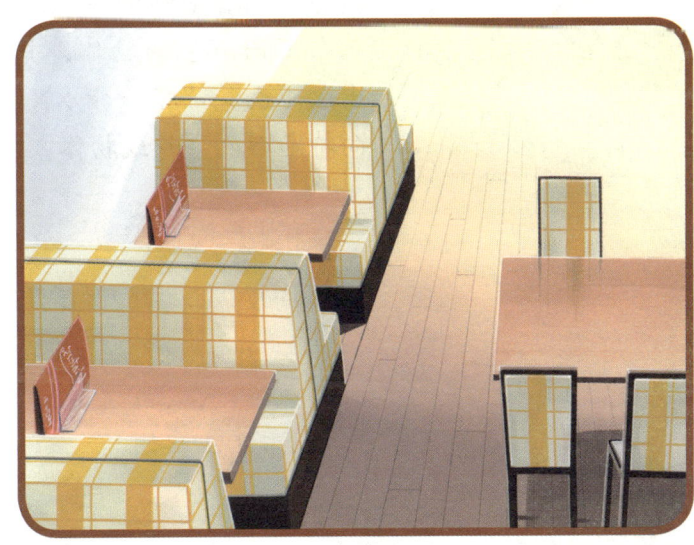

学习技能训练实例解析

04 根据指令找颜色

该技能的训练目的是提高患者的颜色识别能力。通过该技能的训练，患者应该能达到这样一种水平，即：向患者展示几张卡片或几个不同颜色的物体，并说"摸一摸XX色""给我XX色""找出XX色""指一指XX色"，患者可以触摸、给予、找到或者指向特定颜色卡片或物体。

扫描二维码，打印本技能训练配套表格

第三章
学习技能基础训练项目

教学材料

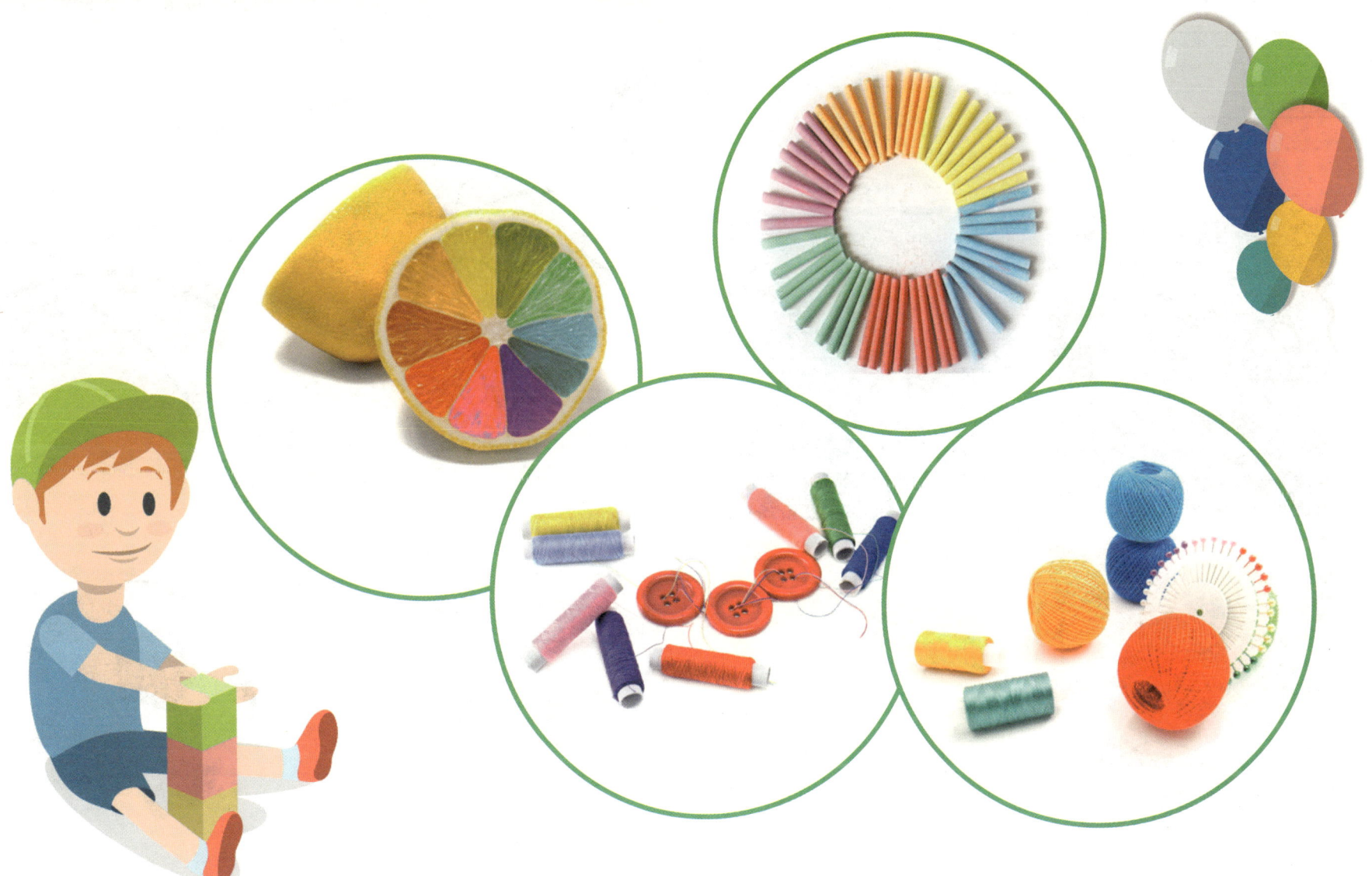

 学习技能训练实例解析

示例 1

找一找黑色卡片（3个干扰项）。

小档案	
训练时长	
辅助情况	

训练方法示例

示例 2

找一找绿色的网球（4个干扰项）。

小档案	
训练时长	
辅助情况	

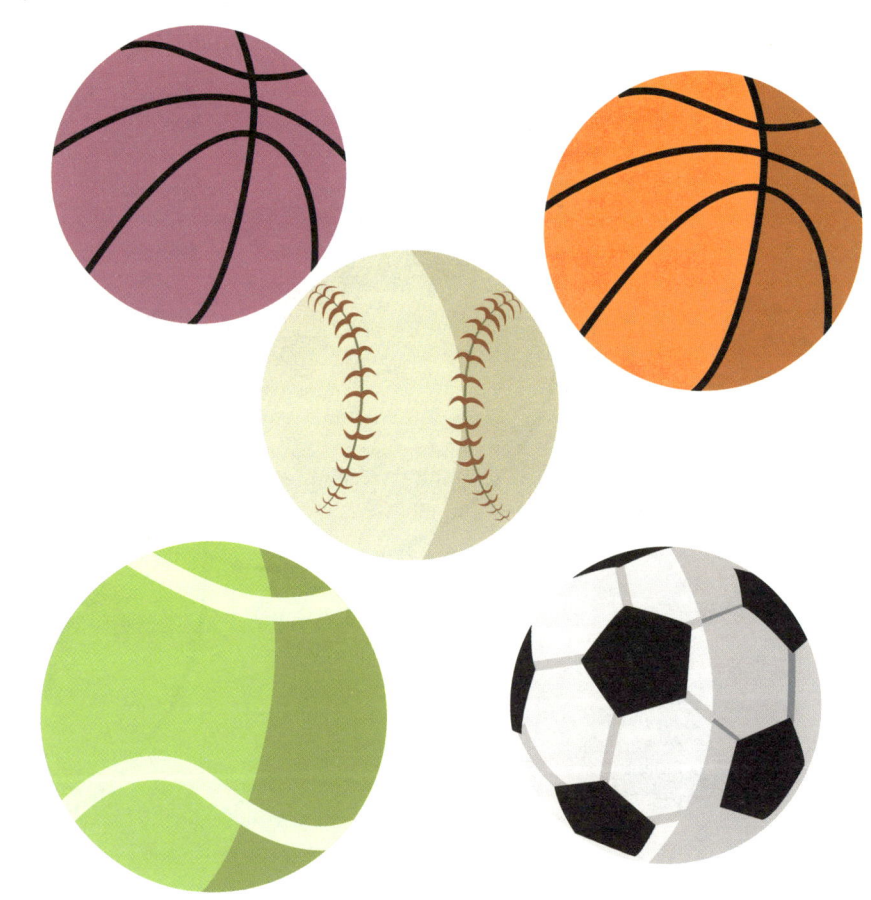

第三章
学习技能基础训练项目

示例 3

摸一摸黄色的粉笔（5个干扰项）。

小档案	
训练时长	
辅助情况	

训练方法示例

示例 4

给我红色的毛线（6个干扰项）。

小档案	
训练时长	
辅助情况	

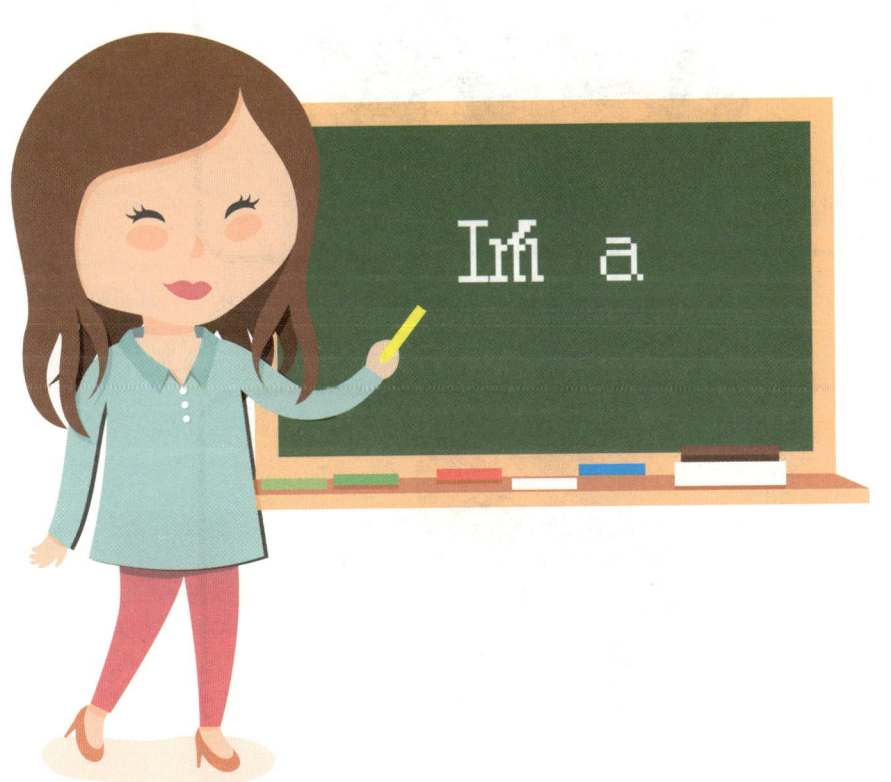

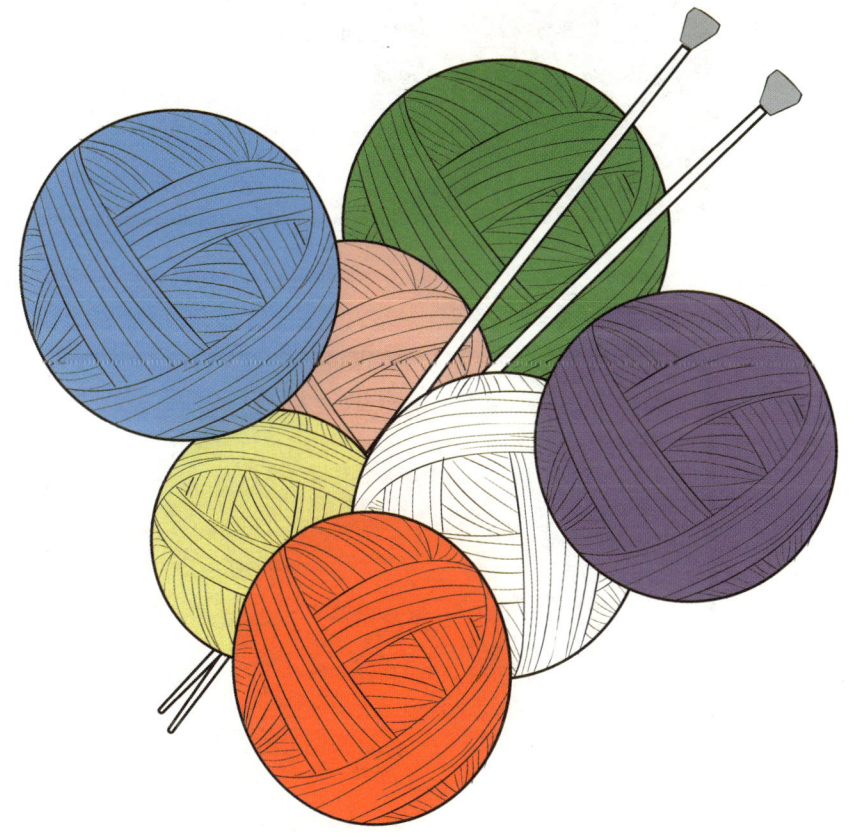

33

学习技能训练实例解析

拓展为彩色毛巾

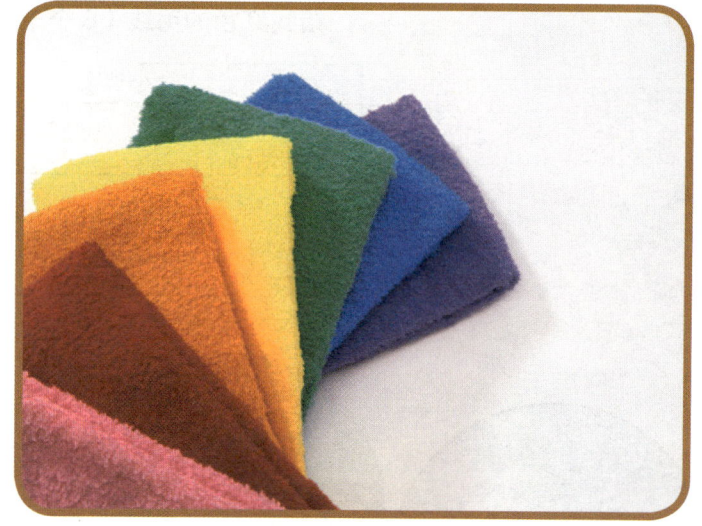

拓展为彩色铅笔

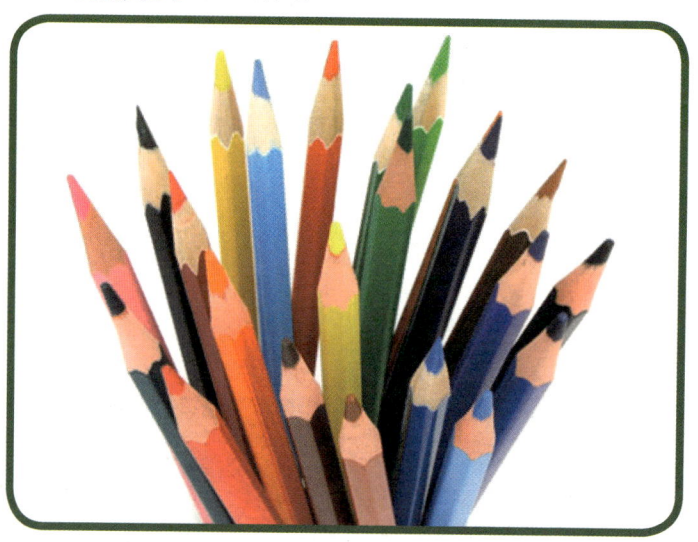

拓展为彩纸

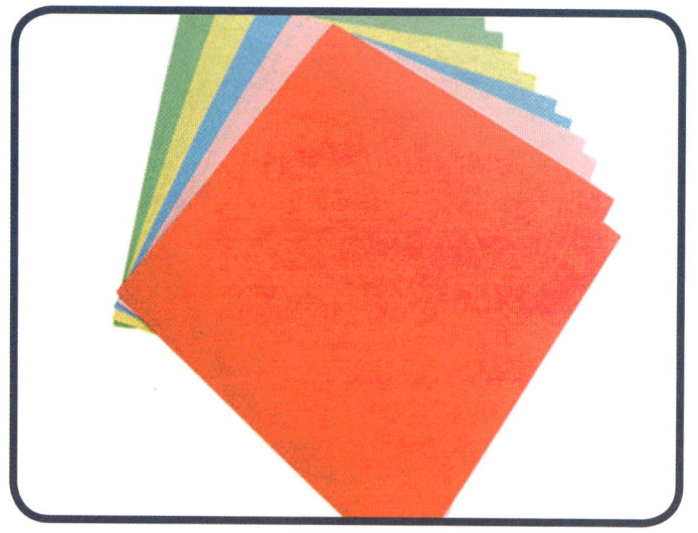

拓展为彩色气球

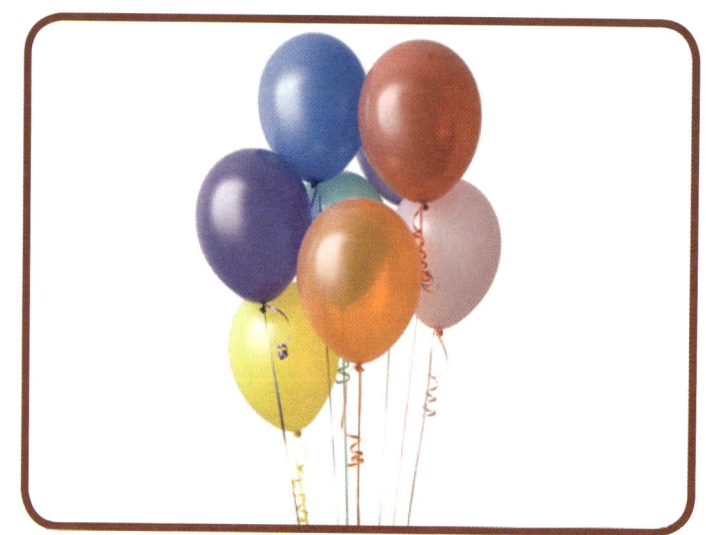

05 根据指令找字母

该技能的训练目的是提高患者的字母识别能力。通过该技能的训练，患者应该能达到这样一种水平，即：向患者展示几个字母或代表字母的物体，并说"摸一摸XX""给我XX""找出XX""指一指XX"，患者可以触摸、给予、找到或者指向特定字母的卡片或物体。

扫描二维码，打印本技能训练配套表格

教学材料

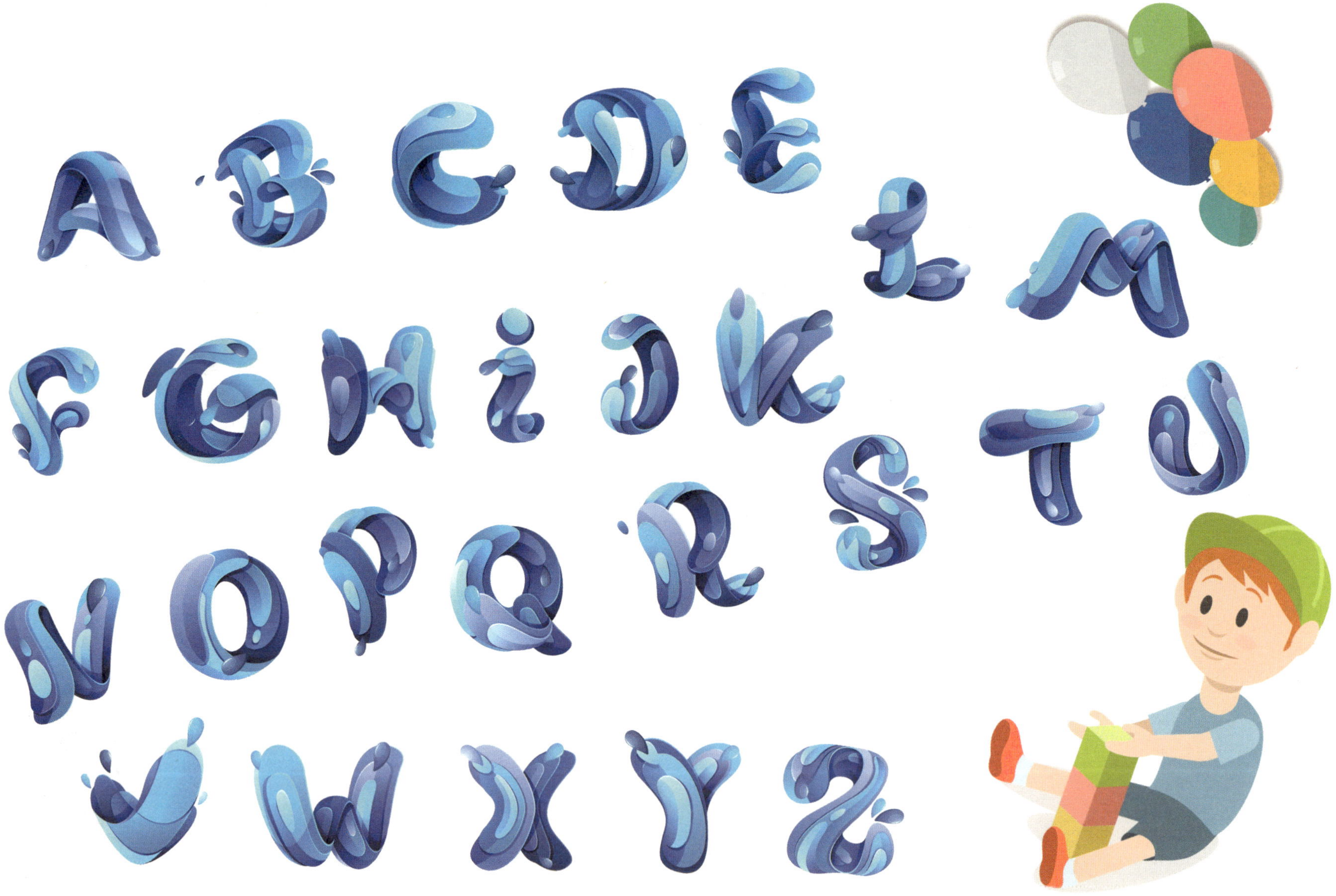

第三章
学习技能基础训练项目

示例 1

找一找带有字母是 M 的卡片（2 个干扰项）。

小档案	
训练时长	
辅助情况	

训练方法示例

示例 2

摸一摸字母是 C 的积木（2 个干扰项）。

小档案	
训练时长	
辅助情况	

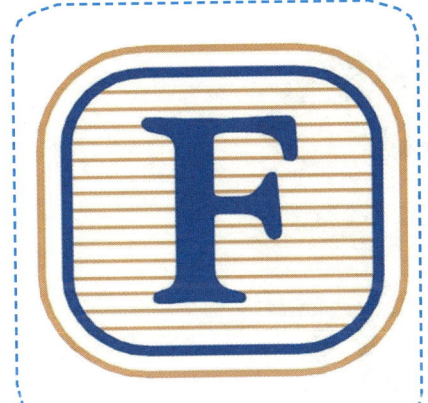

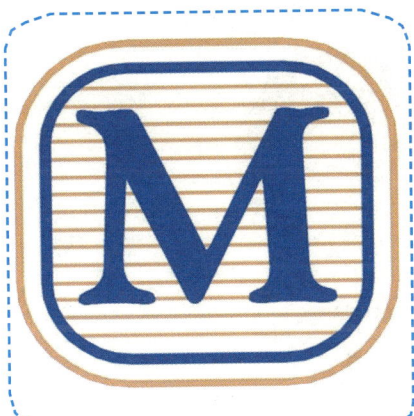

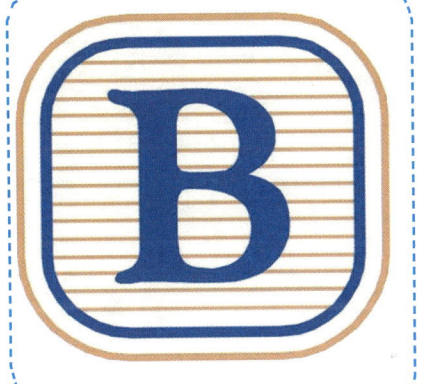

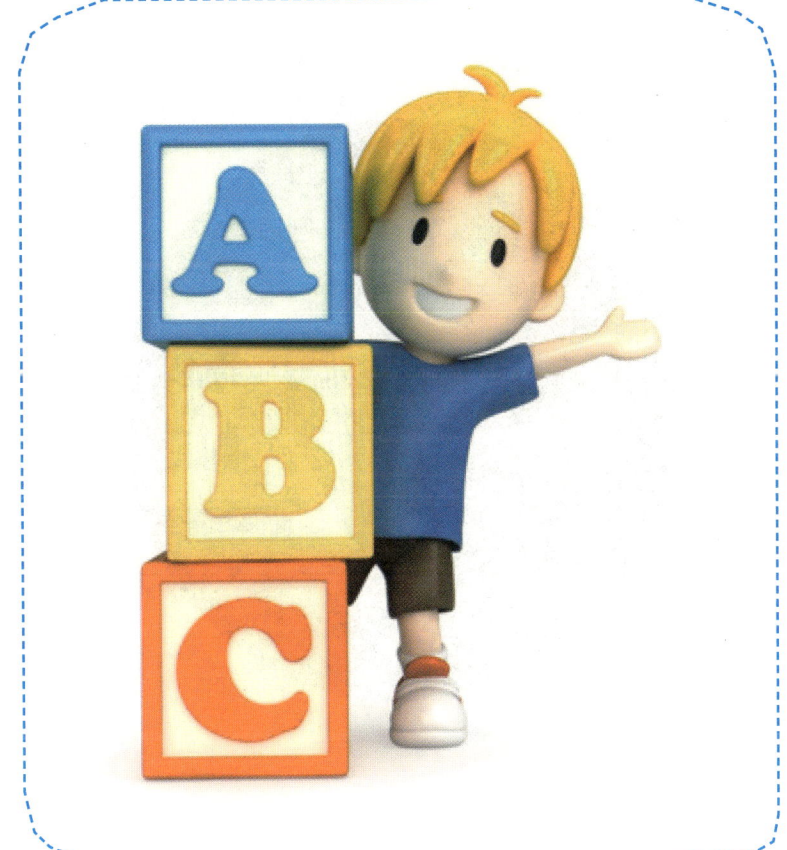

学习技能训练实例解析

示例 3

指一指字母是 L 的饼干（3 个干扰项）。

小档案	
训练时长	
辅助情况	

训练方法示例

示例 4

给我字母是 E 的玩偶（3 个干扰项）。

小档案	
训练时长	
辅助情况	

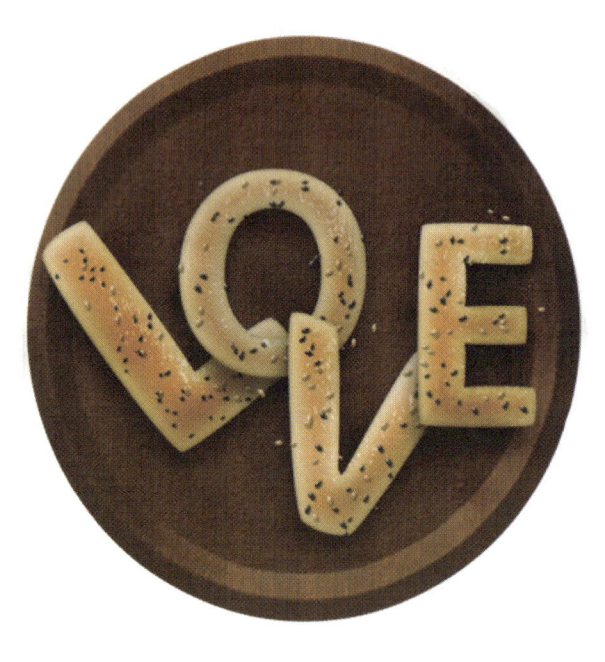

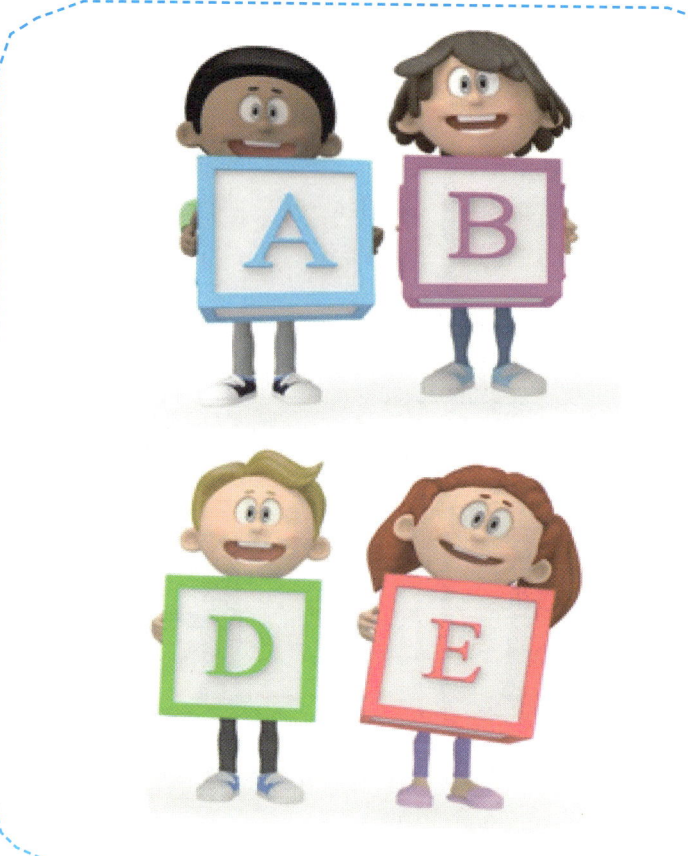

拓展为数字

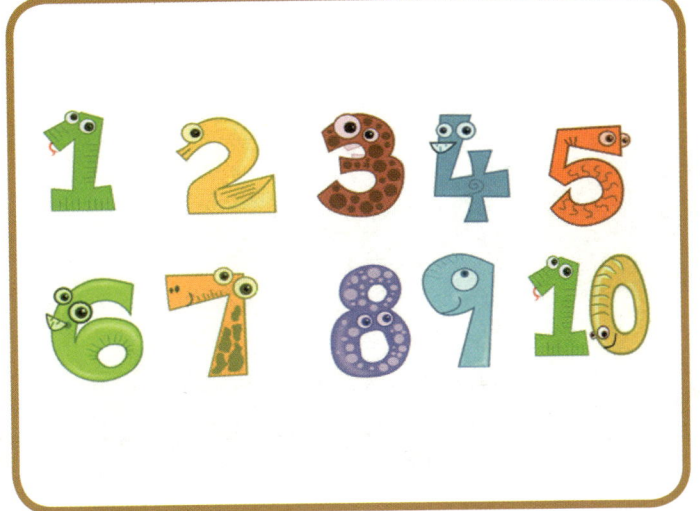

拓展为拼音

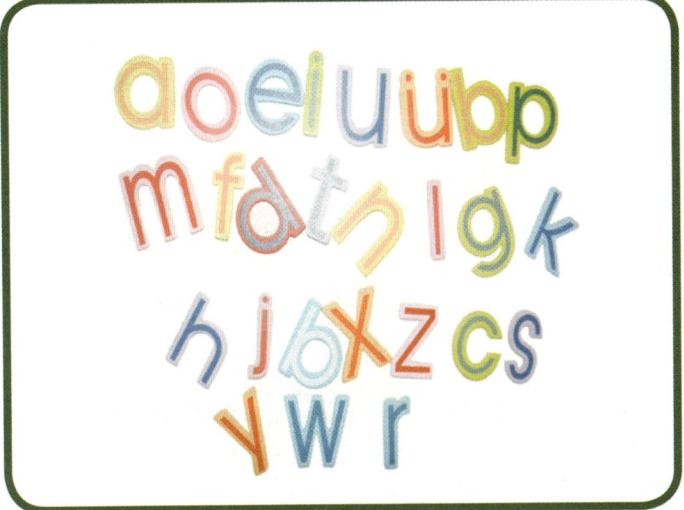

拓展为音符

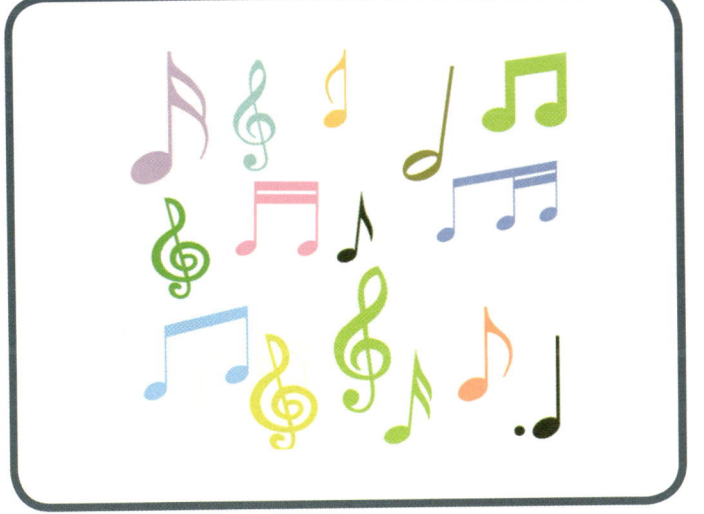

拓展为小写字母

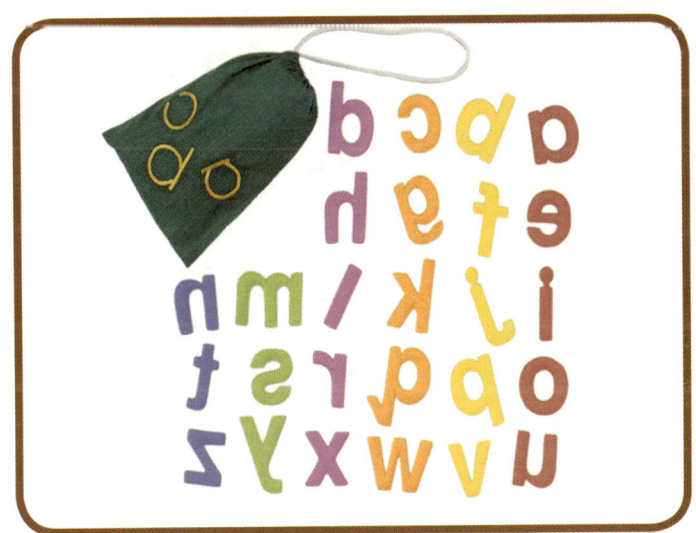

学习技能训练实例解析

06 根据指令找数字

该技能的训练目的是提高患者的数字识别能力。通过该技能的训练，患者应该能达到这样一种水平，即：向患者展示几个数字或代表数字的物体，并说"摸一摸XX""给我XX""找出XX""指一指XX"，患者可以触摸、给予、找到或者指向特定数字的卡片或物体。

扫描二维码，打印本技能训练配套表格

第三章
学习技能基础训练项目

教学材料

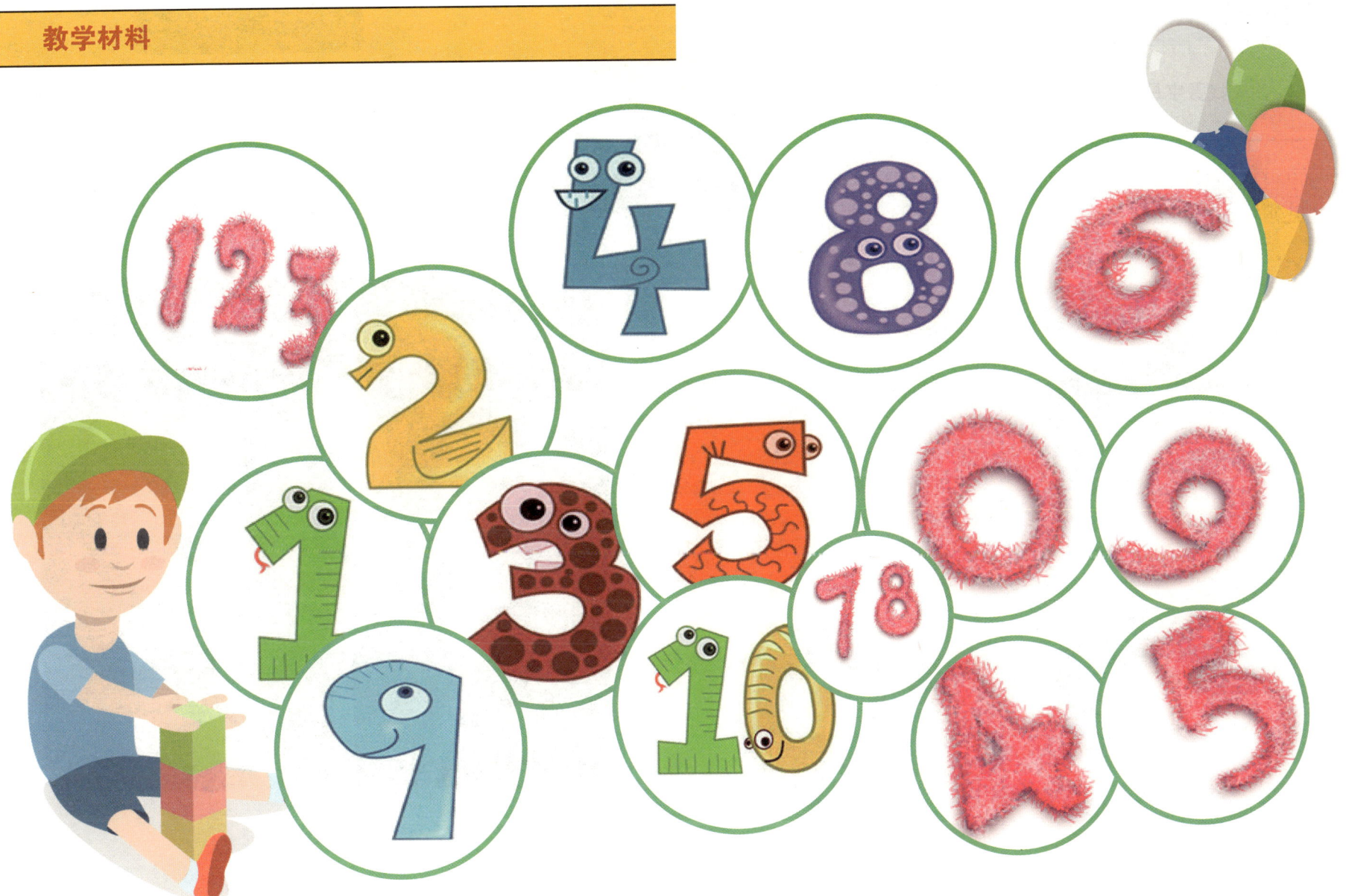

示例 1

找一找数字是 2 的卡片（2 个干扰项）。

小档案	
训练时长	
辅助情况	

训练方法示例

示例 2

给我数字是 7 的蜡烛（2 个干扰项）。

小档案	
训练时长	
辅助情况	

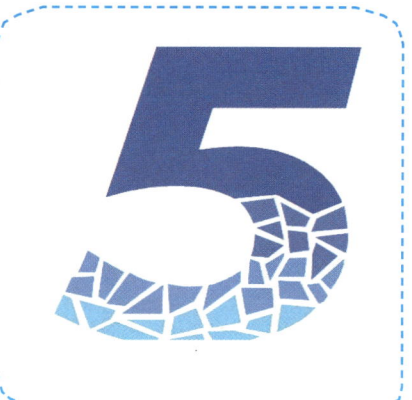

 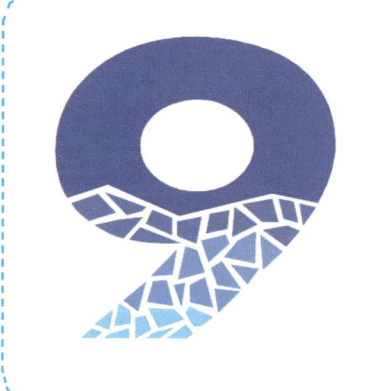

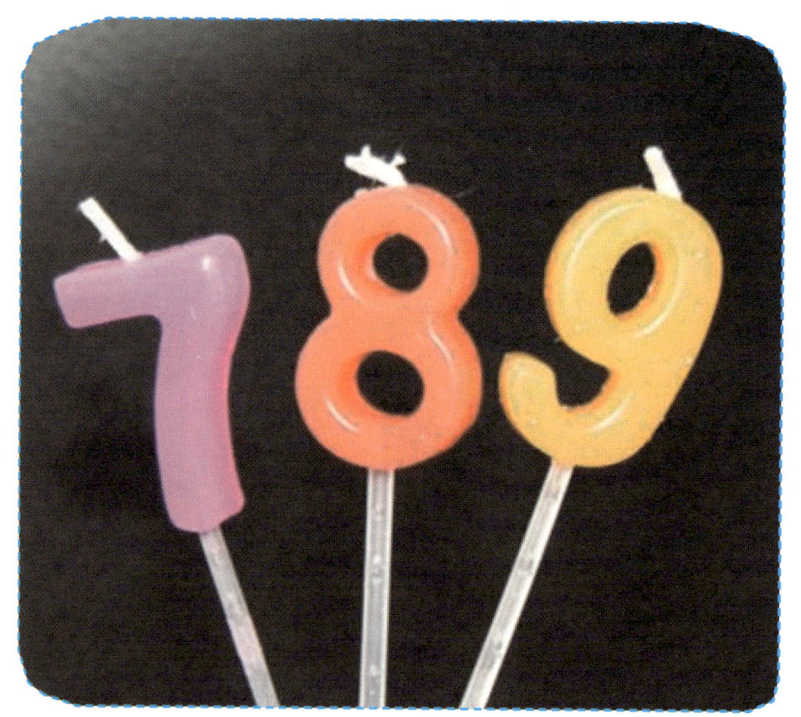

第三章
学习技能基础训练项目

| 示例 3 |

指一指数字是 7 的球（3 个干扰项）。

小档案	
训练时长	
辅助情况	

训练方法
示例

| 示例 4 |

摸一摸数字是 9 的卡片（3 个干扰项）。

小档案	
训练时长	
辅助情况	

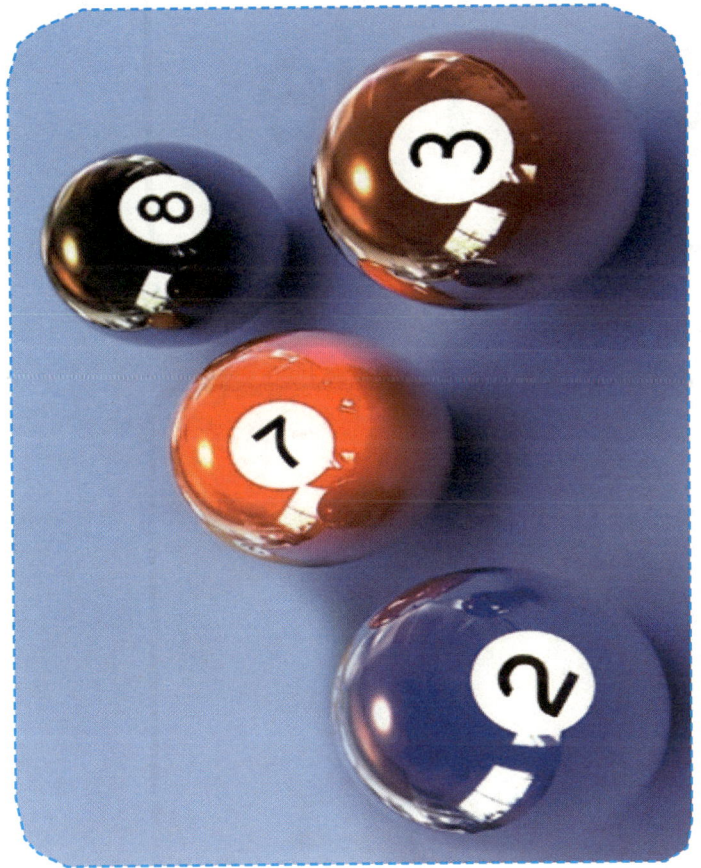

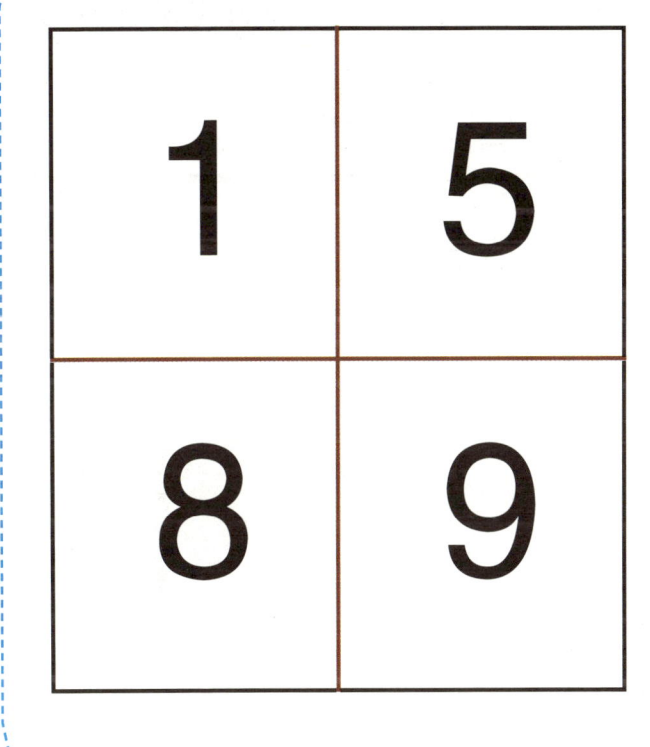

43

拓展为大写字母

A B C D E F
G H I J K L
M N O P Q R
S T U V W X
Y Z

拓展为拼音

a o b p m f
ou iu ie

拓展为音符

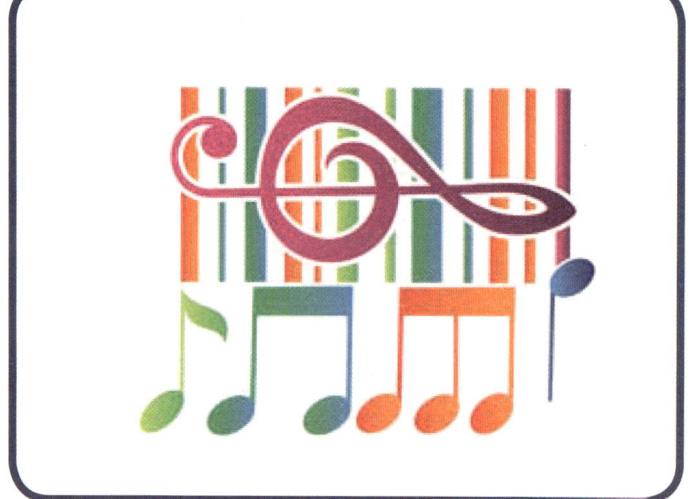

拓展为小写字母

a b c g h i j
d e f k l m
n o p t u v
q r s w x y z

07 根据指令找形状

该技能的训练目的是提高患者的形状识别能力。通过该技能的训练，患者应该能达到这样一种水平，即：向患者展示几张卡片或代表不同形状的物体，并说"摸一摸XX""给我XX""找出XX""指一指XX"，患者可以触摸、给予、找到或者指向特定形状的卡片或物体。

扫描二维码，打印本技能训练配套表格

学习技能训练实例解析

教学材料

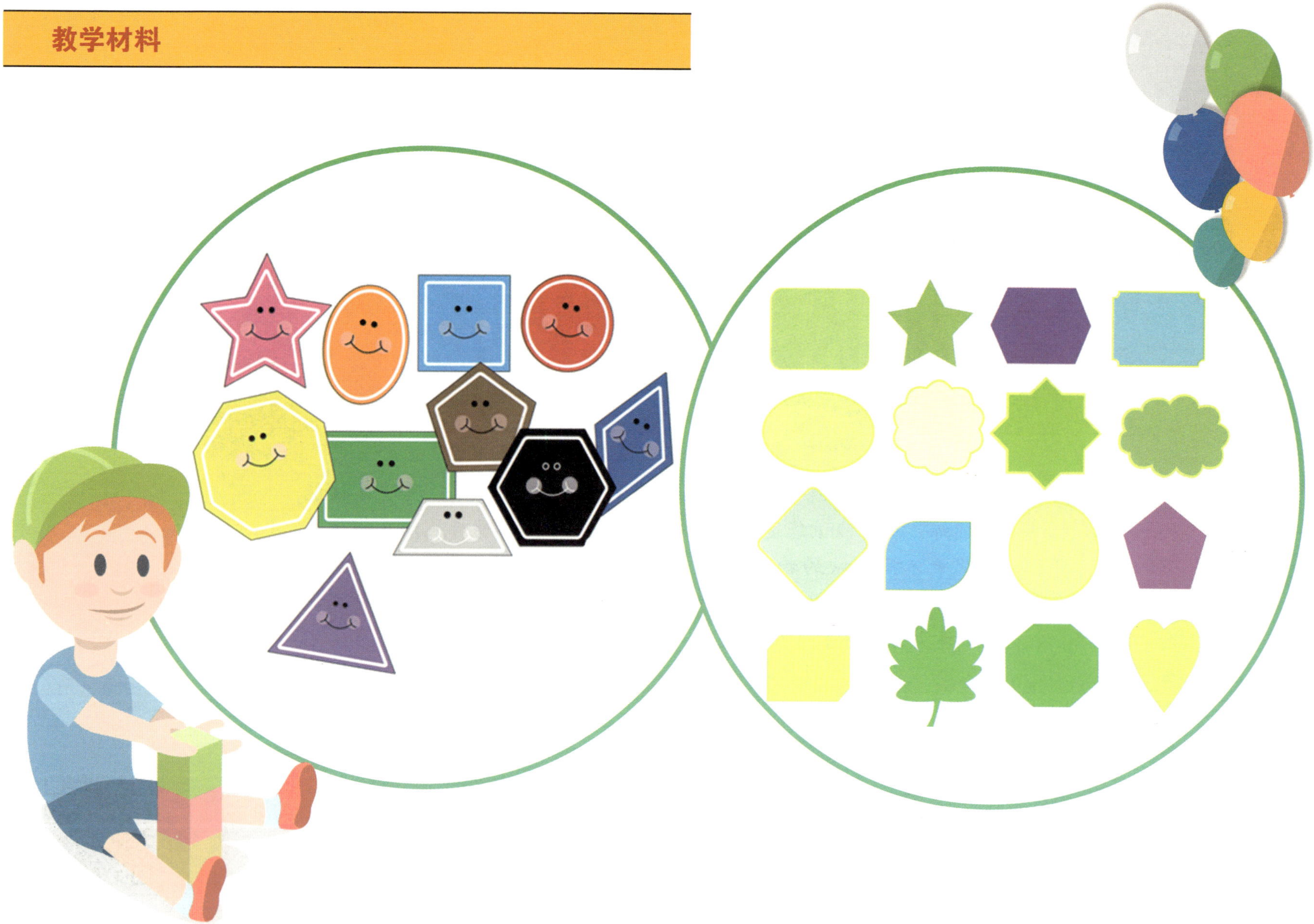

第三章
学习技能基础训练项目

训练方法示例

示例 1

找一找三角形的卡片（2个干扰项）。

小档案	
训练时长	
辅助情况	

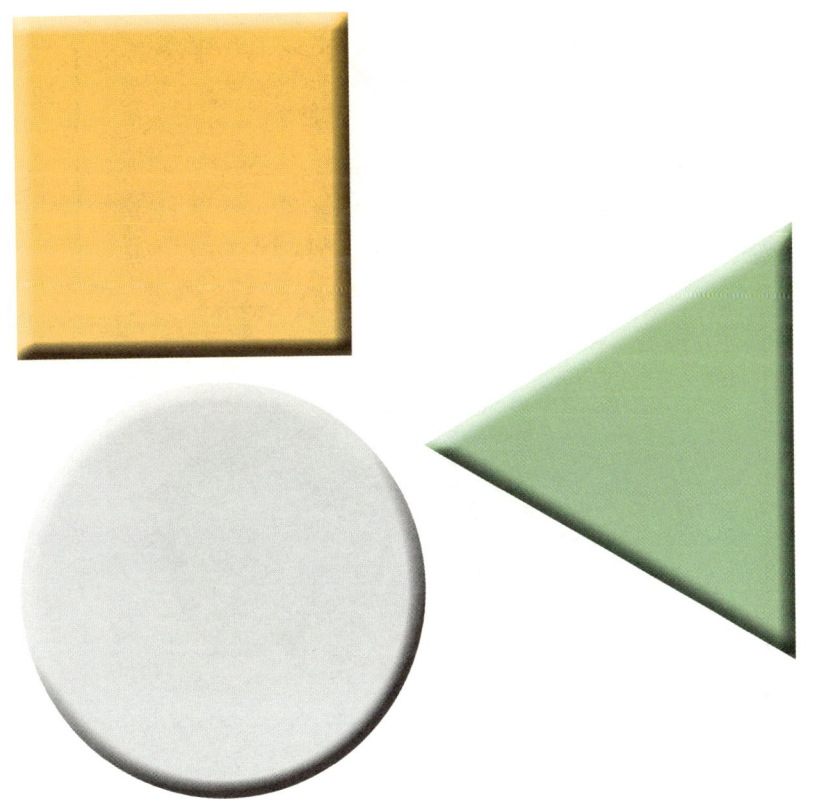

示例 2

指一指圆形的棒棒糖（3个干扰项）。

小档案	
训练时长	
辅助情况	

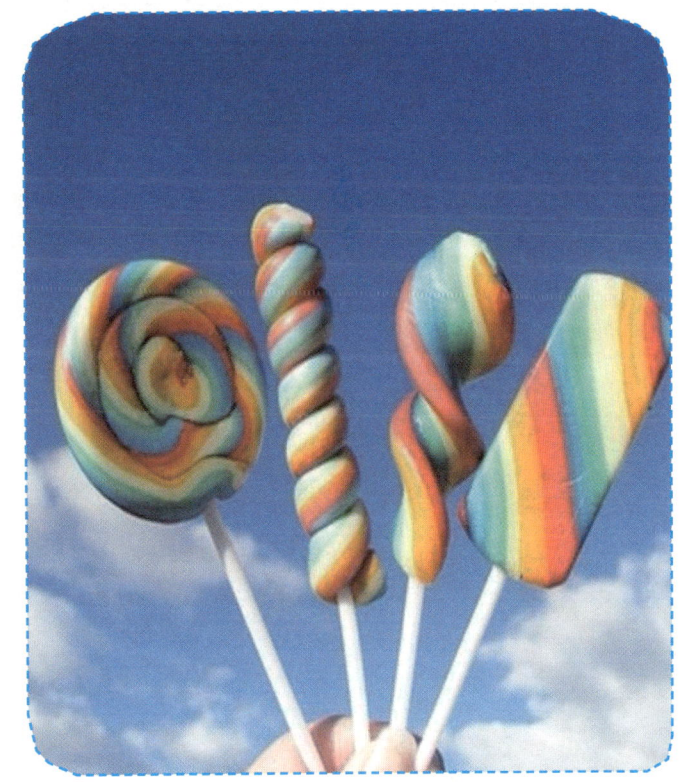

学习技能训练实例解析

示例 3

摸一摸五角星（3个干扰项）。

小档案	
训练时长	
辅助情况	

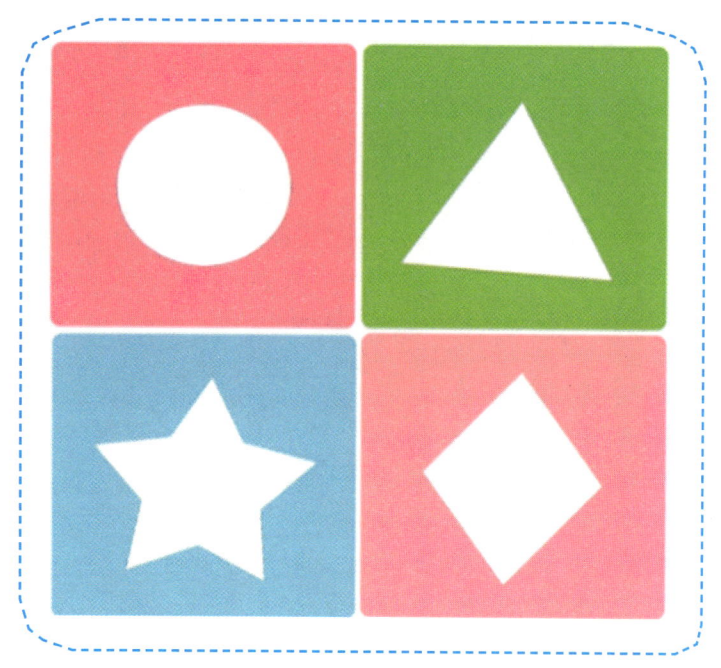

训练方法示例

示例 4

给我五边形的积木（3个干扰项）。

小档案	
训练时长	
辅助情况	

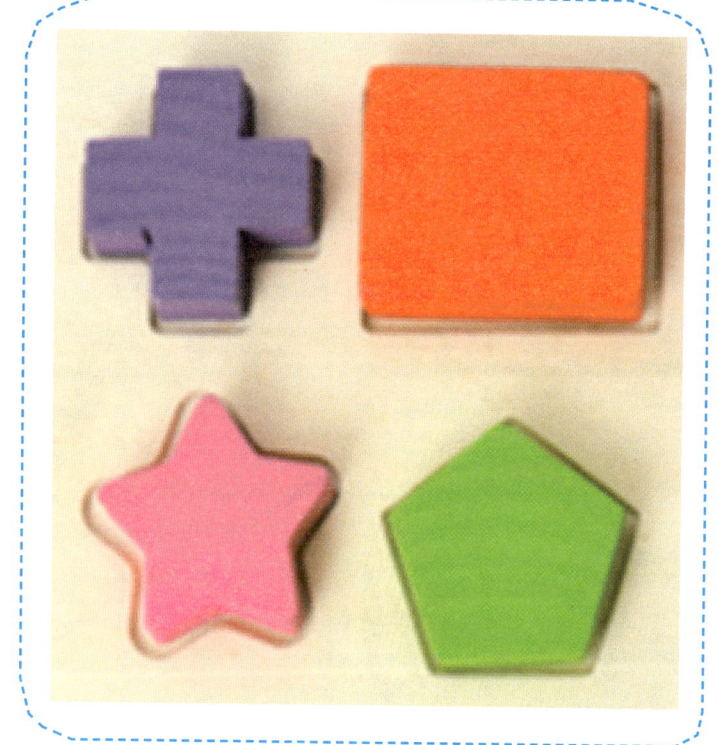

第三章
学习技能基础训练项目

拓展为**找颜色**

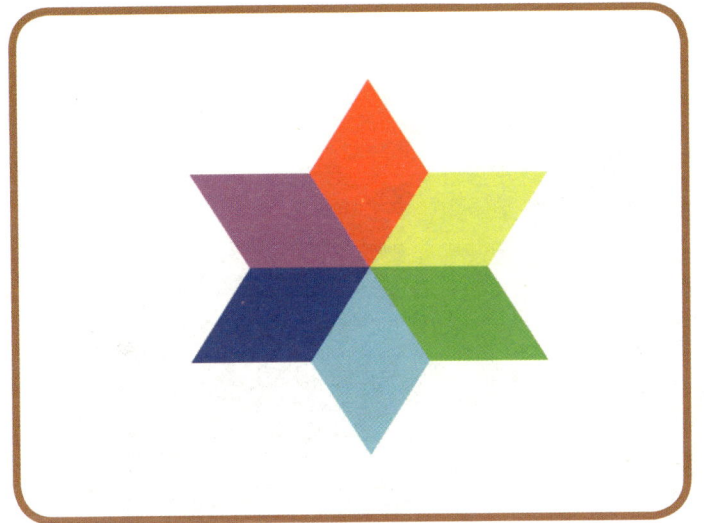

拓展为**找数字**

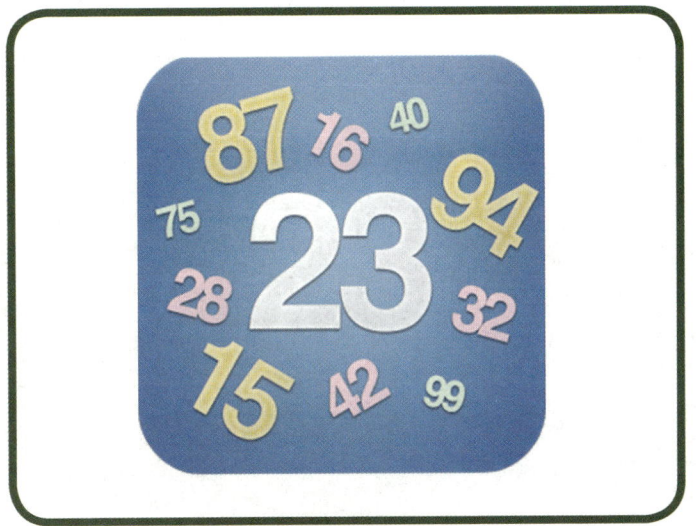

拓展为**找字母**

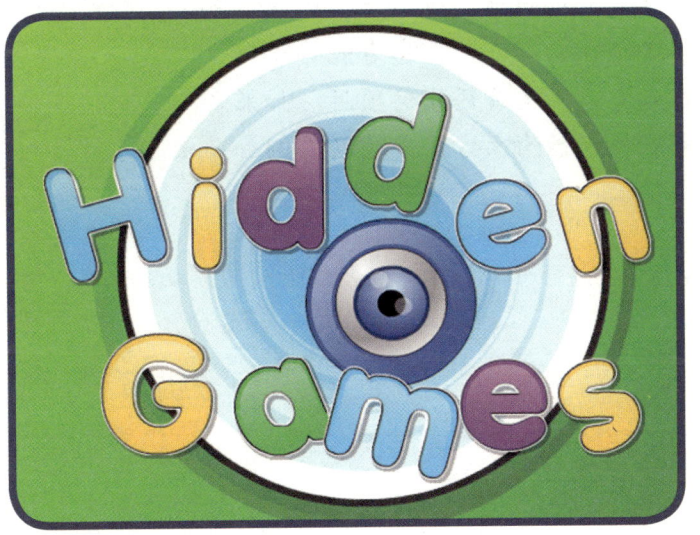

拓展为**找不同**

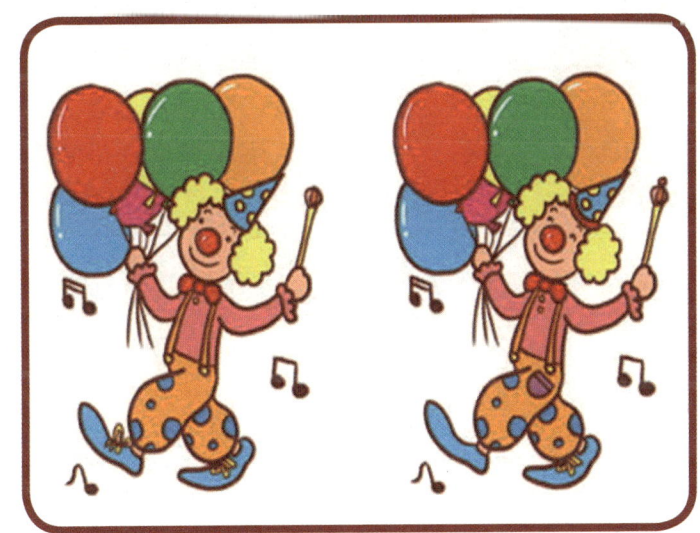

学习技能训练实例解析

08 命名物品或图片的颜色

该技能的训练目的是提高患者命名颜色的能力。通过该技能的训练，患者应该能达到这样一种水平，即：向患者展示一张颜色卡片或者单一颜色的物体，然后问"这是什么颜色"，患者能够正确命名颜色。如果患者未言语，应首先考虑实施言语模仿项目。如果患者无法掌握口头语言，则应该采取替代性沟通方法或辅助，例如手语、写字板等。

扫描二维码，打印本技能训练配套表格

第三章
学习技能基础训练项目

教学材料

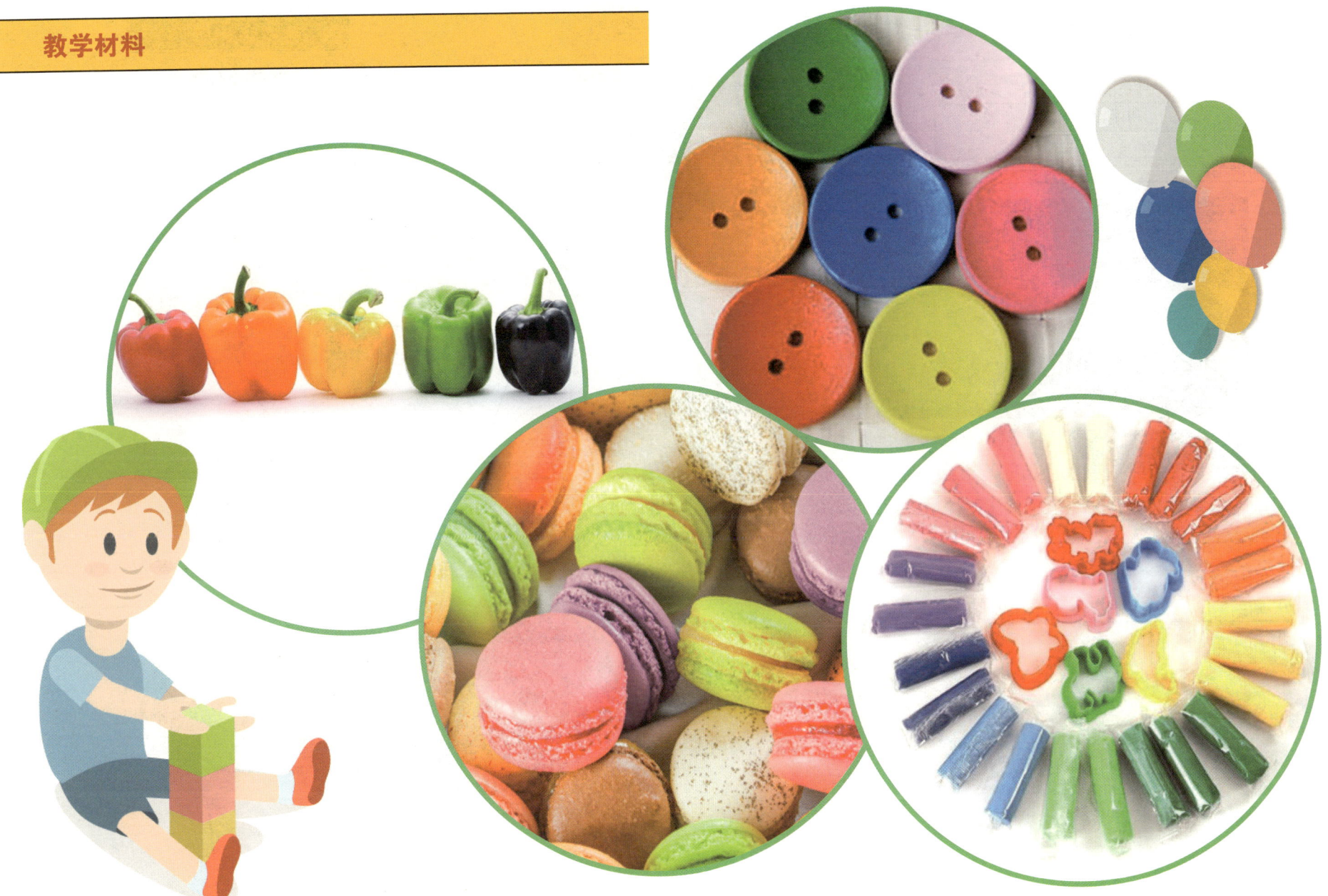

学习技能训练实例解析

示例 1

这是什么颜色？

小档案	
训练时长	
辅助情况	

训练方法示例

示例 2

这是什么颜色？

小档案	
训练时长	
辅助情况	

示例 3

这是什么颜色？

小档案	
训练时长	
辅助情况	

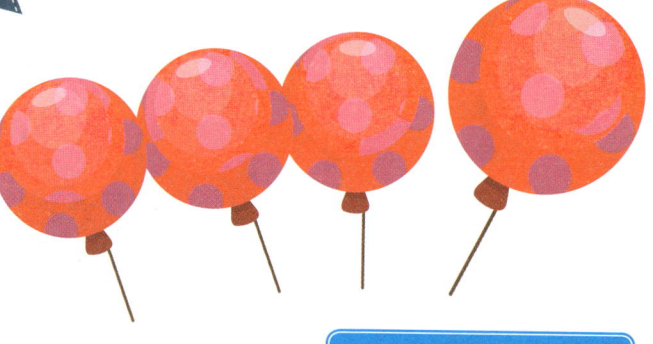

示例 4

这是什么颜色？

小档案	
训练时长	
辅助情况	

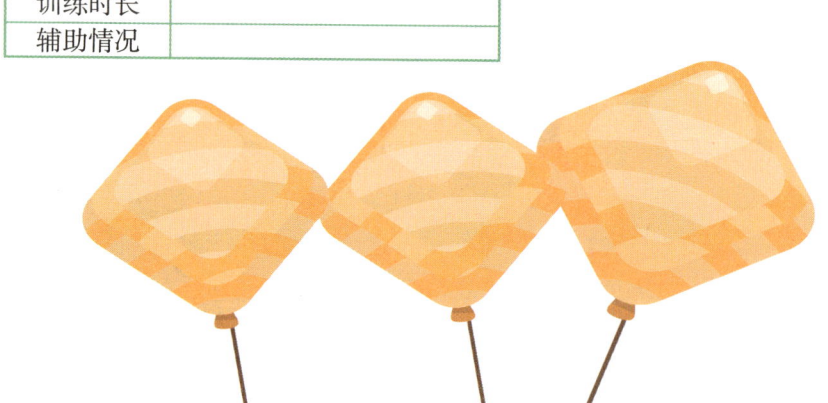

52

泛化为命名衣帽间衣服的颜色

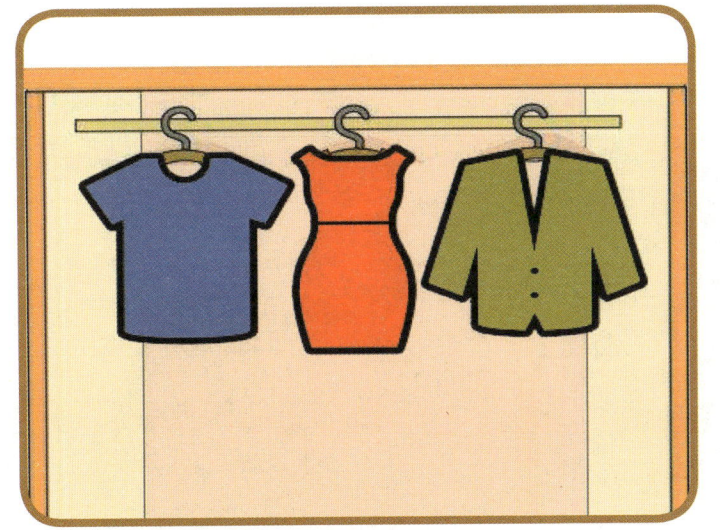

泛化为命名户外气球的颜色

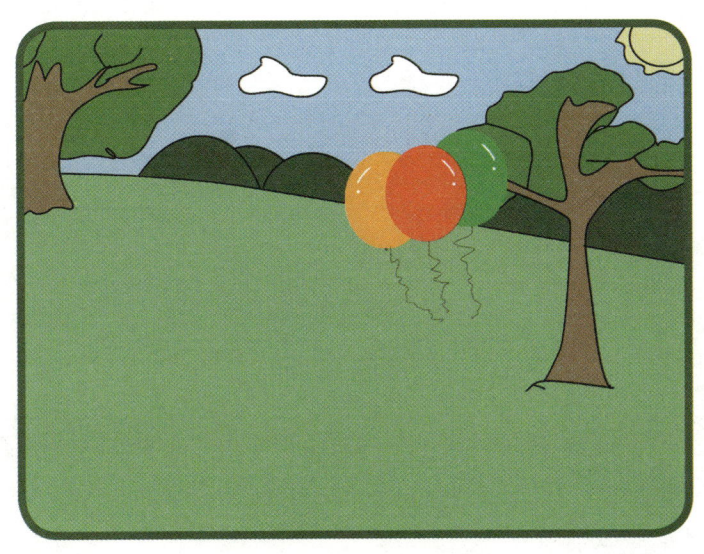

泛化为命名游乐场小木马的颜色

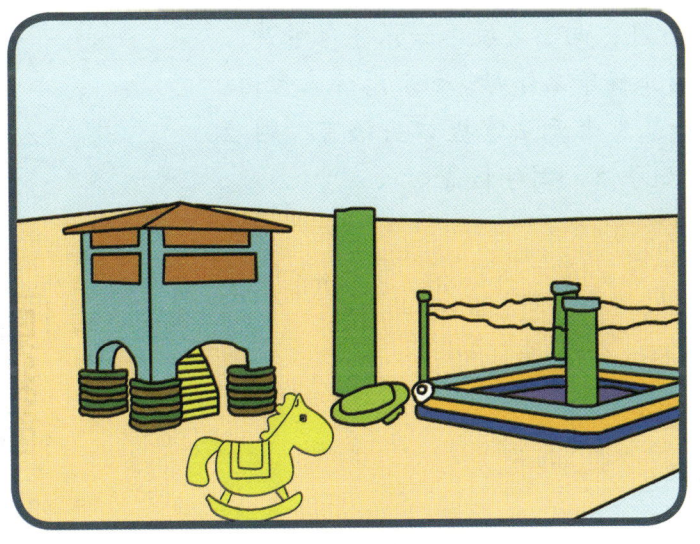

泛化为命名超市瓶子的颜色

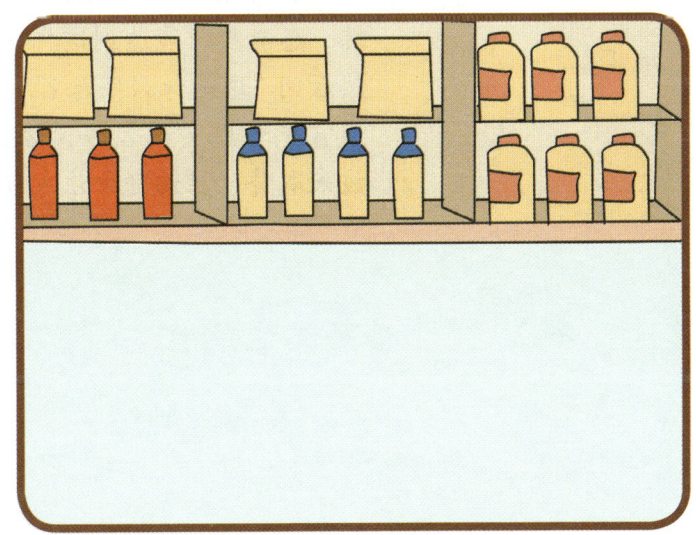

09 命名字母

该技能的训练目的是提高患者命名字母的能力。通过该技能的训练，患者应该能达到这样一种水平，即：向患者展示一张字母卡片，然后问"这是什么字母？"，患者能够正确命名字母。如果患者未言语，应首先考虑实施言语模仿项目。如果患者无法掌握口头语言，则应该采取替代性沟通方法或辅助，例如手语、写字板等。

扫描二维码，打印本技能训练配套表格

第三章
学习技能基础训练项目

教学材料

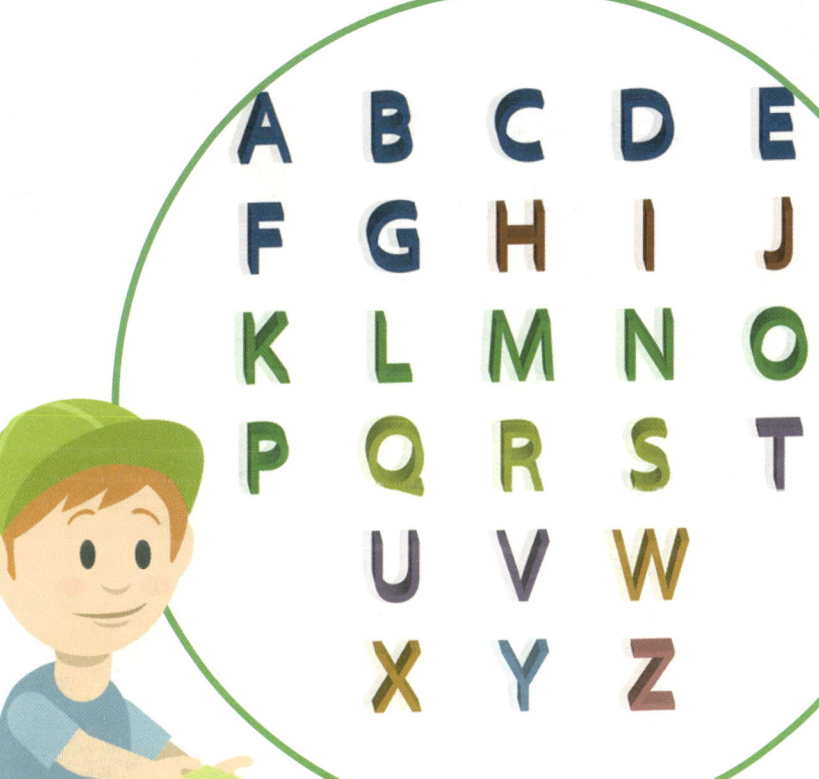
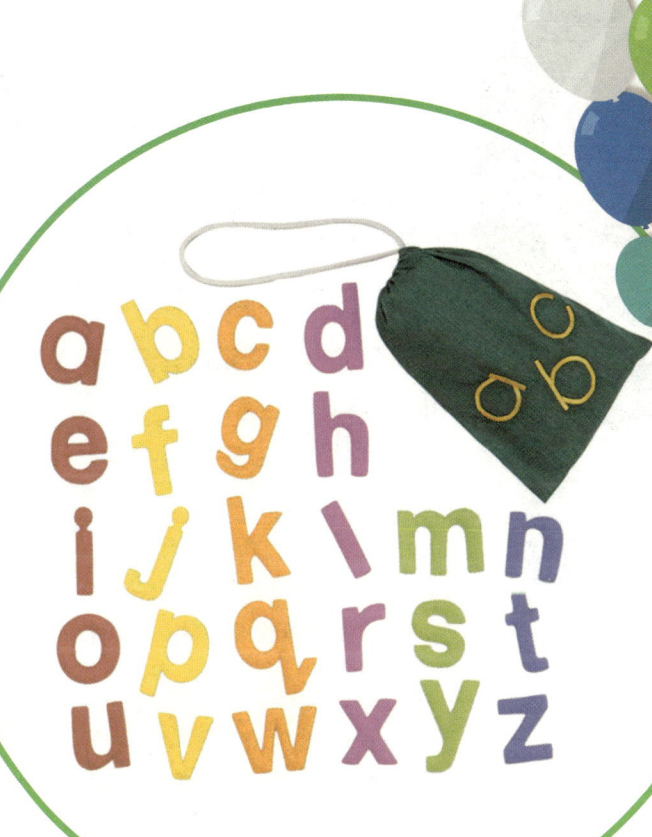

学习技能训练实例解析

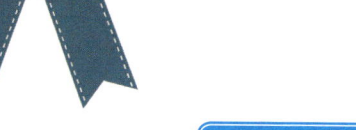

训练方法示例

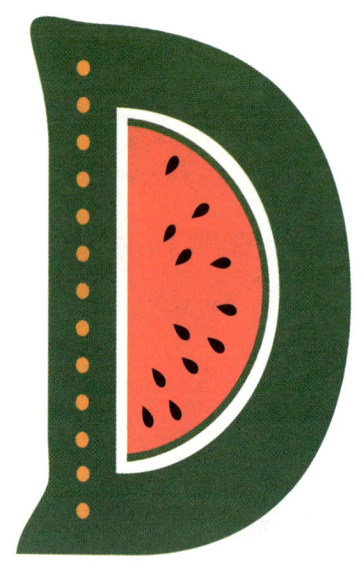

示例 1

这是什么字母?

小档案	
训练时长	
辅助情况	

示例 2

这是什么字母?

小档案	
训练时长	
辅助情况	

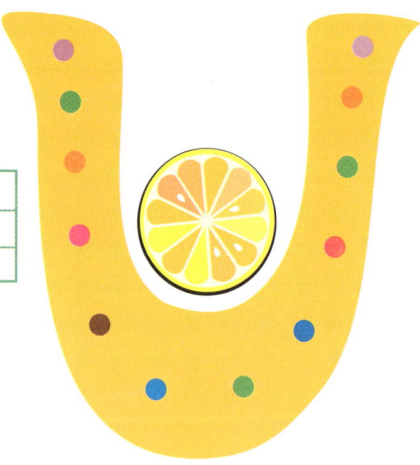

示例 3

这是什么字母?

小档案	
训练时长	
辅助情况	

示例 4

这是什么字母?

小档案	
训练时长	
辅助情况	

泛化为命名餐桌上的字母饼干

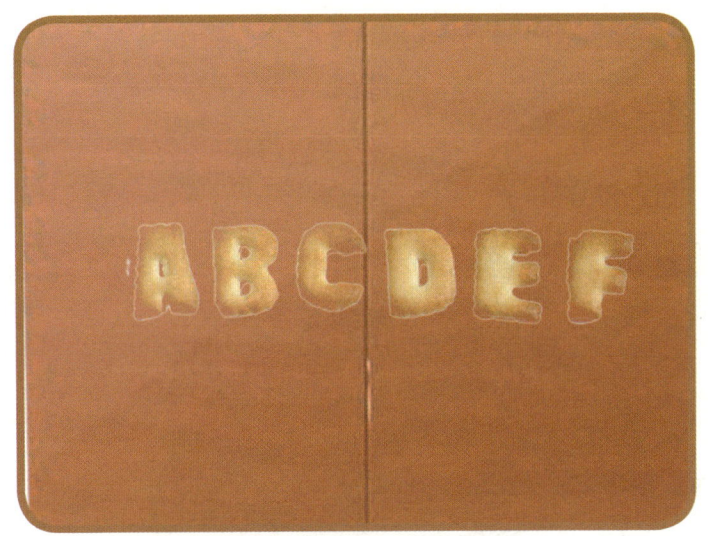

泛化为命名蛋糕上的英文字母

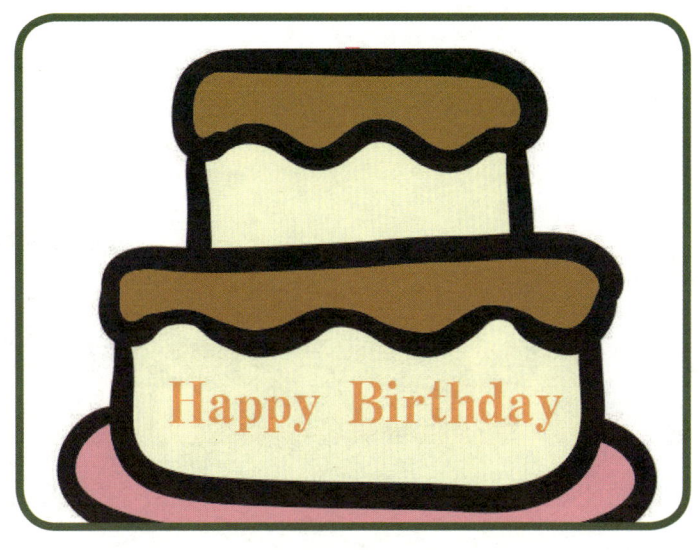

泛化为命名衣服上的字母

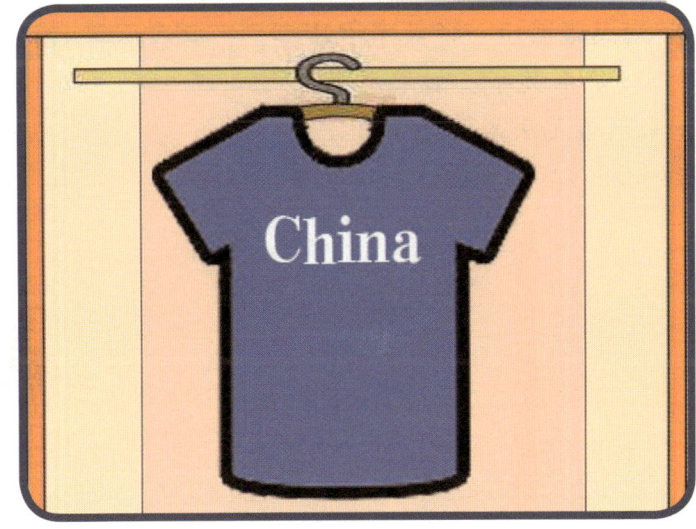

泛化为命名公园中的字母

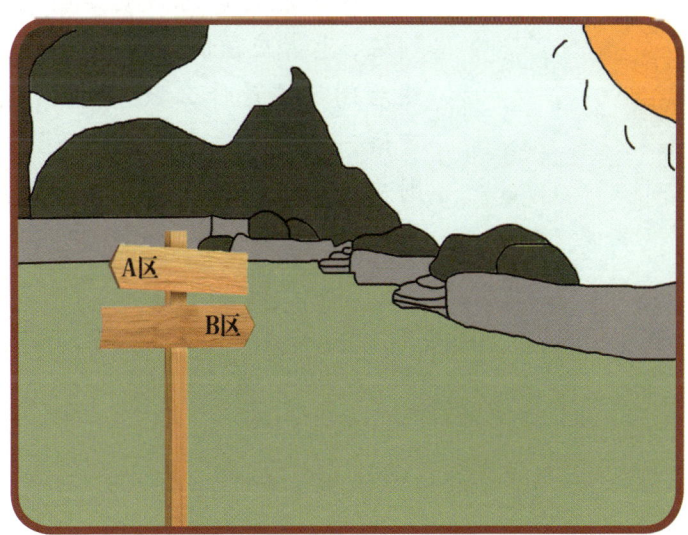

10 命名数字

该技能的训练目的是提高患者命名数字的能力。通过该技能的训练，患者应该能达到这样一种水平，即：向患者展示一张数字卡片，然后问"这是什么数字？"，患者能够正确命名数字。如果患者未言语，应首先考虑实施言语模仿项目。如果患者无法掌握口头语言，则应该采取替代性沟通方法或辅助，例如手语、写字板等。

扫描二维码，打印本技能训练配套表格

第三章
学习技能基础训练项目

教学材料

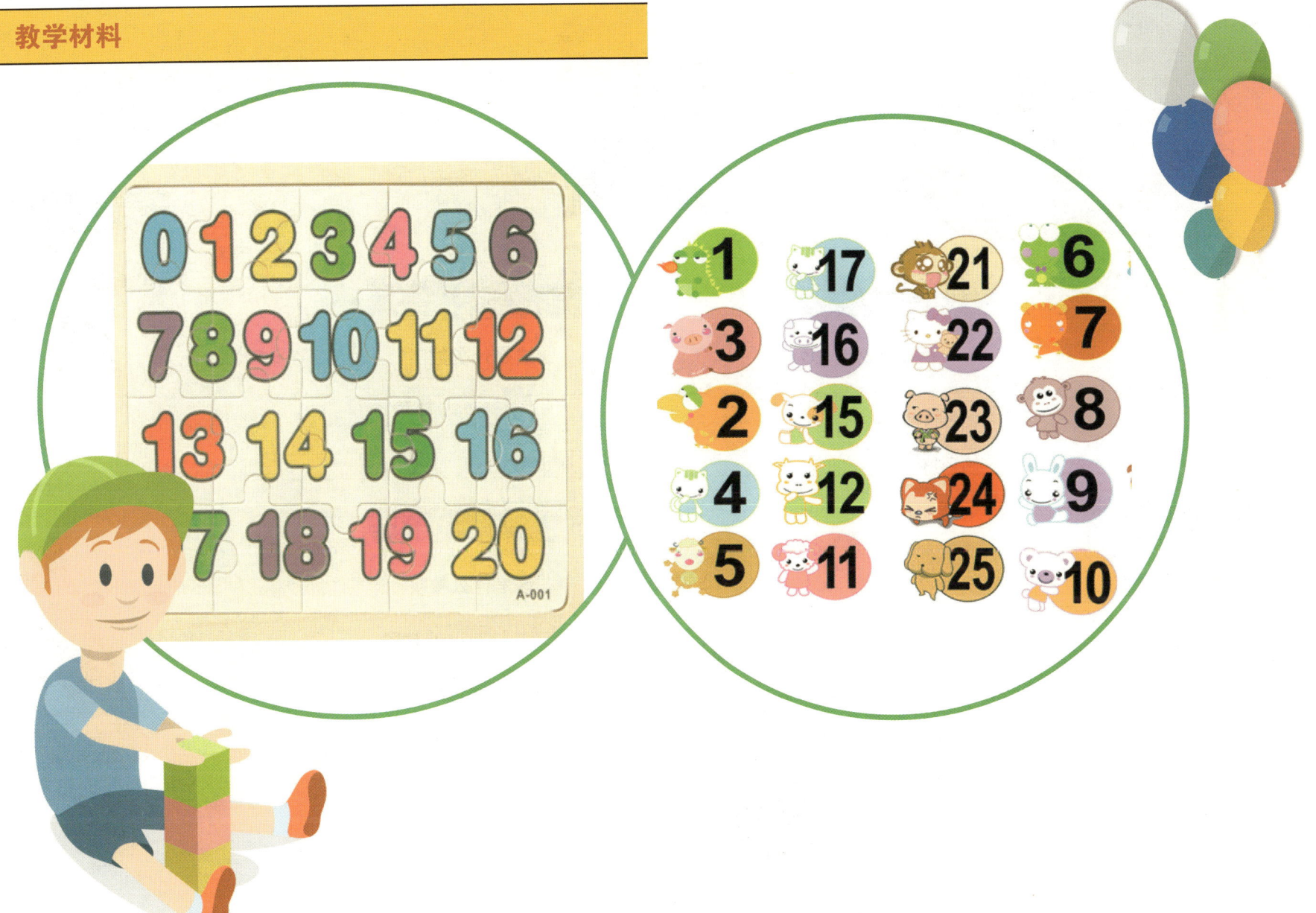

学习技能训练实例解析

训练方法示例

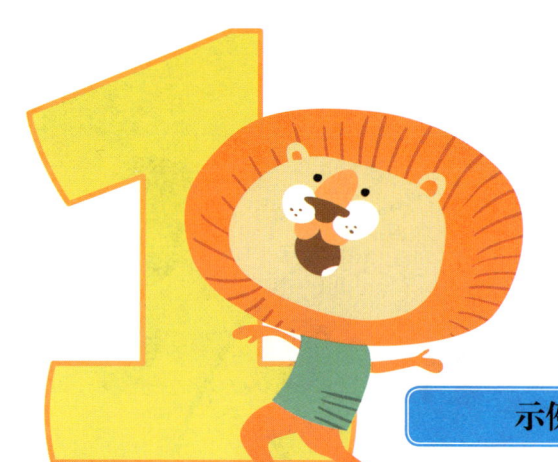

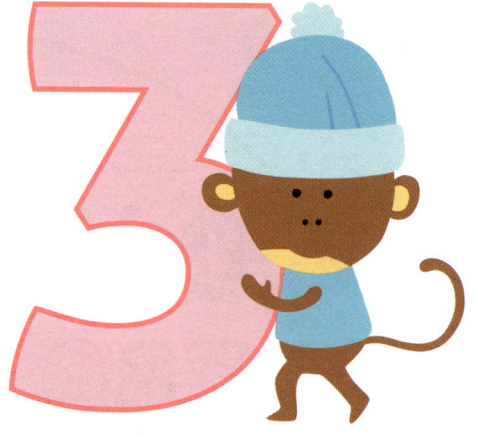

示例 1

这是什么数字?

小档案	
训练时长	
辅助情况	

示例 3

这是什么数字?

小档案	
训练时长	
辅助情况	

示例 2

这是什么数字?

小档案	
训练时长	
辅助情况	

示例 4

这是什么数字?

小档案	
训练时长	
辅助情况	

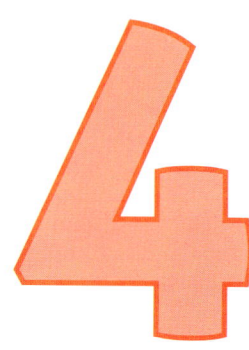

第三章 学习技能基础训练项目

泛化为找数字饼干中的"2"

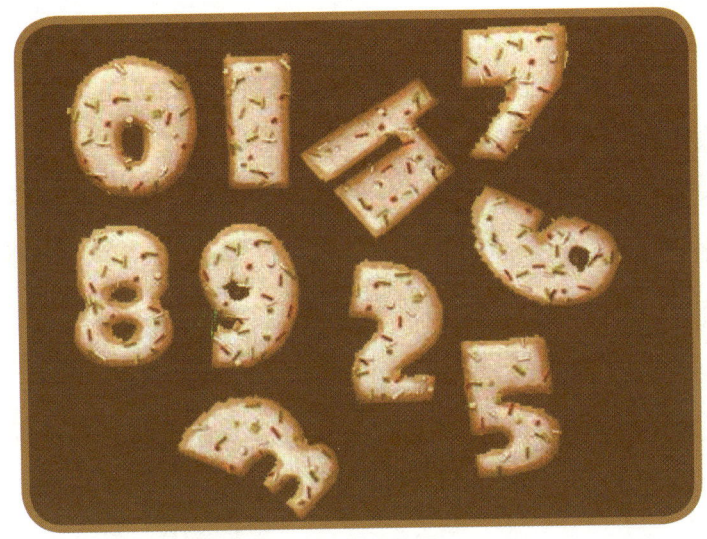

泛化为在蛋糕上找数字

泛化为在指示牌上找数字

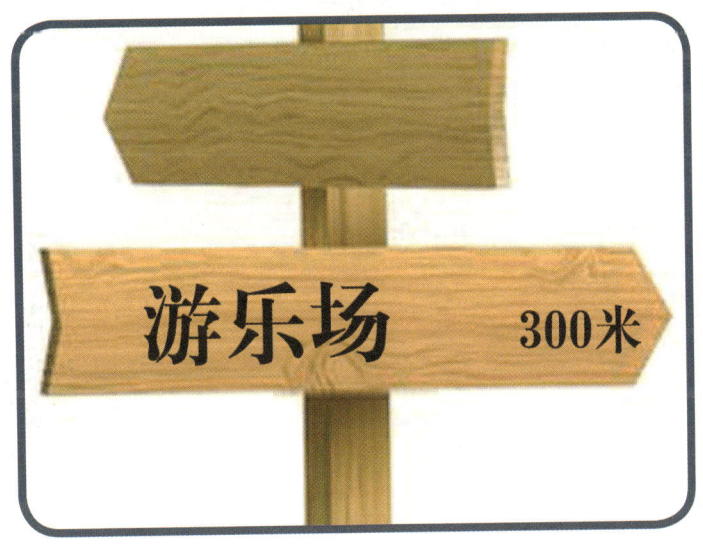

泛化为幼儿园做数字游戏

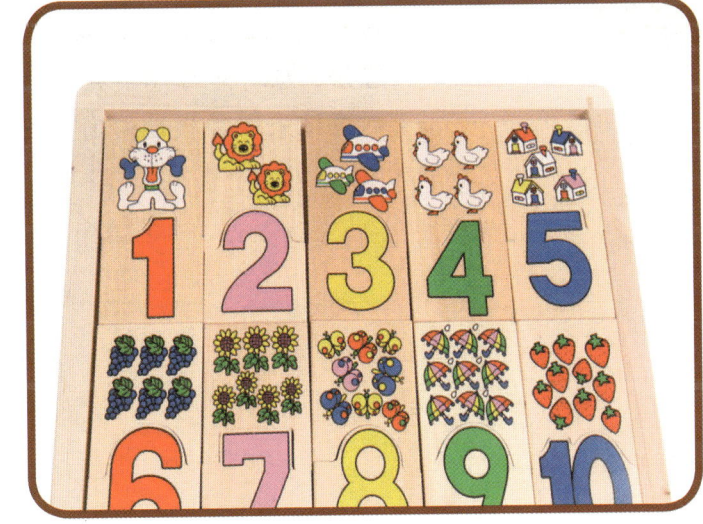

11 命名形状

该技能的训练目的是提高患者命名形状的能力。通过该技能的训练，患者应该能达到这样一种水平，即：向患者展示一张形状卡片，然后问"这是什么形状？"，患者能够正确命名形状。如果患者未言语，应首先考虑实施言语模仿项目。如果患者无法掌握口头语言，则应该采取替代性沟通方法或辅助，例如手语、写字板等。

扫描二维码，打印本技能训练配套表格

第三章
学习技能基础训练项目

教学材料

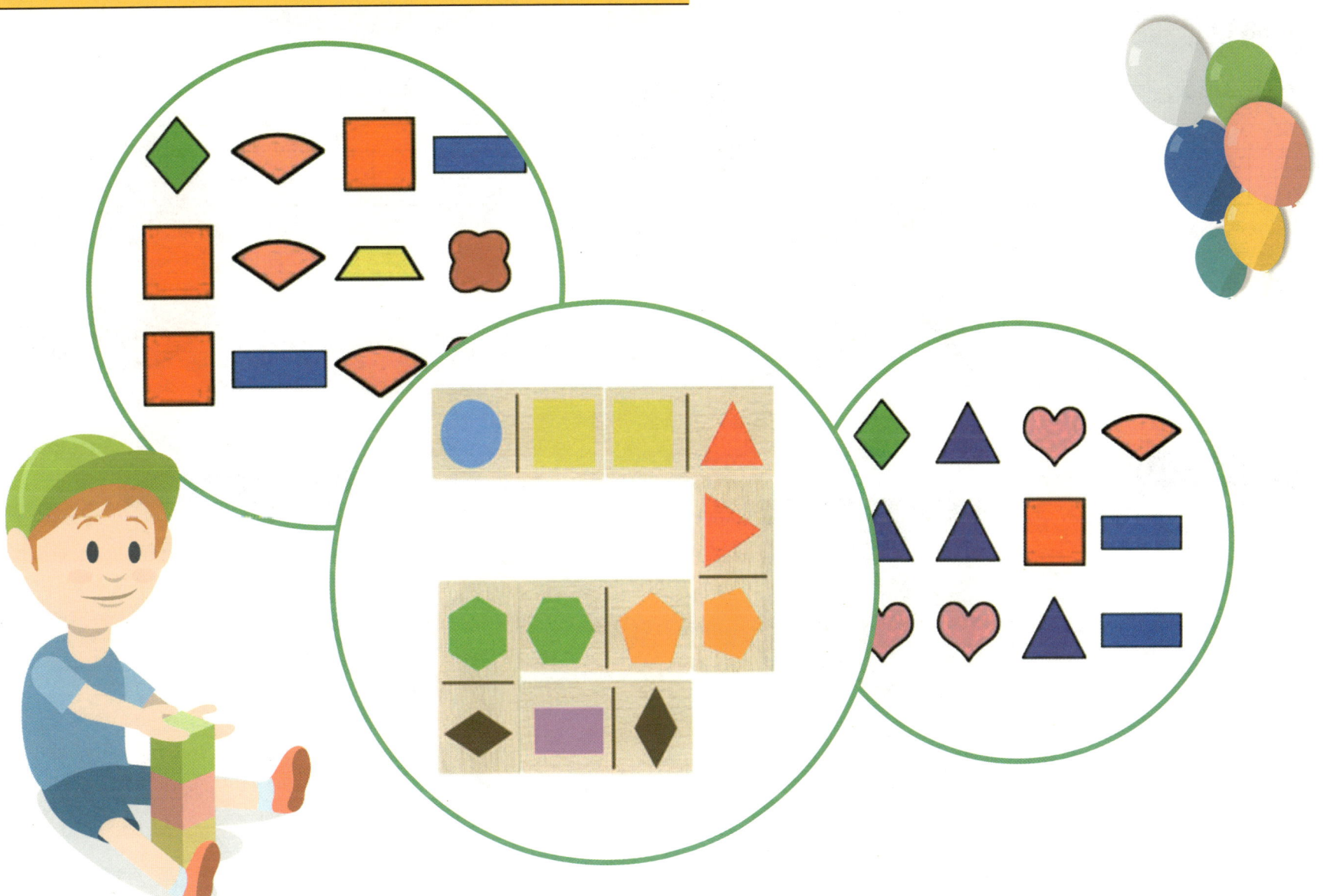

63

学习技能训练实例解析

训练方法示例

示例 1

这是什么形状？

小档案	
训练时长	
辅助情况	

示例 3

这是什么形状？

小档案	
训练时长	
辅助情况	

示例 2

这是什么形状？

小档案	
训练时长	
辅助情况	

示例 4

这是什么形状？

小档案	
训练时长	
辅助情况	

第三章
学习技能基础训练项目

泛化为命名积木的形状

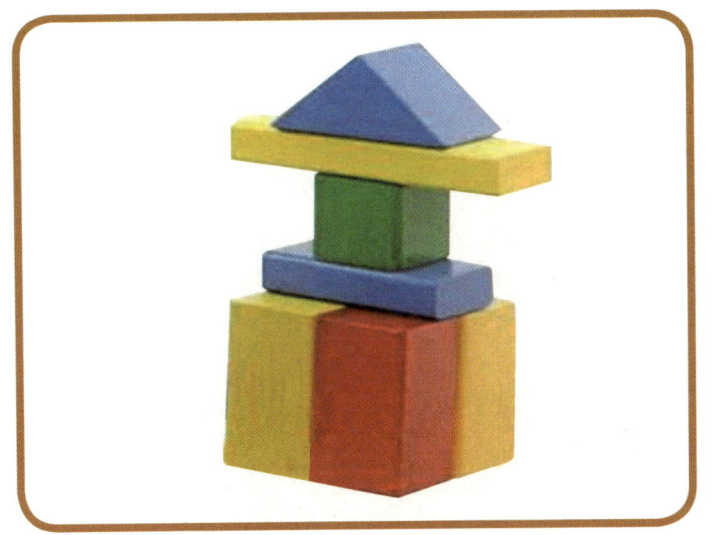

泛化为命名室外物体的形状

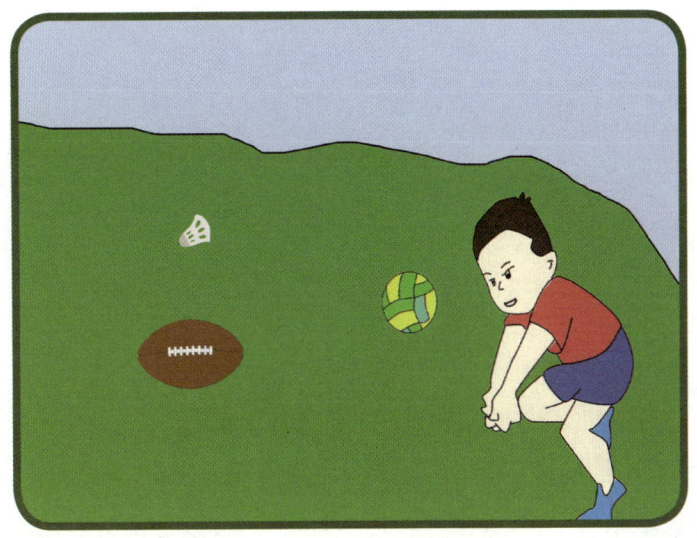

泛化为命名超市中盒子的形状

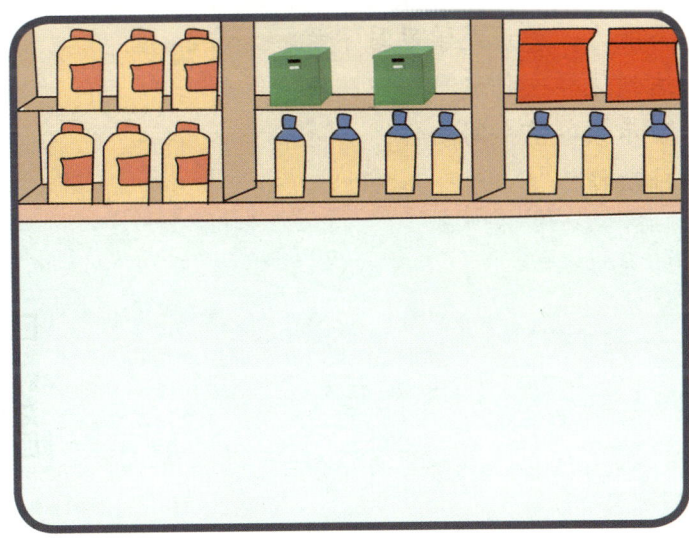

泛化为命名幼儿园板凳的形状

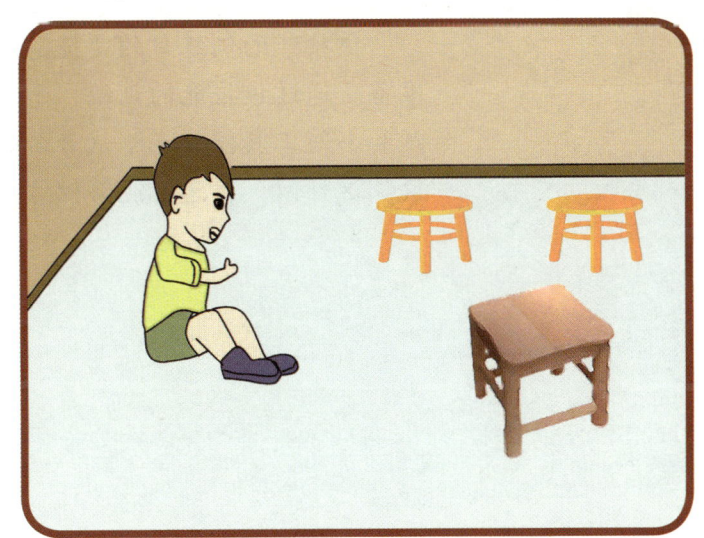

12 简单书写技能

该技能的训练目的是提高患者的书写能力,为正式学习写字做准备。通过该技能的训练,患者应该能达到这样一种水平,即:把纸和书写工具摆放在测试者面前,一边演示预备前书写动作,一边说"这样做",患者能够模仿书写的基础动作。

扫描二维码,打印本技能训练配套表格

第三章
学习技能基础训练项目

教学材料

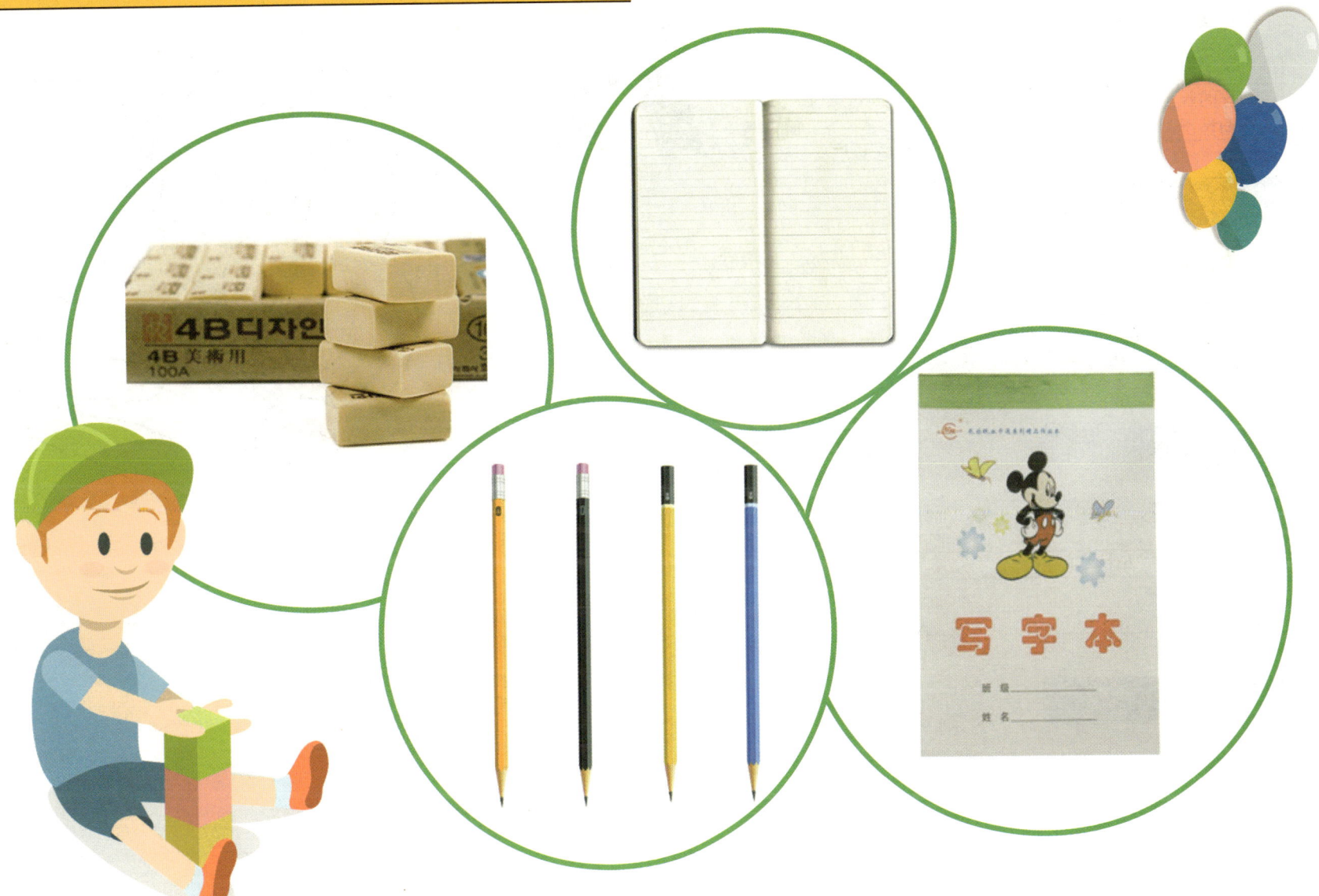

学习技能训练实例解析

训练方法示例

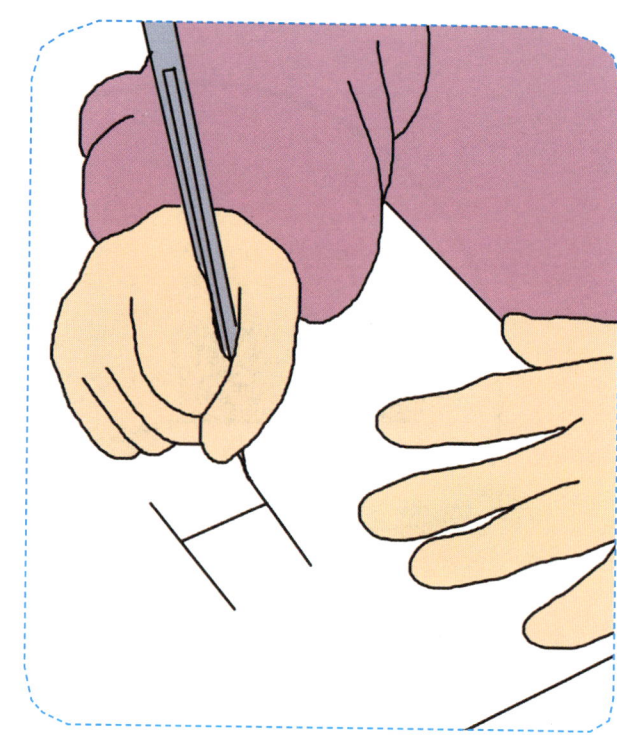

示例 1

掌握握笔姿势。

小档案	
训练时长	
辅助情况	

示例 2

写横、竖线。

小档案	
训练时长	
辅助情况	

示例 3

学笔画。

小档案	
训练时长	
辅助情况	

示例 4

画圆。

小档案	
训练时长	
辅助情况	

第三章
学习技能基础训练项目

拓展为用中性笔写字

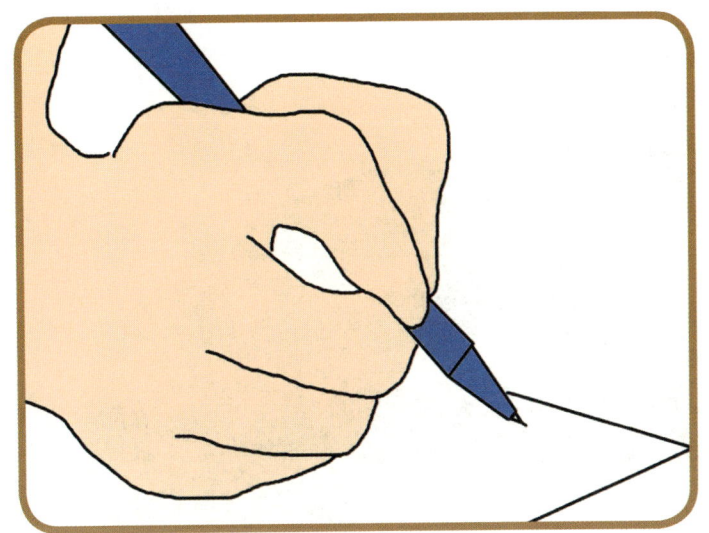

拓展为用圆珠笔写字

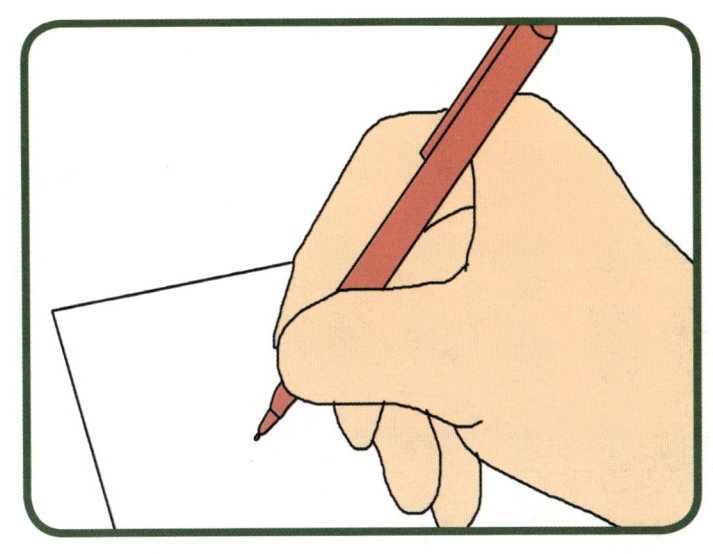

拓展为写简单字

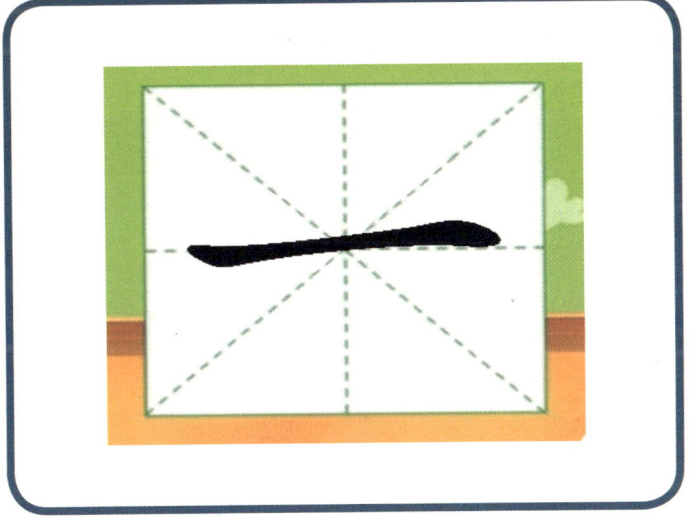

拓展为写复杂字

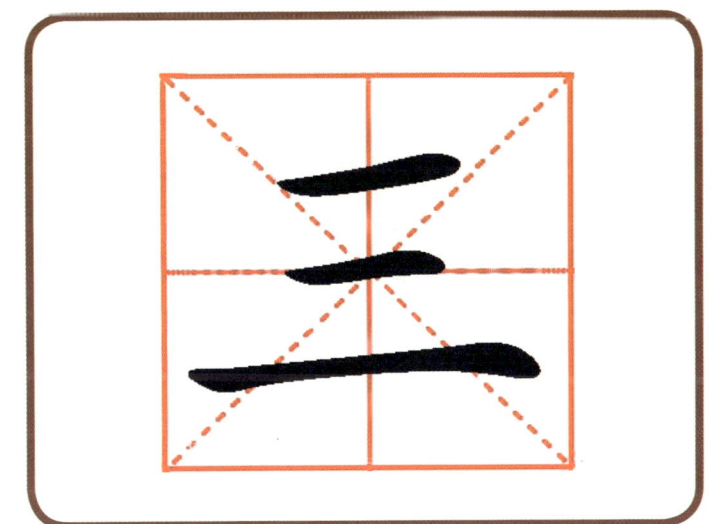

13 数数

该技能的训练目的是提高患者的数数能力。通过该技能的训练，患者应该能达到这样一种水平，即：对患者说"数数"，或者"数到X"，患者能够至少数到10，并且可以数到指定的数字。

扫描二维码，打印本技能训练配套表格

第三章
学习技能基础训练项目

教学材料

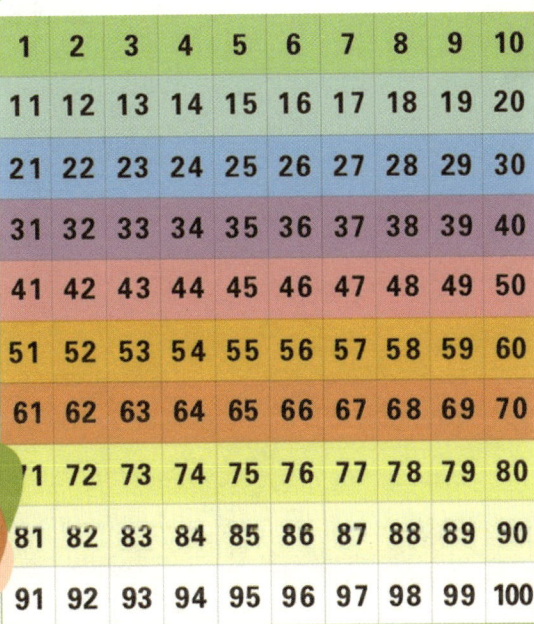

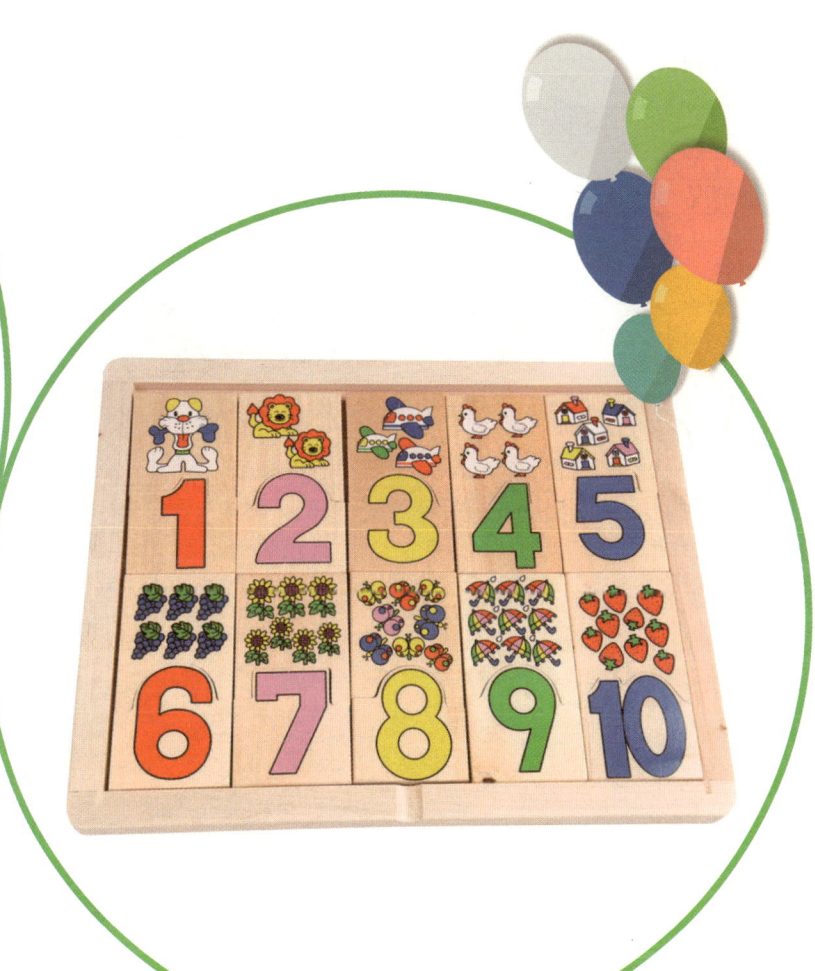

训练方法示例

示例 1

数数。

小档案	
训练时长	
辅助情况	

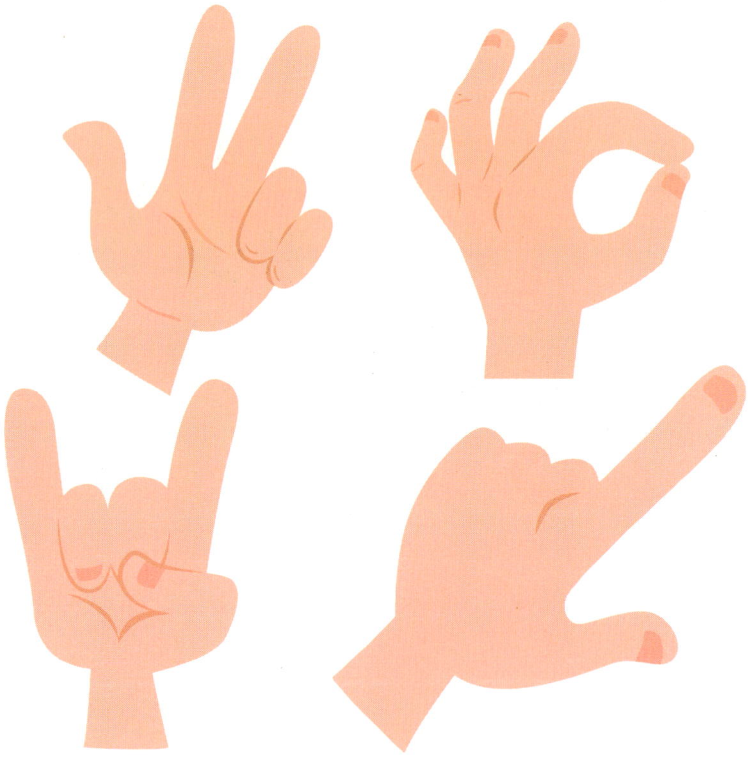

示例 2

数到 8。

小档案	
训练时长	
辅助情况	

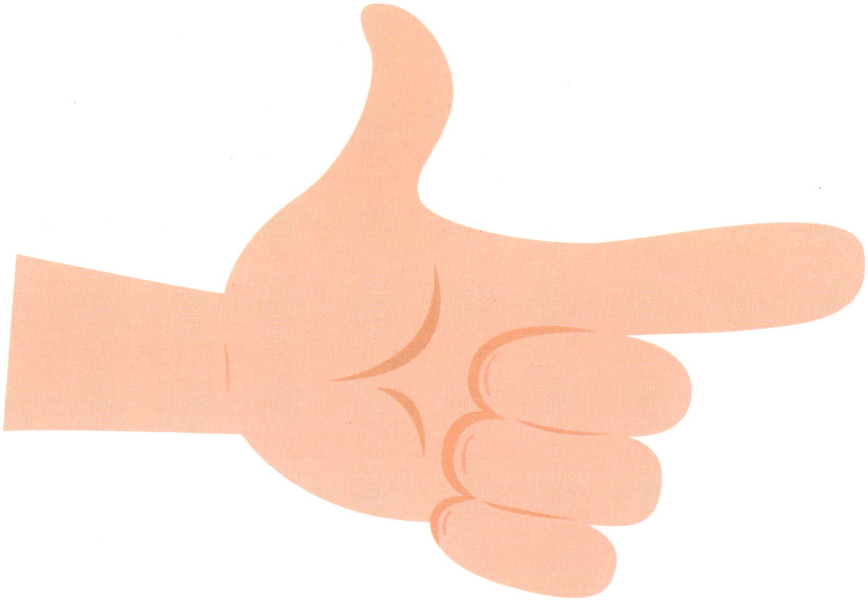

第三章
学习技能基础训练项目

拓展为 在幼儿园数数

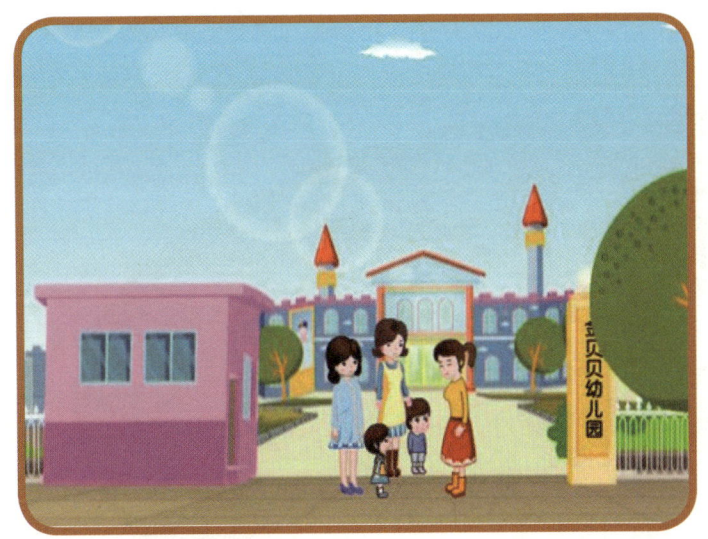

拓展为 在教室数数

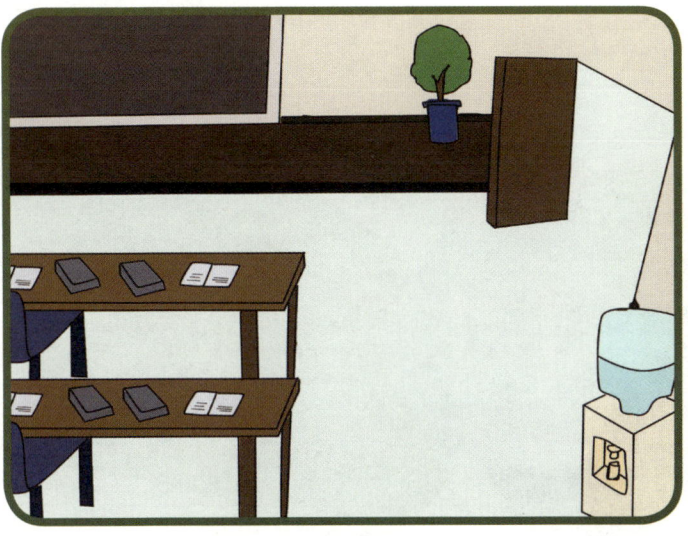

拓展为 在餐厅数数

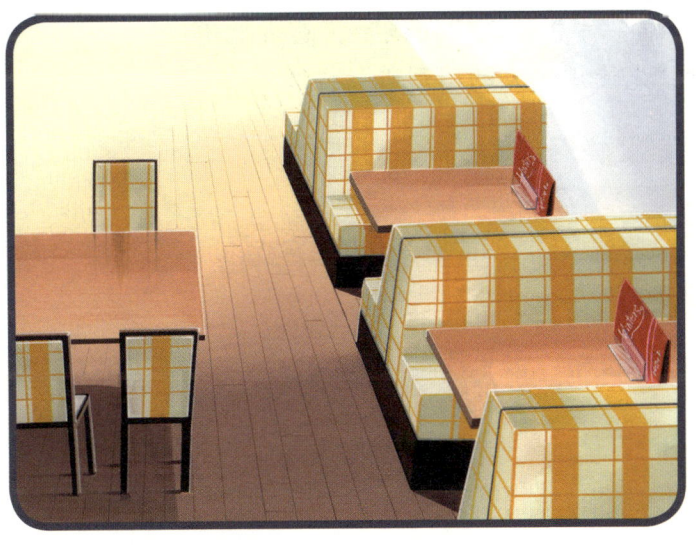

拓展为 在超市数数

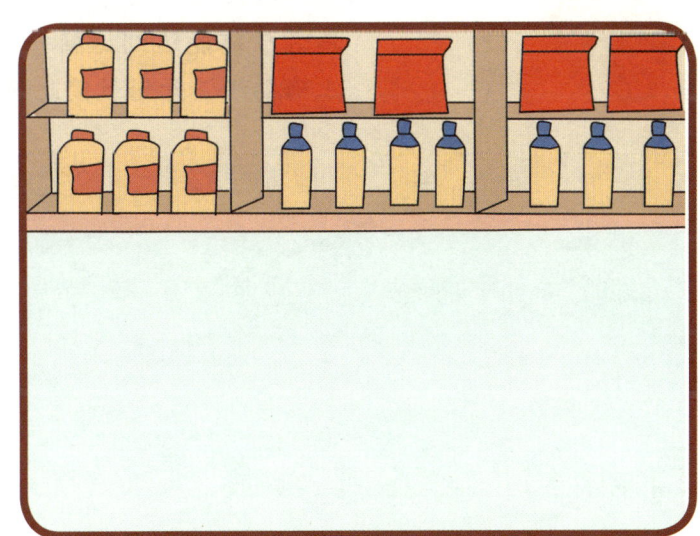

14 描线

该技能的训练目的是提高患者的描线能力。通过该技能的训练，患者应该能达到这样一种水平，即：对患者说"描线"，患者能够正确描线。开始教授此项技能时，先使用较大的图形进行描线。

扫描二维码，打印本技能训练配套表格

第三章
学习技能基础训练项目

教学材料

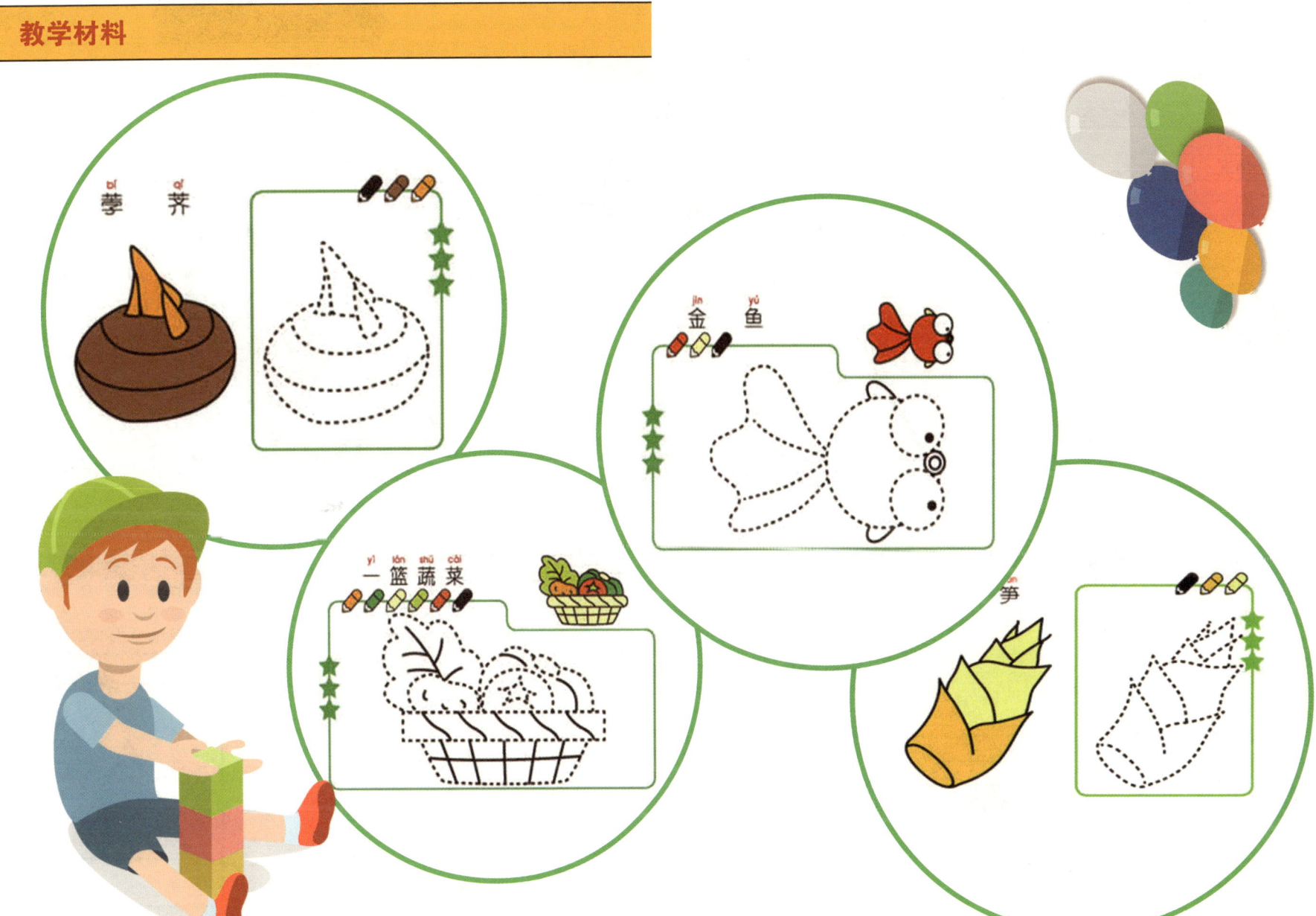

学习技能训练实例解析

示例1

描斜线。

小档案	
训练时长	
辅助情况	

训练方法示例

示例3

描菱形。

小档案	
训练时长	
辅助情况	

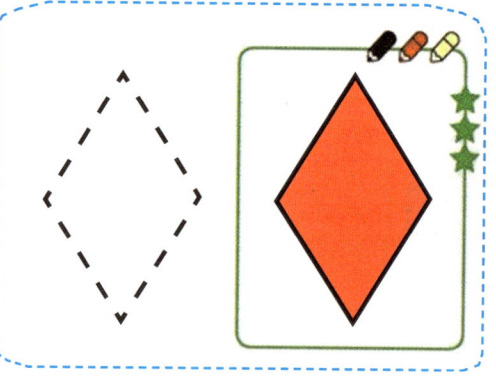

示例2

描方形。

小档案	
训练时长	
辅助情况	

示例4

描三角形。

小档案	
训练时长	
辅助情况	

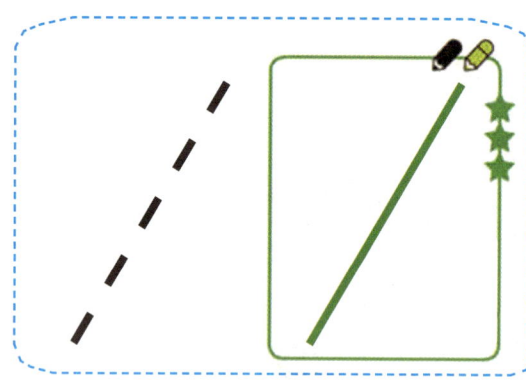
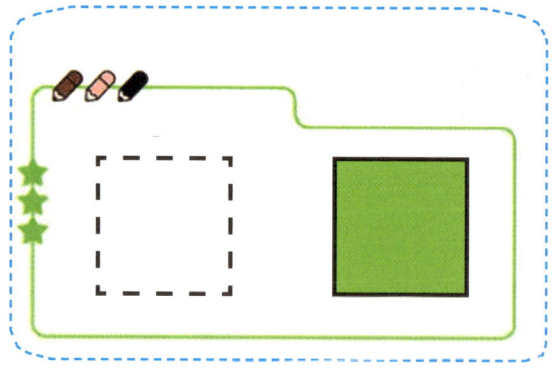
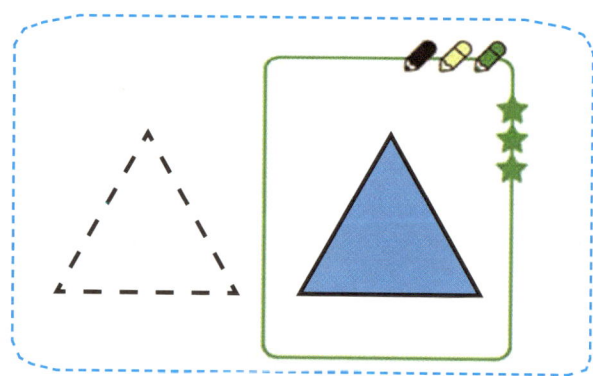

拓展为 在幼儿园描线

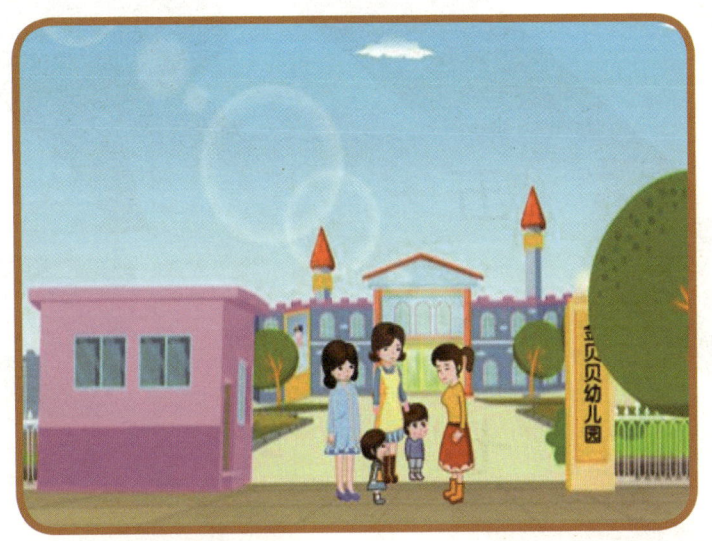

拓展为 在教室描线

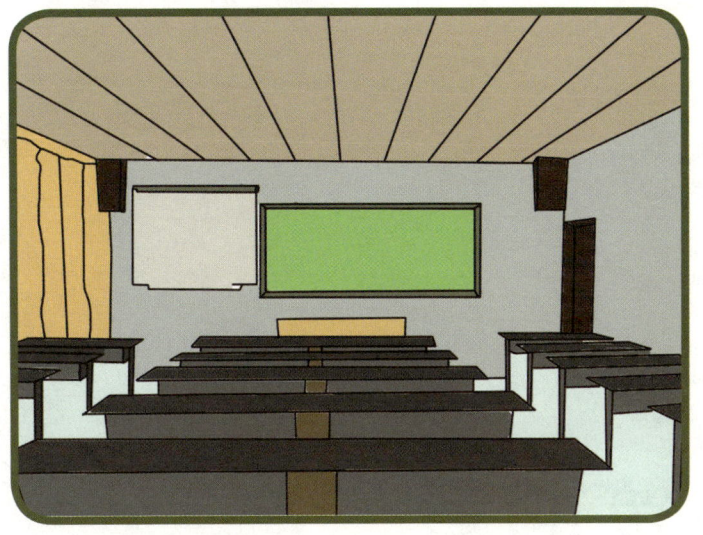

拓展为 在游乐场描线

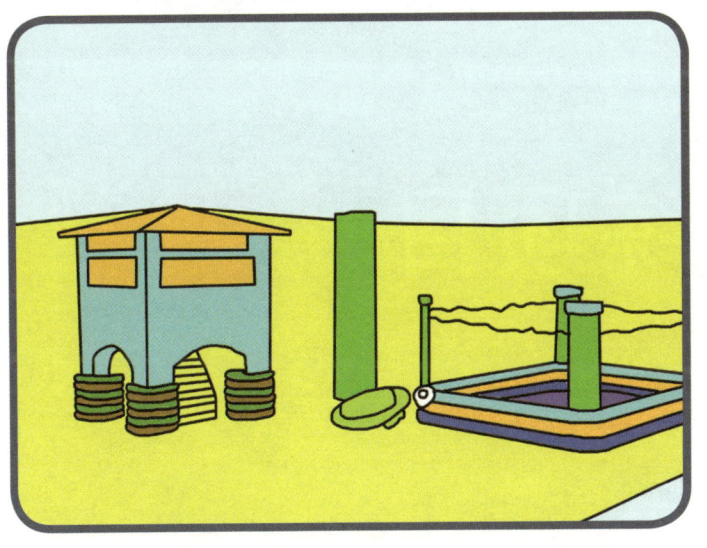

拓展为 在沙滩描线

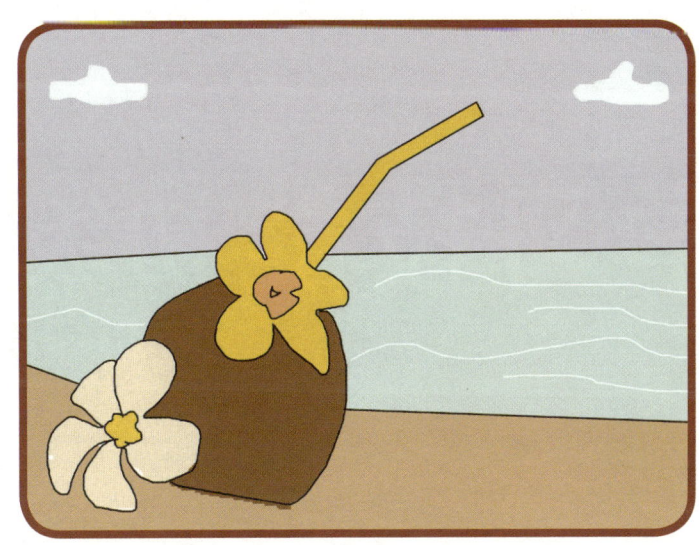

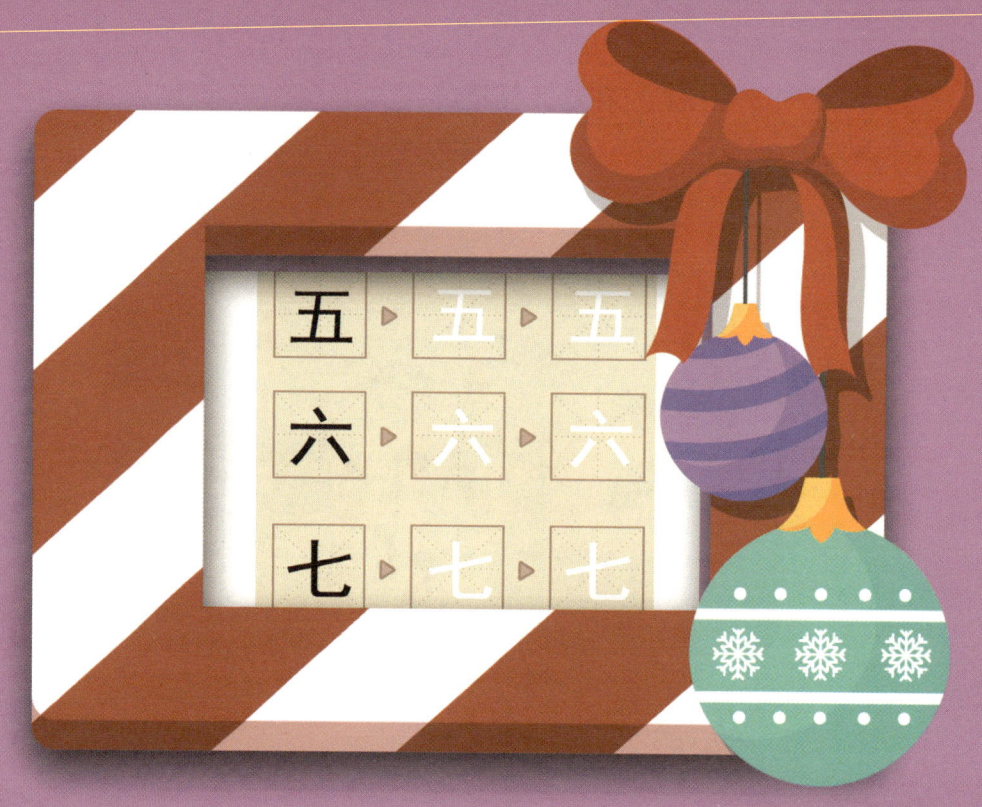

第四章

学习技能初级训练项目

第四章
学习技能初级训练项目

01 连点成线

该技能的训练目的是提高患者的动手能力。通过该技能的训练，患者应该能达到这样一种水平，即：给患者一张连点成线的作业纸，然后说"连点成线"，患者将把所有的点按顺序连接起来。确保患者已掌握先备技能，比如，在学习"连点成线"项目时，应已掌握理解数字的概念、熟练数数，以及基本的书写技能。注意从简单的连点成线开展教学，不能一开始就要求患者在工作纸上完成远距离的连点成线。

扫描二维码，打印本技能训练配套表格

教学材料

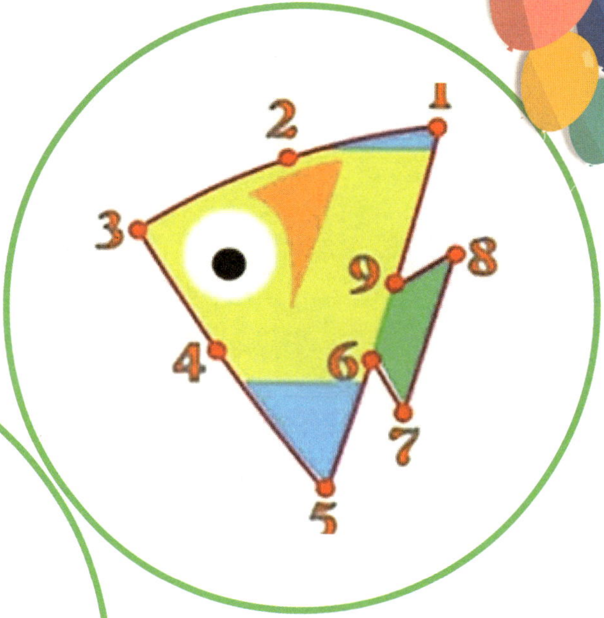

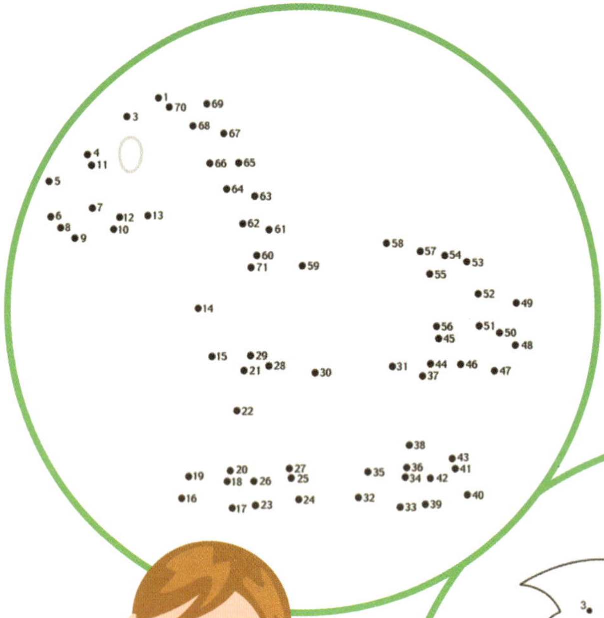

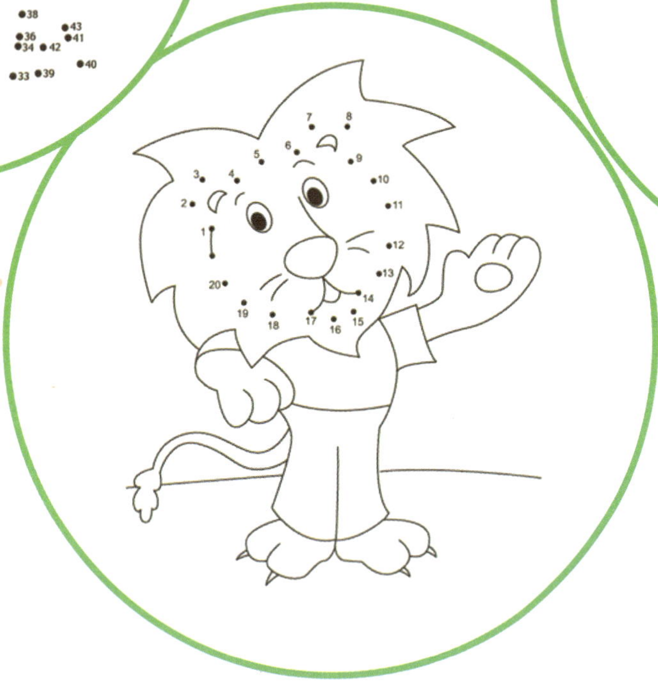

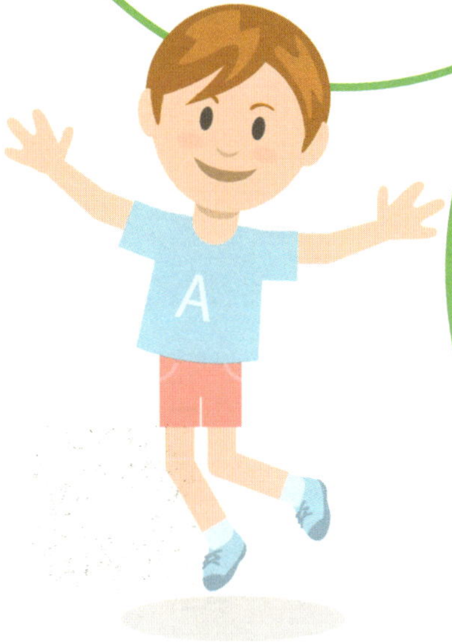

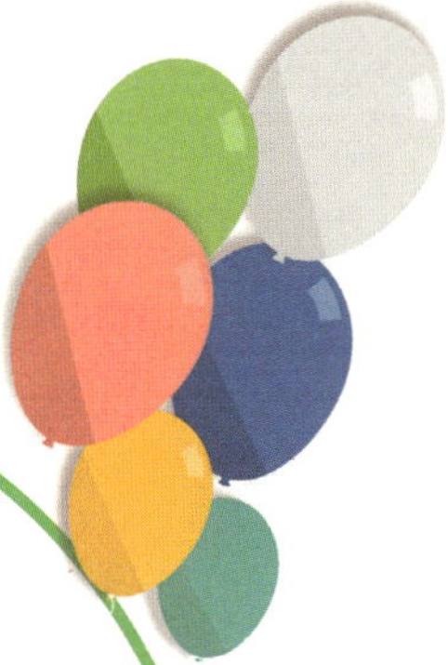

第四章
学习技能初级训练项目

训练方法示例

示例 1

连点成线。

小档案	
训练时长	
辅助情况	

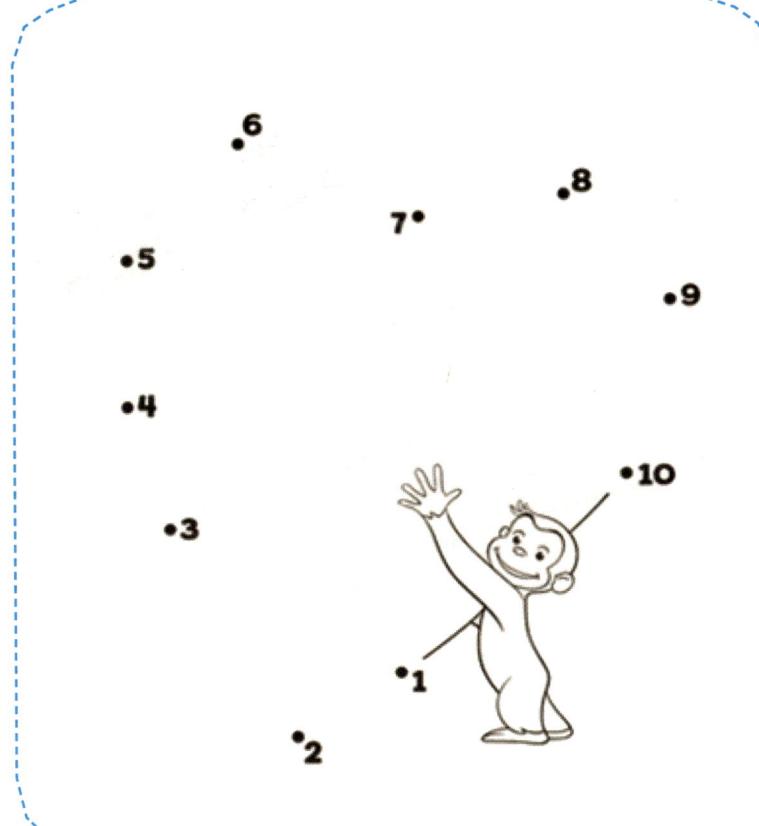

示例 2

连点成线。

小档案	
训练时长	
辅助情况	

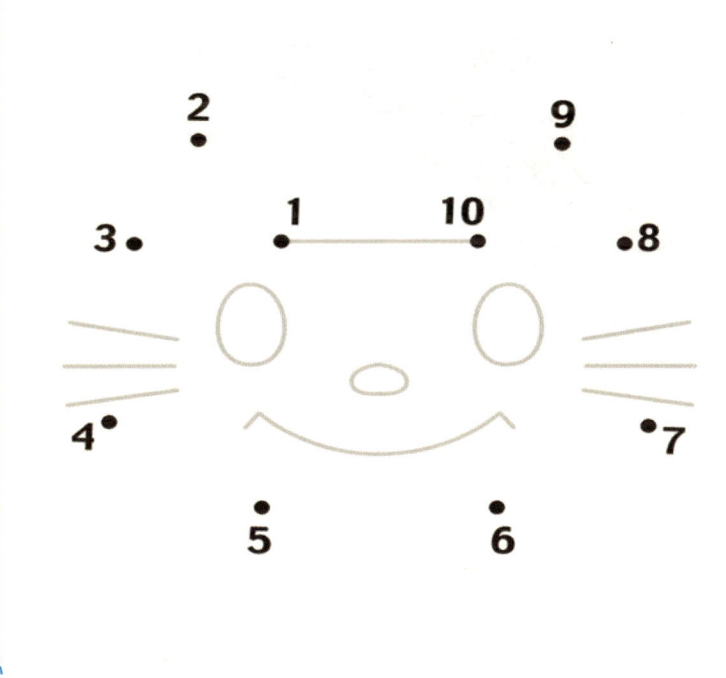

81

示例 3

连点成线。

小档案	
训练时长	
辅助情况	

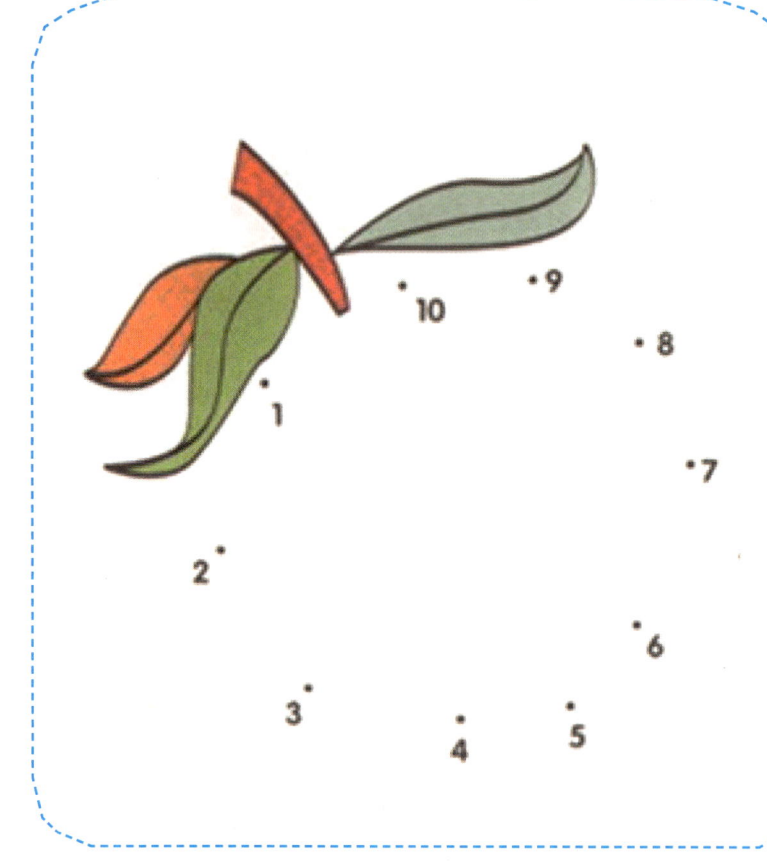

示例 4

连点成线。

小档案	
训练时长	
辅助情况	

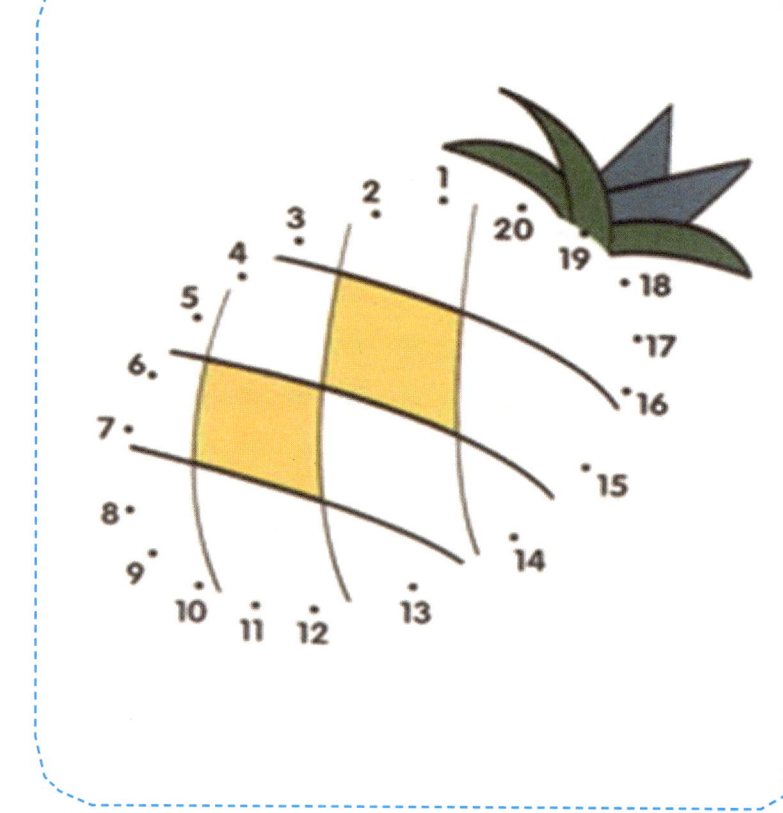

第四章
学习技能初级训练项目

拓展为迷宫

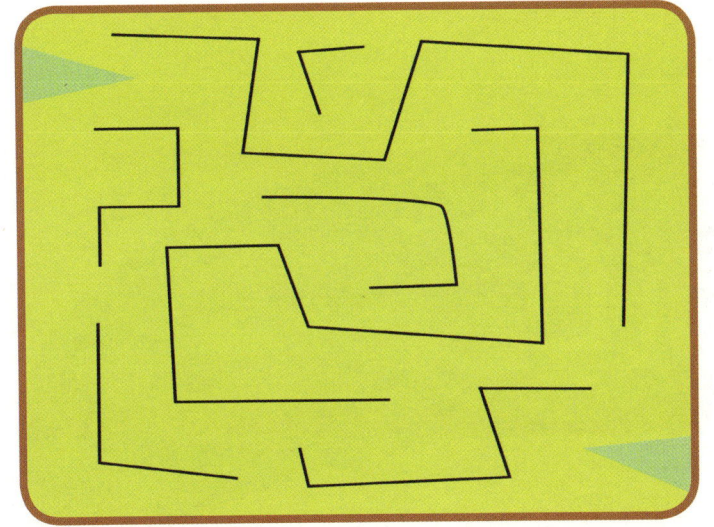

拓展为穿洞洞

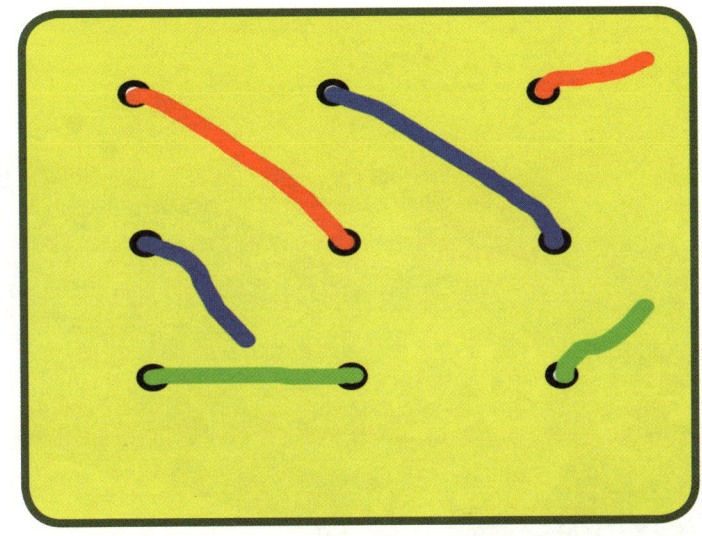

拓展为绕线线

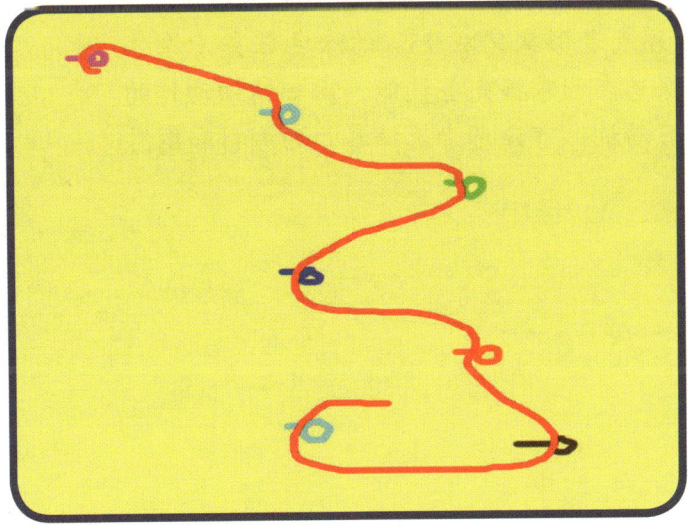

拓展为画点点

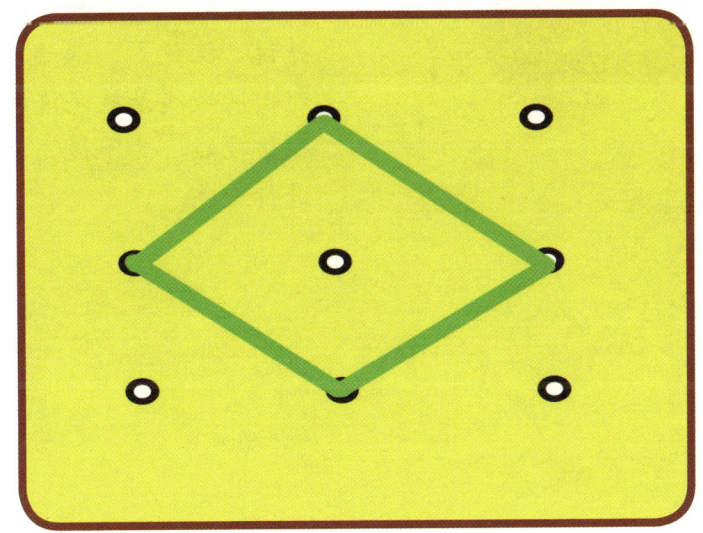

02 涂色

该技能的训练目的是提高患者的动手能力。通过该技能的训练，患者应该能达到这样一种水平，即：提供给患者一个简单的形状或是图片，并说"涂色"，患者将针对图片或者形状完成75%的涂色任务（涂色超出区域线是被允许的）。确保患者已掌握先备技能，比如精细动作的模仿技能。为了提高患者的学习动机，可让患者选择喜欢的颜料和图片进行涂色。

扫描二维码，打印本技能训练配套表格

第四章
学习技能初级训练项目

教学材料

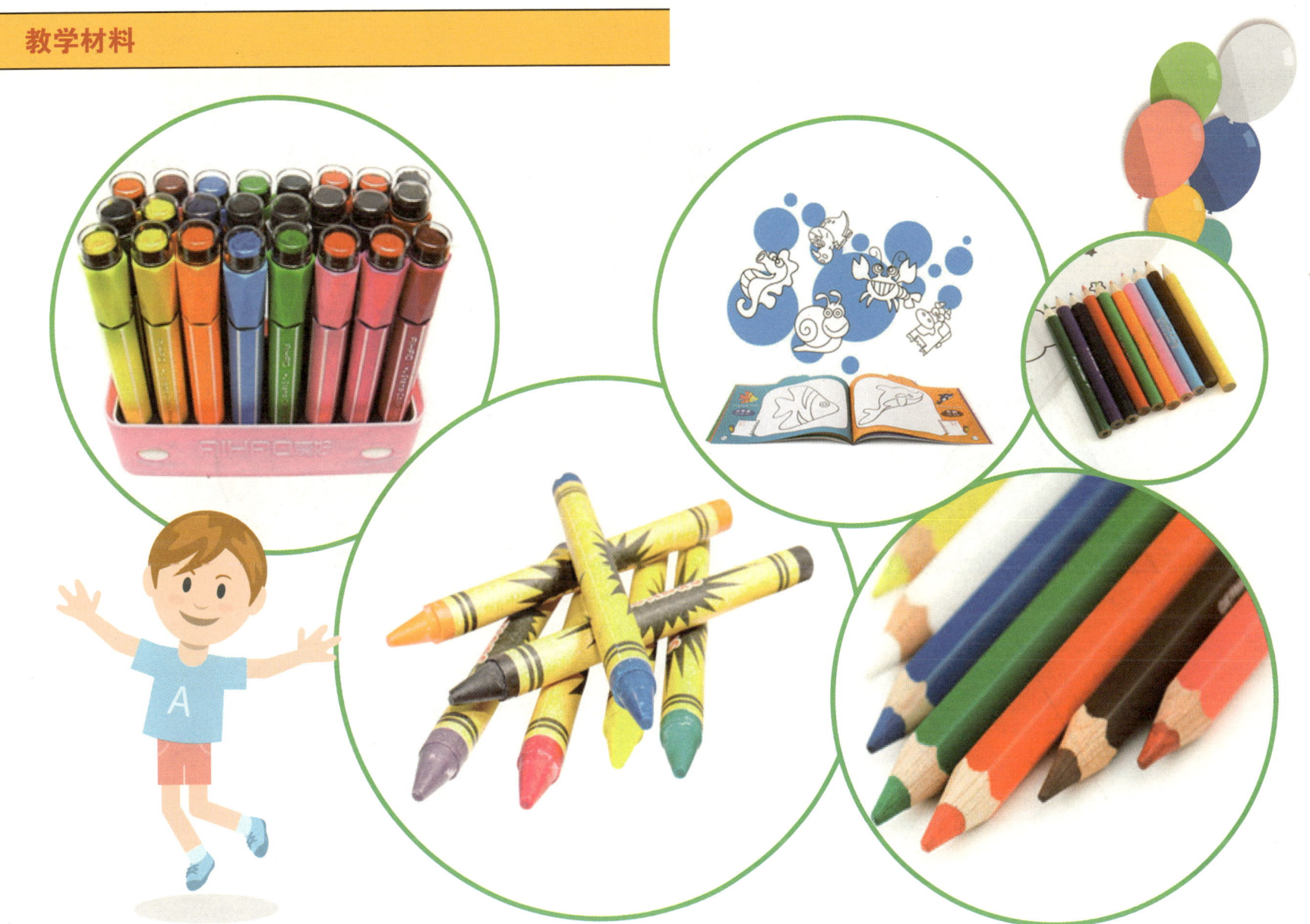

学习技能训练实例解析

示例1

涂色。

小档案	
训练时长	
辅助情况	

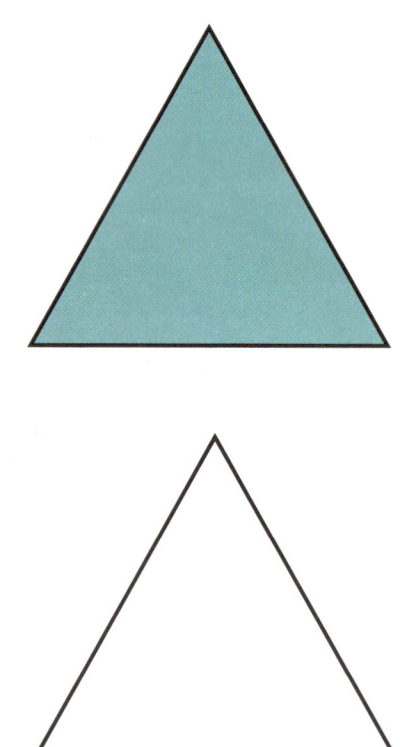

示例2

涂色。

小档案	
训练时长	
辅助情况	

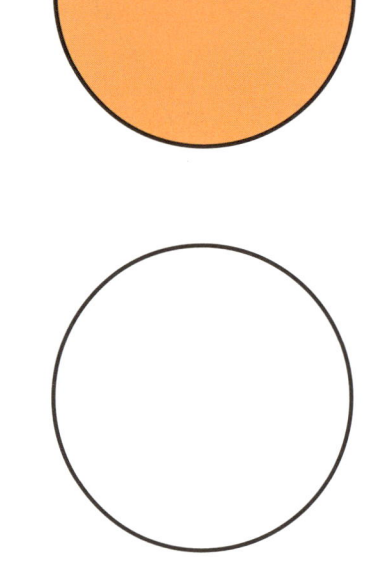

第四章
学习技能初级训练项目

示例 3

涂色。

小档案	
训练时长	
辅助情况	

示例 4

涂色。

小档案	
训练时长	
辅助情况	

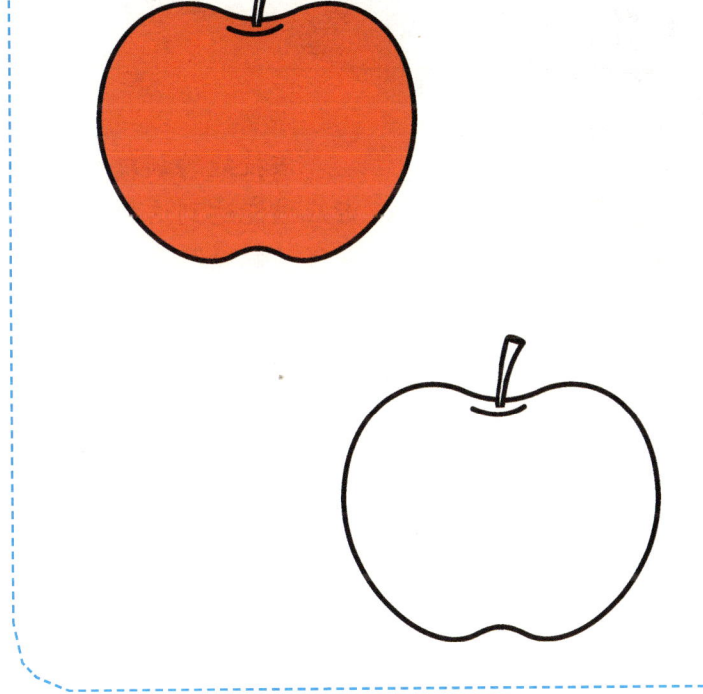

87

学习技能训练实例解析

03 粘贴和粘合

该技能的训练目的是提高患者的动手能力。通过该技能的训练，患者应该能达到这样一种水平，即：向患者提供需要粘贴和粘合的物品，并说"粘贴"或是"粘合"，患者将老师提供的物品粘贴在指定位置。

扫描二维码，打印本技能训练配套表格

第四章
学习技能初级训练项目

教学材料

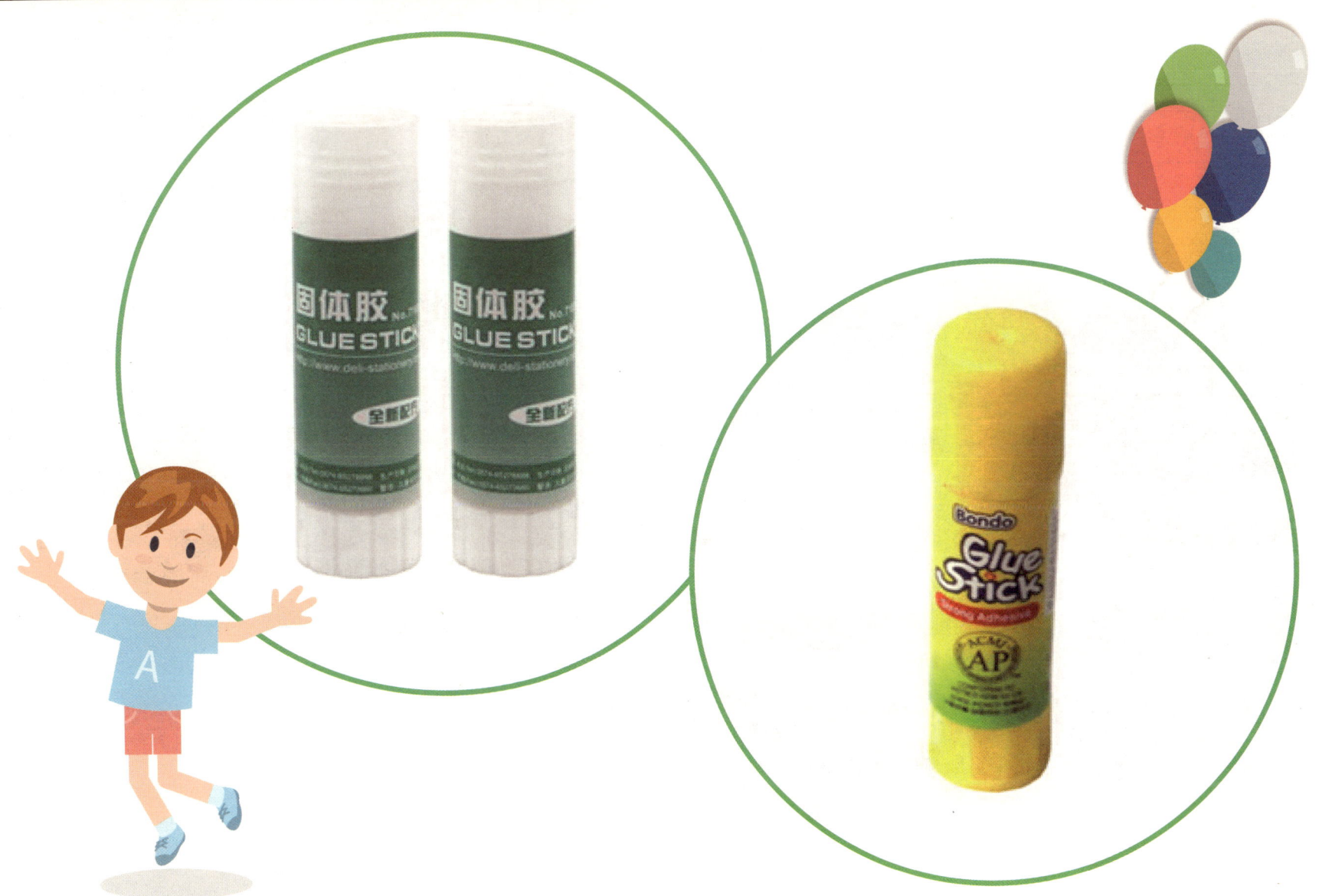

学习技能训练实例解析

训练流程

小档案	
训练时长	
辅助情况	

第一步：患者得到胶棒。

→ 第二步：患者将移去胶棒的盖子。

→ 第三步：患者握住胶棒。

← 第四步：患者用胶棒在较大的信纸上进行涂抹。

← 第五步：将较小的可移动物品放于涂抹了胶水的区域。

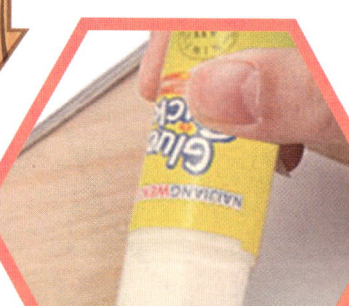

→ 第六步：患者将调转胶棒并放低胶棒。

→ 第七步：患者将给胶棒盖上盖子。

第四章
学习技能初级训练项目

泛化为胶水

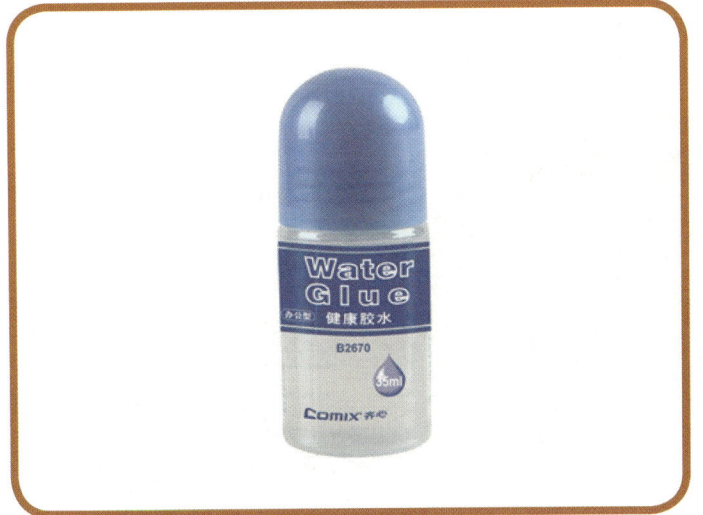

泛化为胶带

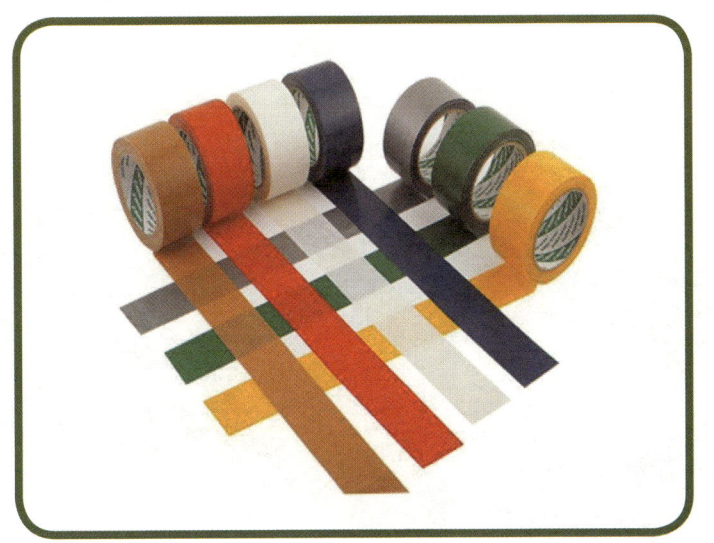

泛化为双面胶

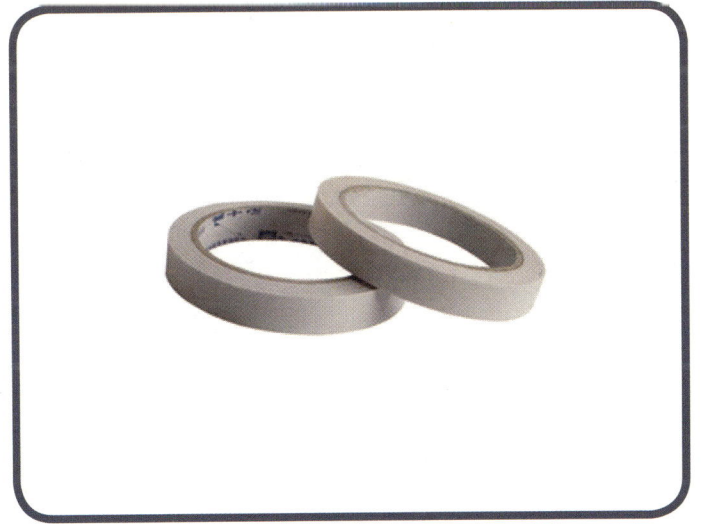

泛化为糨糊

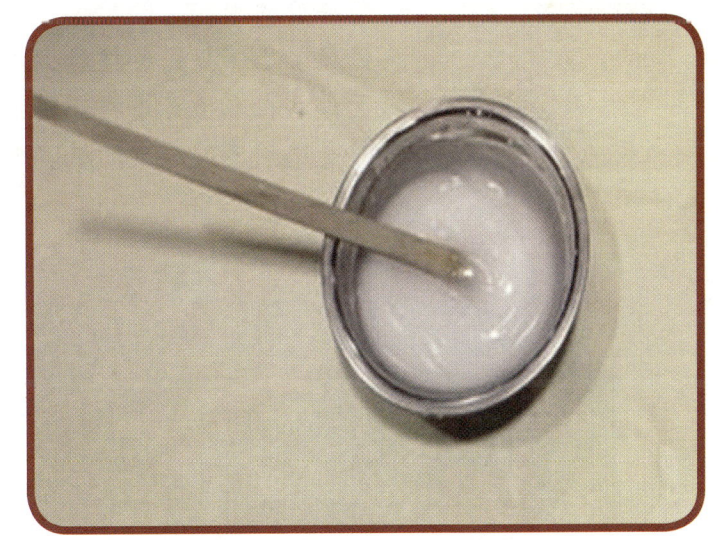

04 剪纸

该技能的训练目的是提高患者的动手能力。通过该技能的训练，患者应该能达到这样一种水平，即：给患者一把剪刀和彩纸，并提供一个需要剪的形状，随后说"剪纸"，患者能正确地剪出所要求的形状。确保患者已掌握先备技能，比如接受指令技能、精细运动模仿技能等。对于那些在本项目中存在困难的患者，在开展教学时应当考虑使用弹簧剪，或是选用不同厚度的纸。

扫描二维码，打印本技能训练配套表格

第四章
学习技能初级训练项目

教学材料

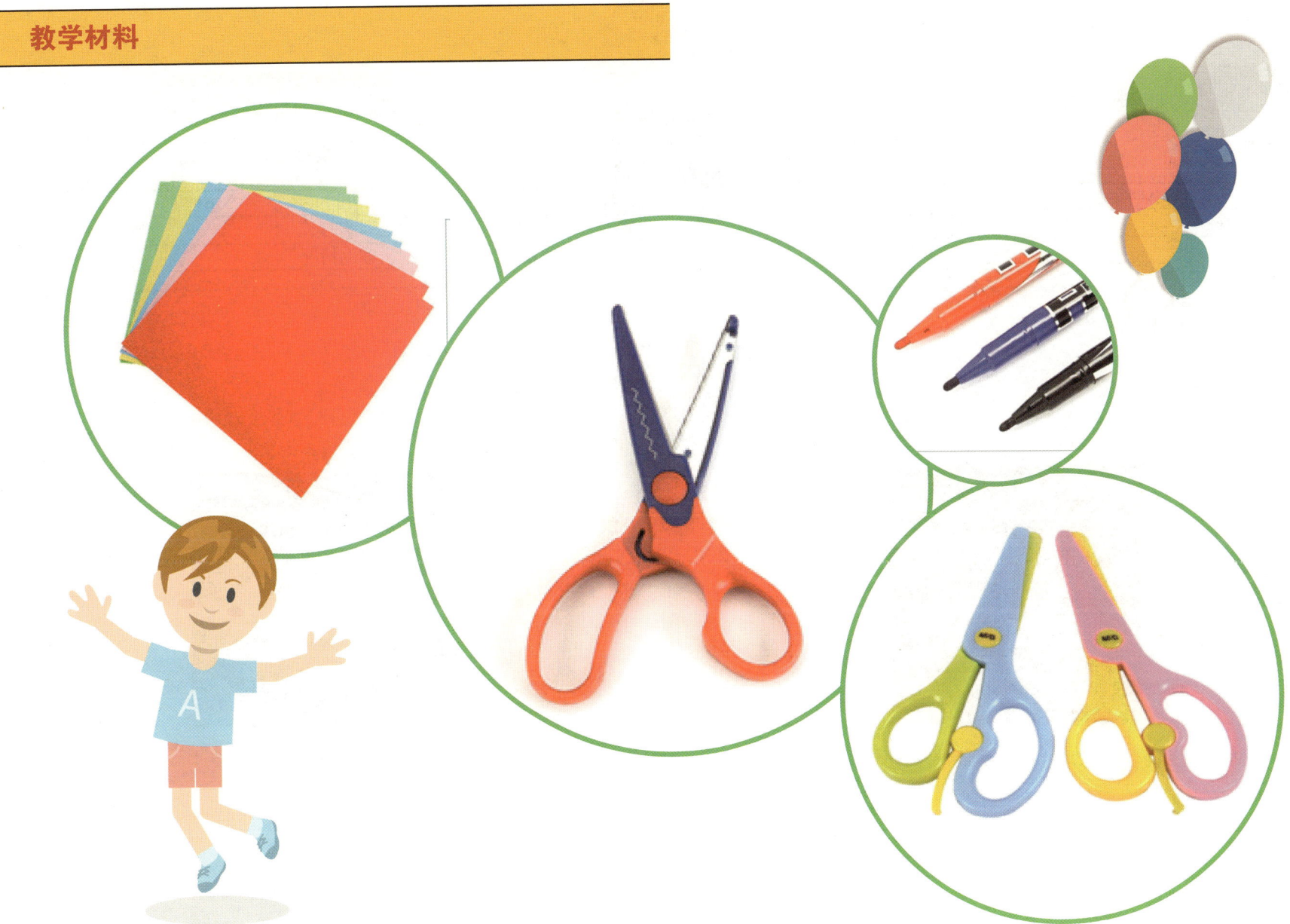

示例1

剪纸。

小档案	
训练时长	
辅助情况	

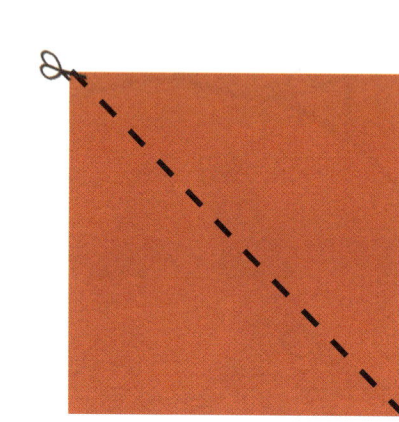

示例2

剪纸。

小档案	
训练时长	
辅助情况	

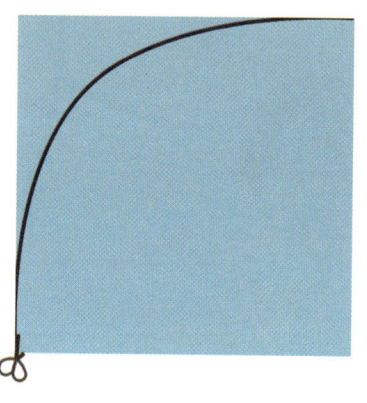

第四章
学习技能初级训练项目

训练方法示例

示例3

剪纸。

小档案	
训练时长	
辅助情况	

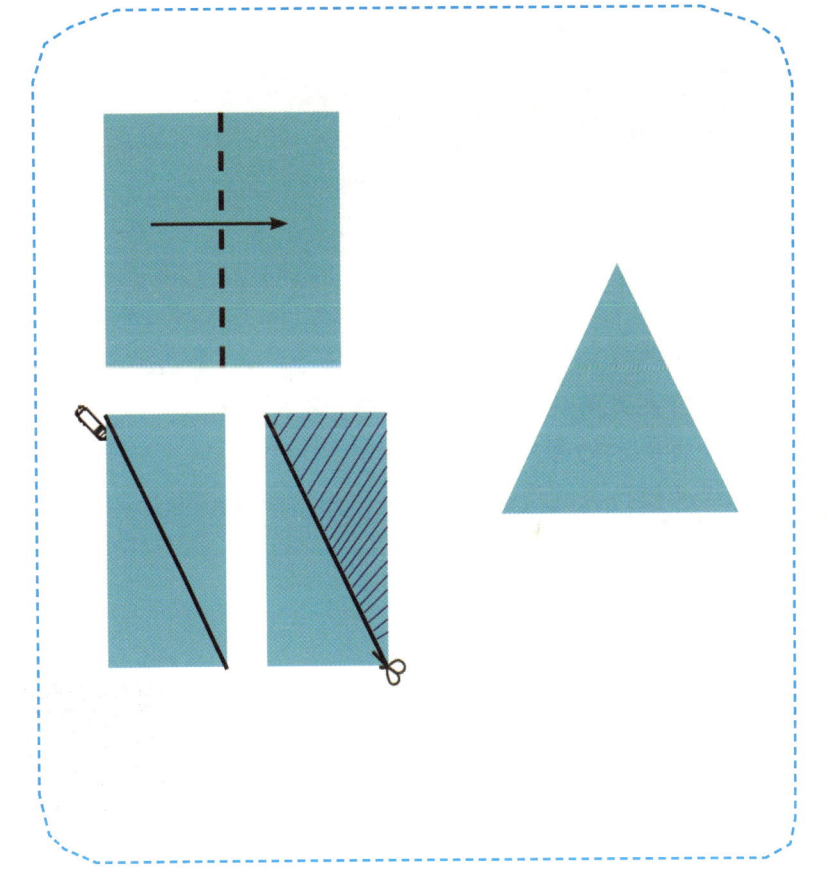

示例4

剪纸。

小档案	
训练时长	
辅助情况	

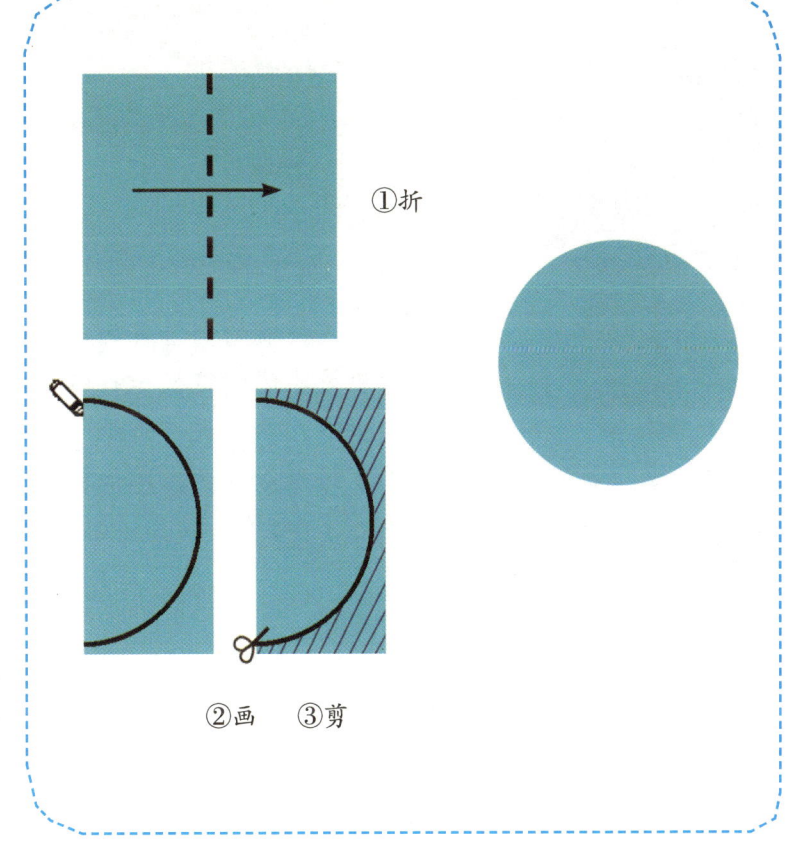

95

05 折纸

该技能的训练目的是提高患者的动手能力。通过该技能的训练,患者应该能达到这样一种水平,即:给患者折纸所需要的工具,并示范如何折纸,然后说"折纸",患者能正确地折出所要求的形状。确保患者已掌握先备技能,比如接受指令技能、精细运动模仿技能等。

扫描二维码,打印本技能训练配套表格

第四章
学习技能初级训练项目

教学材料

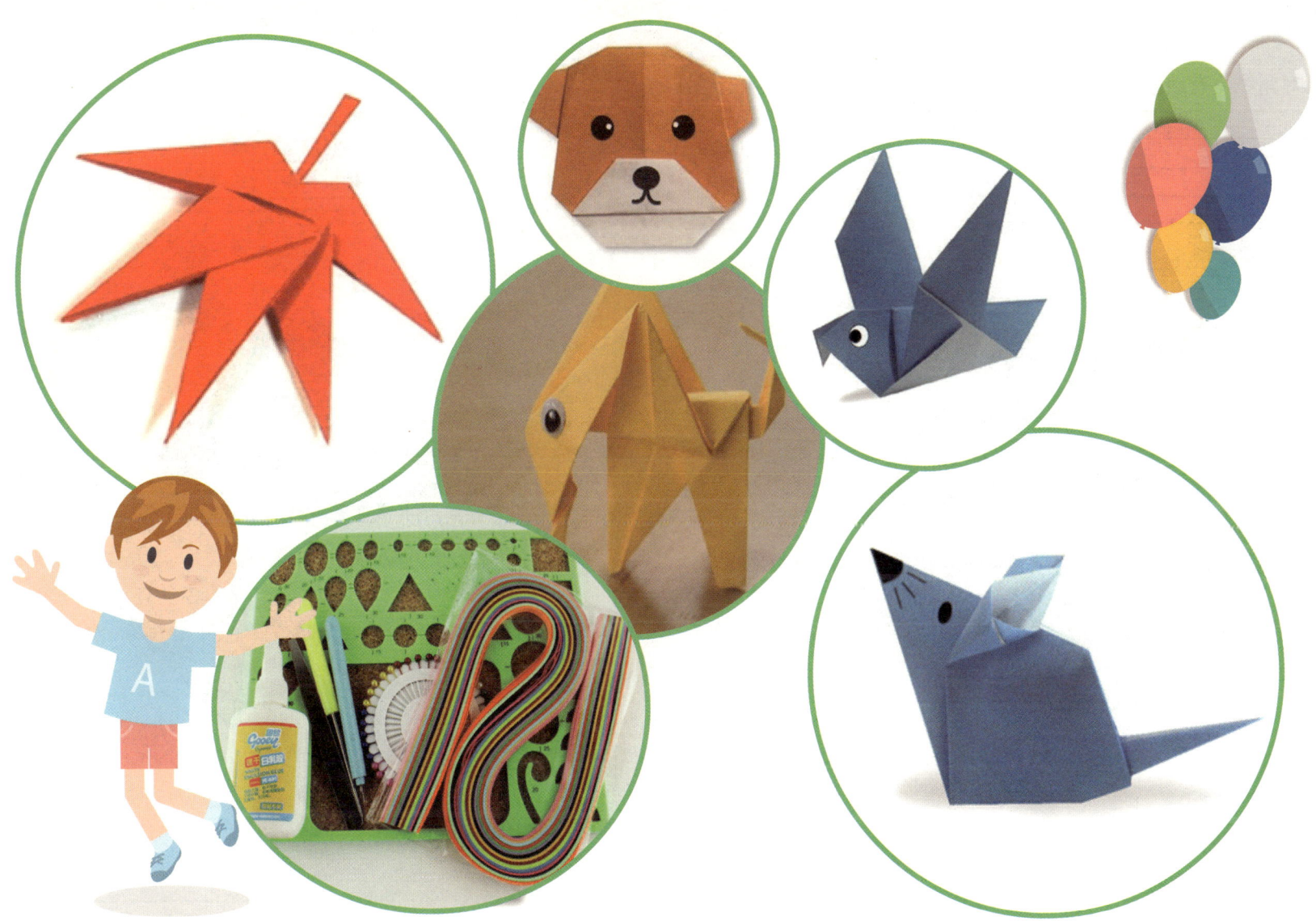

 学习技能训练实例解析

训练方法示例

示例 1

折对角线（有线条提示）。

小档案	
训练时长	
辅助情况	

示例 2

折对角线（无线条提示）。

小档案	
训练时长	
辅助情况	

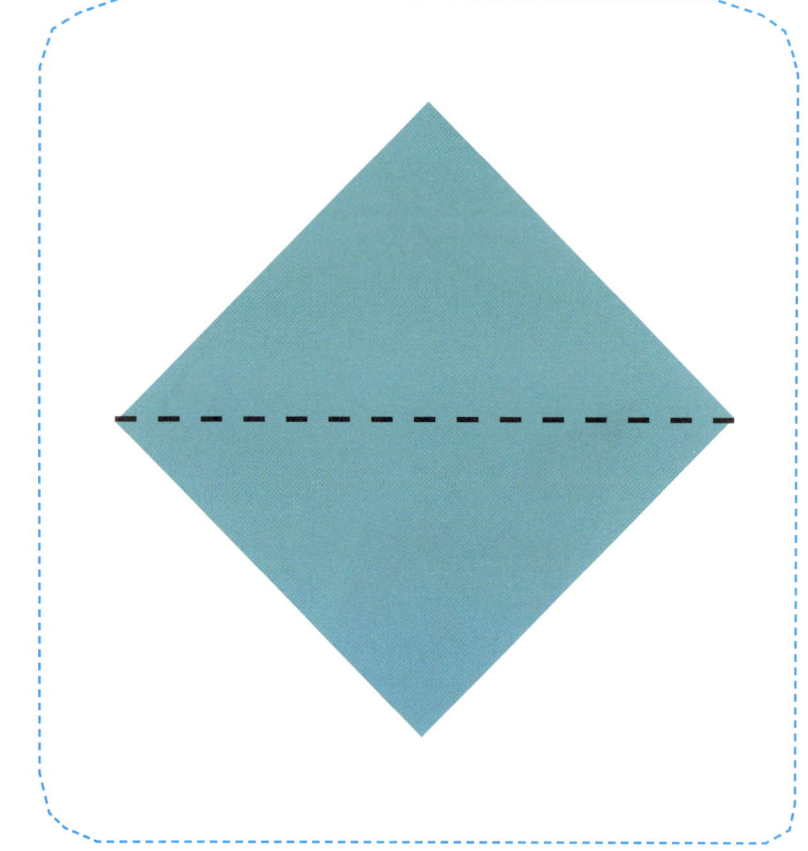

第四章
学习技能初级训练项目

训练方法示例

示例 3

对折（有线条提示）。

小档案	
训练时长	
辅助情况	

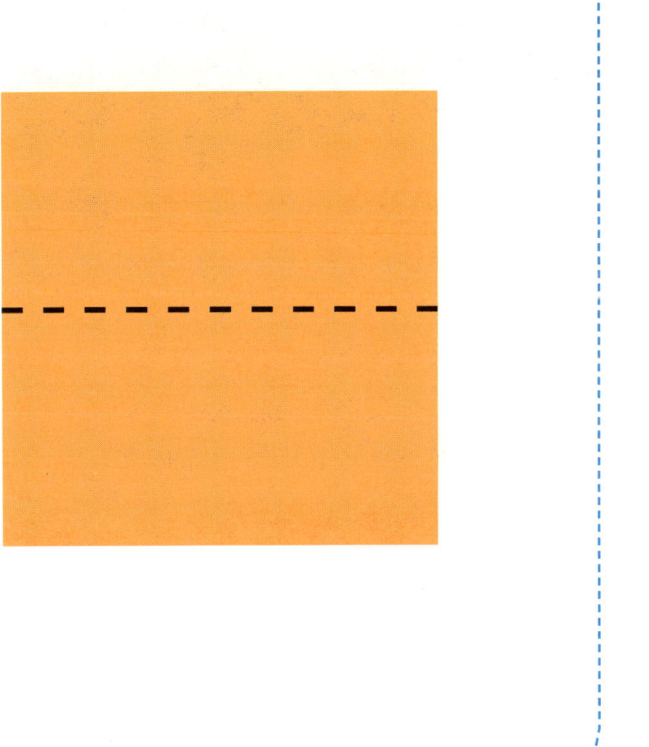

示例 4

对折（无线条提示）。

小档案	
训练时长	
辅助情况	

99

学习技能训练实例解析

06 命名立体形状

该技能的训练目的是提高患者的表达能力。通过该技能的训练,患者应该能达到这样一种水平,即:向患者呈现一张绘有三维立体形状的图片或是实物,然后问"这是什么形状?",患者能正确回答。确保患者已掌握先备技能,比如接受指令技能、理解和命名形状的技能等。为实现技能的泛化与展开更高等级的教学,可以直接选用具有三维立体形状的物品进行教学。

扫描二维码,打印本技能训练配套表格

第四章
学习技能初级训练项目

教学材料

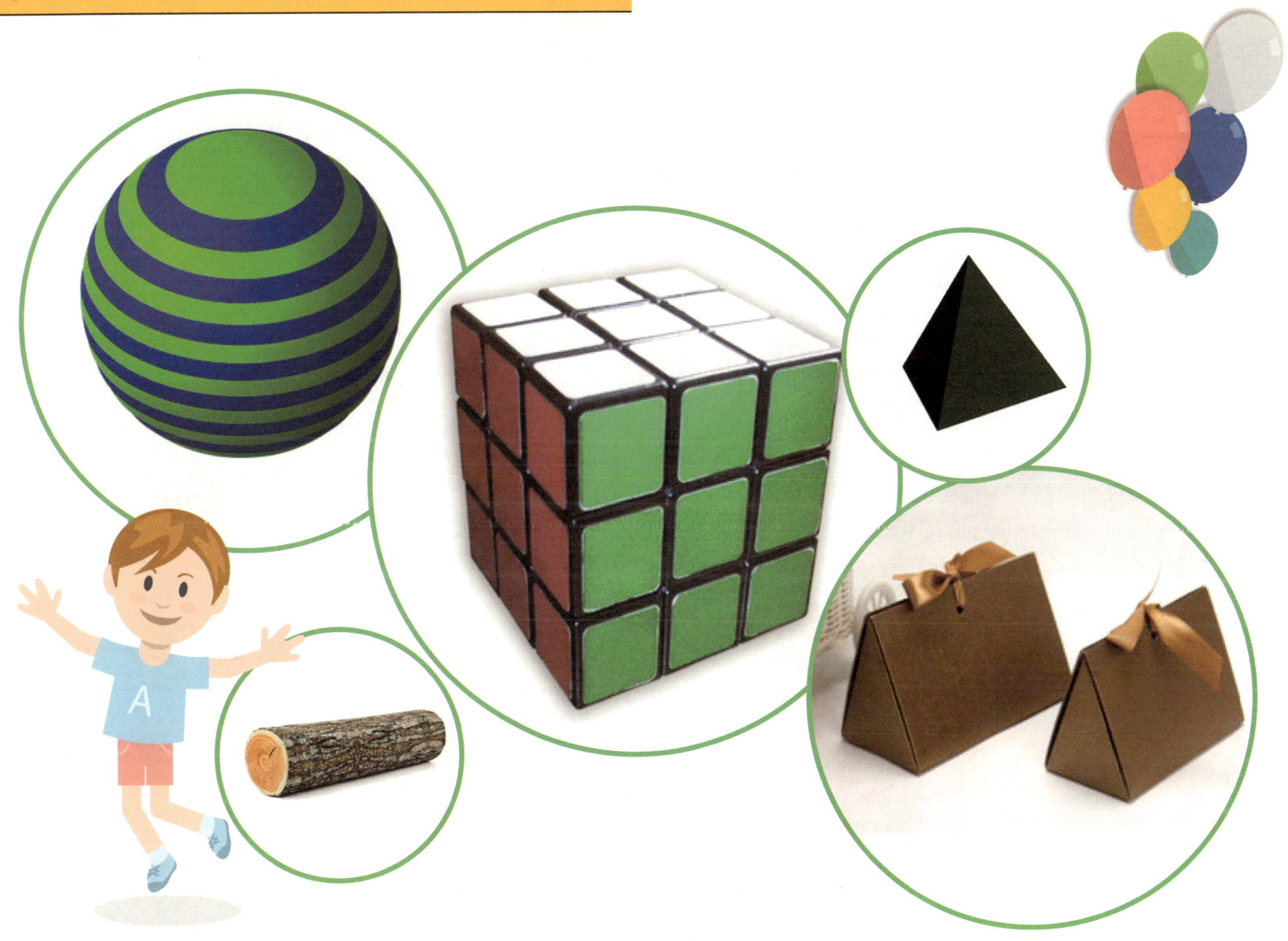

101

学习技能训练实例解析

示例 1

这是什么形状？

小档案	
训练时长	
辅助情况	

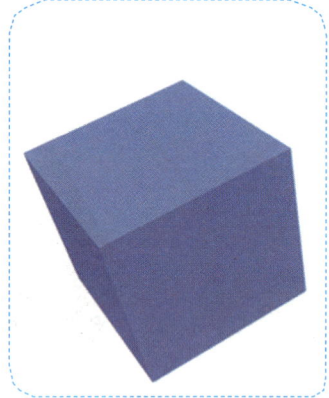

（正方体）

示例 2

这是什么形状？

小档案	
训练时长	
辅助情况	

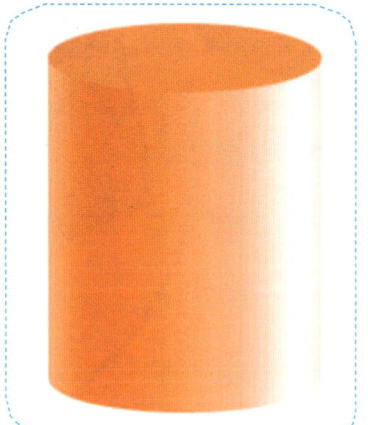

（圆柱体）

训练方法示例

示例 3

这是什么形状？

小档案	
训练时长	
辅助情况	

（立体五角星）

示例 4

这是什么形状？

小档案	
训练时长	
辅助情况	

（圆锥）

第四章
学习技能初级训练项目

拓展为实物长方体

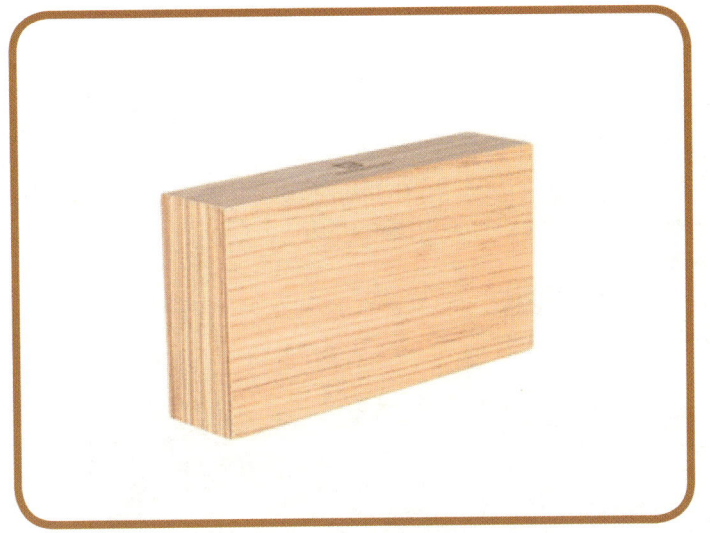

拓展为实物正方体

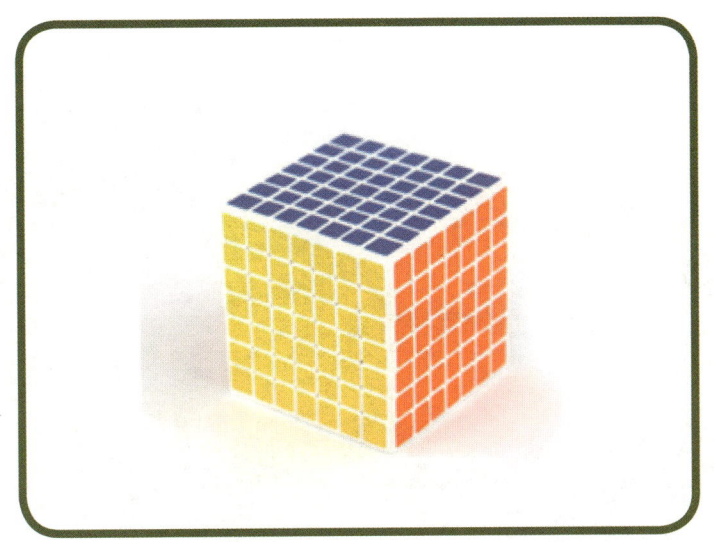

拓展为球

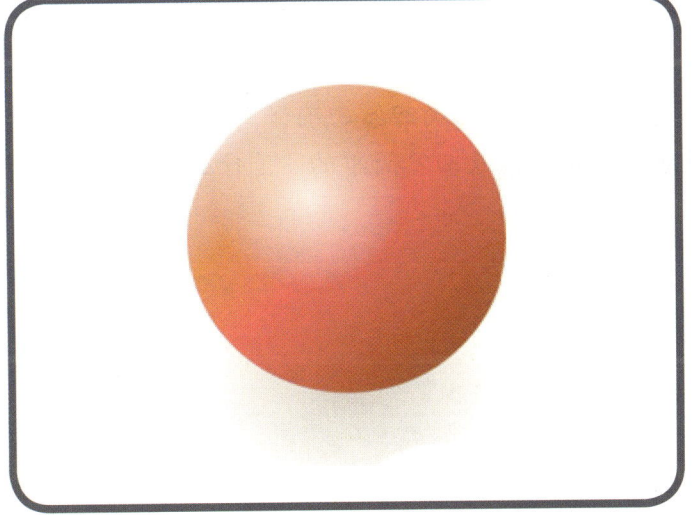

拓展为实物球

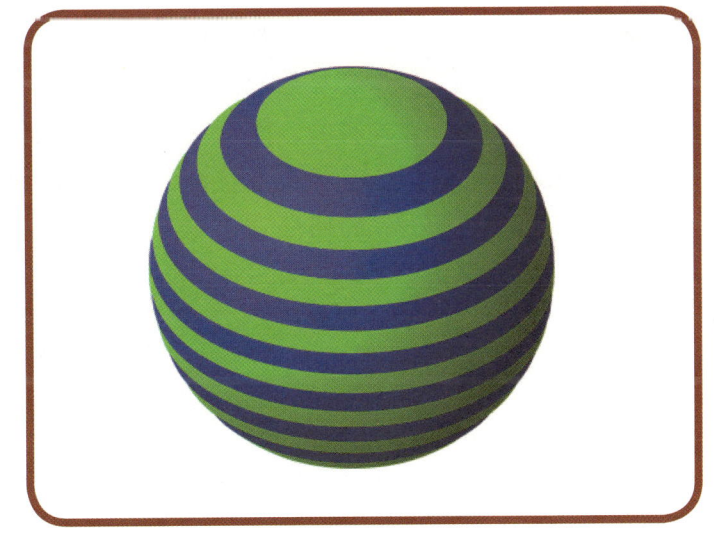

学习技能训练实例解析

07 说出字母的发音

该技能的训练目的是提高患者的表达能力。通过该技能的训练,患者应该能达到这样一种水平,即:向患者呈现一张绘有字母的图片或是实物,随后问"这个字母发什么音?",患者能正确回答。确保患者已掌握先备技能,比如,理解与表达各个字母,以及回答简单的"是什么"的问题。

扫描二维码,打印本技能训练配套表格

第四章
学习技能初级训练项目

教学材料

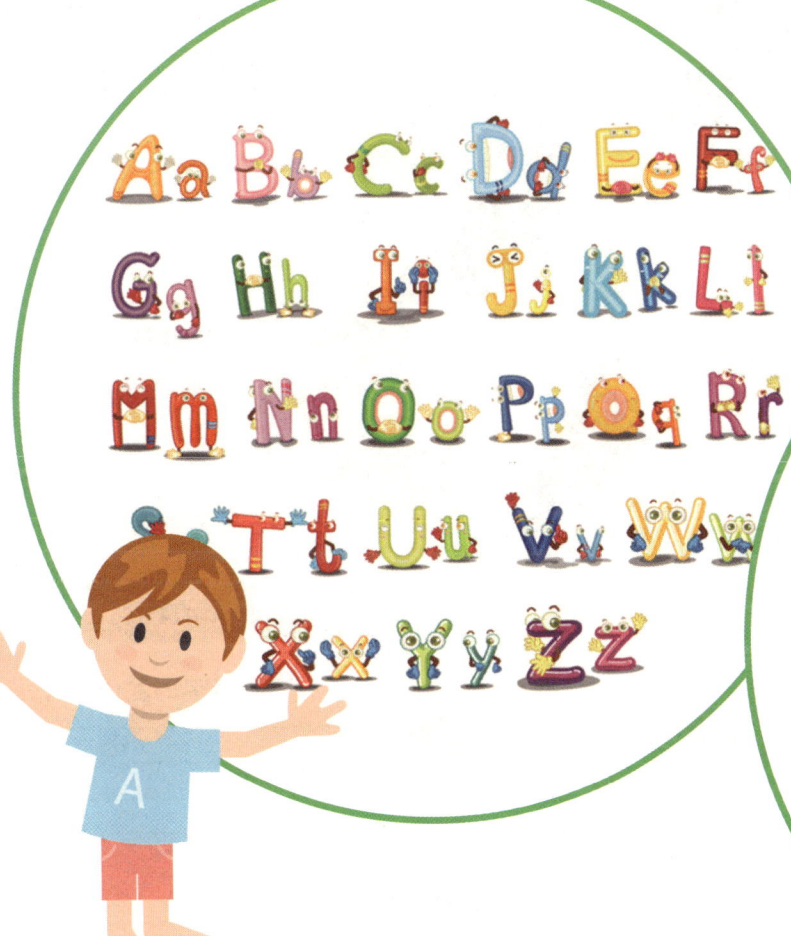
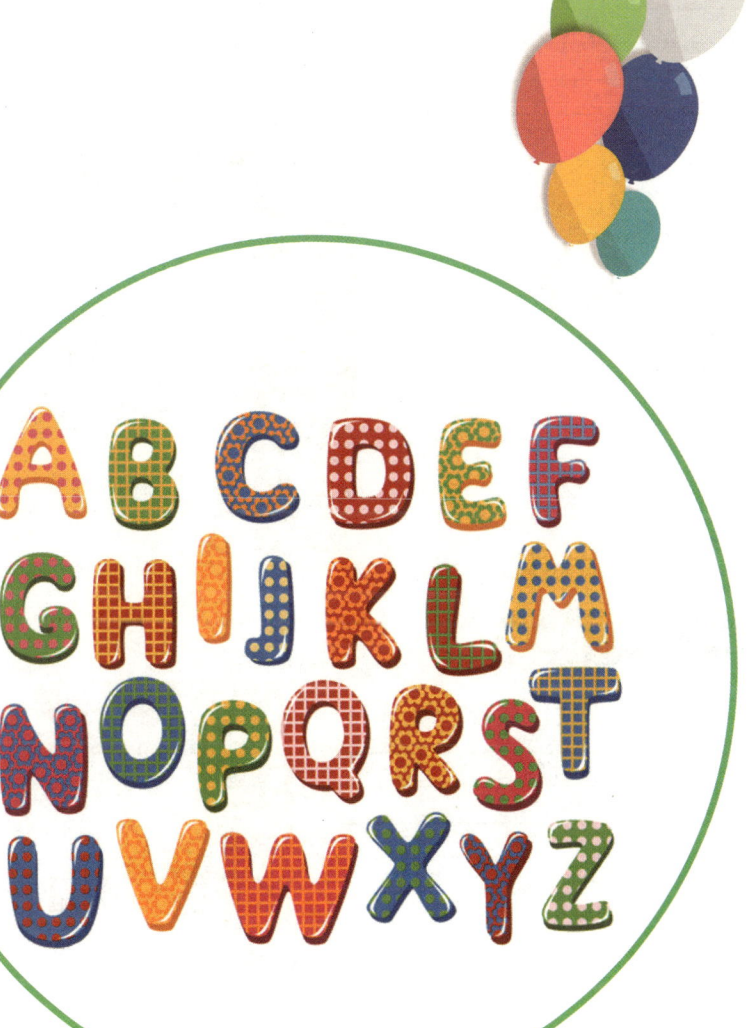

学习技能训练实例解析

示例 1

这个字母发什么音？

小档案	
训练时长	
辅助情况	

训练方法示例

示例 3

这个字母发什么音？

小档案	
训练时长	
辅助情况	

示例 2

这个字母发什么音？

小档案	
训练时长	
辅助情况	

示例 4

这个字母发什么音？

小档案	
训练时长	
辅助情况	

第四章
学习技能初级训练项目

拓展为 R

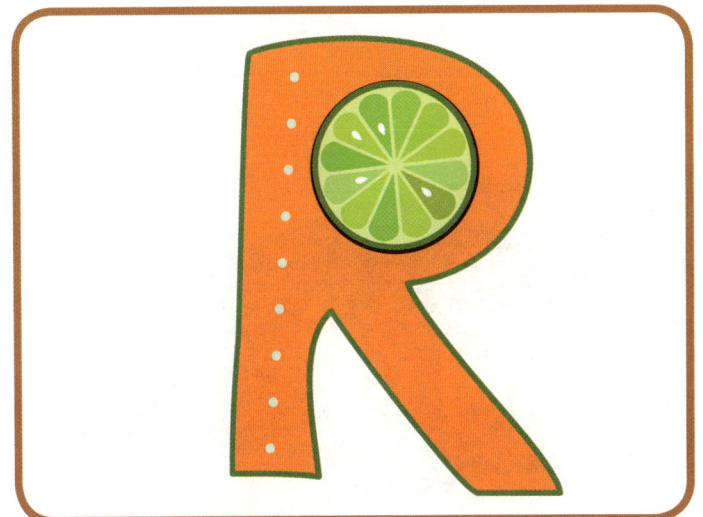

拓展为 L

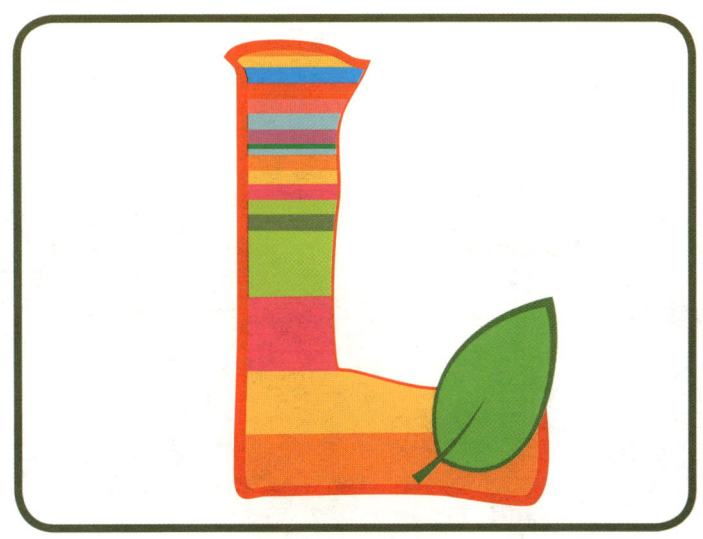

拓展为 I

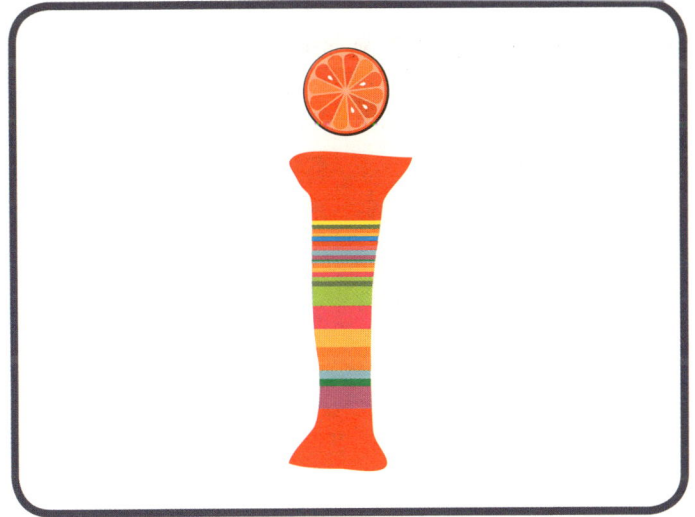

拓展为 Q

学习技能训练实例解析

08 说出货币面额

该技能的训练目的是提高患者的表达能力。通过该技能的训练,患者应该能达到这样一种水平,即:向患者展示一张有硬币或纸币的图片,或是直接呈现真实的硬币和纸币,并询问"这是什么?",患者将辨认出硬币或纸币的面额。

第四章
学习技能初级训练项目

教学材料

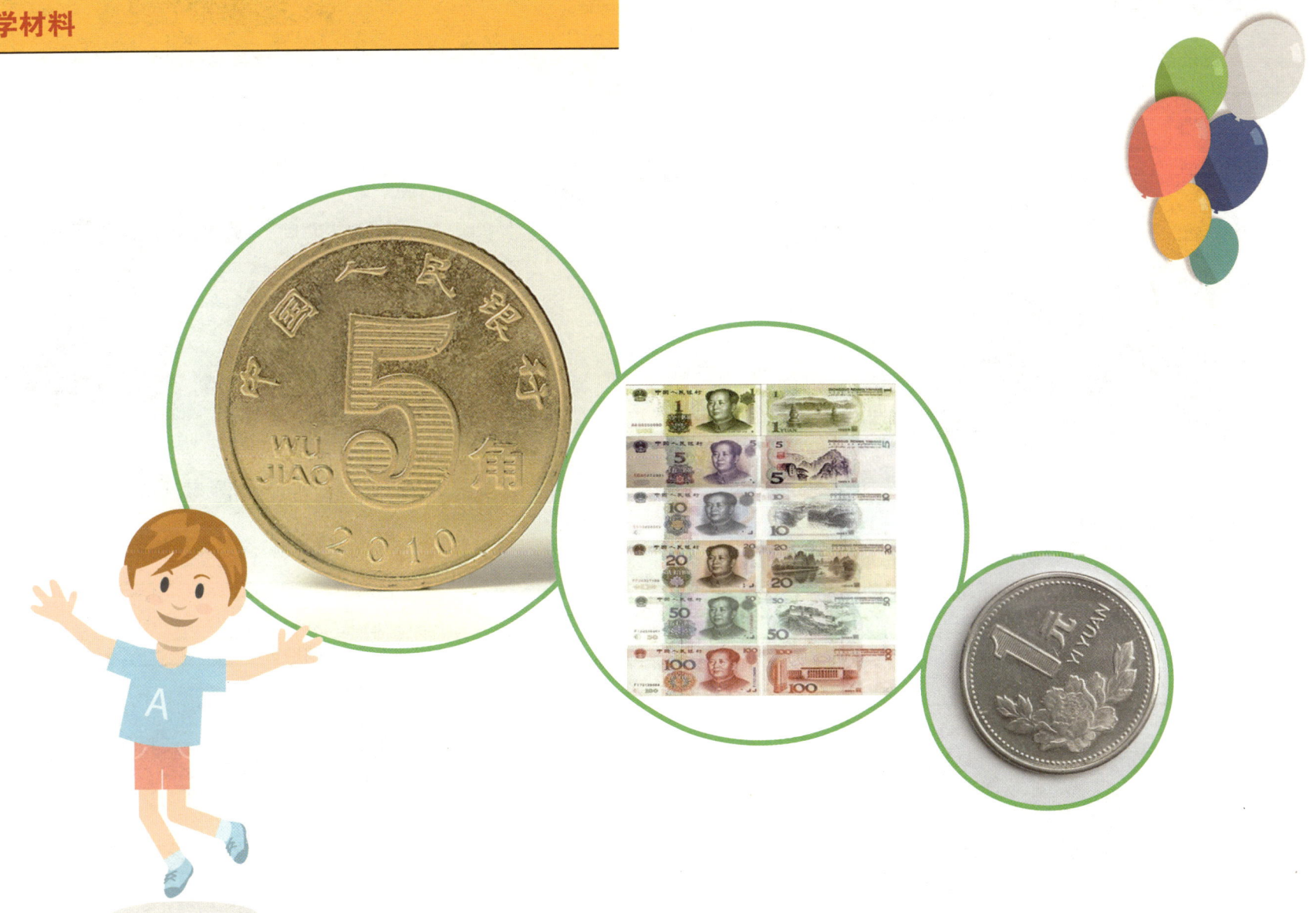

109

学习技能训练实例解析

示例 1

这是多少钱?

小档案	
训练时长	
辅助情况	

训练方法示例

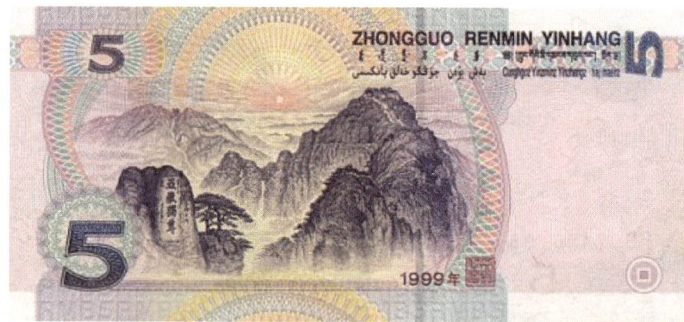

示例 2

这是多少钱?

小档案	
训练时长	
辅助情况	

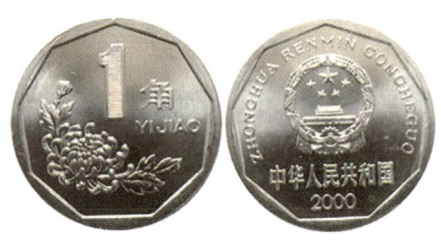

示例 3

这是多少钱?

小档案	
训练时长	
辅助情况	

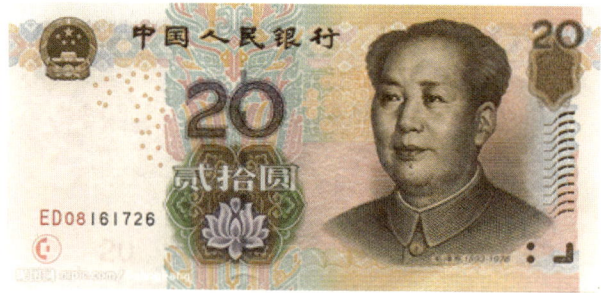

示例 4

这是多少钱?

小档案	
训练时长	
辅助情况	

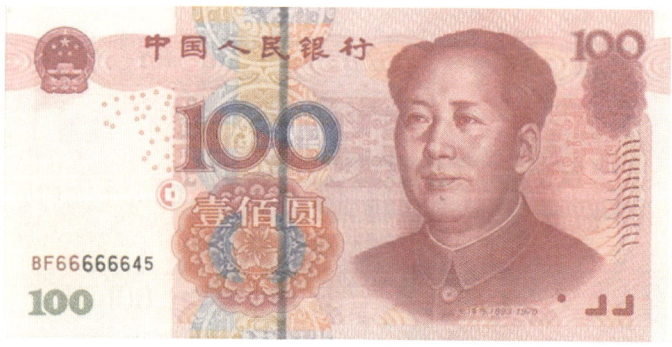

拓展为 1 元

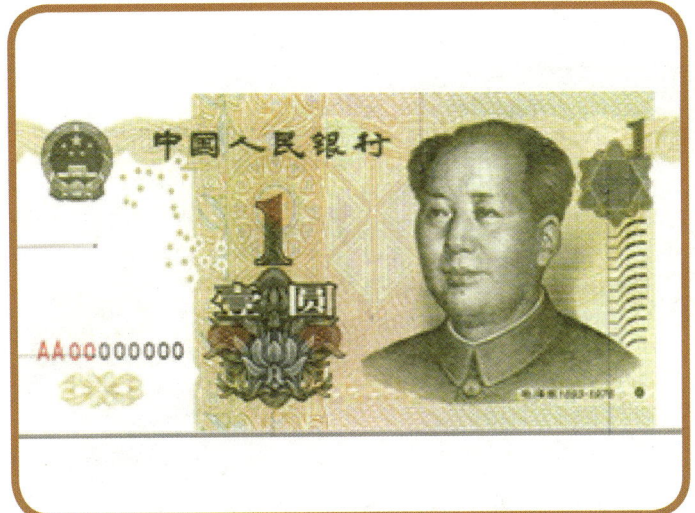

拓展为 10 元

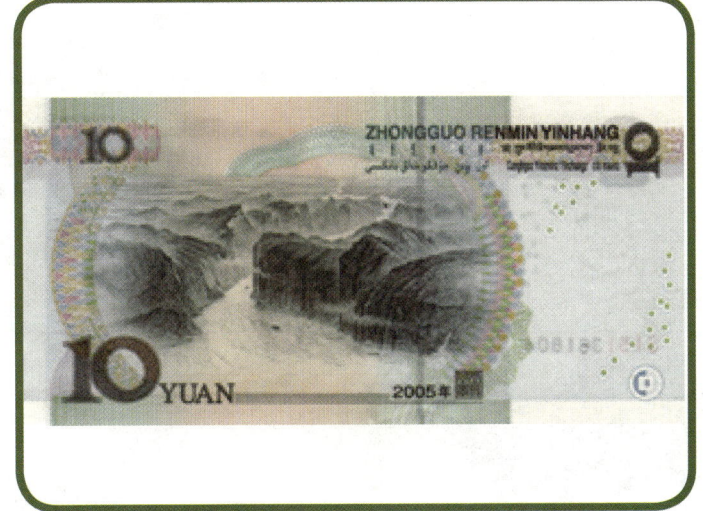

拓展为 5 角

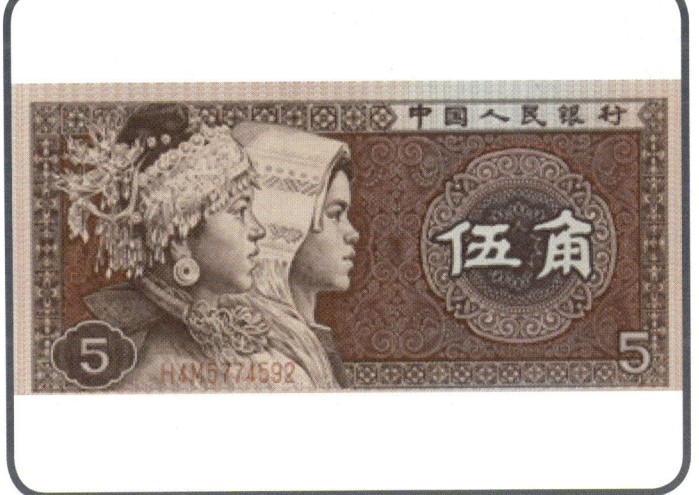

拓展为 5 角

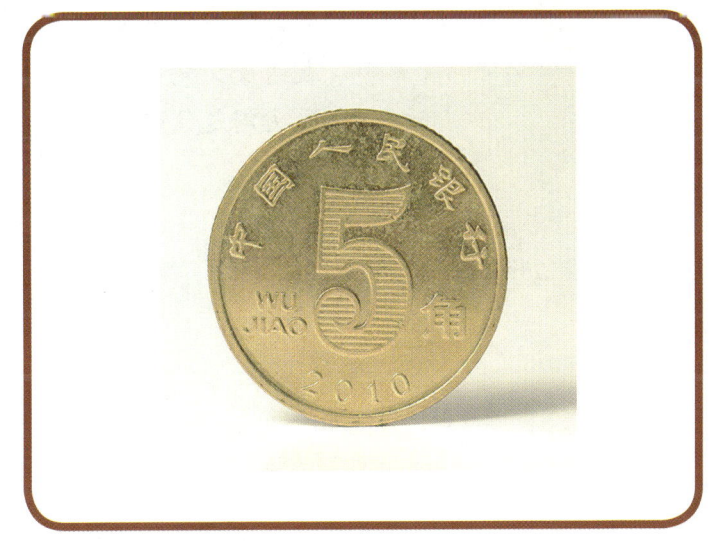

学习技能训练实例解析

09 表达反义词

该技能的训练目的是提高患者的表达能力。通过该技能的训练，患者应该能达到这样一种水平，即：向患者展示对立的2个物品或图片，说"这个是XX，另一个是XX"（例如，"这个是高的，另一个是矮的"），患者将使用反义词来定义对立的物品或图片。确保患者已经具有理解和表达反义词的能力。如果患者水平比较高时，可将指令变更为"XX的反义词是什么？"。

扫描二维码，打印本技能训练配套表格

第四章 学习技能初级训练项目

教学材料

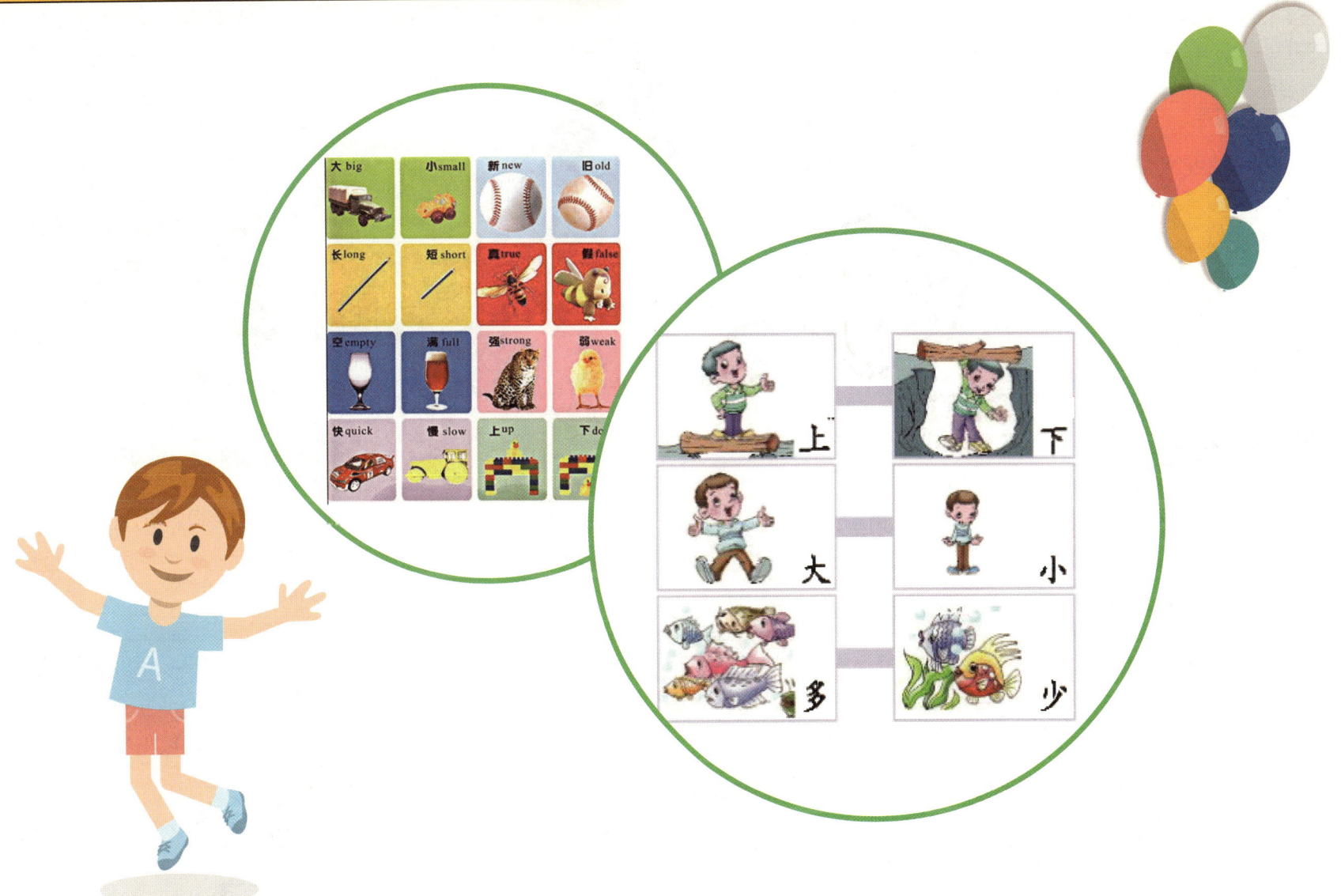

学习技能训练实例解析

示例 1

这个是大，另一个是（小）。

小档案	
训练时长	
辅助情况	

示例 2

这个是长，另一个是（短）。

小档案	
训练时长	
辅助情况	

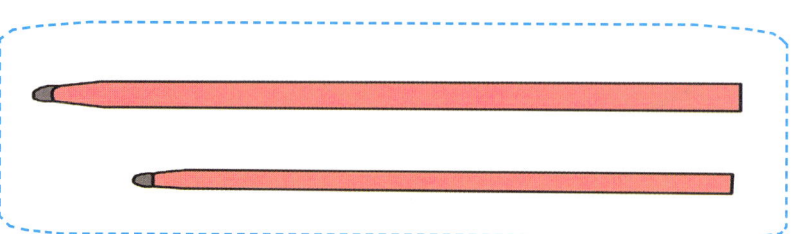

训练方法示例

示例 3

这个是高，另一个是（低）。

小档案	
训练时长	
辅助情况	

示例 4

这个是热，另一个是（冷）。

小档案	
训练时长	
辅助情况	

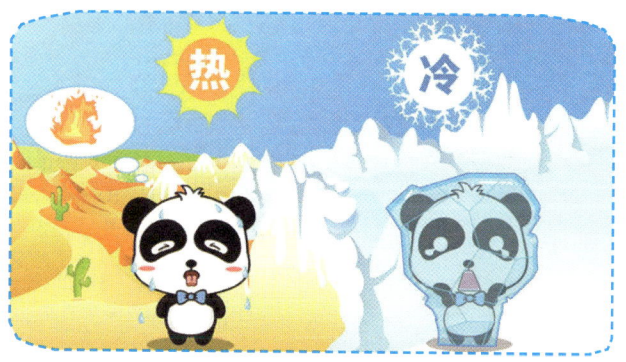

第四章
学习技能初级训练项目

拓展为前和后

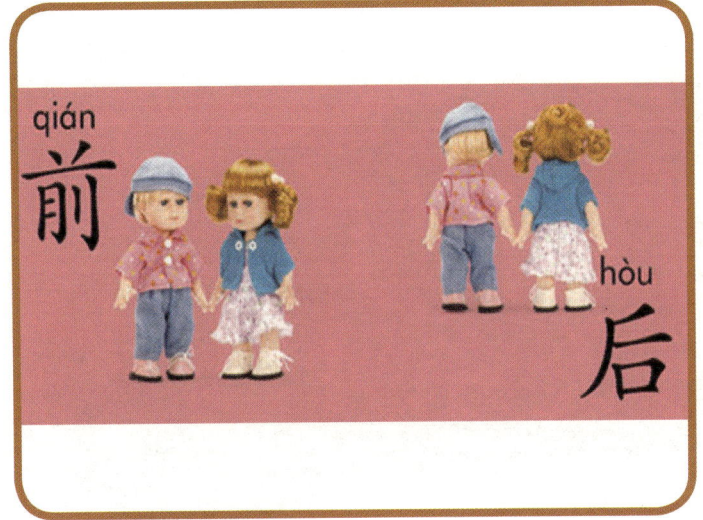

拓展为空的和满的

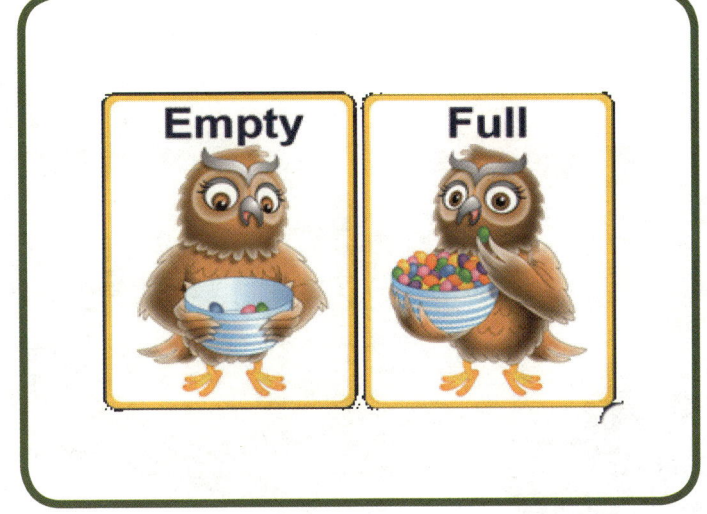

拓展为干和湿

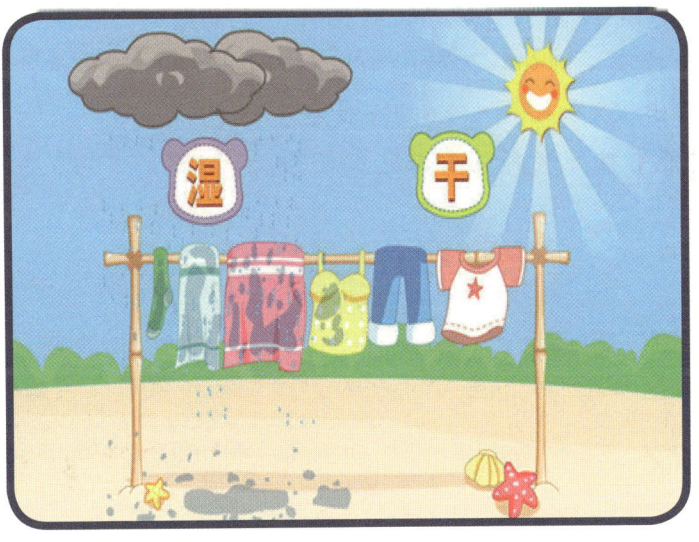

拓展为左和右

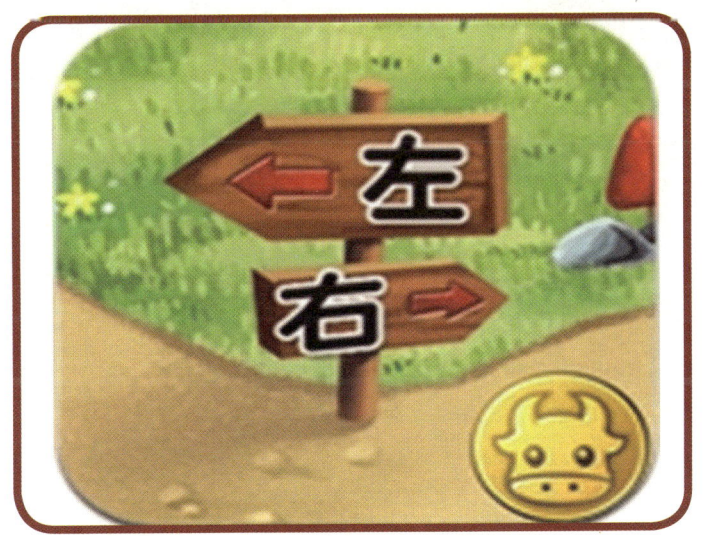

学习技能训练实例解析

10 理解整体与部分的关系 I

该技能的训练目的是提高患者的理解与表达能力。通过该技能的训练，患者应该能达到这样一种水平，即：向患者展示3张图片，上面绘有某物的一半或整体，以及1个干扰项（例如物体的1/4），然后说"碰一碰XX""给我XX"或是"指出XX"（例如，"给我半个面包"或是"指出整个披萨"），患者将能够按照老师的要求完成任务。

第四章
学习技能初级训练项目

教学材料

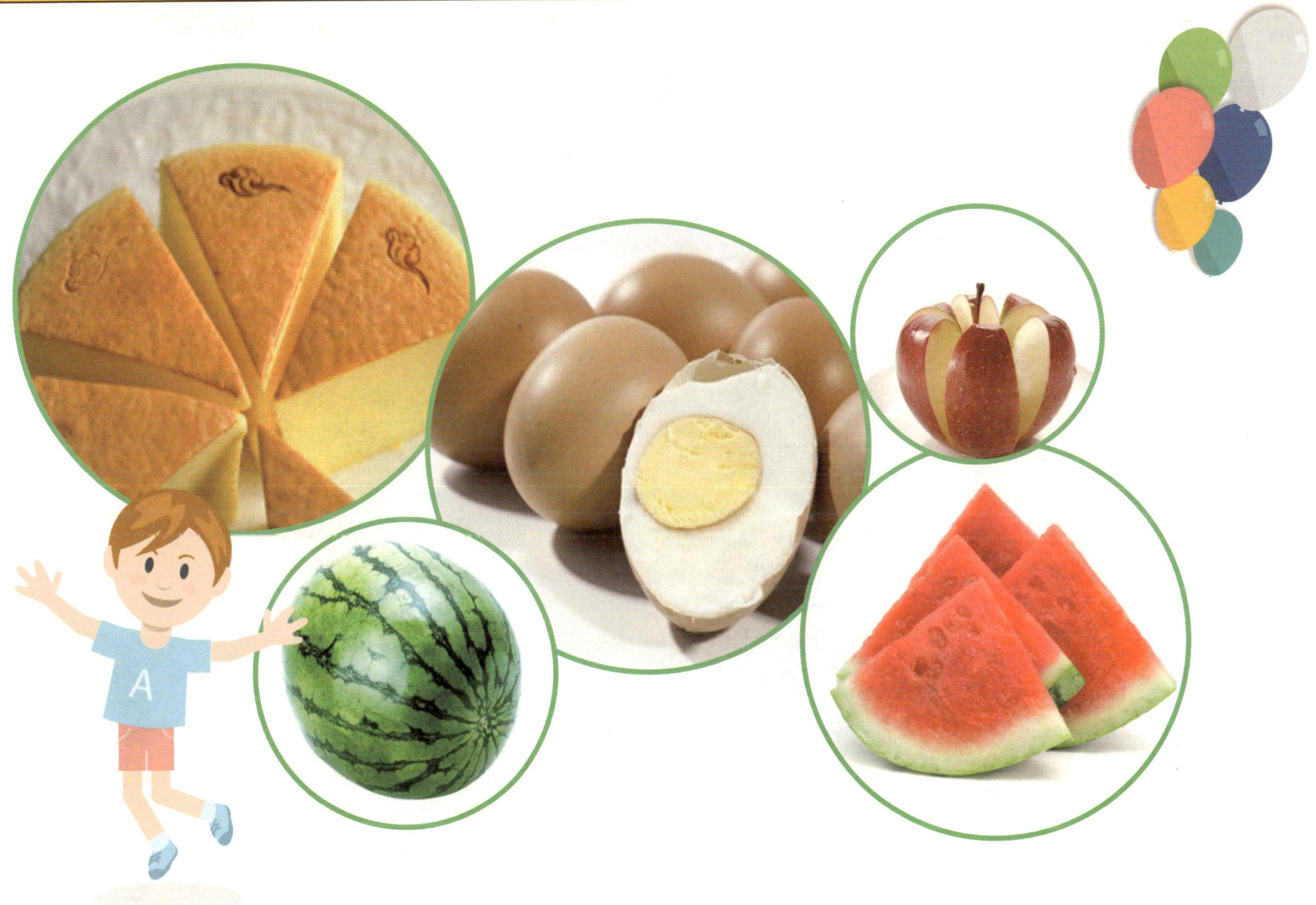

 学习技能训练实例解析

训练方法示例

示例 1

指出半个苹果。

小档案	
训练时长	
辅助情况	

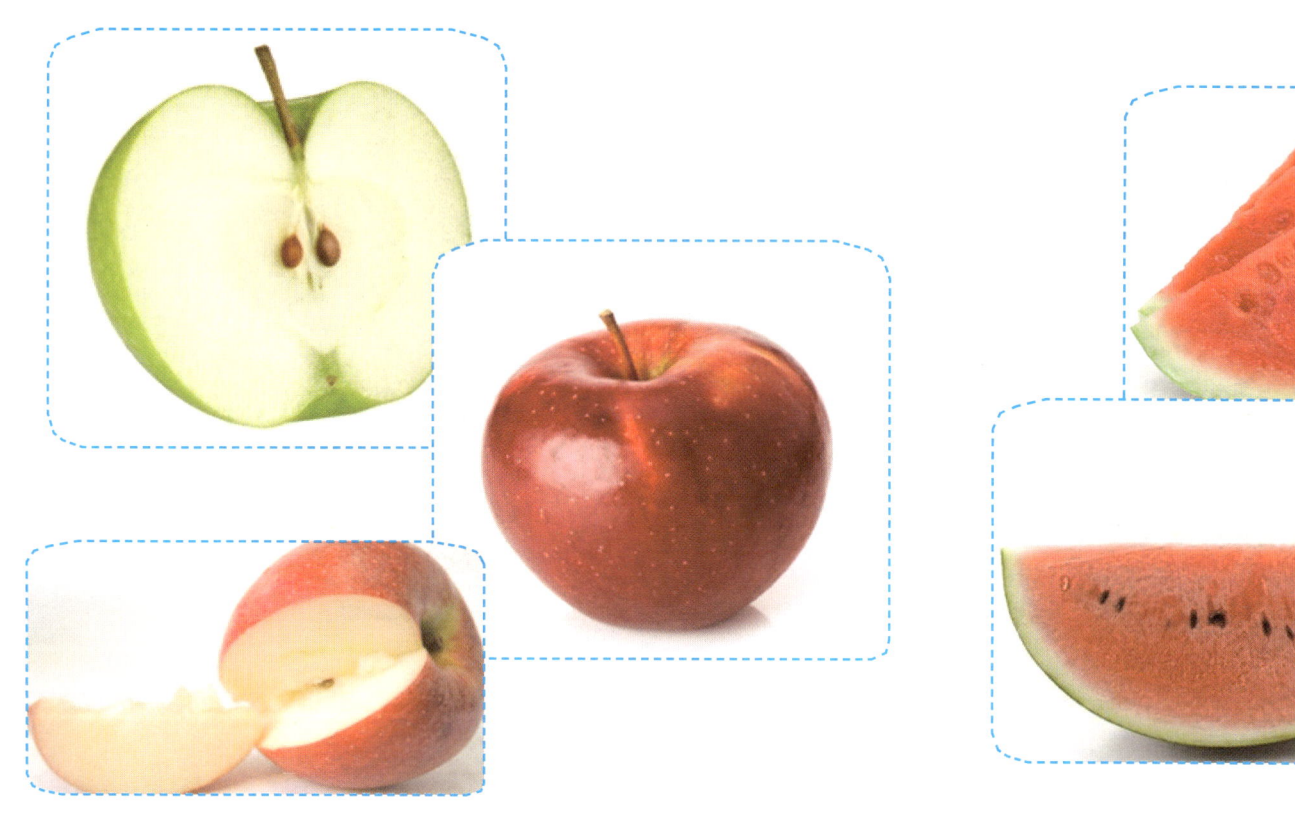

示例 2

指出一个完整的西瓜。

小档案	
训练时长	
辅助情况	

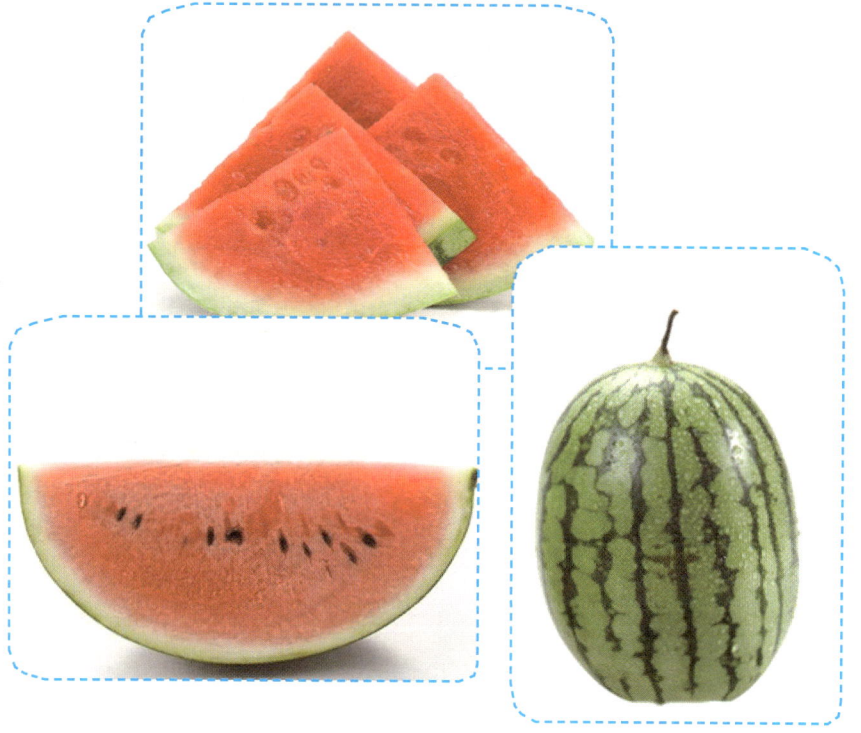

第四章
学习技能初级训练项目

训练方法示例

示例 3

给我一个完整的披萨。

小档案	
训练时长	
辅助情况	

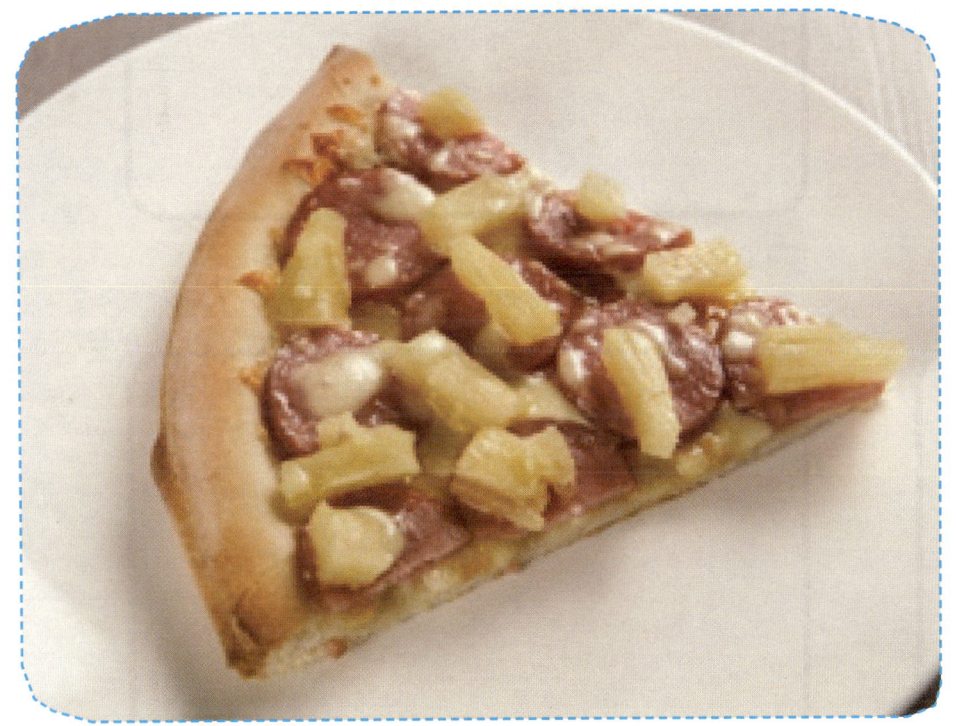

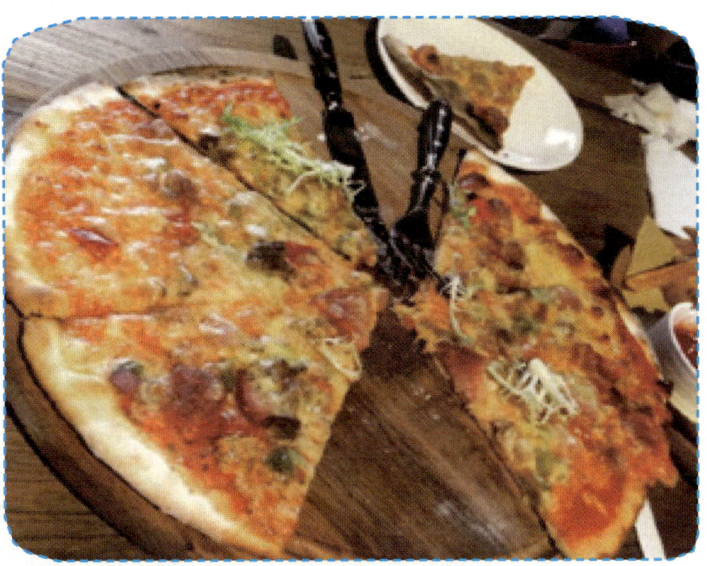

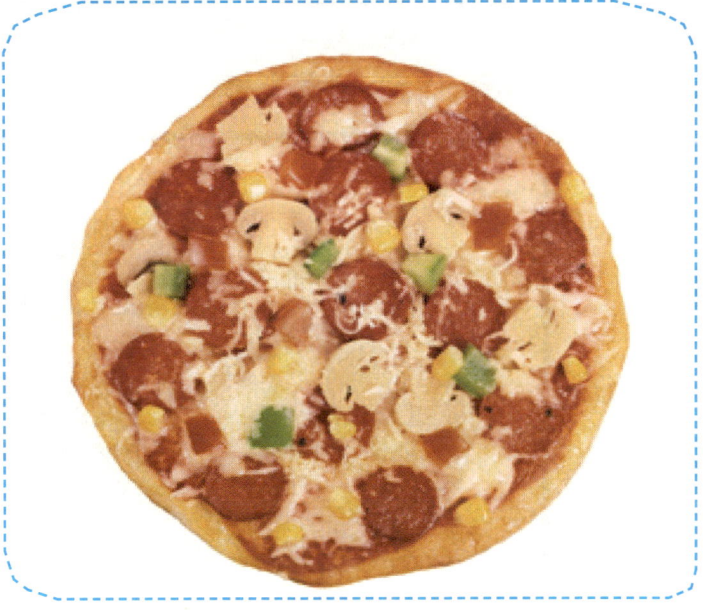

学习技能训练实例解析

拓展为半个鸡蛋

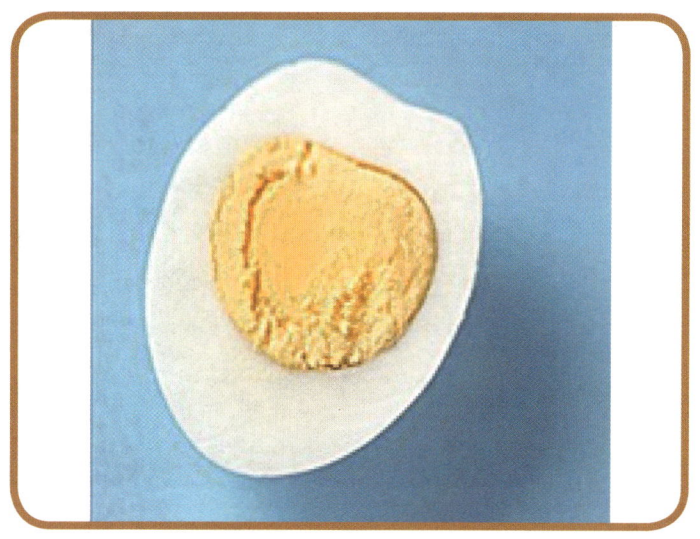

拓展为一个柠檬

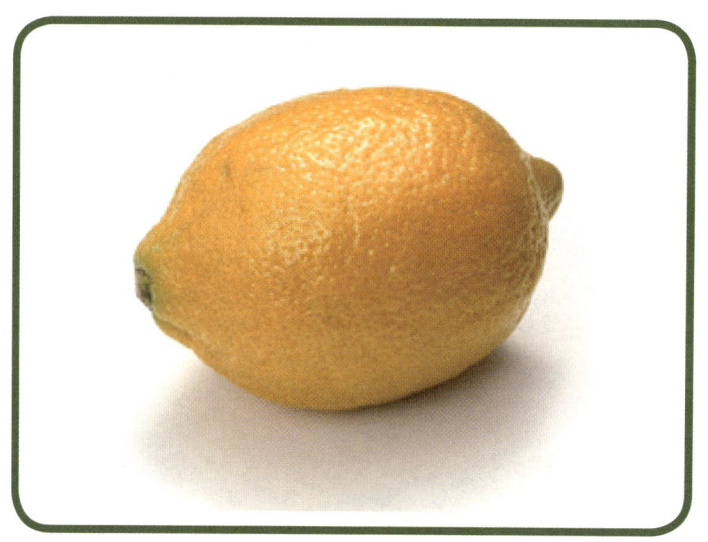

拓展为一半猕猴桃

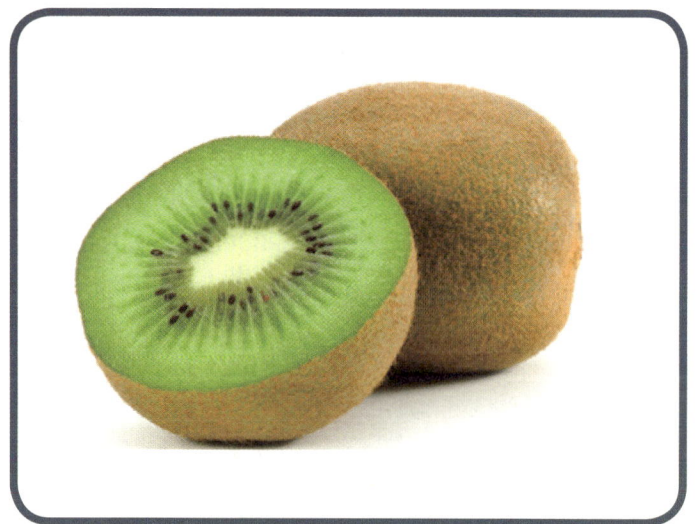

拓展为四分之一个番茄

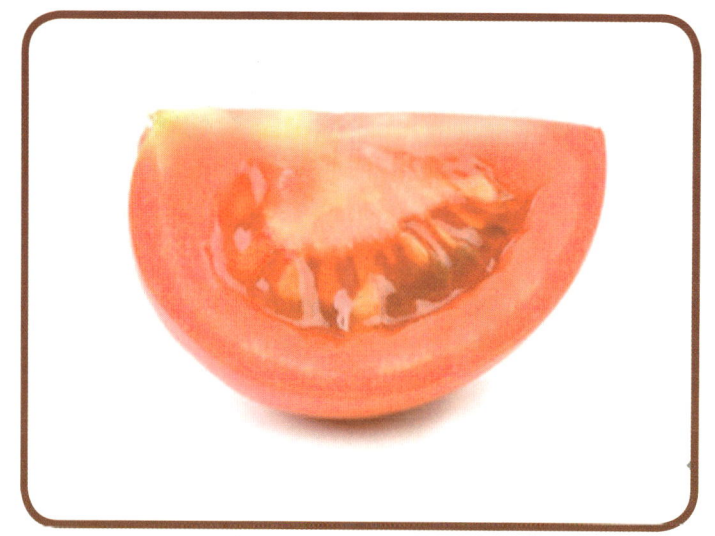

11 数量概念

该技能的训练目的是提高患者的理解与表达能力。通过该技能的训练，患者应该能达到这样一种水平，即：向患者呈现2件物品或图片，并说"指一指"（用简单词汇描述该物品或图片，包含数量概念。例如，"指一指有2个苹果的小伙伴"），患者将指出包含老师描述的数量概念的物品或图片。

扫描二维码，打印本技能训练配套表格

学习技能训练实例解析

教学材料

一筐　几颗　几个　许多　几滴　一些　一车

第四章
学习技能初级训练项目

示例 1

指一指有 3 个胡萝卜的图片。

小档案	
训练时长	
辅助情况	

训练方法示例

示例 2

指一指有一些玩具的小伙伴。

小档案	
训练时长	
辅助情况	

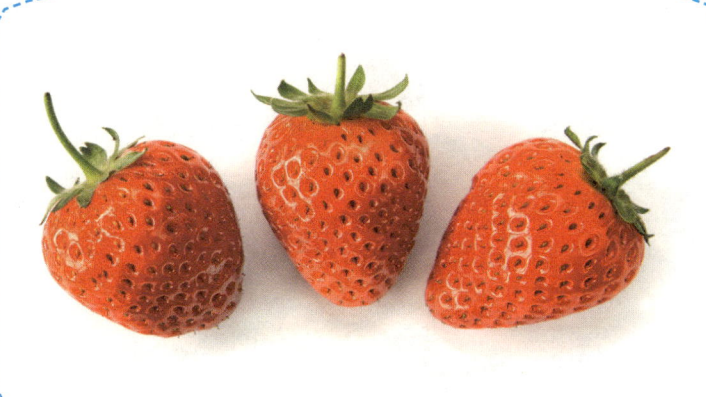

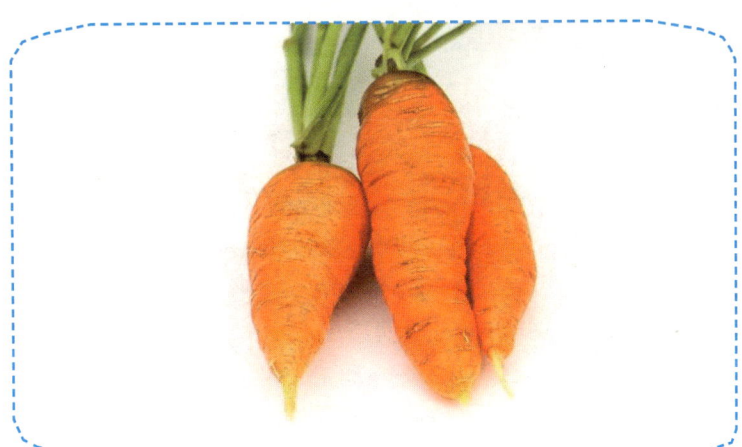

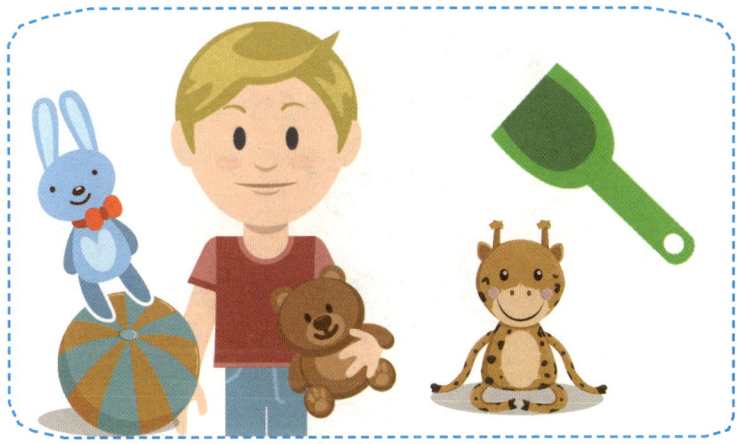

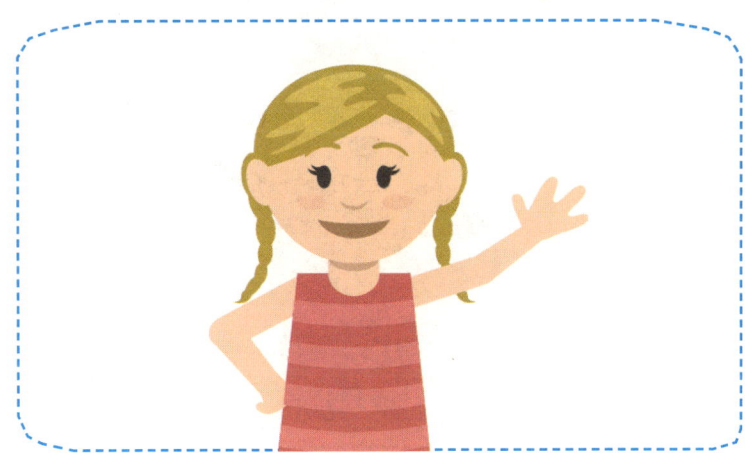

123

学习技能训练实例解析

示例 3

指一指有一捆气球的小熊。

小档案	
训练时长	
辅助情况	

 训练方法示例

示例 4

指一指有一半西瓜的图片。

小档案	
训练时长	
辅助情况	

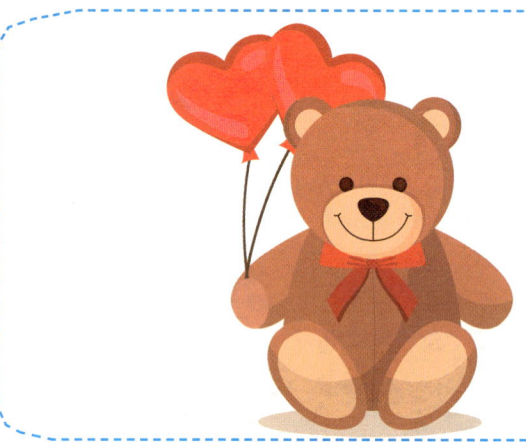

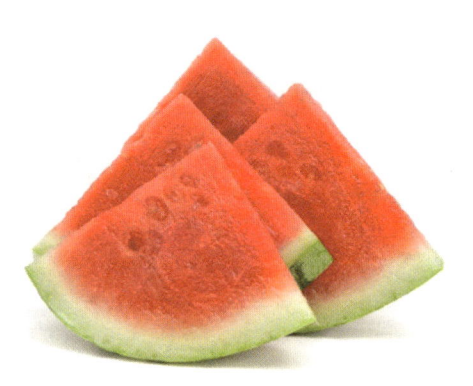

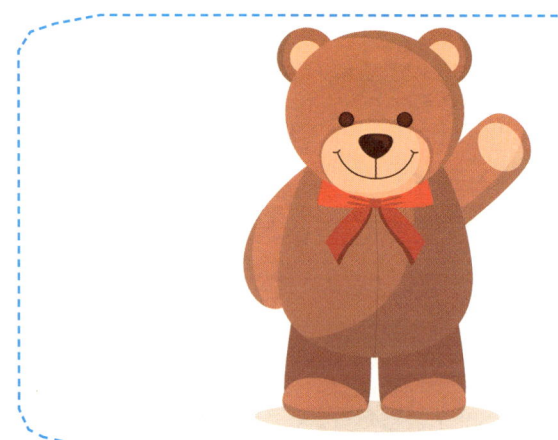

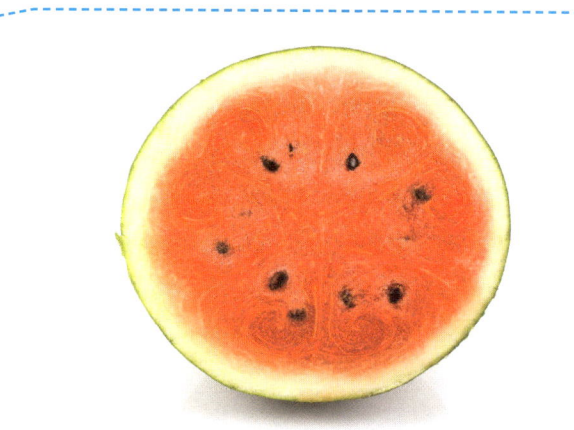

124

拓展为许多水果

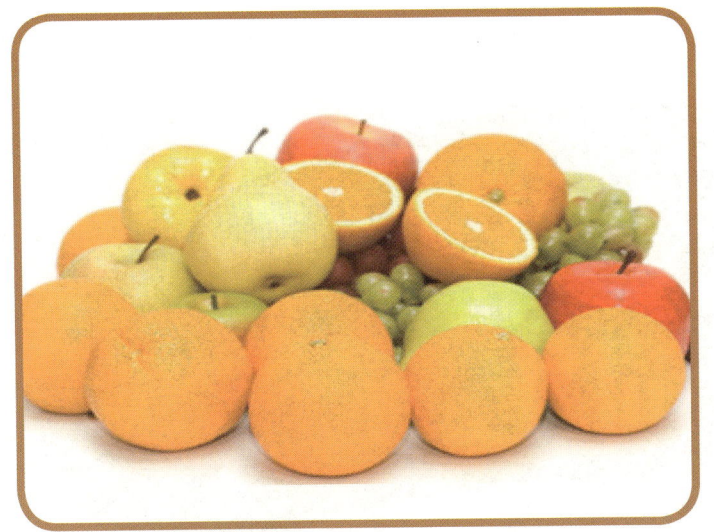

拓展为几棵树

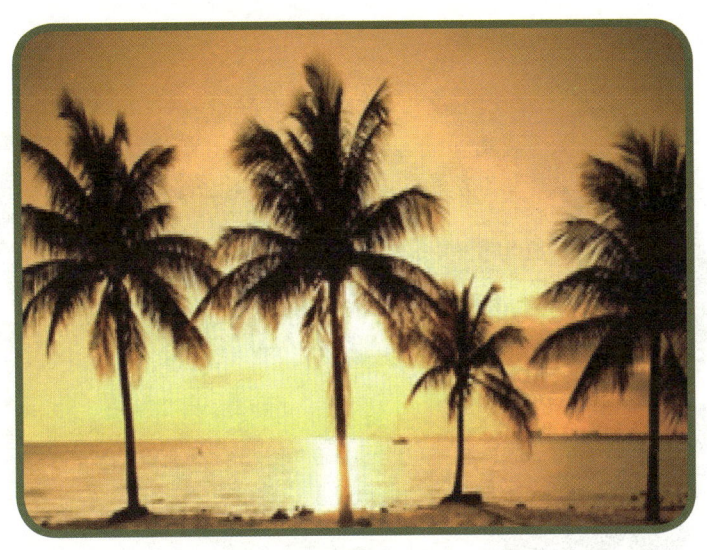

拓展为一杯水

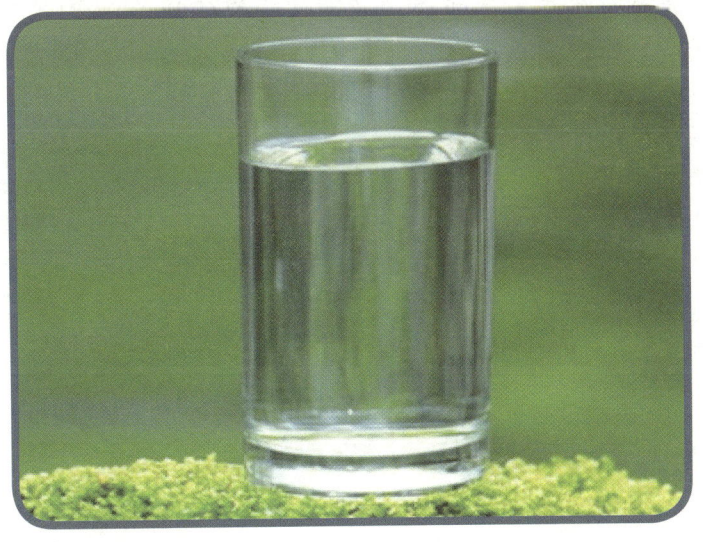

拓展为一些饼干

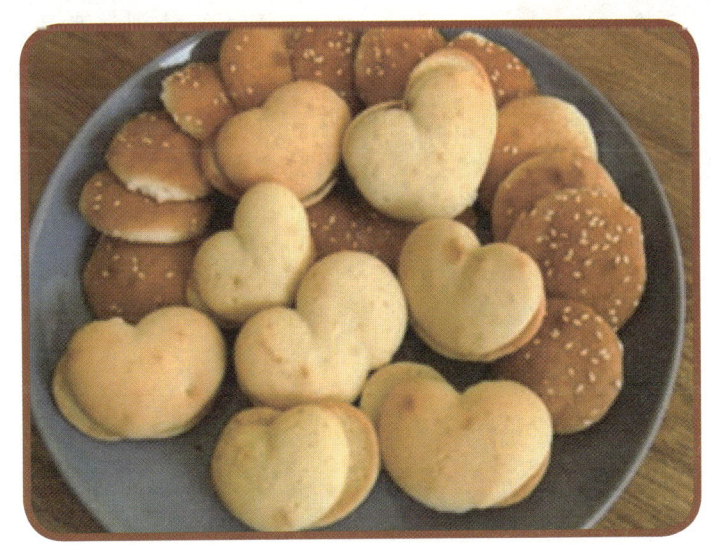

学习技能训练实例解析

12 识别立体形状词汇

该技能的训练目的是提高患者的理解与表达能力。通过该技能的训练,患者应该能达到这样一种水平,即:向患者呈现1~3件物品或图片,并说"指一指(XX)"或"把XX递给我",患者将指一指或递出特定物品或图片。

第四章
学习技能初级训练项目

教学材料

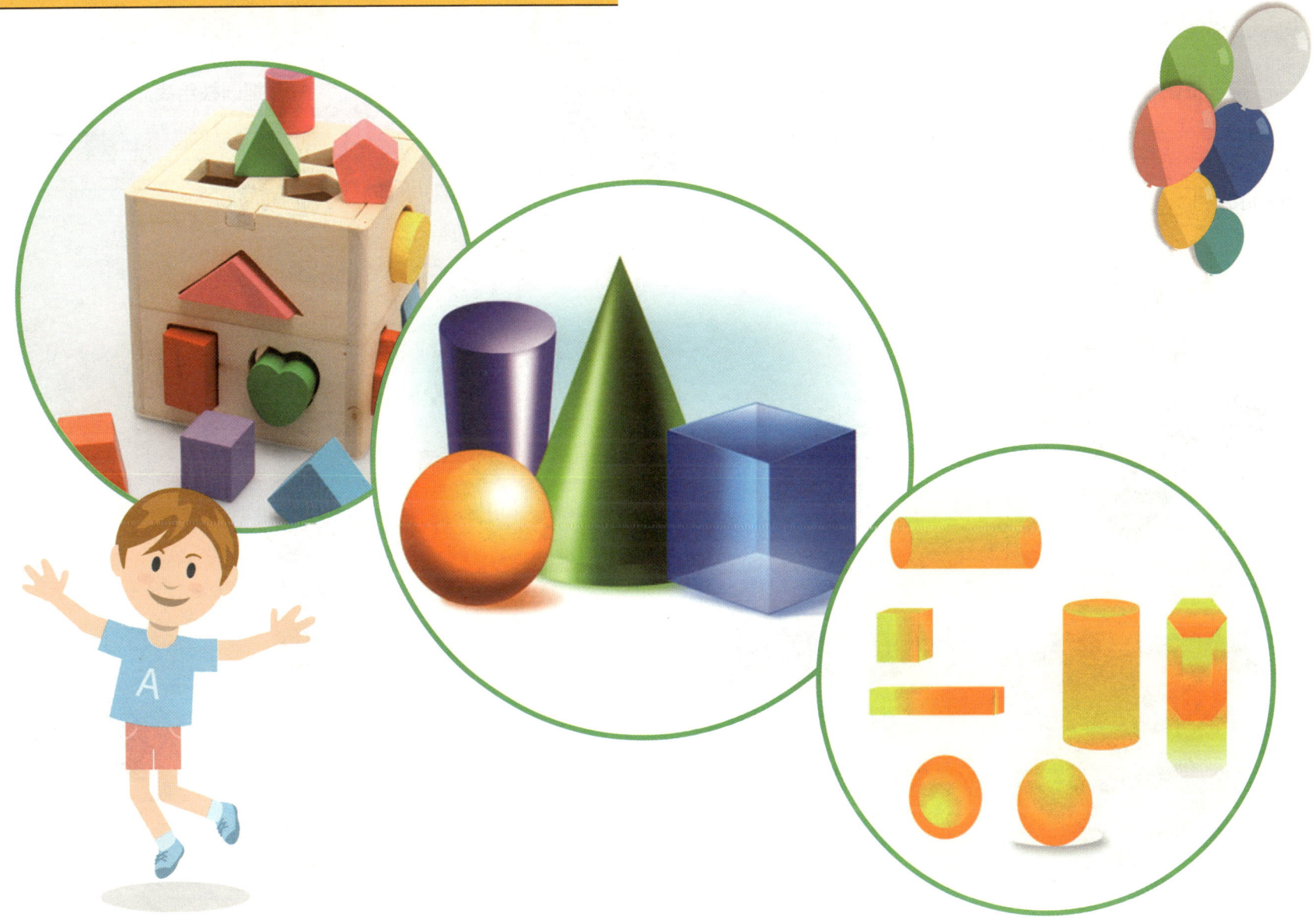

学习技能训练实例解析

示例 1

指一指圆锥。

小档案	
训练时长	
辅助情况	

示例 2

把圆柱给我。

小档案	
训练时长	
辅助情况	

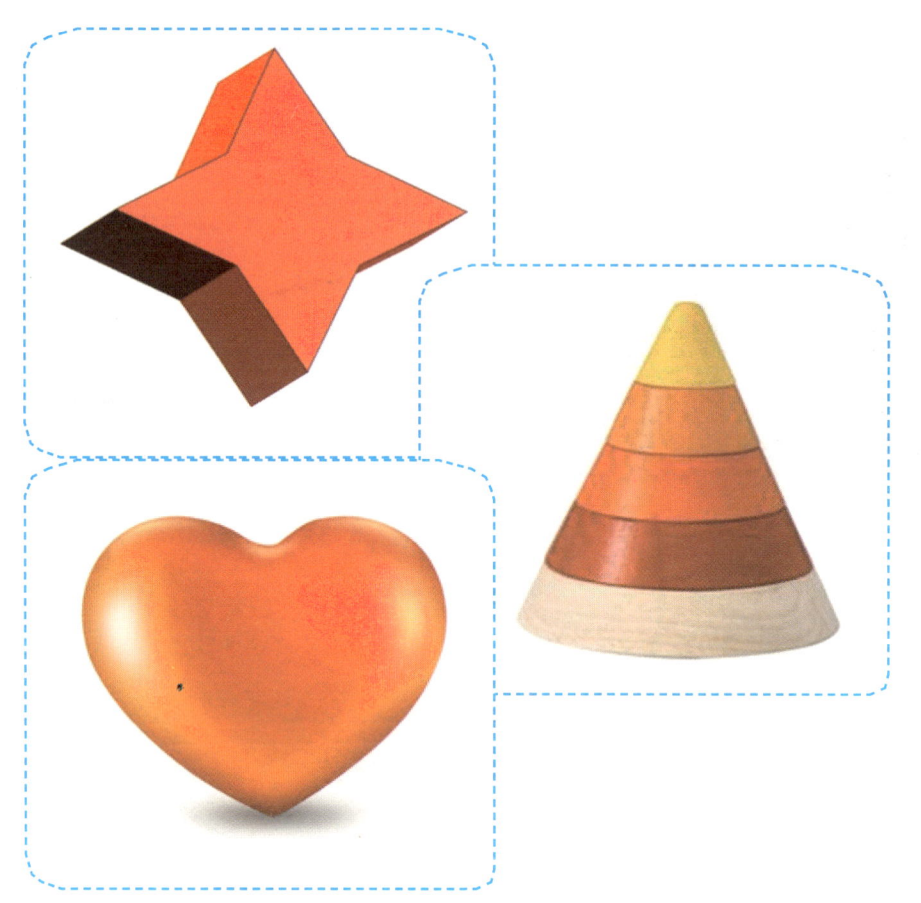

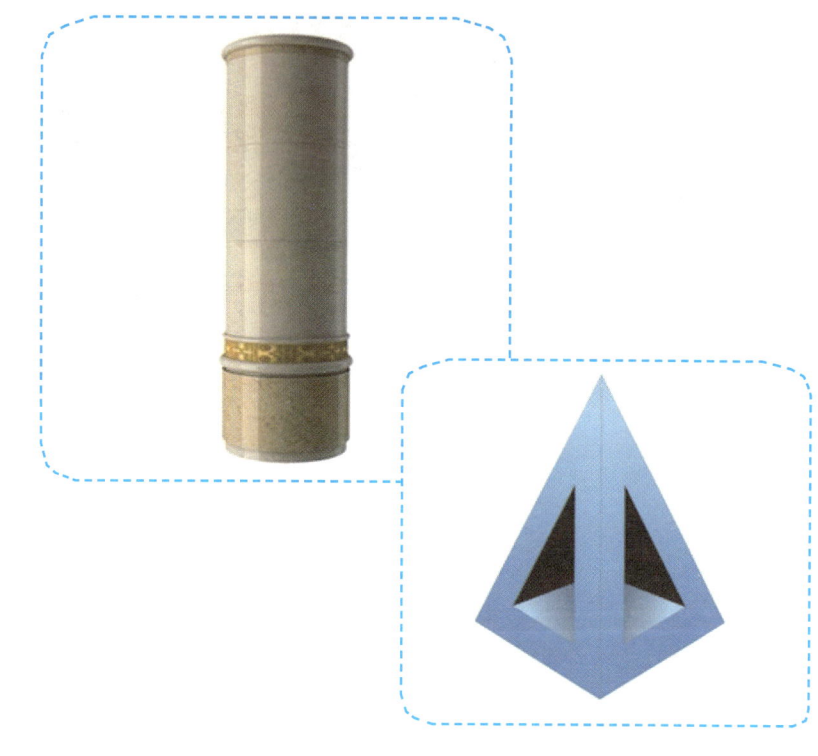

第四章
学习技能初级训练项目

拓展为 正方体

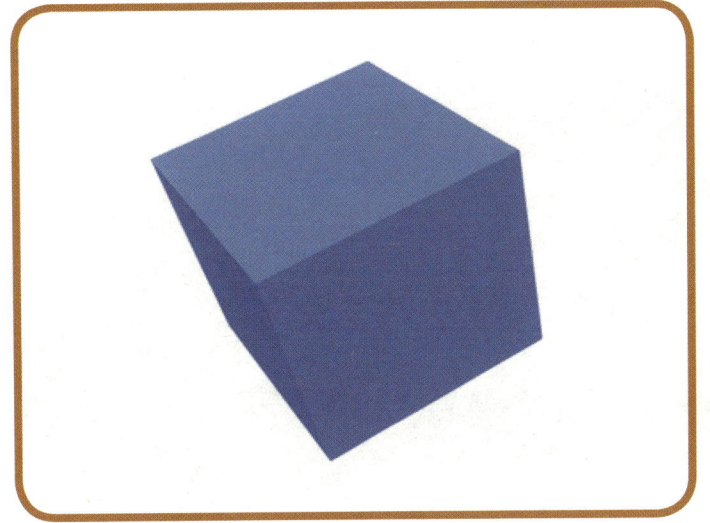

拓展为 长方体

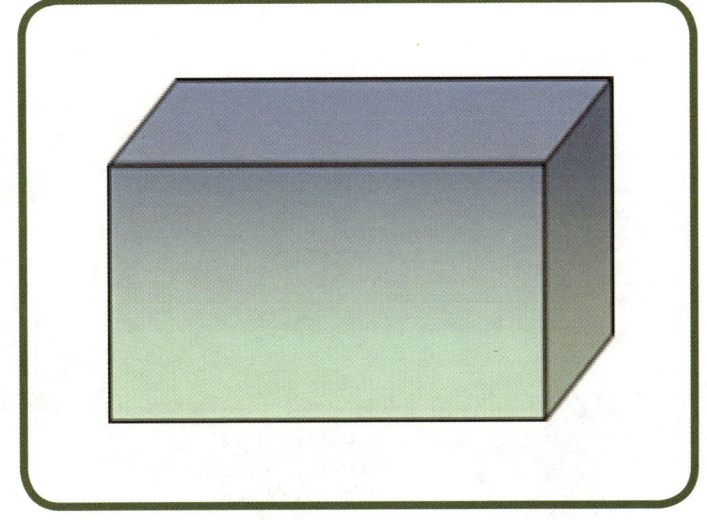

拓展为 球

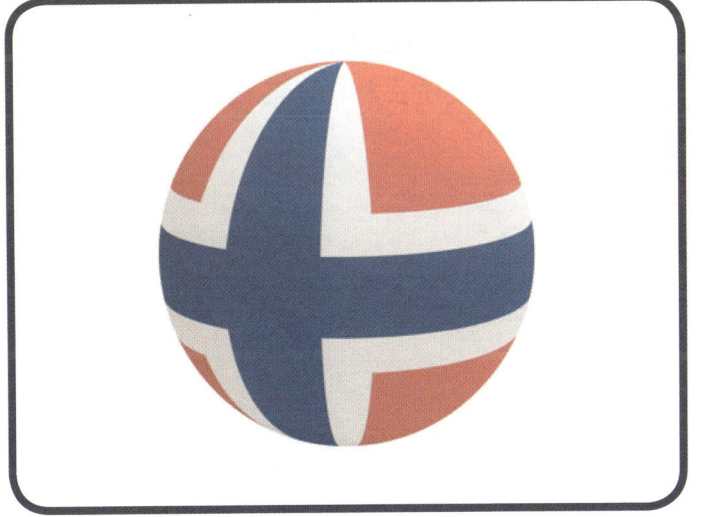

拓展为 三棱柱

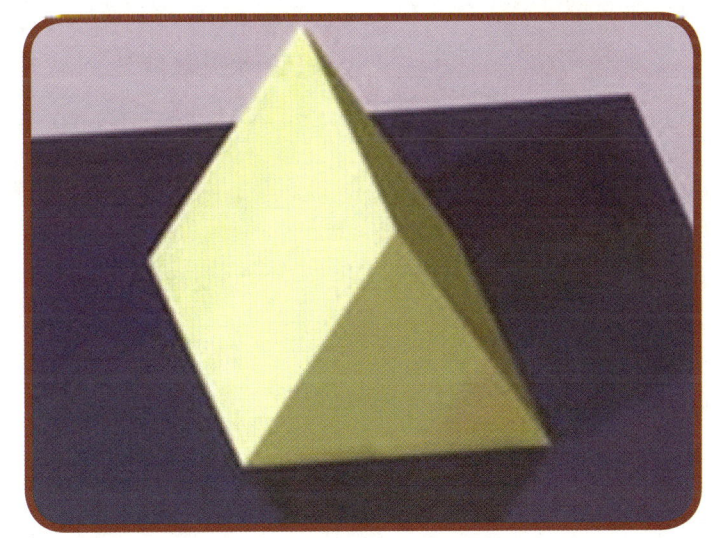

学习技能训练实例解析

13 识别拼音发音

该技能的训练目的是提高患者的理解与表达能力。通过该技能的训练,患者应该能达到这样一种水平,即:向患者呈现1~3个拼音,并说"指一指XX"或"把XX递给我",患者将指一指或递出特定物品或图片。

扫描二维码,打印本技能训练配套表格

第四章 学习技能初级训练项目

教学材料

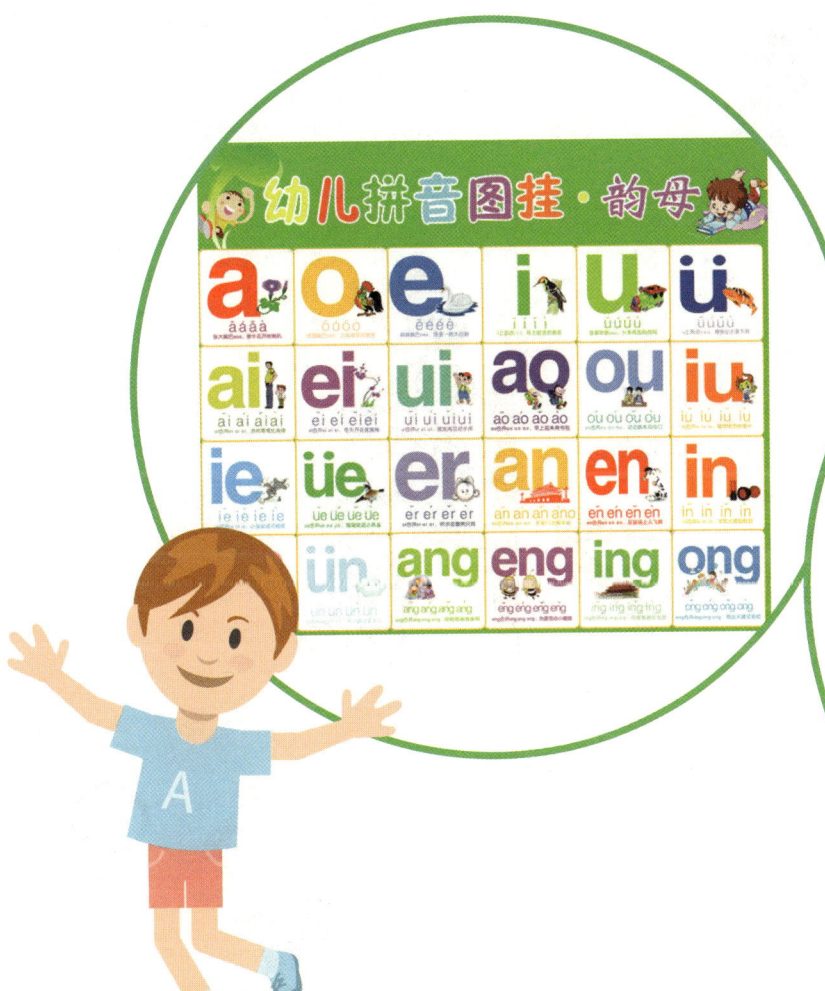
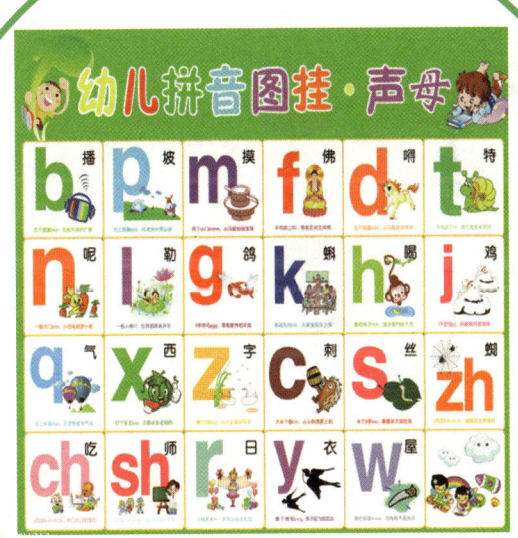
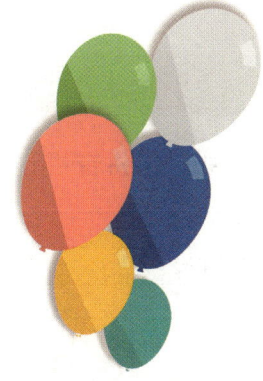

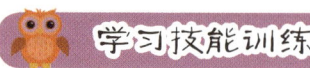学习技能训练实例解析

示例 1

指一指拼音"p"。

小档案	
训练时长	
辅助情况	

训练方法示例

示例 2

把拼音"zh"给我。

小档案	
训练时长	
辅助情况	

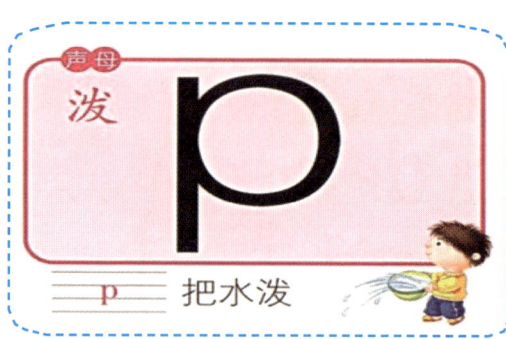

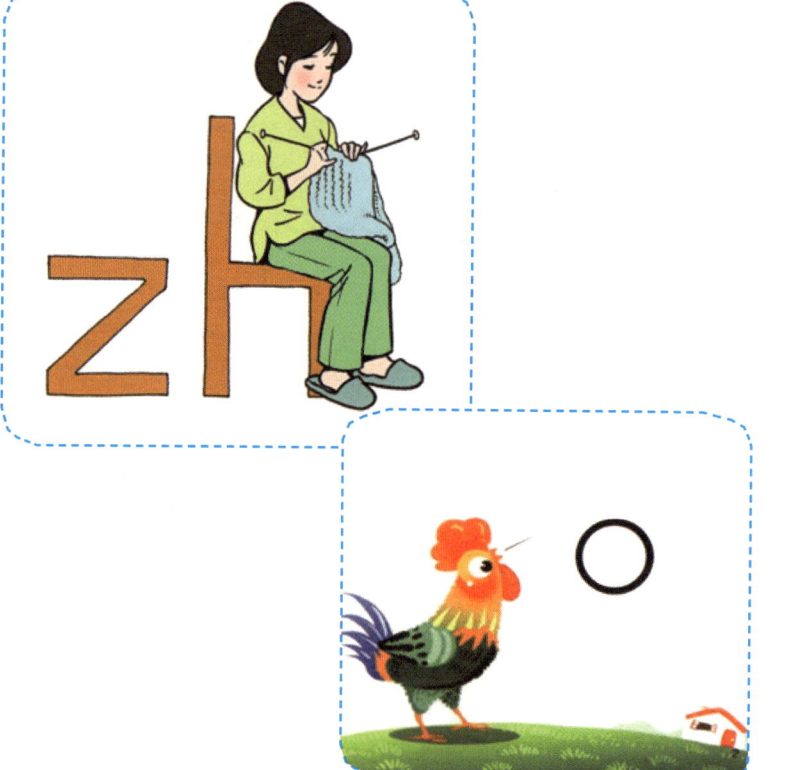

第四章
学习技能初级训练项目

训练方法示例

示例 3

把拼音"e"给我。

小档案	
训练时长	
辅助情况	

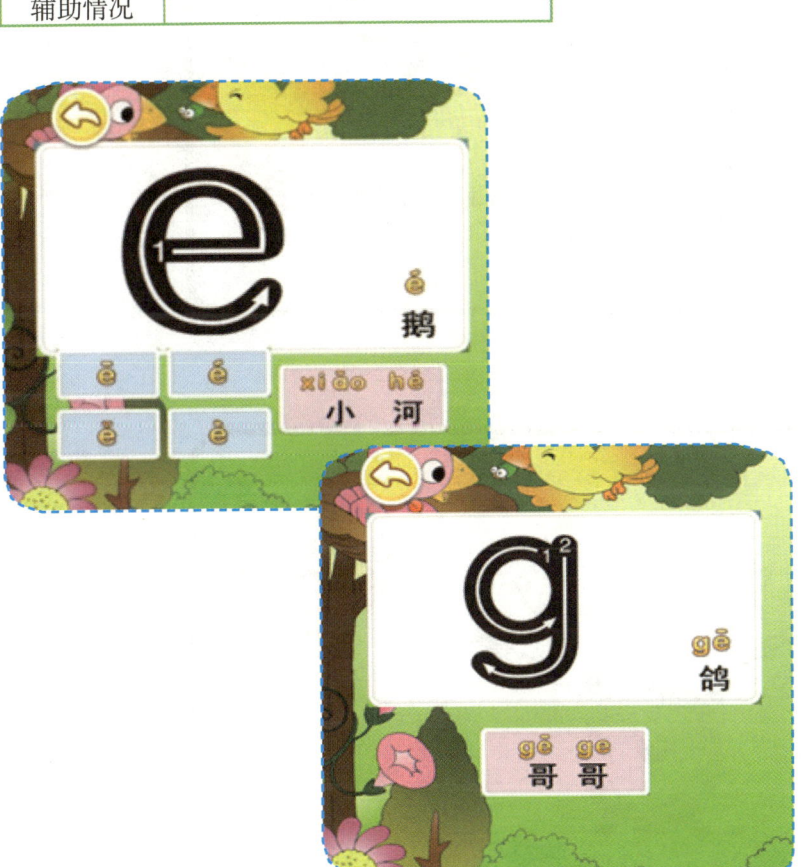

示例 4

把拼音"u"给我。

小档案	
训练时长	
辅助情况	

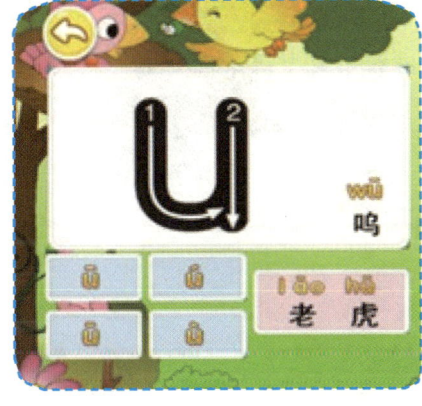

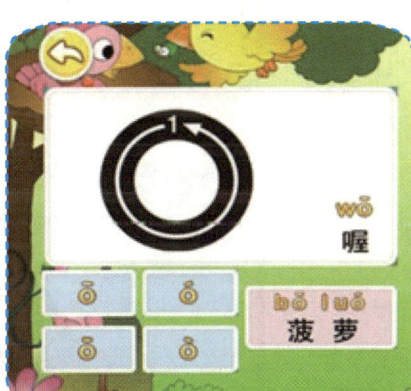

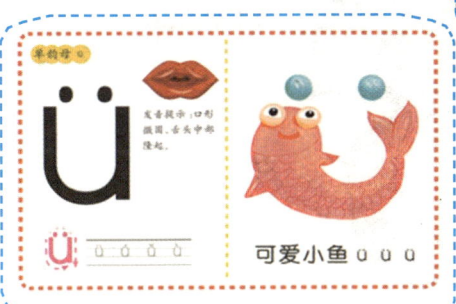

133

拓展为 ying

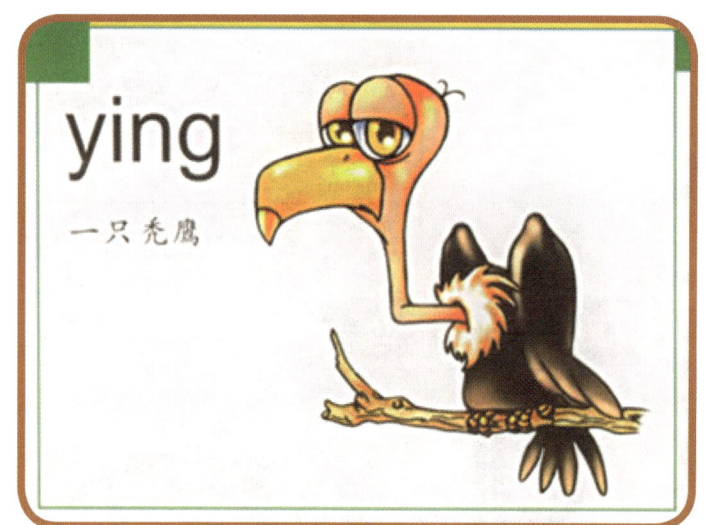

拓展为 ie

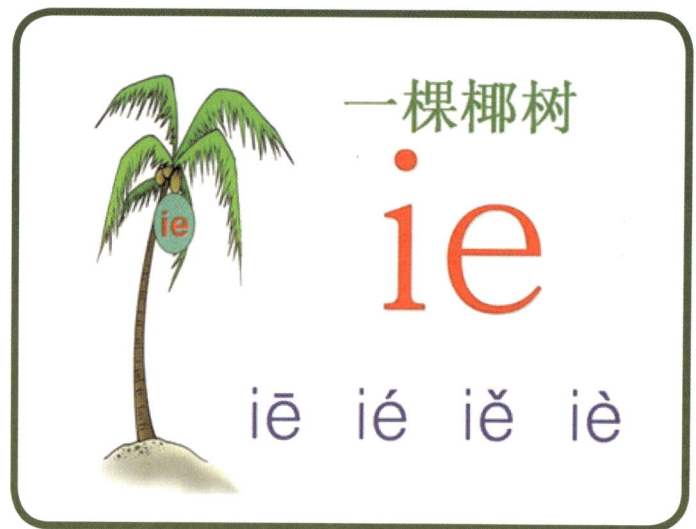

拓展为 eng

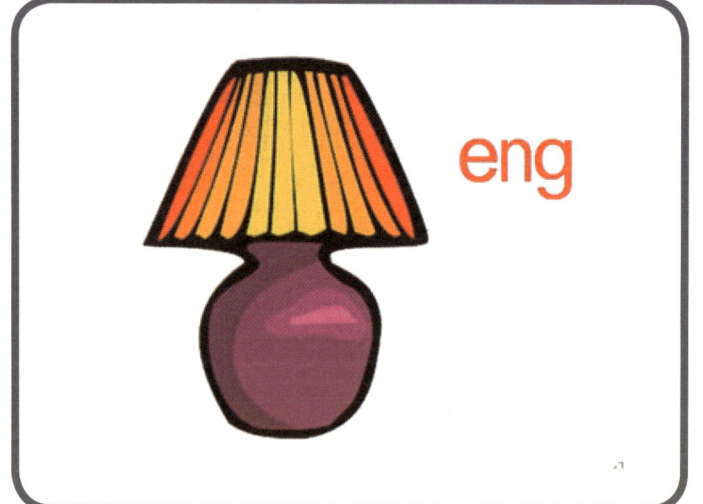

拓展为 ing

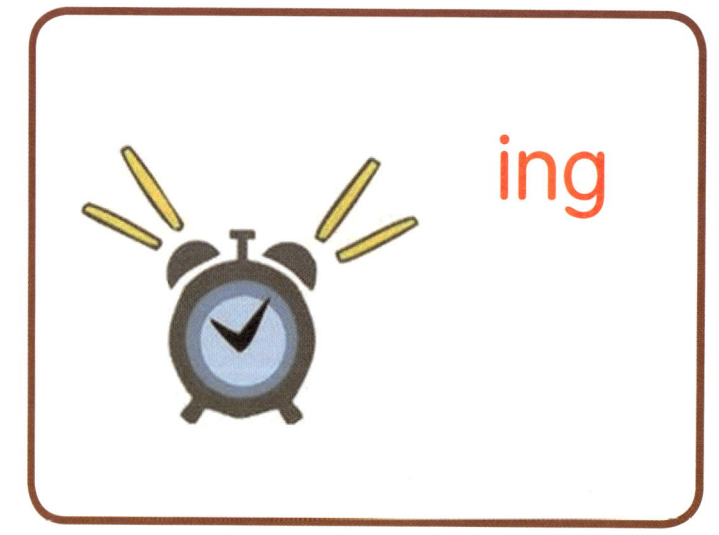

第四章 学习技能初级训练项目

14 识别货币

该技能的训练目的是提高患者的理解与表达能力。通过该技能的训练,患者应该能达到这样一种水平,即:向患者呈现1~3个货币,并说"指一指XX"或"把XX递给我",患者将指一指或递出特定货币或图片。

学习技能训练实例解析

教学材料

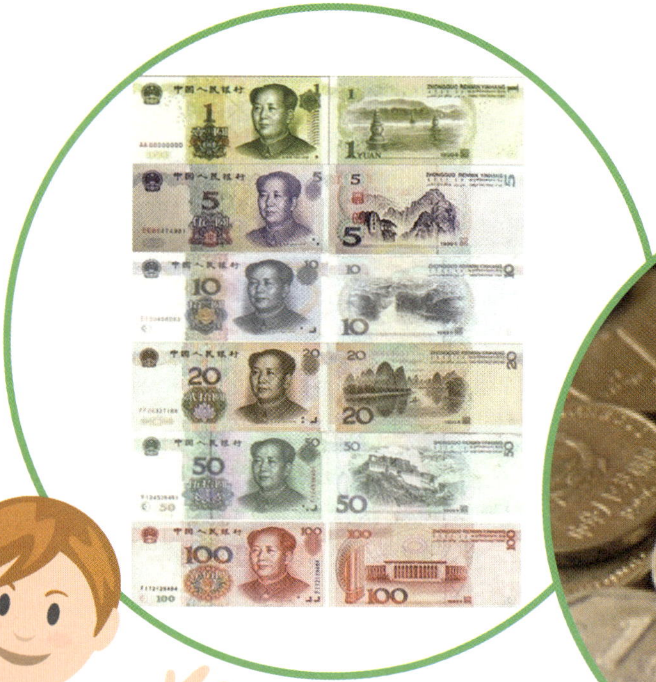

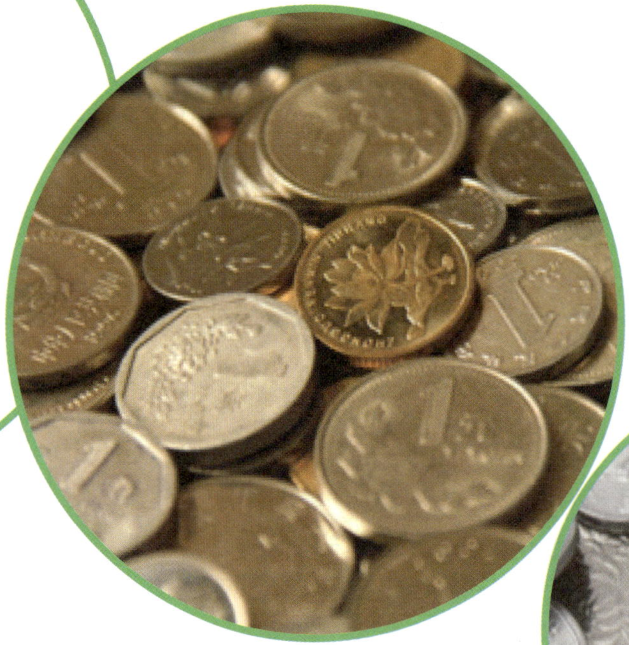

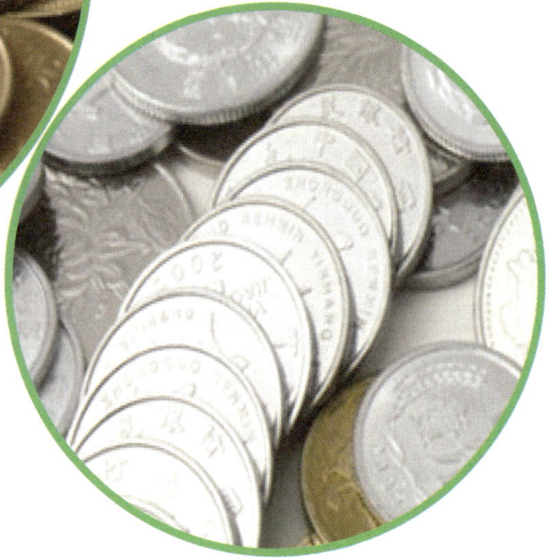

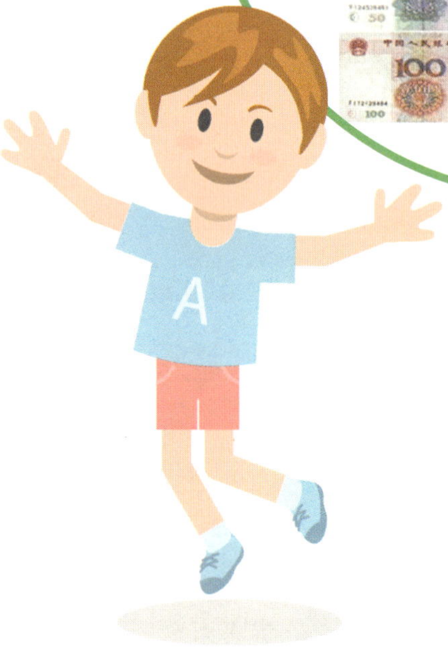

第四章
学习技能初级训练项目

训练方法示例

示例 1

指一指 10 元。

小档案	
训练时长	
辅助情况	

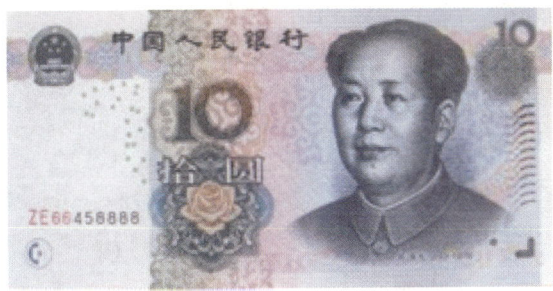

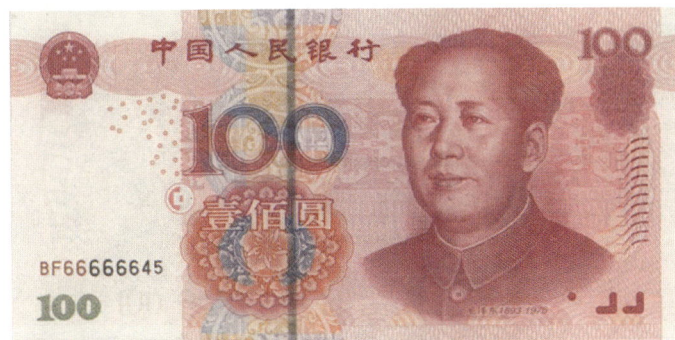

示例 2

指一指 5 元。

小档案	
训练时长	
辅助情况	

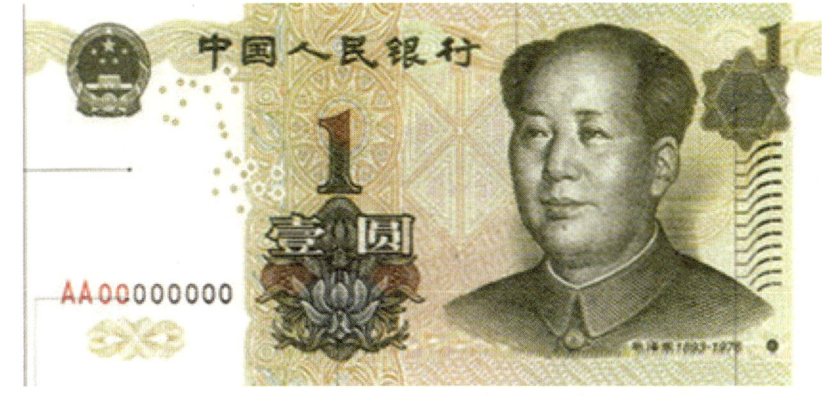

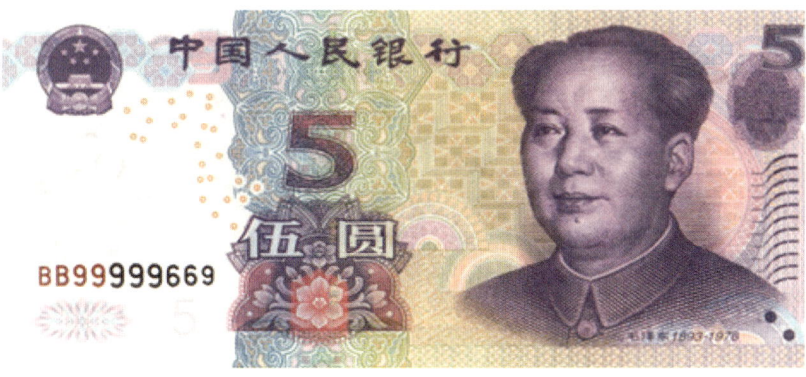

学习技能训练实例解析

训练方法示例

示例 3

把 1 元给我。

小档案	
训练时长	
辅助情况	

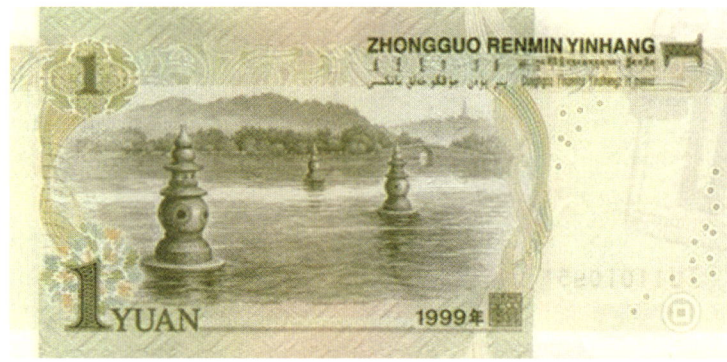

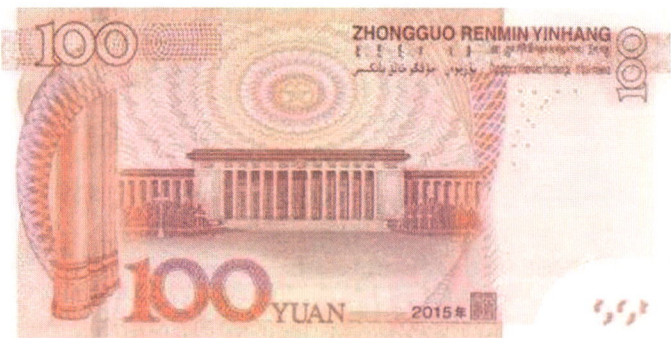

示例 4

把 100 元给我。

小档案	
训练时长	
辅助情况	

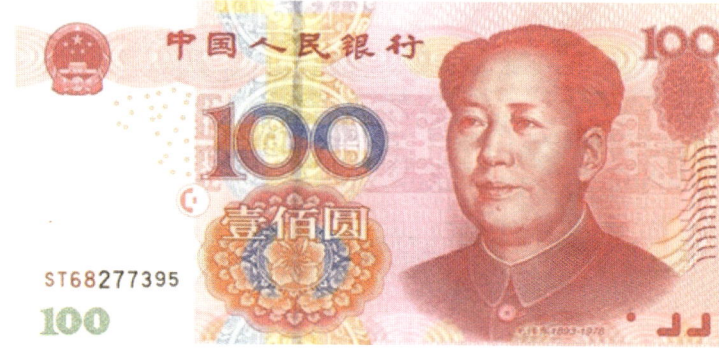

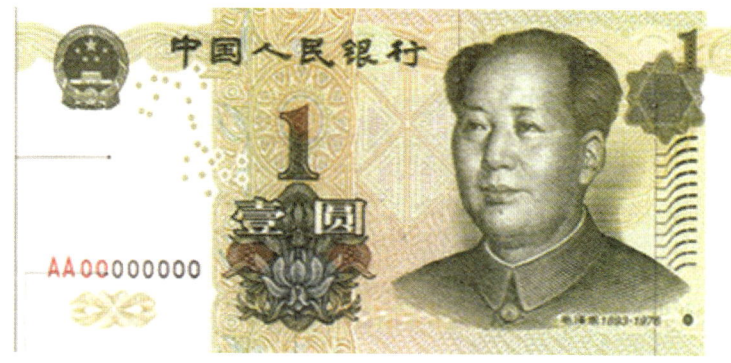

第四章
学习技能初级训练项目

拓展为 1 元硬币

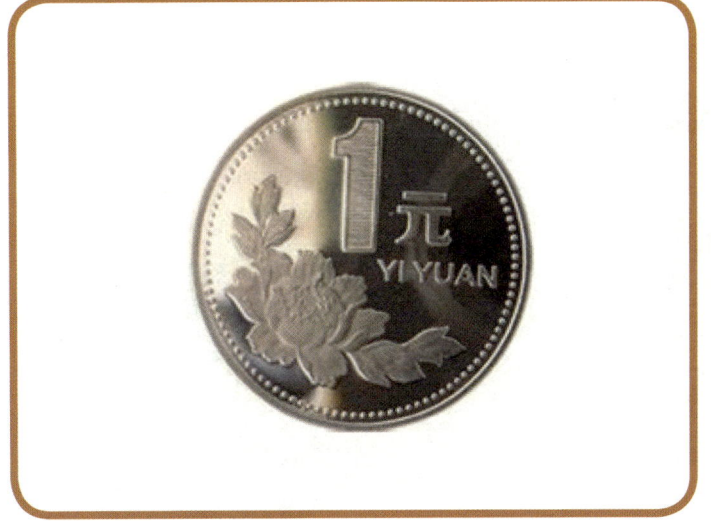

拓展为 5 角硬币

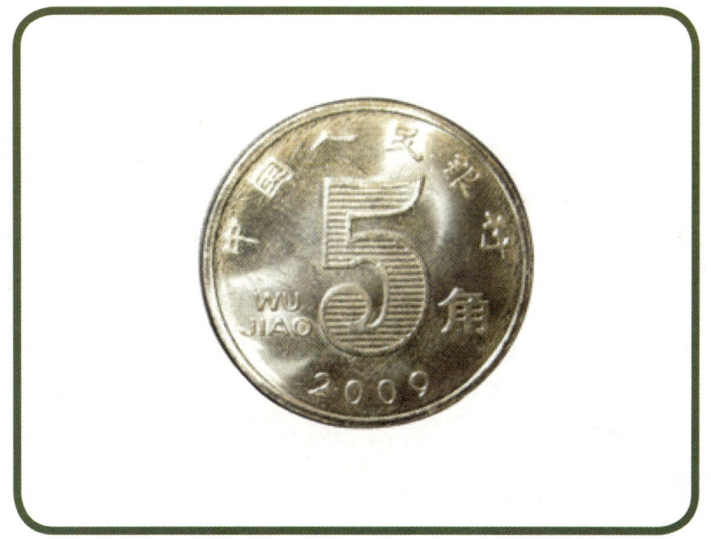

拓展为 1 角硬币

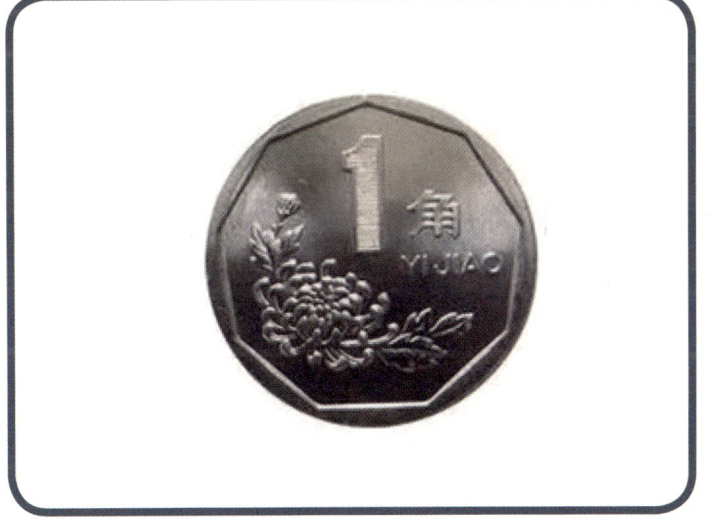

拓展为 5 角人民币

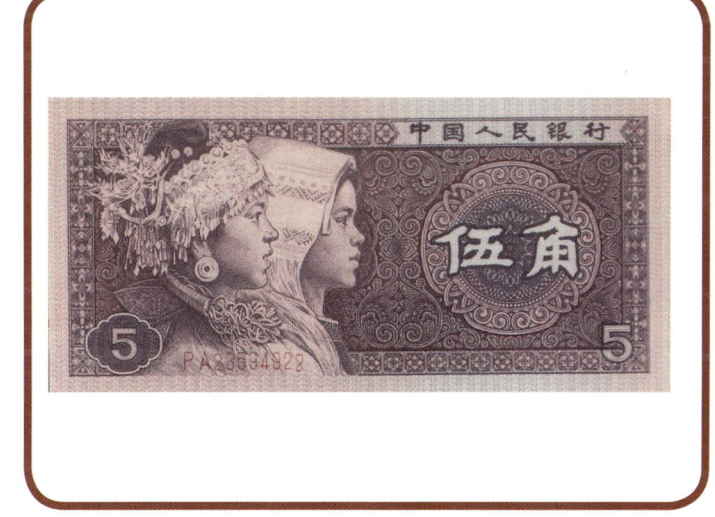

学习技能训练实例解析

15 指认反义词

该技能的训练目的是提高患者的理解与表达能力。通过该技能的训练，患者应该能达到这样一种水平，即：向患者呈现1~2对反义词，并说"指一指XX的反义词是什么？"，患者将能辨认出正确的反义词。

扫描二维码，打印本技能训练配套表格

第四章
学习技能初级训练项目

教学材料

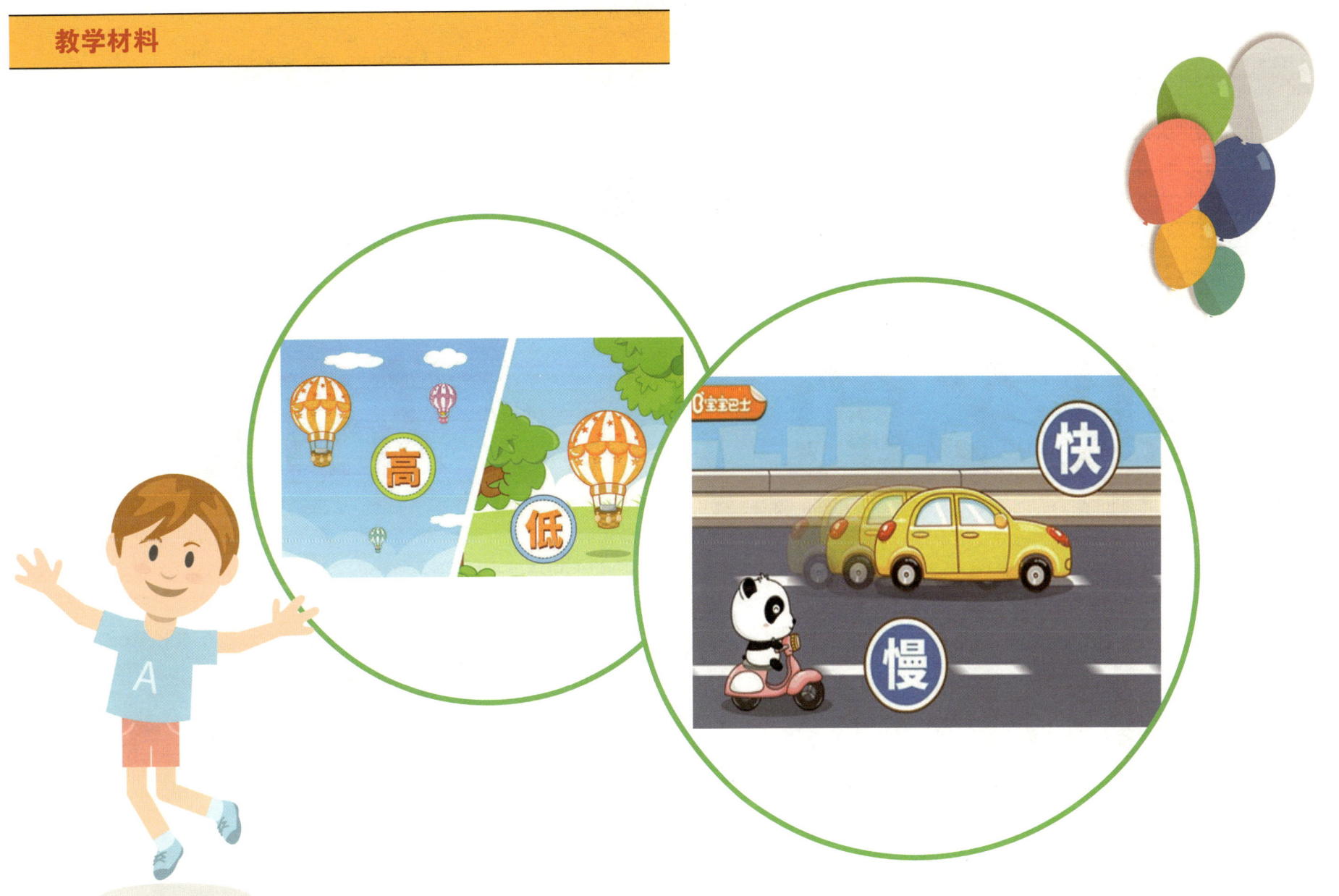

141

训练方法示例

示例1

指一指"大大的"的反义词是什么?

小档案	
训练时长	
辅助情况	

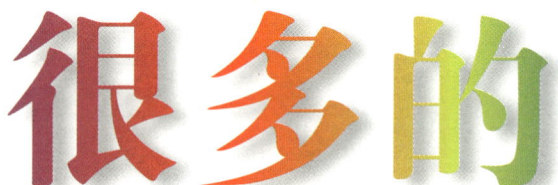

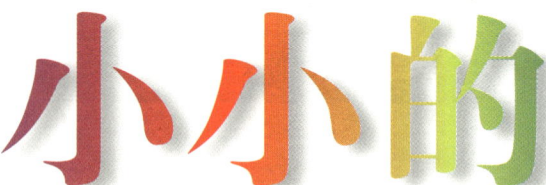

示例2

指一指"前面"的反义词是什么?

小档案	
训练时长	
辅助情况	

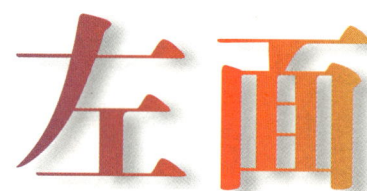

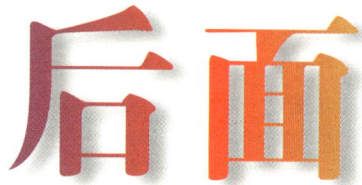

第四章 学习技能初级训练项目

示例 3

指一指"冷的"的反义词是什么？

小档案	
训练时长	
辅助情况	

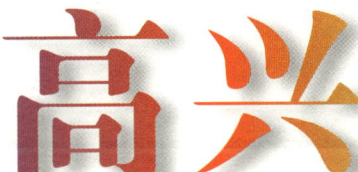

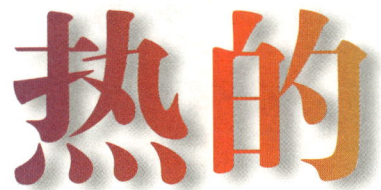

示例 4

指一指"开心"的反义词是什么？

小档案	
训练时长	
辅助情况	

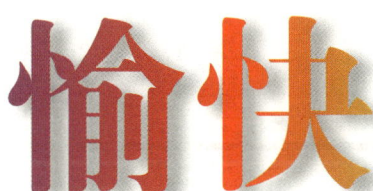

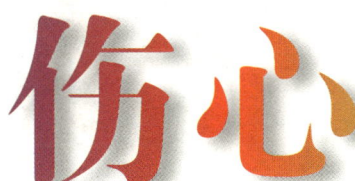

拓展为胖的

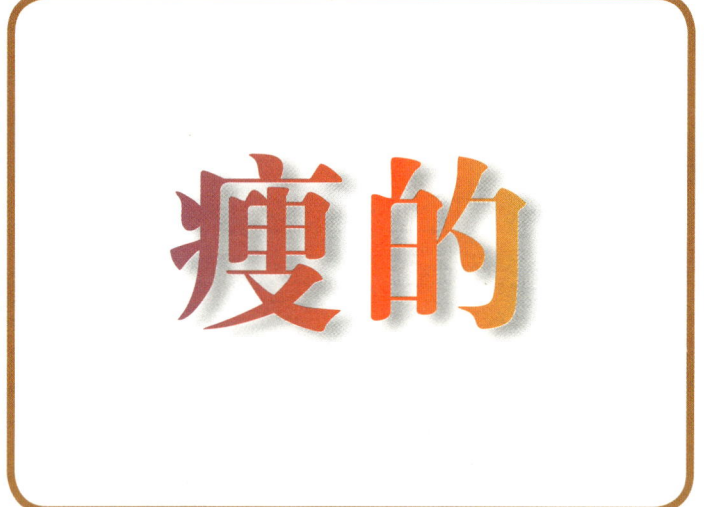

拓展为湿润

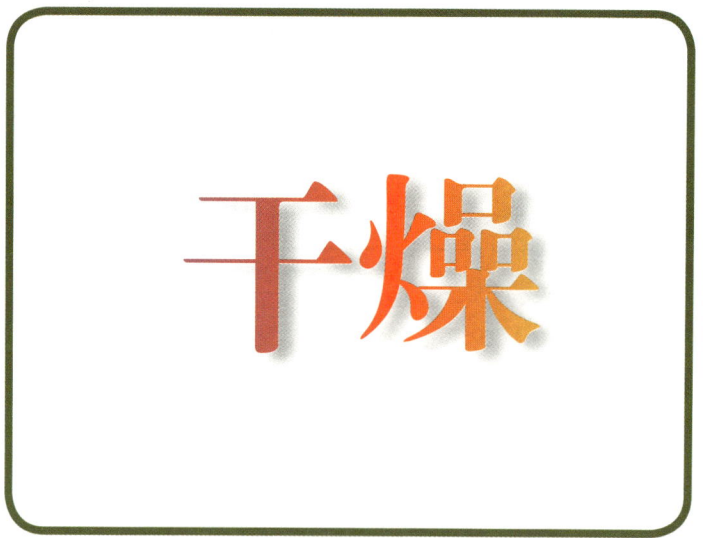

拓展为坚硬

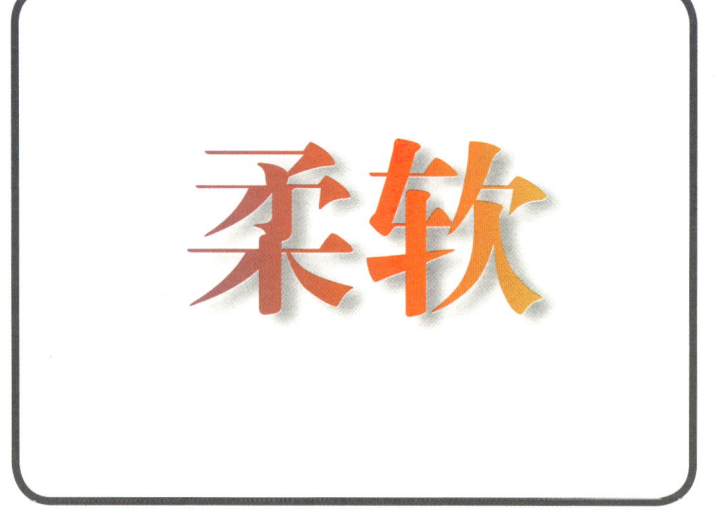

拓展为热的

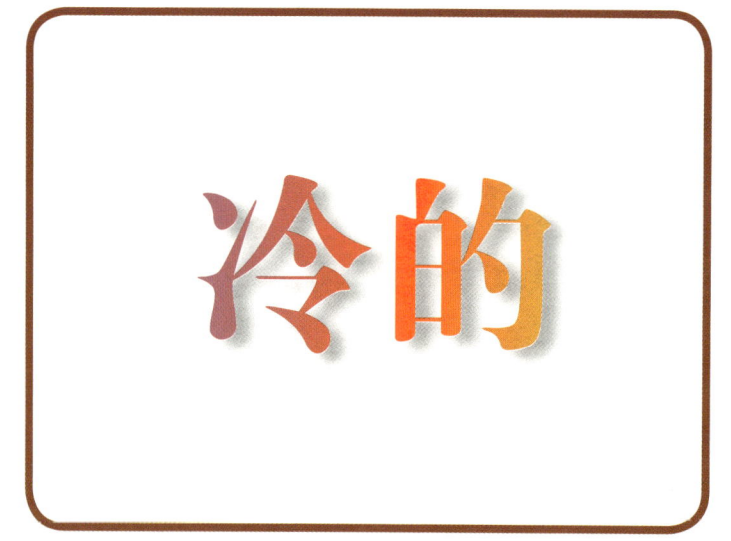

第四章 学习技能初级训练项目

16 将字母发音与图片匹配起来

该技能的训练目的是提高患者的理解与表达能力。通过该技能的训练,患者应该能达到这样一种水平,即:向患者提供1个字母,以及1~3张图片(其中一张图片对应该字母),并说"配对",患者将把字母与特定的图片匹配起来。

扫描二维码,打印本技能训练配套表格

教学材料

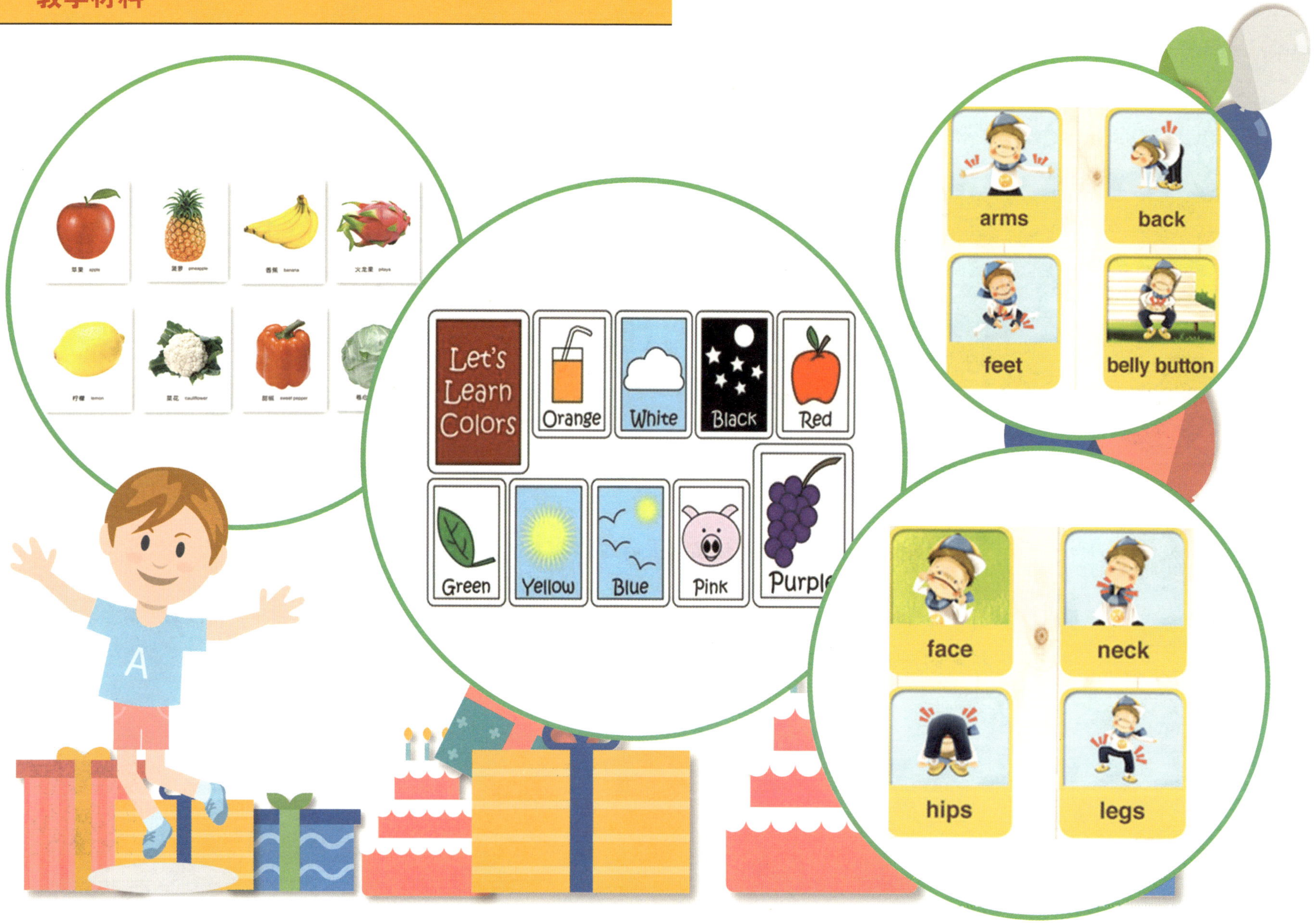
Let's
Learn
Colors
Orange
White
Black
Red
Green
Yellow
Blue
Pink
arms
back
feet
belly button
face
neck
hips
legs
A

第四章
学习技能初级训练项目

示例 1

将字母"a"与相应图片进行配对。

小档案	
训练时长	
辅助情况	

示例 2

将字母"b"与相应图片进行配对。

小档案	
训练时长	
辅助情况	

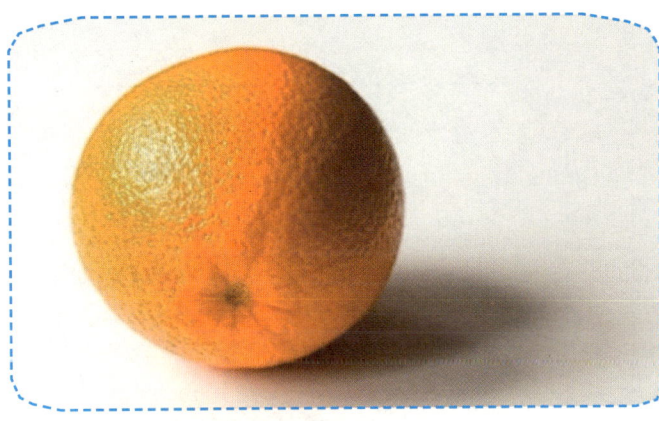

orange

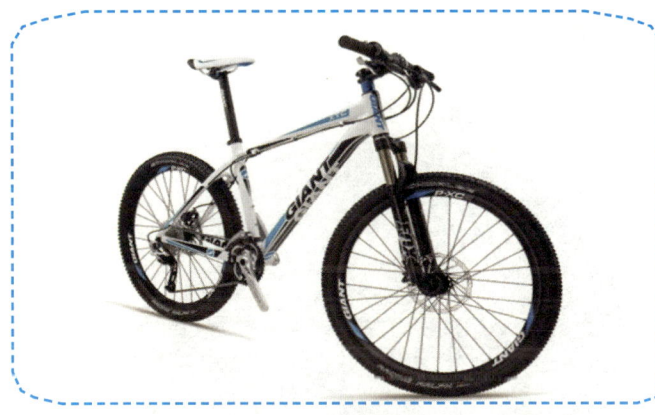

bike

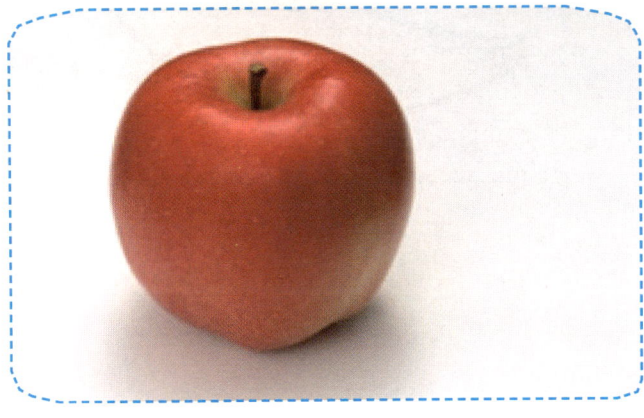

apple

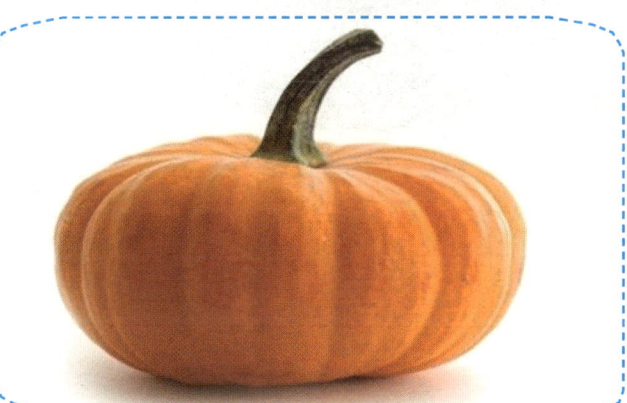

pumpkin

学习技能训练实例解析

训练方法示例

示例 3

将字母"b"与相应图片进行配对。

小档案	
训练时长	
辅助情况	

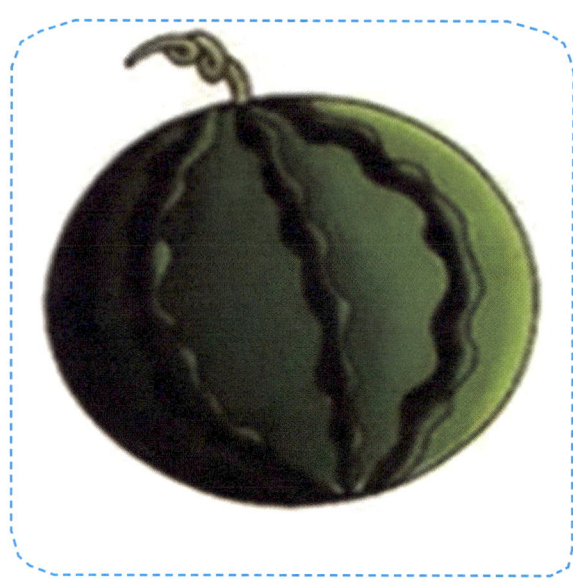

melon

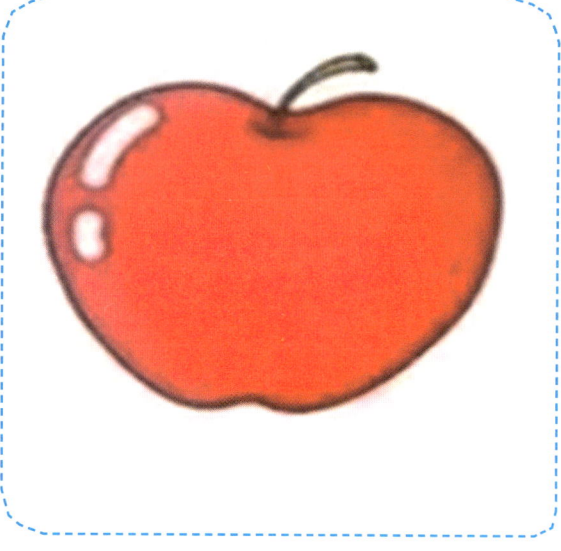

apple

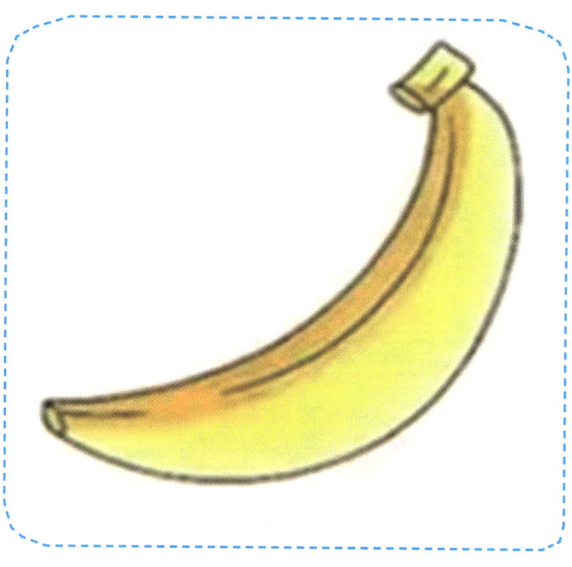

banana

第四章
学习技能初级训练项目

拓展为 S

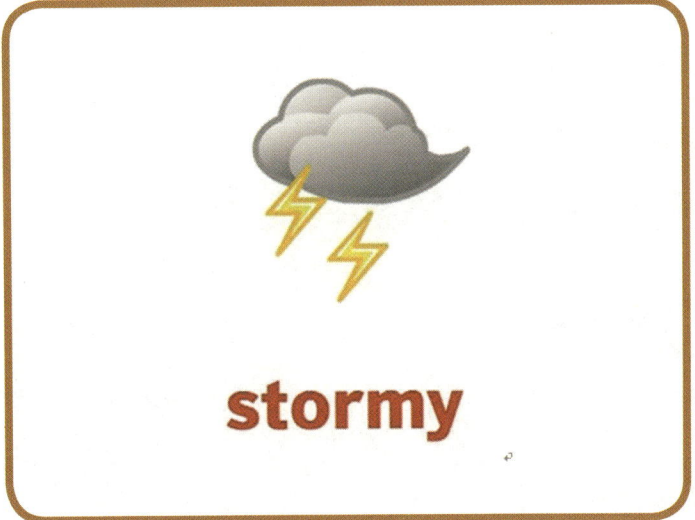

stormy

拓展为 C

cloudy

拓展为 T

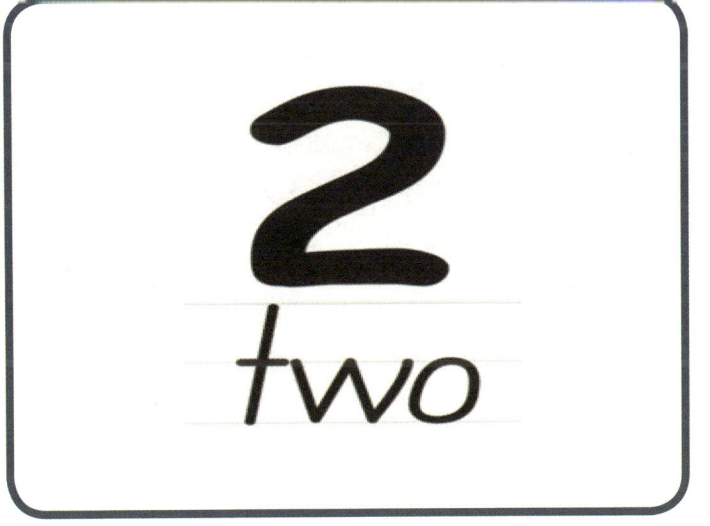

拓展为 G

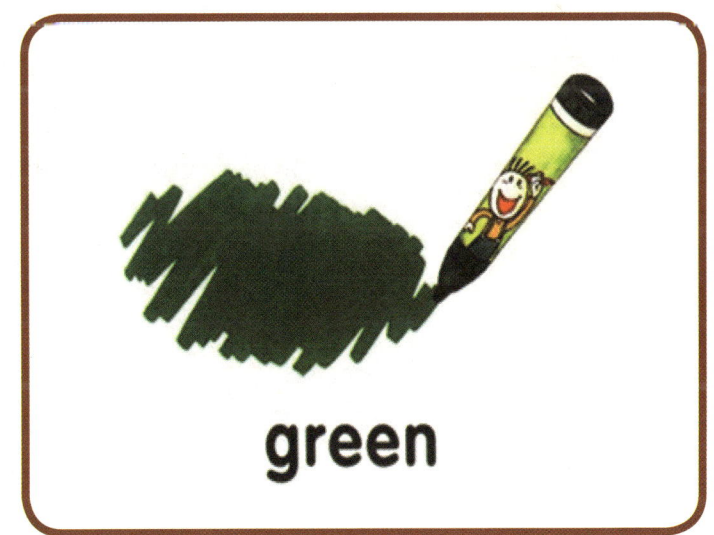

green

17 将词汇与图片匹配起来

该技能的训练目的是提高患者的理解与表达能力。通过该技能的训练，患者应该能达到这样一种水平，即：向患者提供1个词汇，以及1~3张图片（其中一张图片对应该词汇），并说"配对"（例如，给出词汇"狗"，以及一只狗与一台风扇的图片），患者将把词汇与特定的图片匹配起来。

扫描二维码，打印本技能训练配套表格

第四章
学习技能初级训练项目

教学材料

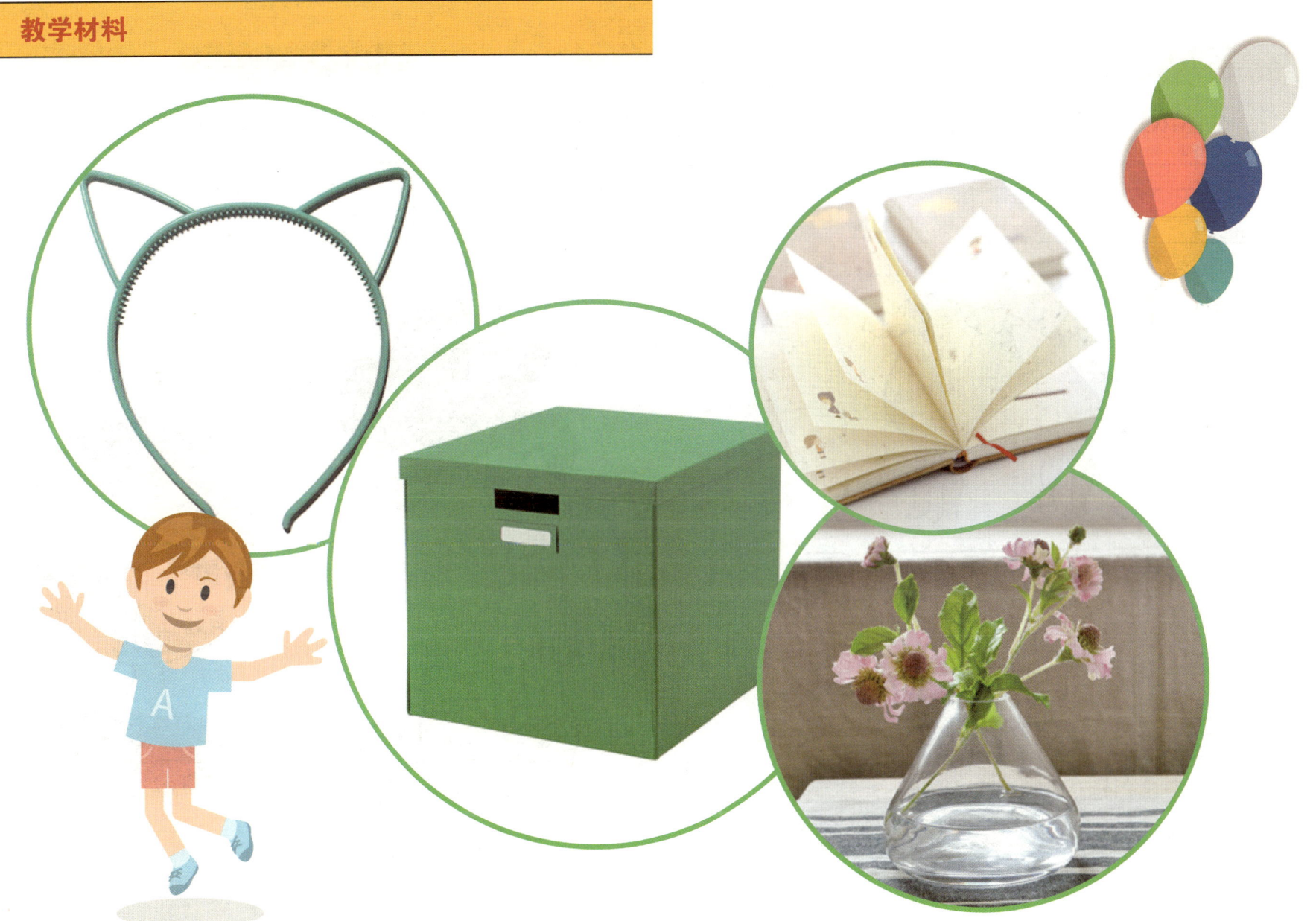

学习技能训练实例解析

示例 1

将词汇"火车"与相应图片进行配对。

小档案	
训练时长	
辅助情况	

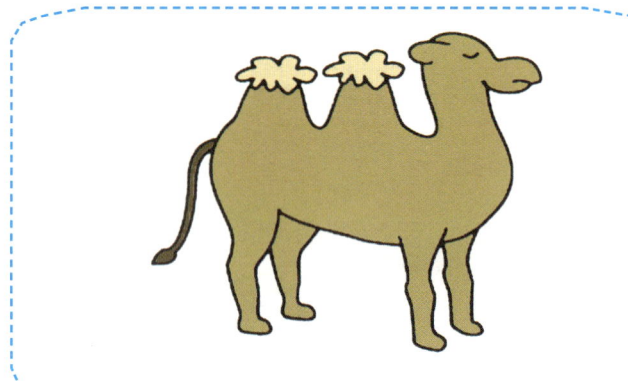

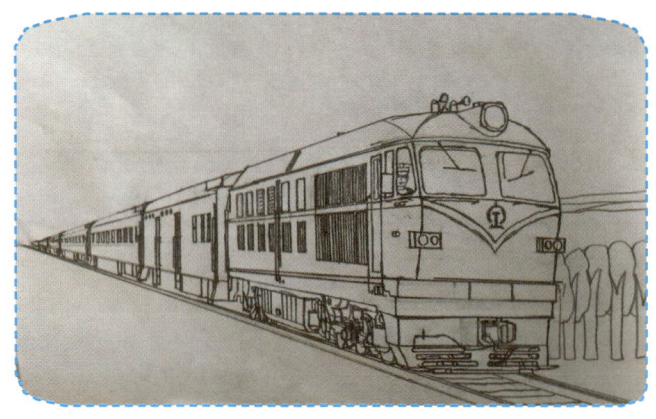

训练方法示例

示例 2

将词汇"狗"与相应图片进行配对。

小档案	
训练时长	
辅助情况	

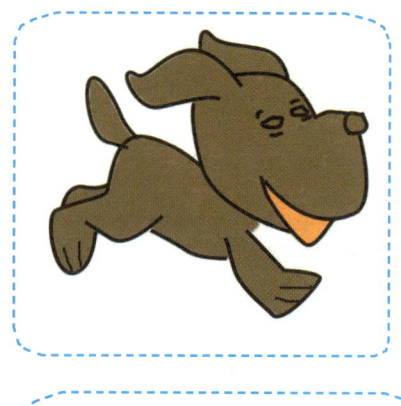

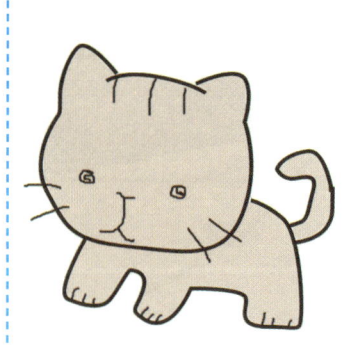

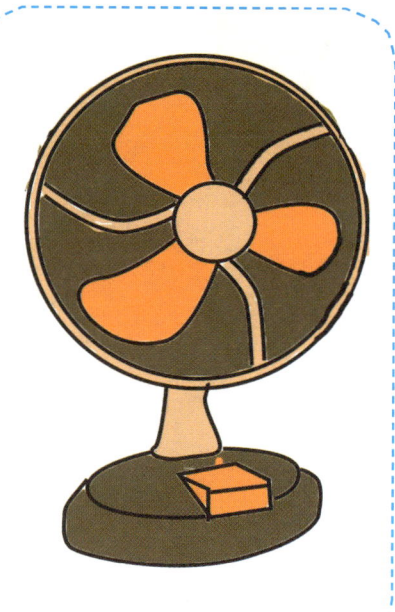

第四章
学习技能初级训练项目

训练方法示例

示例 3

将词汇"斧子"与相应图片进行配对。

小档案	
训练时长	
辅助情况	

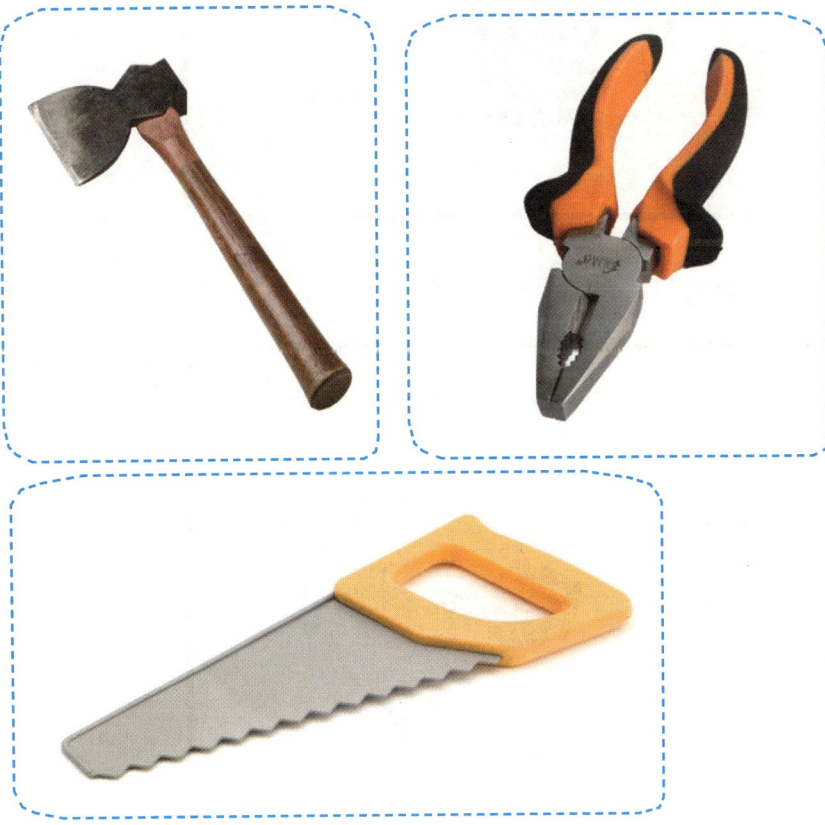

示例 4

将词汇"遥控器"与相应图片进行配对。

小档案	
训练时长	
辅助情况	

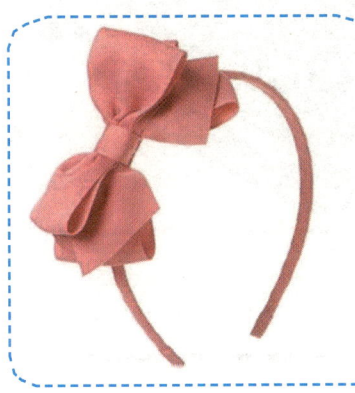
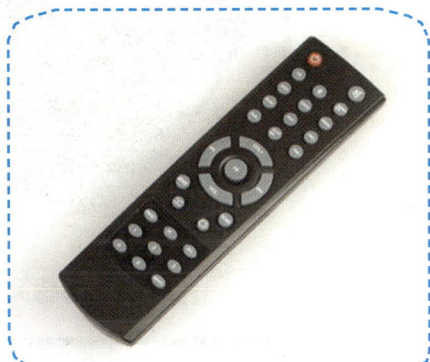
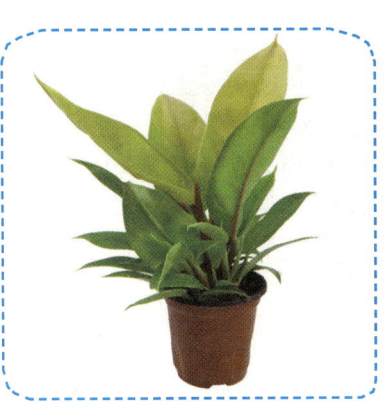

153

学习技能训练实例解析

拓展为背包

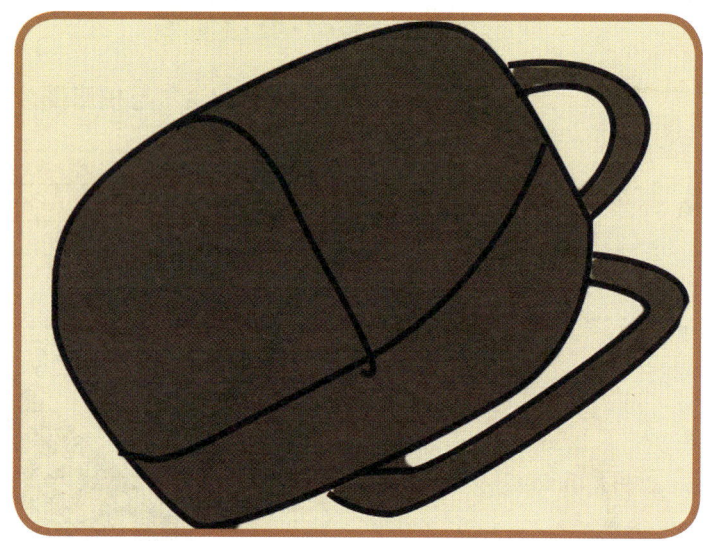

拓展为水杯

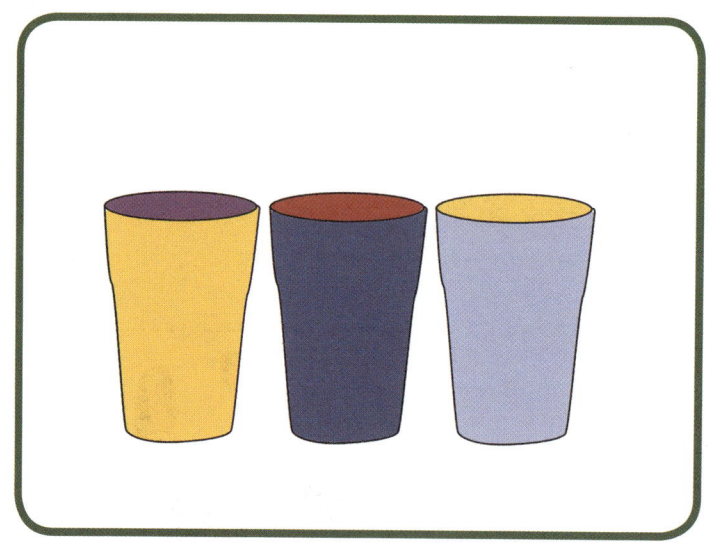

拓展为七巧板

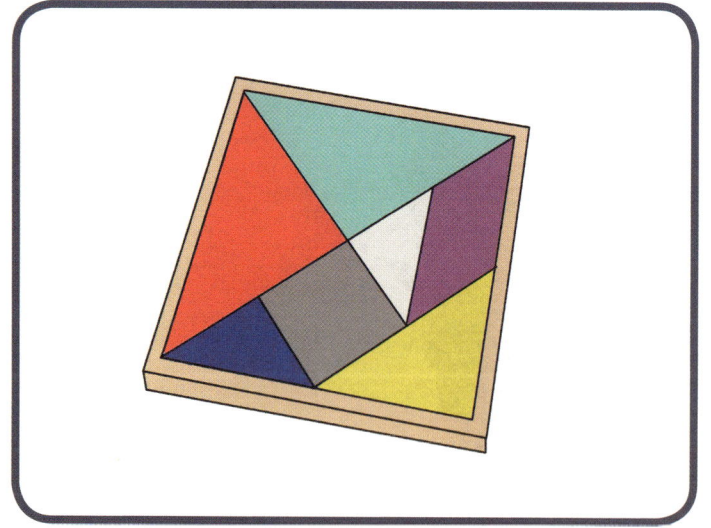

拓展为盘子

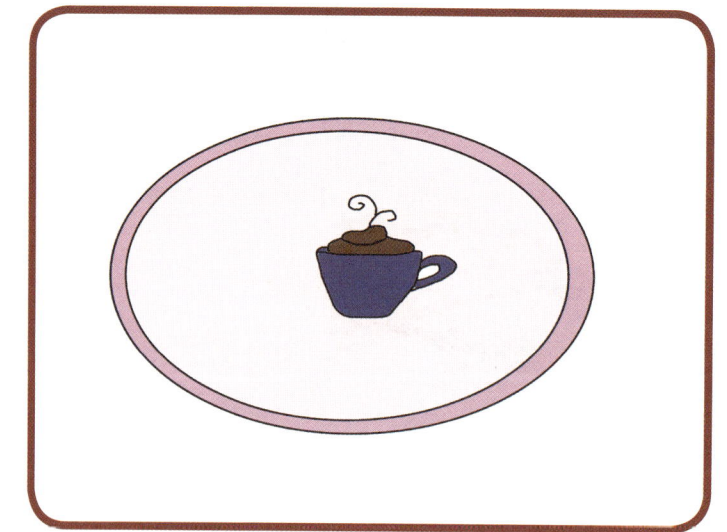

第四章
学习技能初级训练项目

18 押韵

该技能的训练目的是提高患者的理解与表达能力。通过该技能的训练，患者应该能达到这样一种水平，即：当问患者"什么字和X字押韵？"时，患者将给出一个字，与老师给出的字押韵。

扫描二维码，打印本技能训练配套表格

学习技能训练实例解析

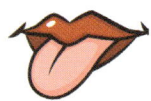
小游戏：叠音的训练

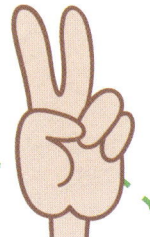

"我会叫爸爸和妈妈"

分别准备一张爸爸和妈妈的照片，让孩子与爸爸或妈妈面对面，或让孩子坐在爸爸或妈妈的腿上，逗引他看着爸爸或者妈妈的脸，双唇紧闭，然后发出辅音"b"或"m"的声音，然后辅以"a"的声音，分别组成爸爸或妈妈，要反复练习，快速读及连续读，读正确时要亲吻爱抚孩子，以加深对叠音的理解。

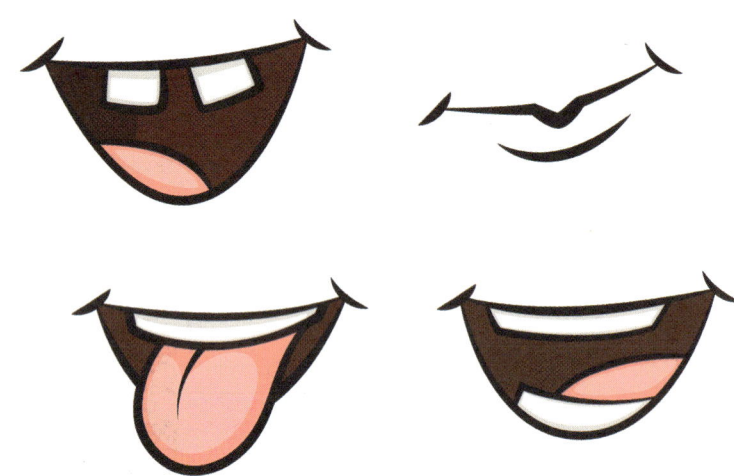
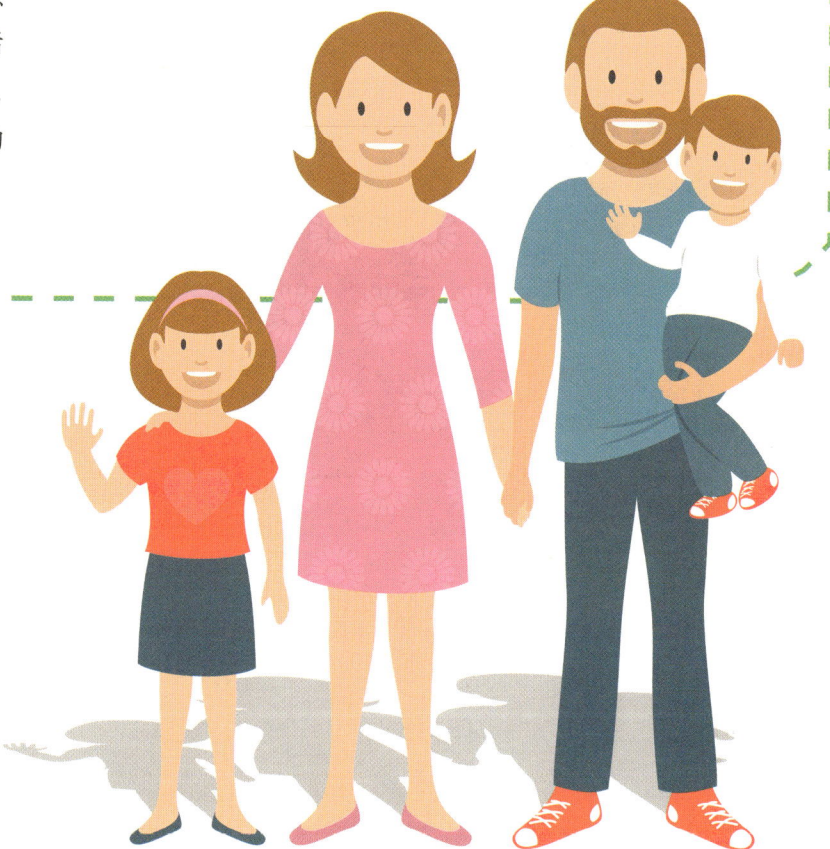

教学材料

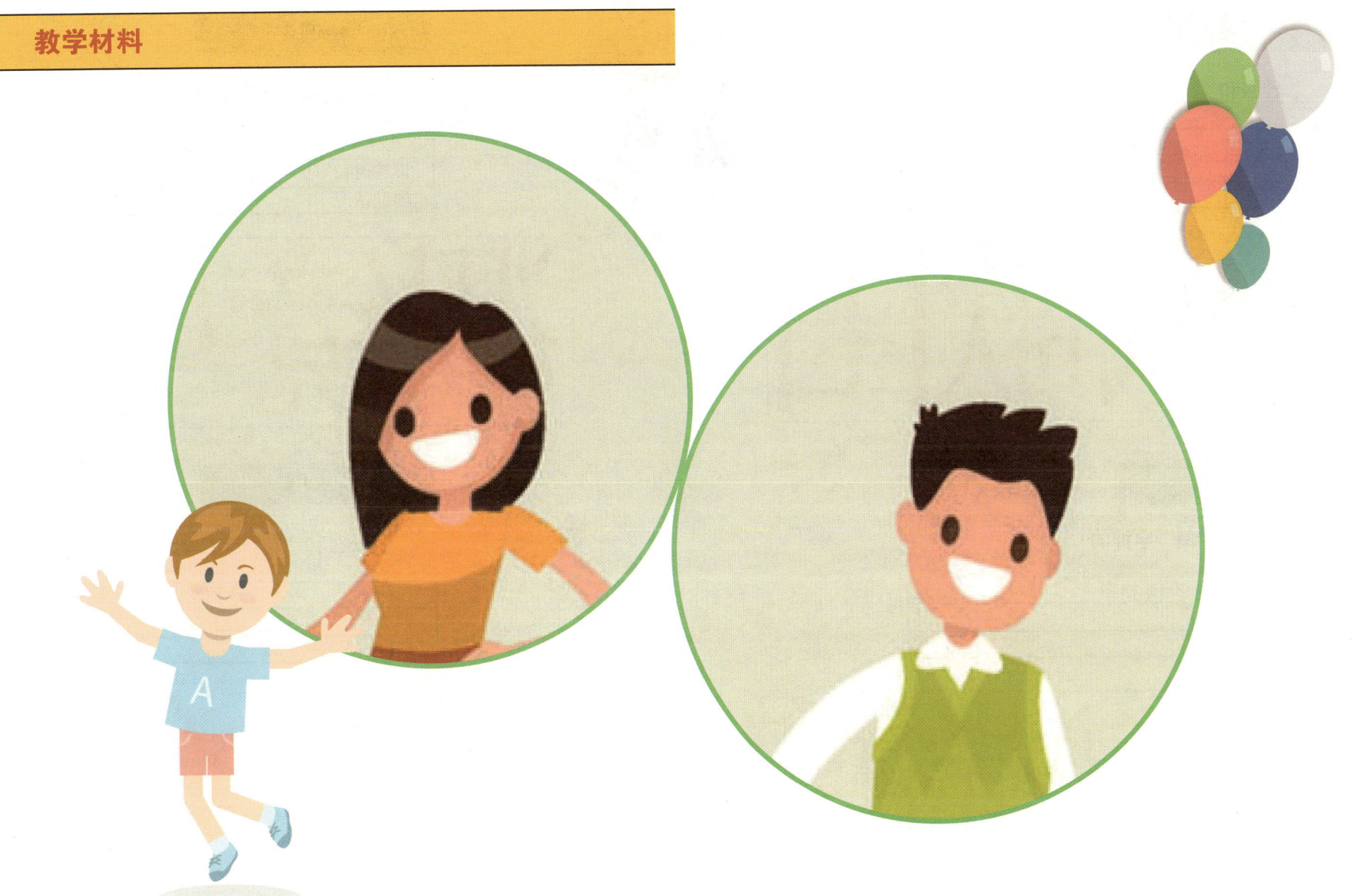

示例 1

什么和"天"字押韵?

小档案	
训练时长	
辅助情况	

示例 3

什么和"条"字押韵?

小档案	
训练时长	
辅助情况	

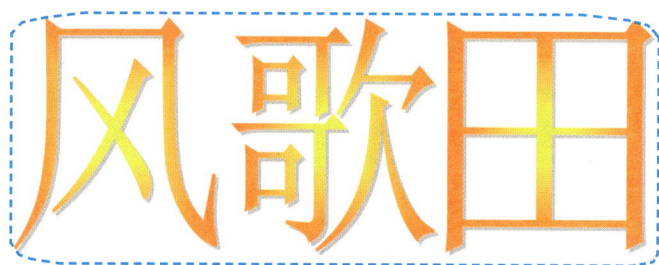

示例 2

什么和"帽"字押韵?

小档案	
训练时长	
辅助情况	

示例 4

什么和"花"字押韵?

小档案	
训练时长	
辅助情况	

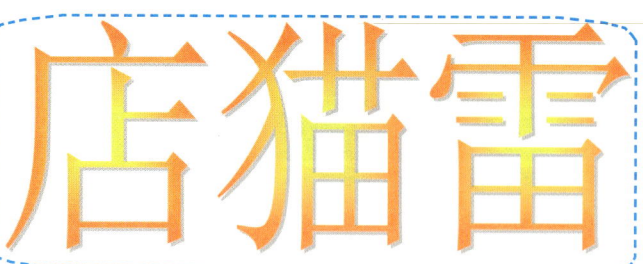

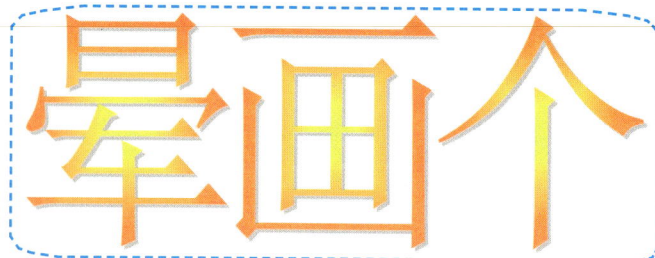

第四章
学习技能初级训练项目

拓展为但

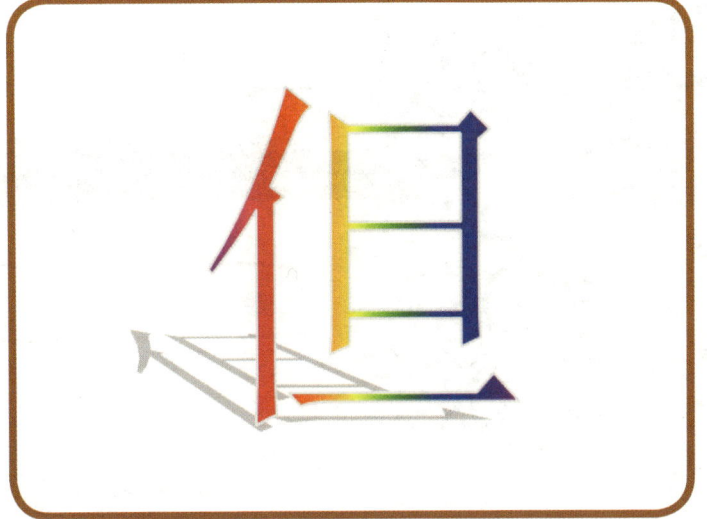

拓展为需

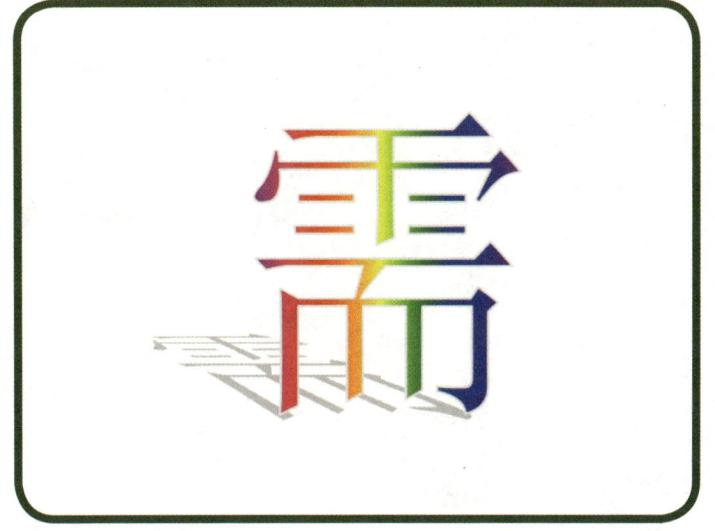

拓展为圆

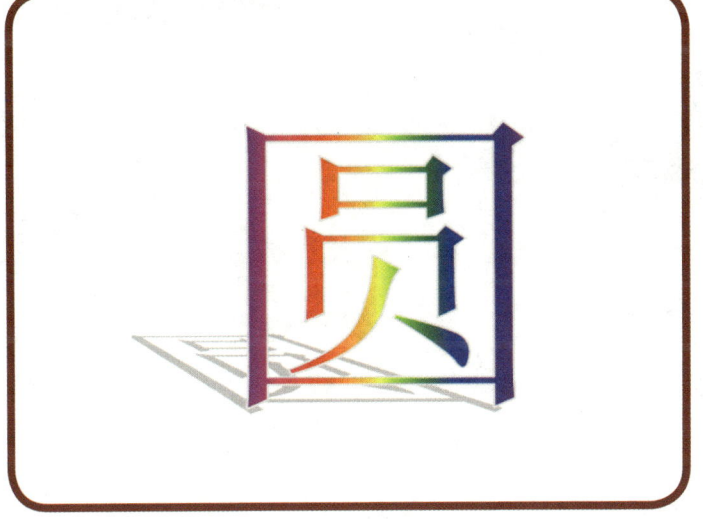

拓展为是

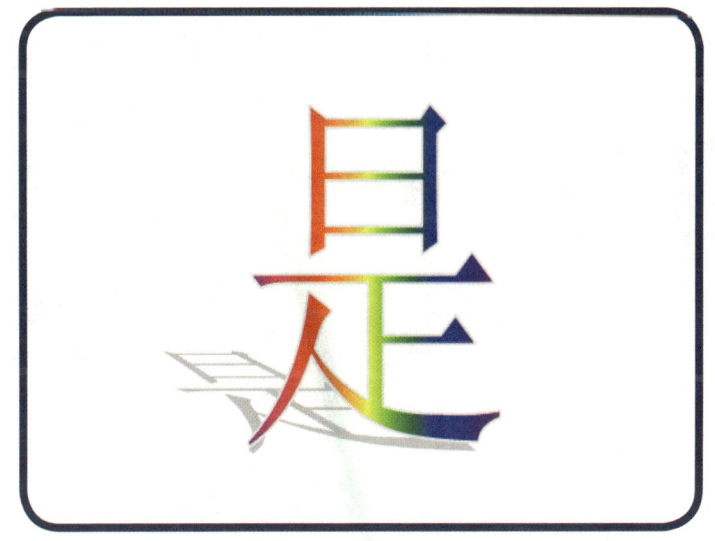

159

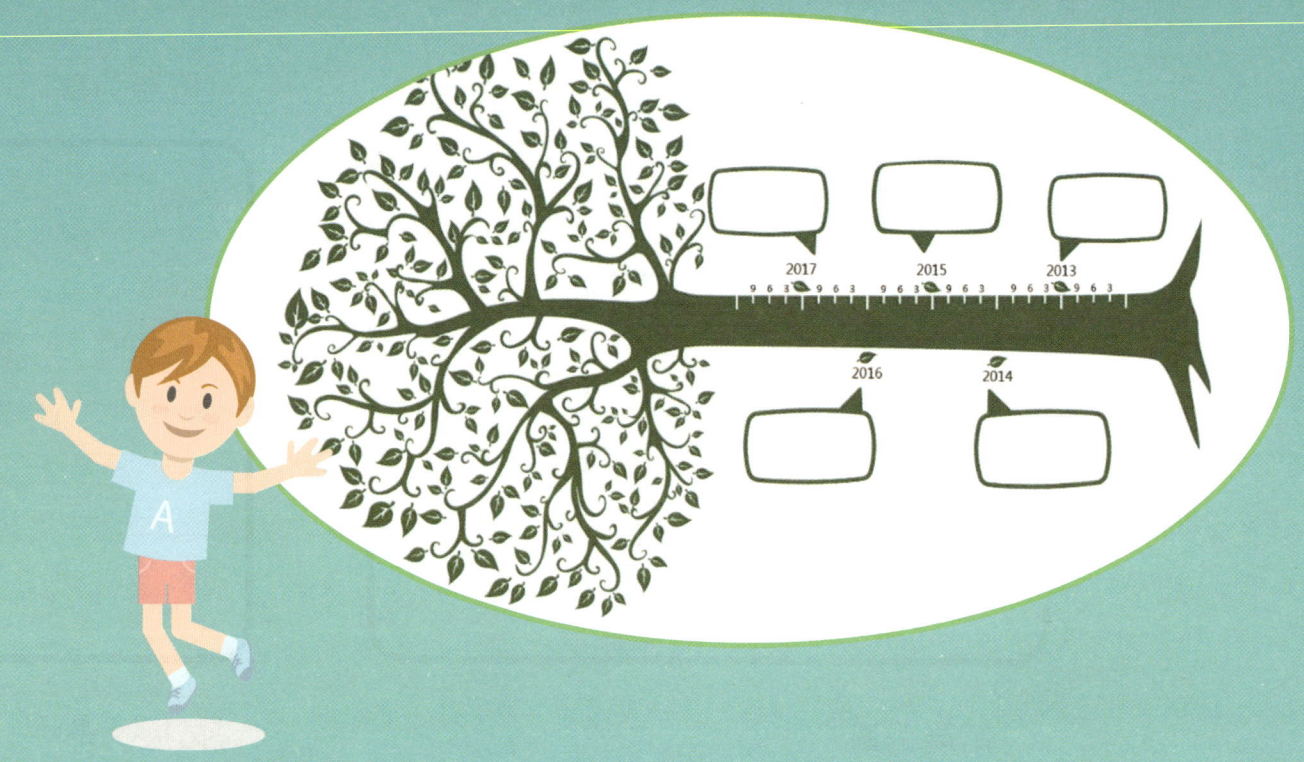

第五章

学习技能中级训练项目

第五章 学习技能中级训练项目

01 类比

该技能的训练目的是提高患者的逻辑思维能力。通过该技能的训练，患者应该能达到这样一种水平，即：指导患者完成类比句（比如，大象是大的，而老鼠是_____）填空，患者将能够完成类比句。确保患者已经掌握先备技能，比如理解反义词。也可以变换句型（如，大是大象，小是_____。或者是，小的像老鼠，大的像_____）。

扫描二维码，打印本技能训练配套表格

161

学习技能训练实例解析

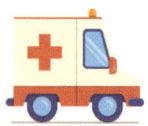 小游戏

与孩子玩"找一样的"游戏

事先准备好圆形、方形、三角形、长方形各 2 套,训练者和孩子的面前每人 1 套。训练者可任意出示一种图形放在孩子面前并说"找一样的"或"找和这块一样的"。当孩子找对时,立刻给予奖励或鼓励,然后再拿出不同形状的另一块,并说出与前面相同的话"找出一样的"或"找和这块一样的",如此依次拿出圆形、方形、三角形、长方形相配,当都配对以后,可以将指导语改成"拿出圆形的""拿出方形的"……以此类推。当你发现孩子还不理解"圆的""方的"时,你便帮她出示圆形、方形……边拿出配对的图形同时要清晰地说出"圆形""方形"……多次呈现多次说出形状名称。

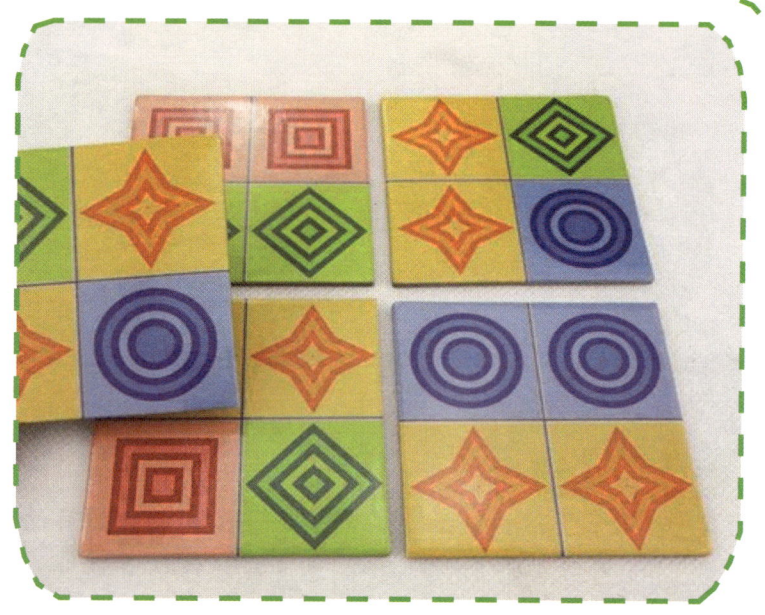

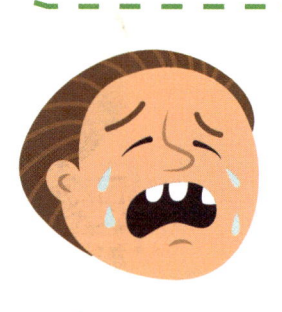 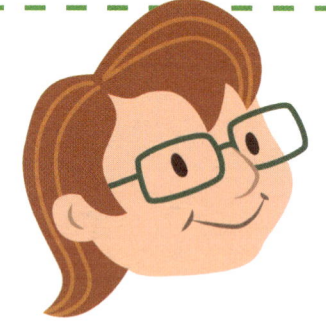 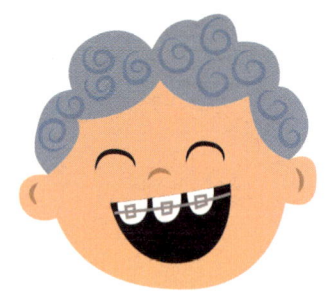 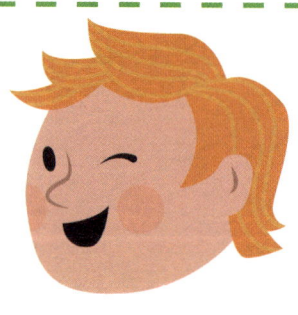 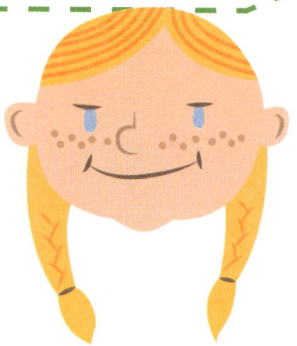

第五章
学习技能中级训练项目

教学材料

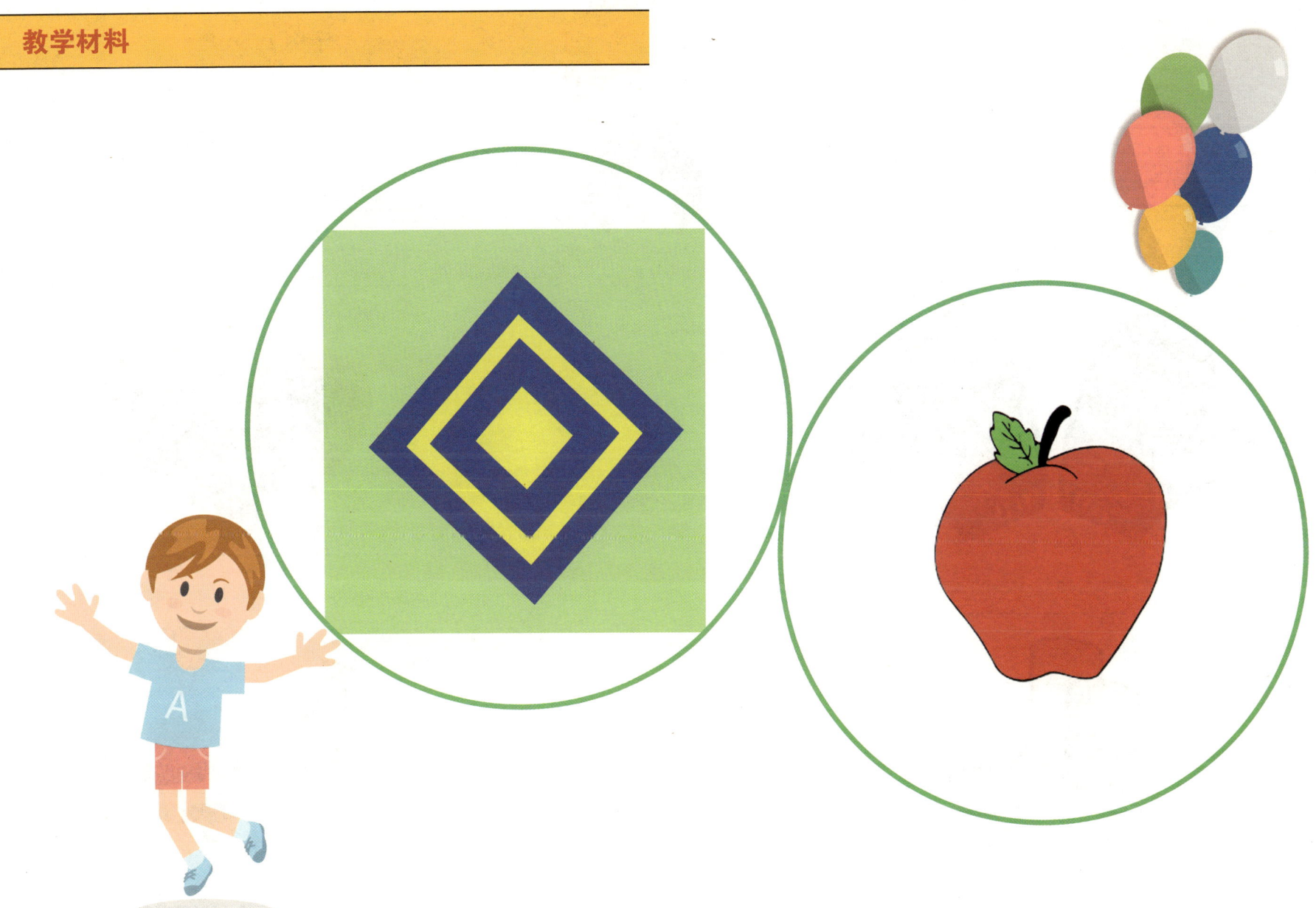

学习技能训练实例解析

示例 1

"手套戴在手上,袜子穿在_____。"

小档案	
训练时长	
辅助情况	

 训练方法示例

示例 2

"苹果是红色的,香蕉是_____。"

小档案	
训练时长	
辅助情况	

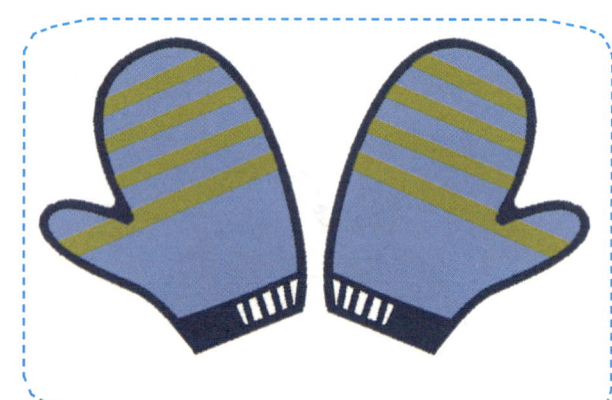

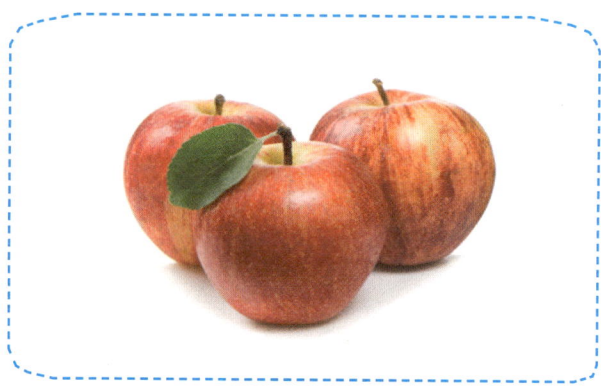

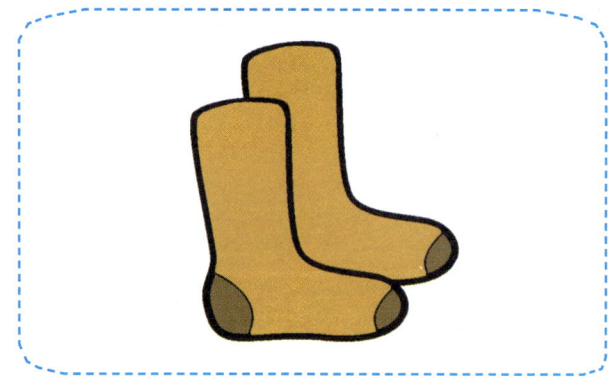

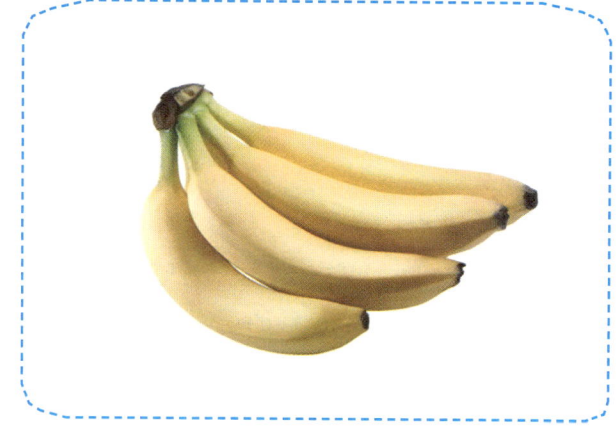

第五章
学习技能中级训练项目

拓展为填空 1

汽车在马路上跑，船在____。

拓展为填空 2

游泳池可以游泳，自行车可以____。

拓展为填空 3

太阳很热，冰很____。

拓展为填空 4

长颈鹿很高，小乌龟很__。

学习技能训练实例解析

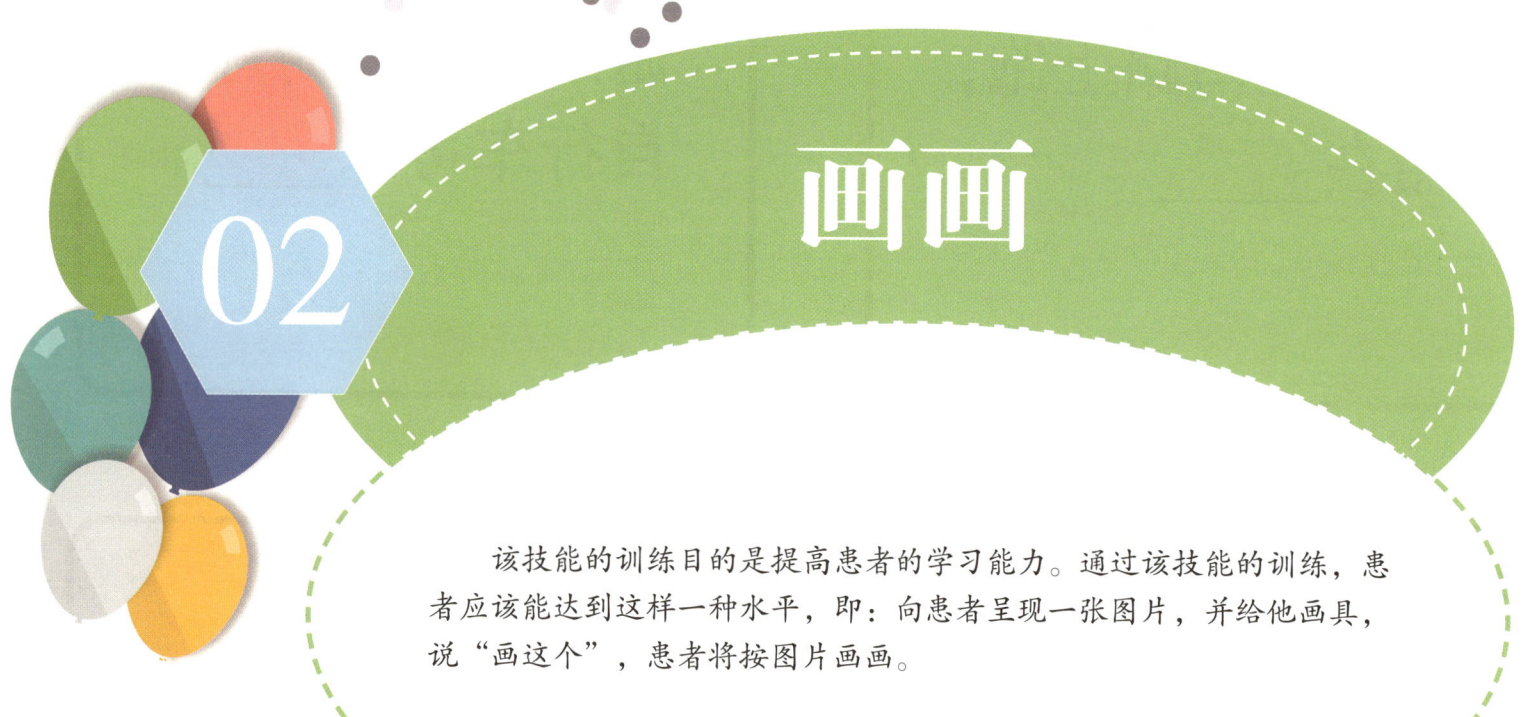

02 画画

该技能的训练目的是提高患者的学习能力。通过该技能的训练,患者应该能达到这样一种水平,即:向患者呈现一张图片,并给他画具,说"画这个",患者将按图片画画。

扫描二维码,打印本技能训练配套表格

第五章
学习技能中级训练项目

教学材料

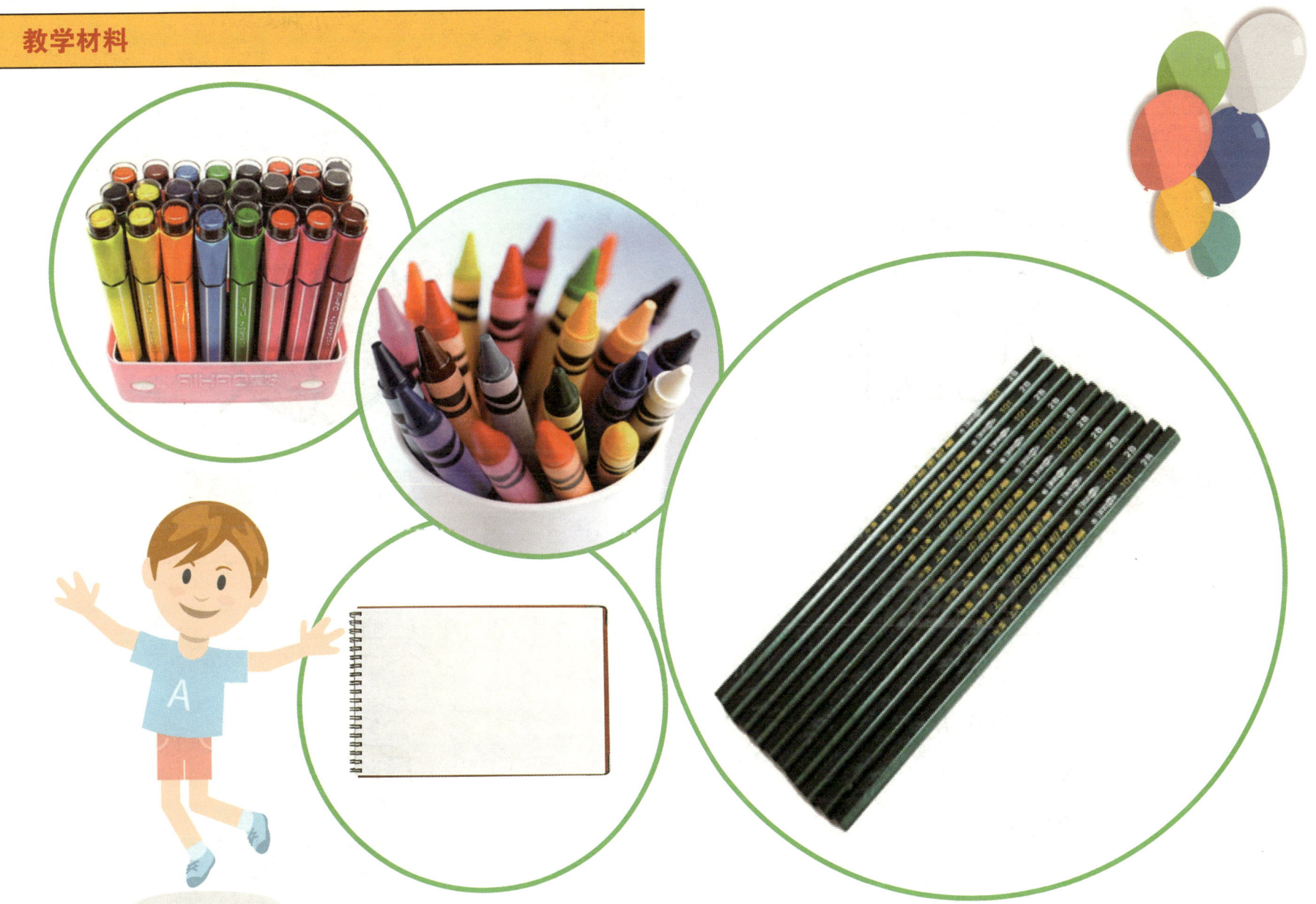

学习技能训练实例解析

训练方法
示例

示例 1

画这个。

小档案	
训练时长	
辅助情况	

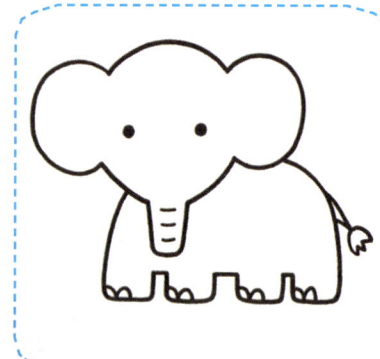

示例 2

画这个。

小档案	
训练时长	
辅助情况	

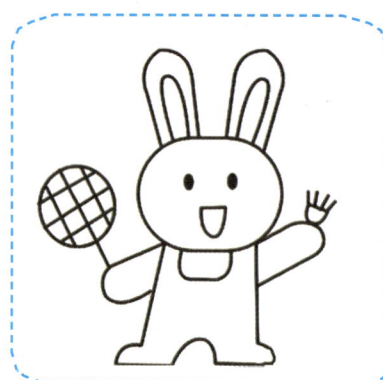

示例 3

画这个。

小档案	
训练时长	
辅助情况	

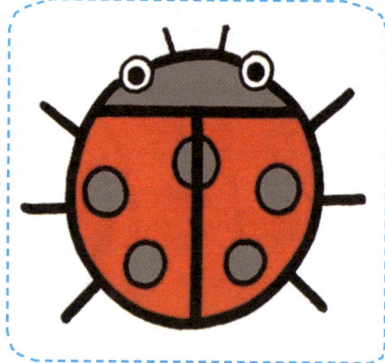

示例 4

画这个。

小档案	
训练时长	
辅助情况	

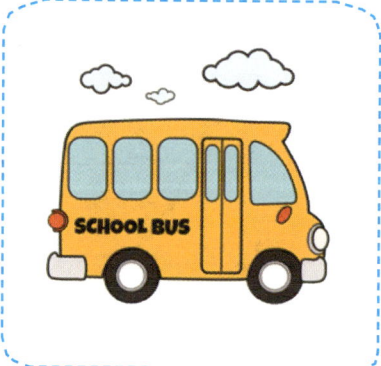

第五章
学习技能中级训练项目

拓展 1

拓展 2

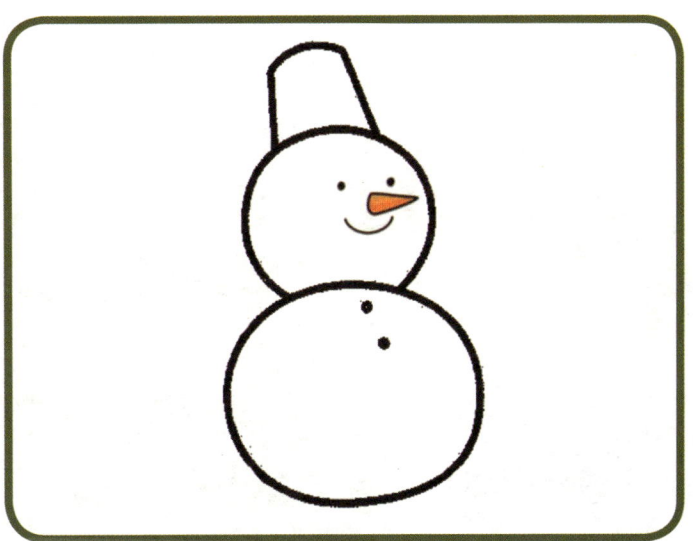

拓展 3

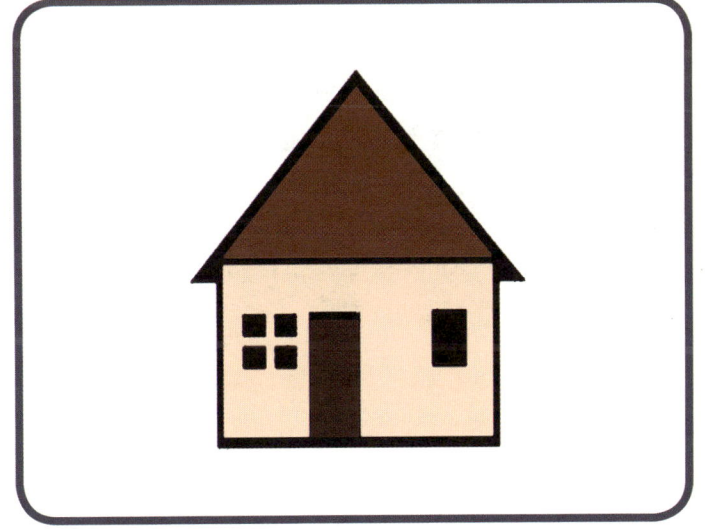

拓展 4

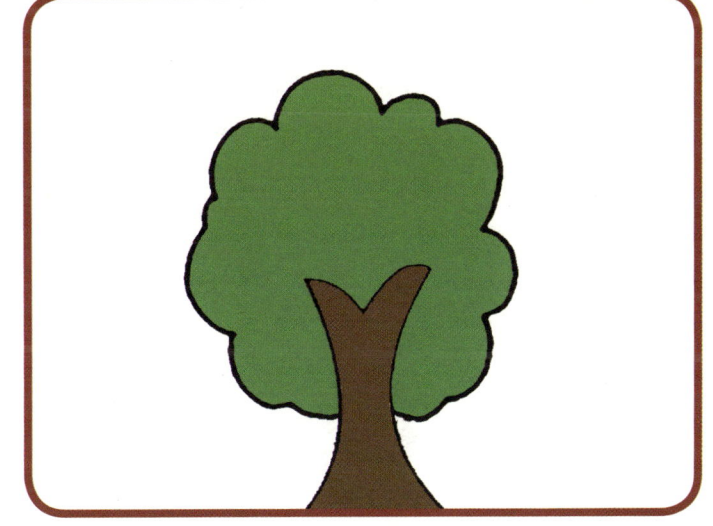

169

学习技能训练实例解析

03 多步骤艺术活动

该技能的训练目的是提高患者的学习能力和艺术修养。通过该技能的训练，患者应该能达到这样一种水平，即：向患者呈现一个成品，然后提供相关制作材料，说"做这个"，患者能够独立完成作品。

扫描二维码，打印本技能训练配套表格

第五章
学习技能中级训练项目

教学材料

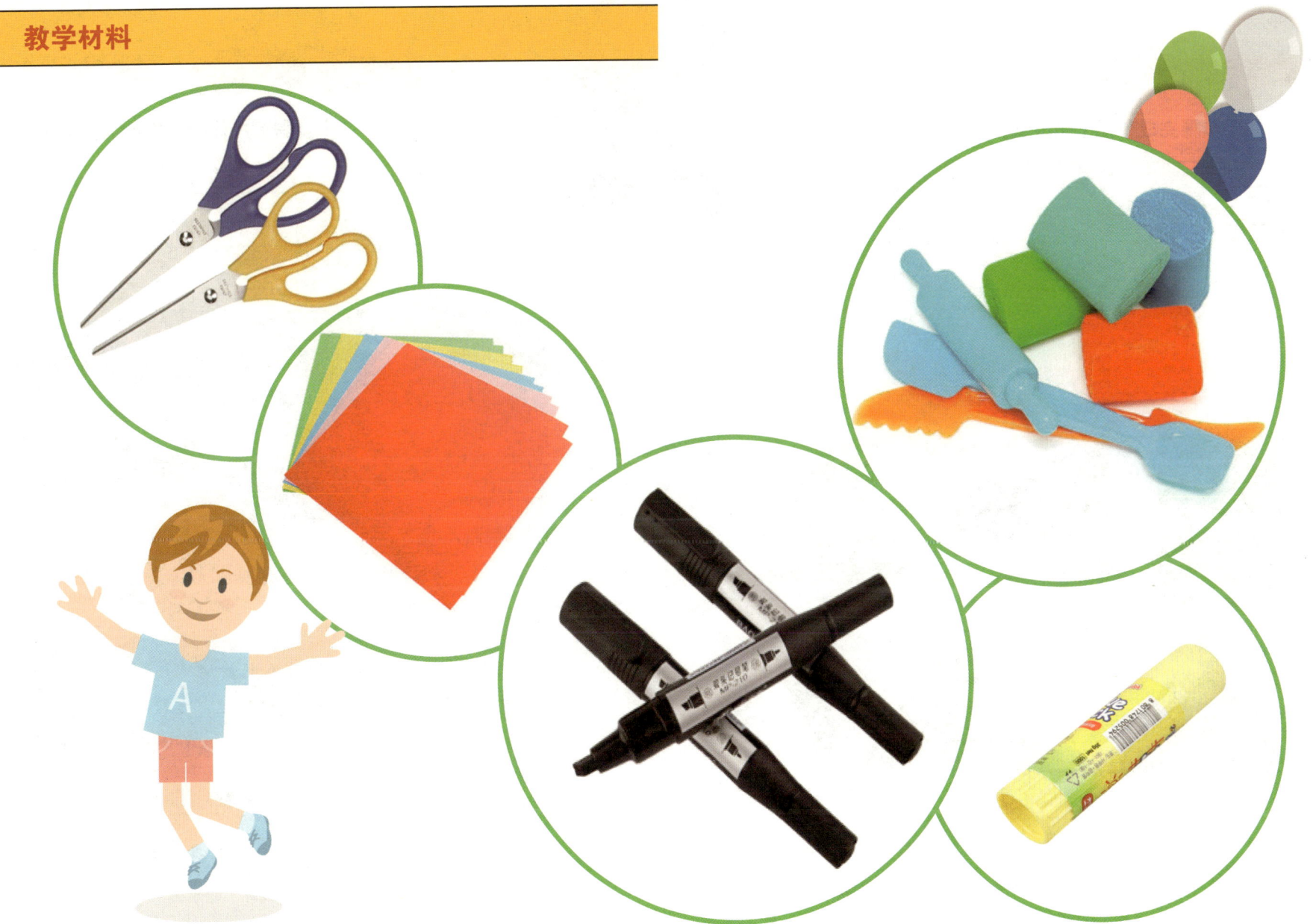

171

学习技能训练实例解析

示例1

2个步骤完成作品（先剪纸，再折纸）。

小档案	
训练时长	
辅助情况	

训练方法示例

示例2

2个步骤完成作品（先剪纸，再贴纸）。

小档案	
训练时长	
辅助情况	

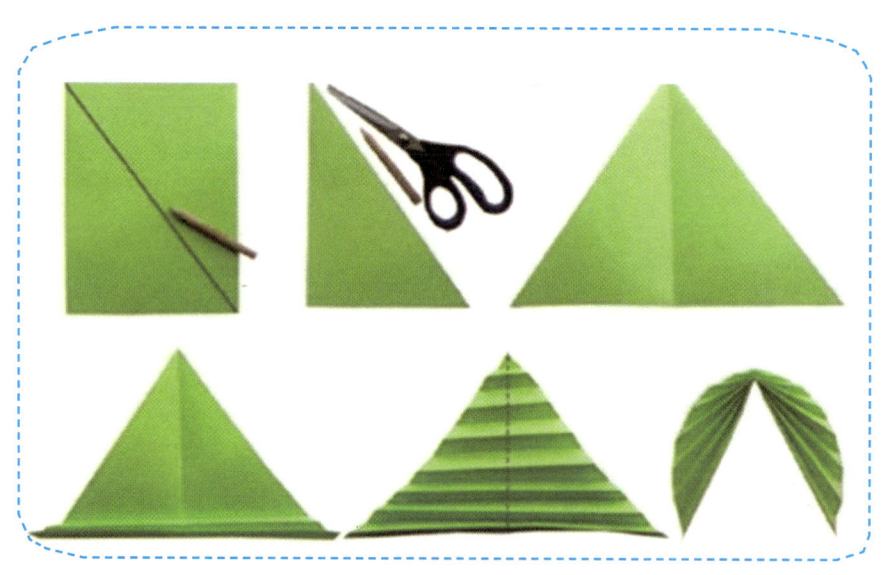

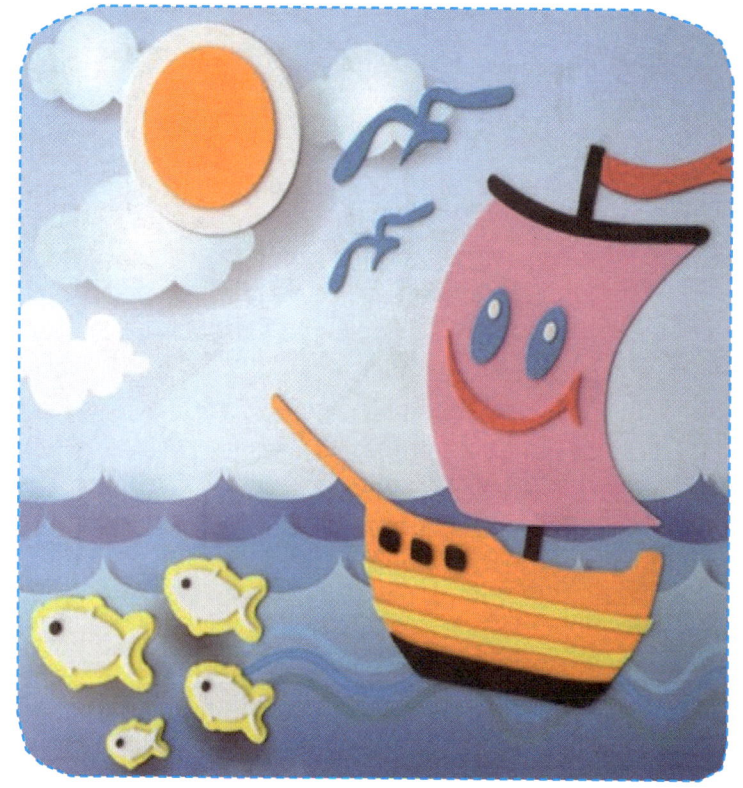

第五章
学习技能中级训练项目

示例 3

3 个步骤完成作品。

小档案	
训练时长	
辅助情况	

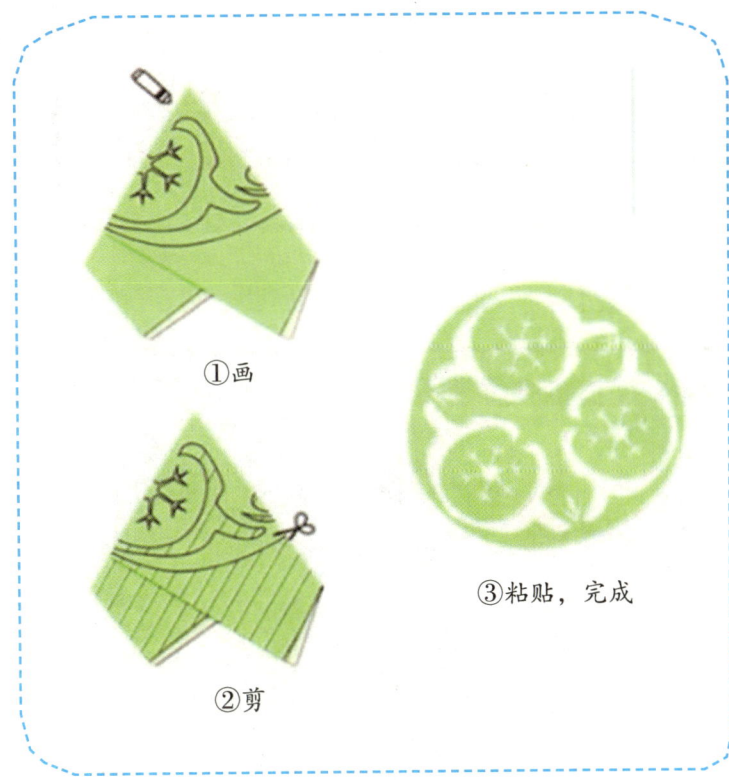

①画

②剪

③粘贴，完成

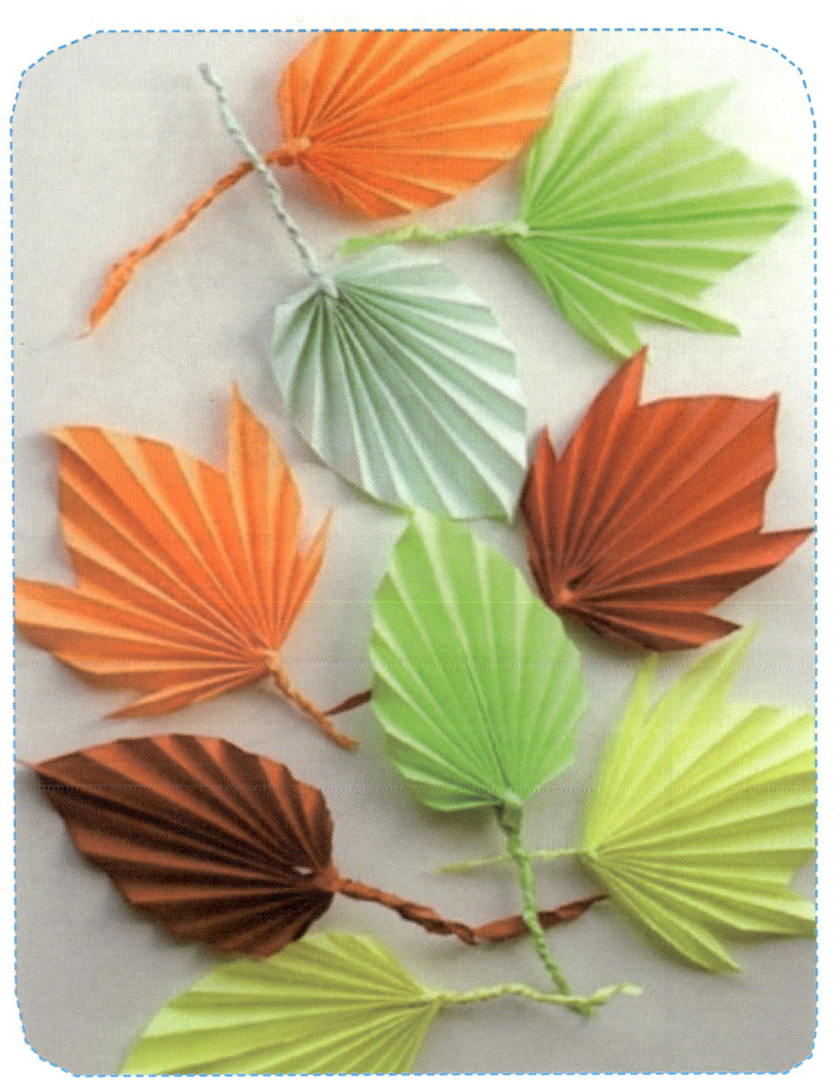

学习技能训练实例解析

拓展 1

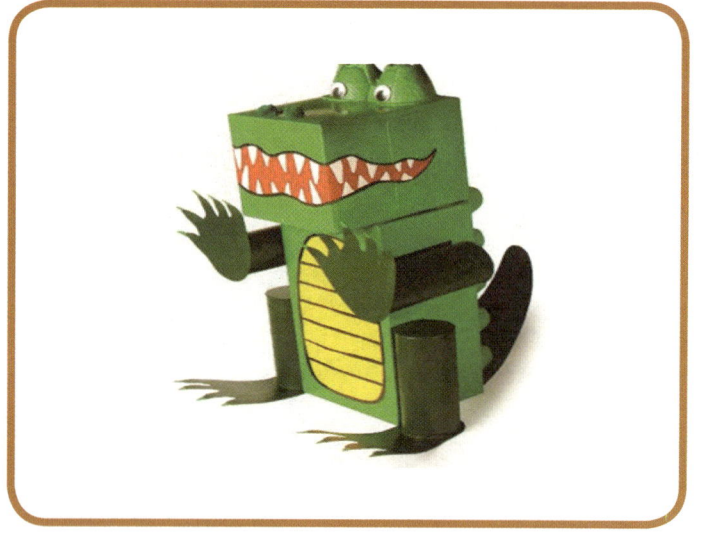

拓展 2

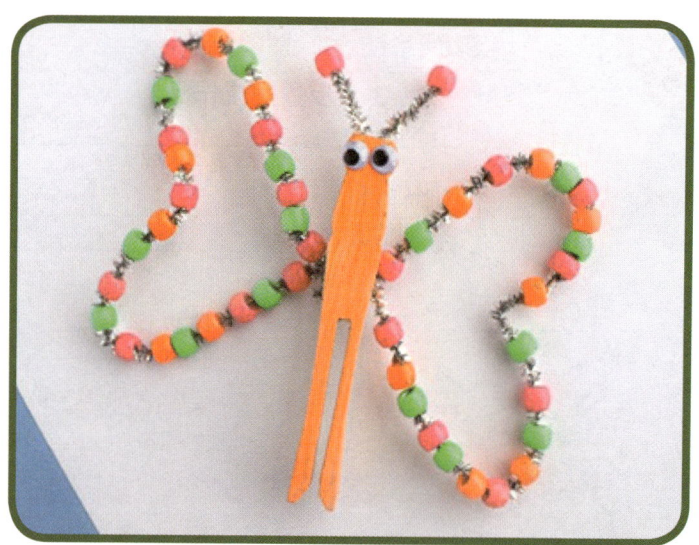

拓展 3

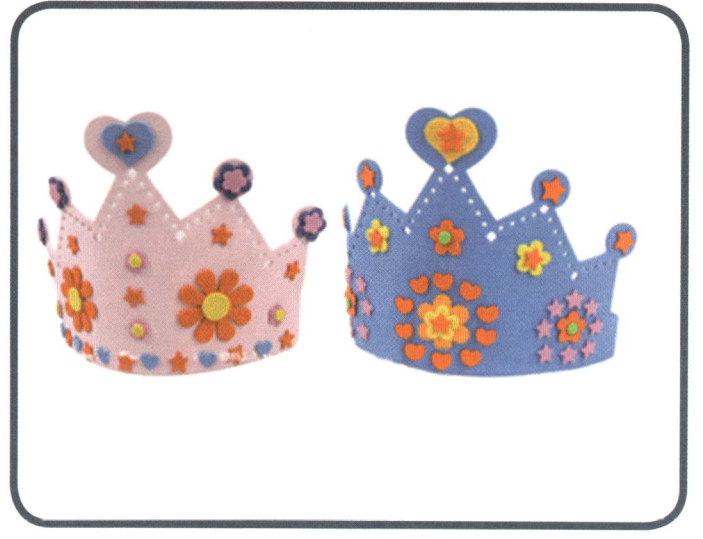

拓展 4

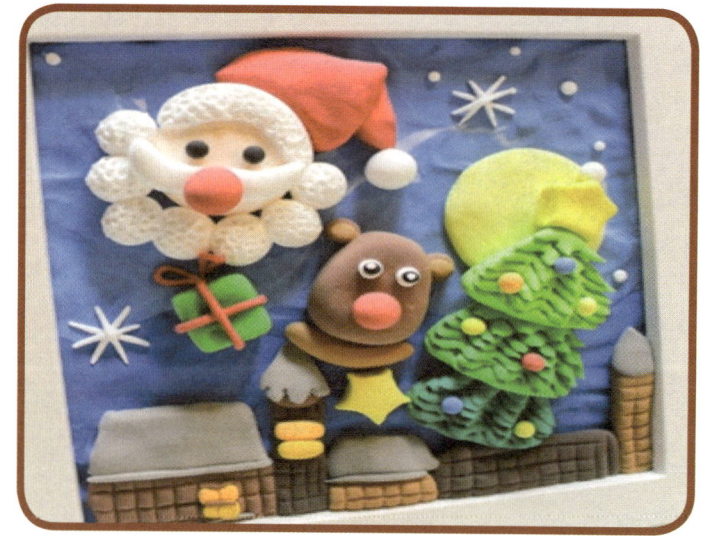

04 听力理解

该技能的训练目的是提高患者的理解与表达能力。通过该技能的训练，患者应该能达到这样一种水平，即：给患者大声读一个句子（句子包含5个以上词汇），然后问关于这个句子的各种问题，患者能够正确回答问题。

扫描二维码，打印本技能训练配套表格

学习技能训练实例解析

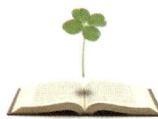 小知识

不断扩充患者对形容词的理解及表达

不断扩充孩子对形容词的理解及表达，如教会孩子认识大小、多少、长短、高矮、胖瘦、薄厚、粗细等等。将日常生活中的物品按照一定规律相互配对，让孩子边学语言边加深记忆理解，如：将食物、玩具按大小分类或配对，对于大和小的概念，可以将二者形成鲜明对照。如给孩子一个大篮球，老师拿一个小皮球，将二者放在一起比较，告诉孩子哪个大哪个小；再拿一大一小两个苹果，让孩子选择要大的还是要小的；给孩子喝饮料，一大瓶和一小瓶，让孩子去拿大瓶的给老师，把小瓶的留给自己喝。总之，二者之间开始一定要有明显的差距，以便很容易区分，这样孩子掌握起来和分辨的时候易于区别。将孩子常吃的小食品、糖块、葡萄干按多少分类，将绳子按长短、粗细分类，以此类推。

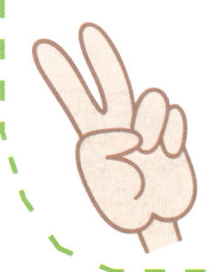

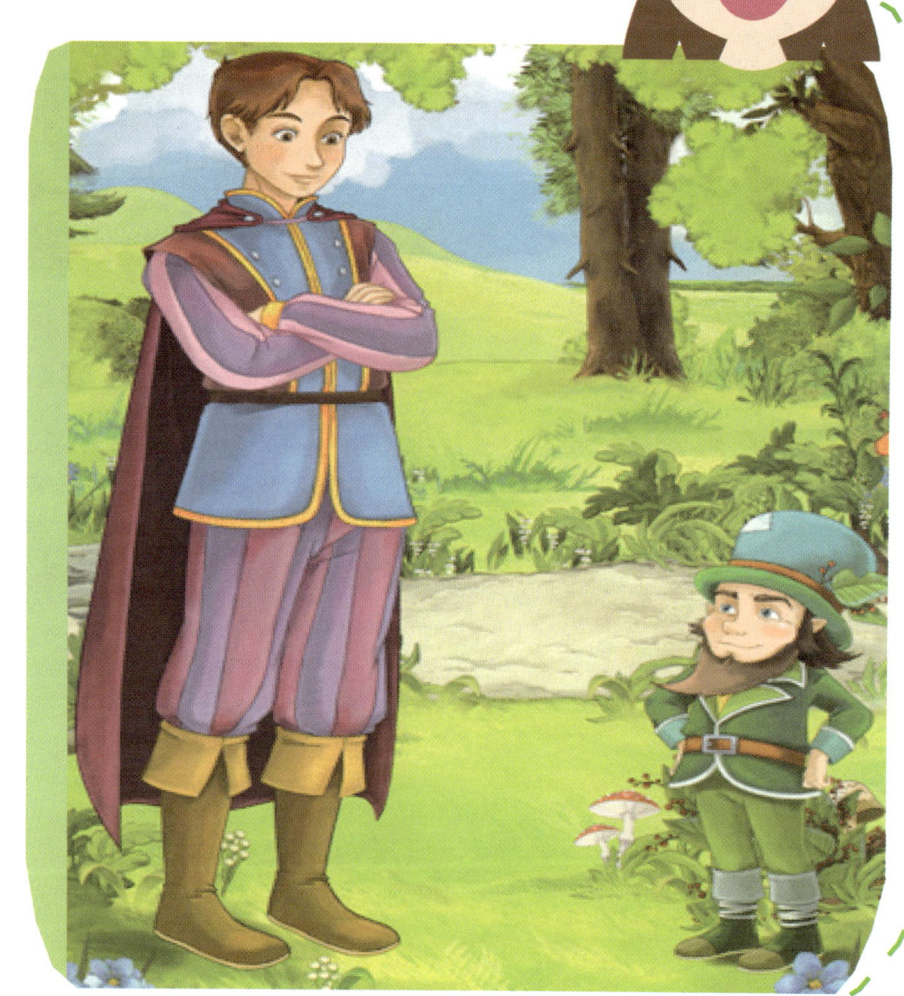

第五章
学习技能中级训练项目

教学材料

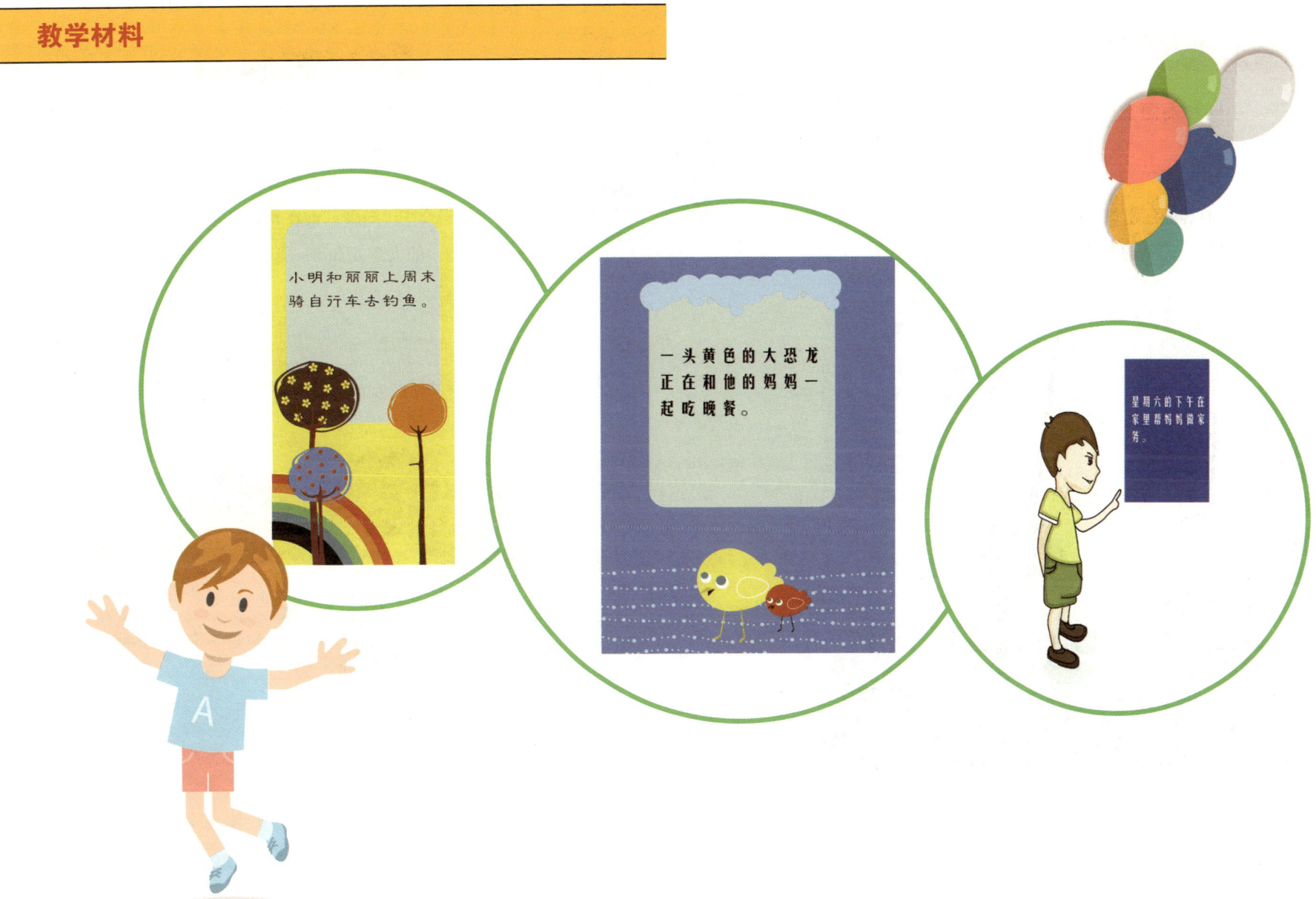

学习技能训练实例解析

示例 1

句子：小明和丽丽上周末骑自行车去钓鱼。

问题：小明和丽丽上周末去干什么了？谁去钓鱼了？他们怎样去钓鱼的？……

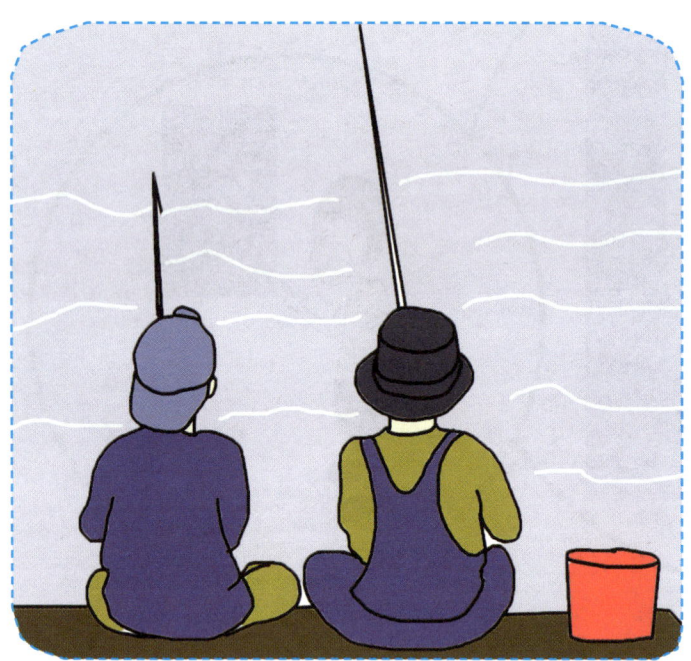

训练方法示例

示例 2

句子：一头黄色的大恐龙正在和他的妈妈一起吃晚餐。

问题：谁在吃晚餐？恐龙是什么颜色的？黄色的大恐龙和谁一起吃晚餐？……

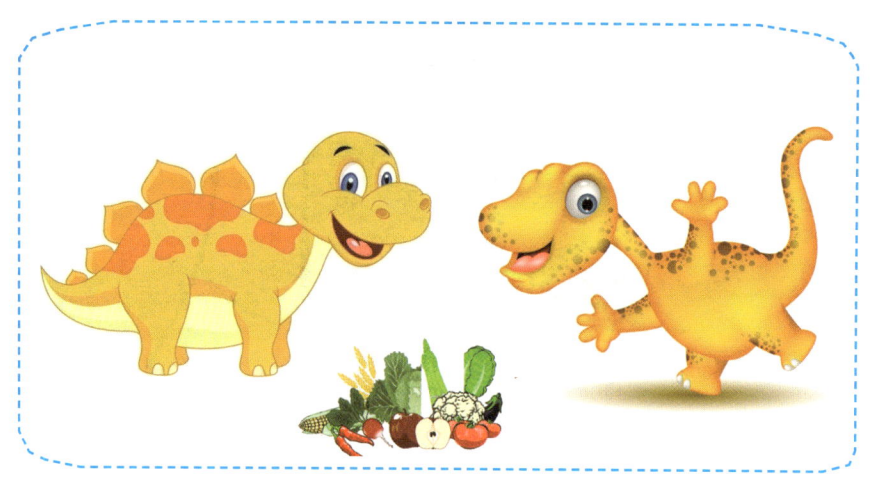

小档案	
训练时长	
辅助情况	

小档案	
训练时长	
辅助情况	

第五章 学习技能中级训练项目

训练方法示例

示例 3

句子：明明星期六的下午在家里帮妈妈做家务。

问题：谁在做家务？明明什么时候做家务？明明在哪儿做家务？……

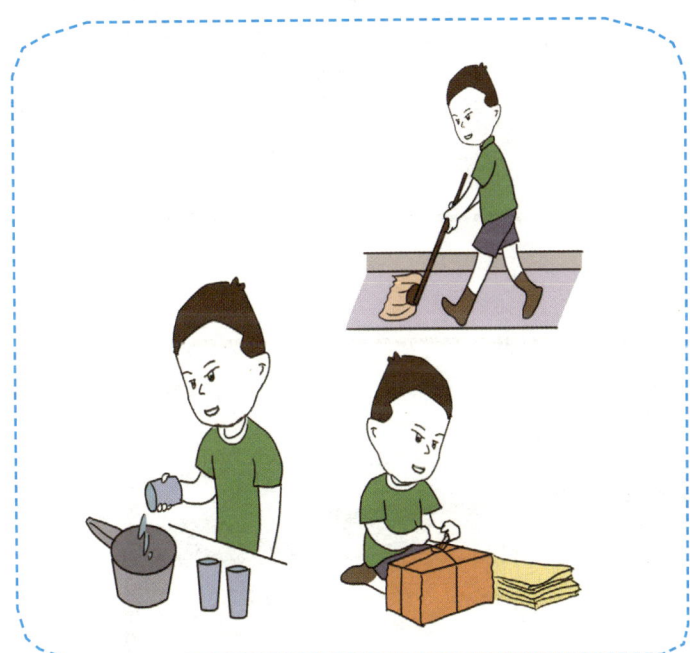

小档案	
训练时长	
辅助情况	

示例 4

句子：一个晴朗的日子里，亮亮和好朋友们一起在公园里放风筝。

问题：谁在放风筝？在哪里放风筝？当时的天气怎么样？……

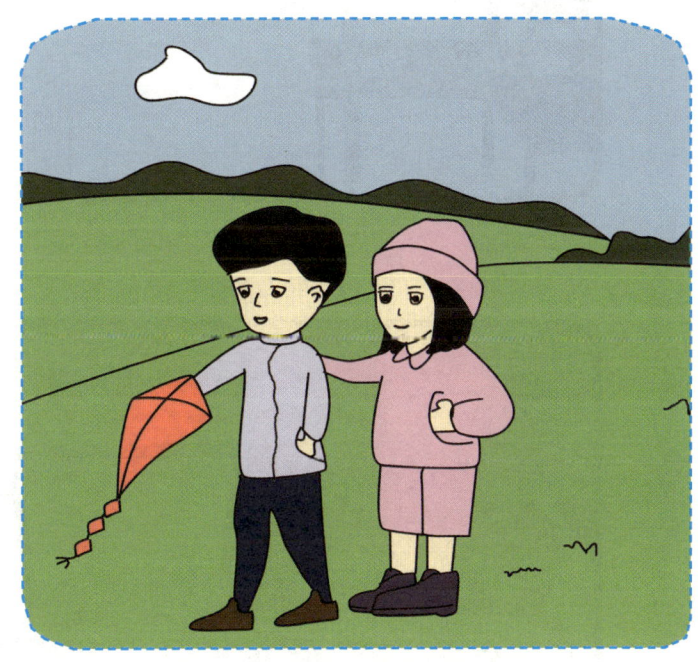

小档案	
训练时长	
辅助情况	

179

学习技能训练实例解析

泛化到教室

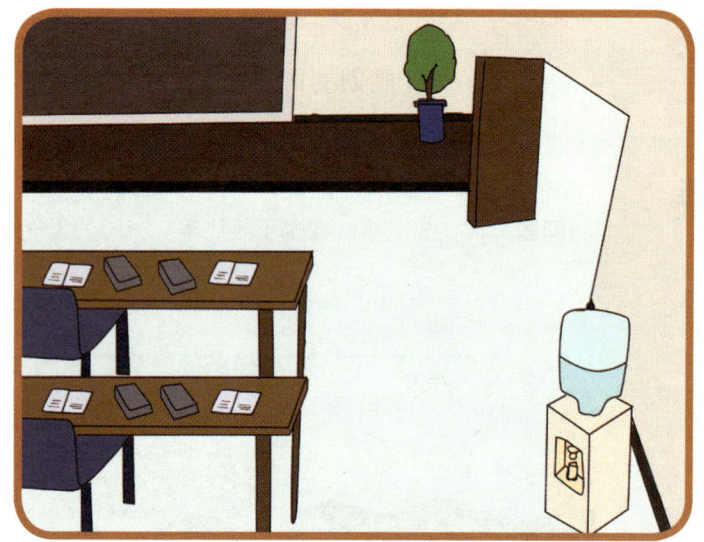

泛化到卧室

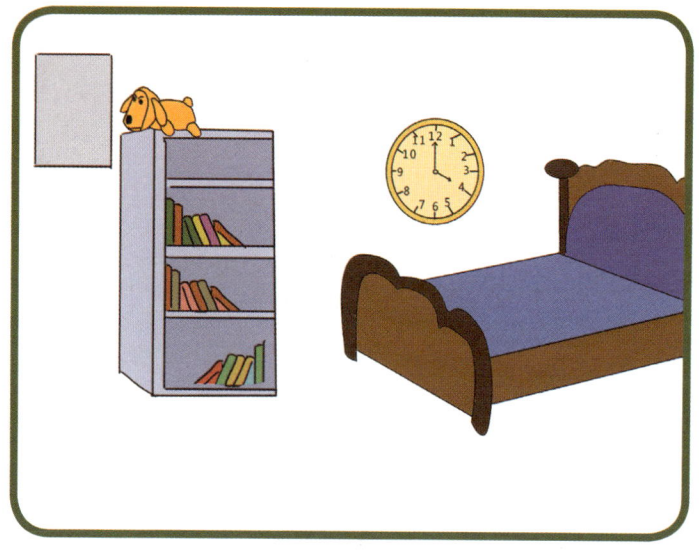

泛化到客厅

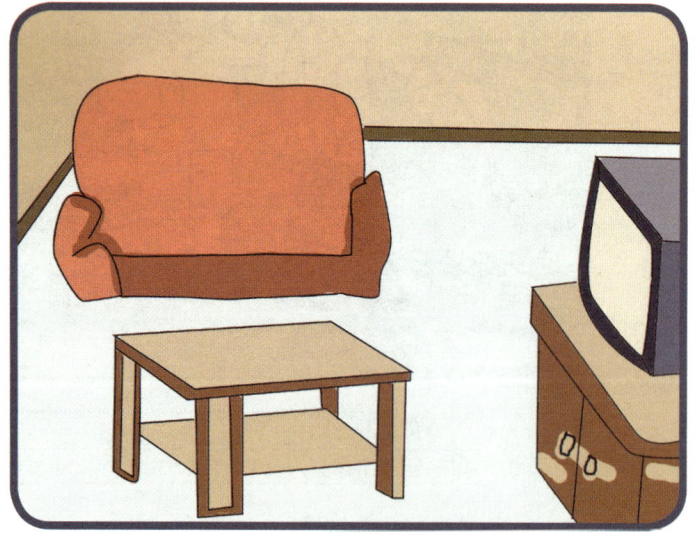

泛化到室外

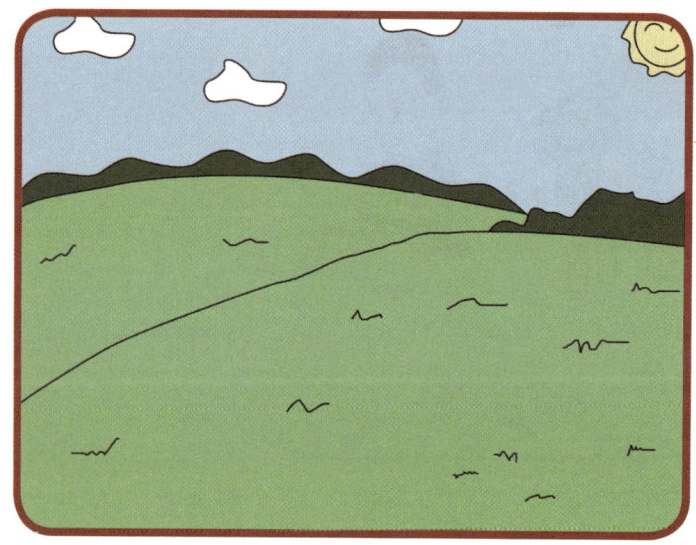

05 日历

该技能的训练目的是提高患者的理解与表达能力。通过该技能的训练，患者应该能达到这样一种水平，即：向患者呈现一个日历，并说"我们来做日历，并回答有关问题"，患者能够正确回答和日历有关的问题。

扫描二维码，打印本技能训练配套表格

教学材料

2016
January
February
March
April
May
June
July
August
September
October
November
December
11月
星期六
11

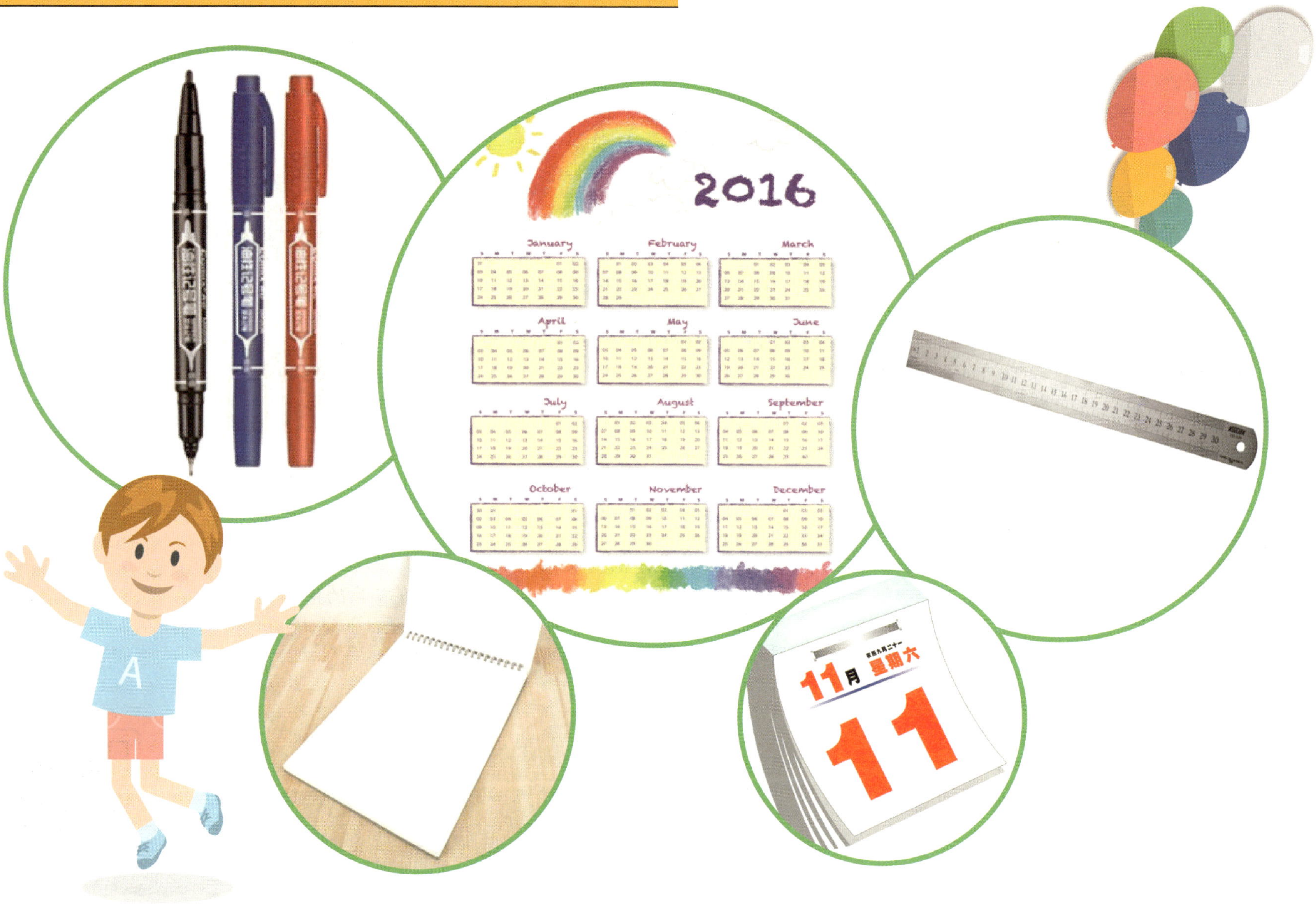

训练流程

小档案	
训练时长	
辅助情况	

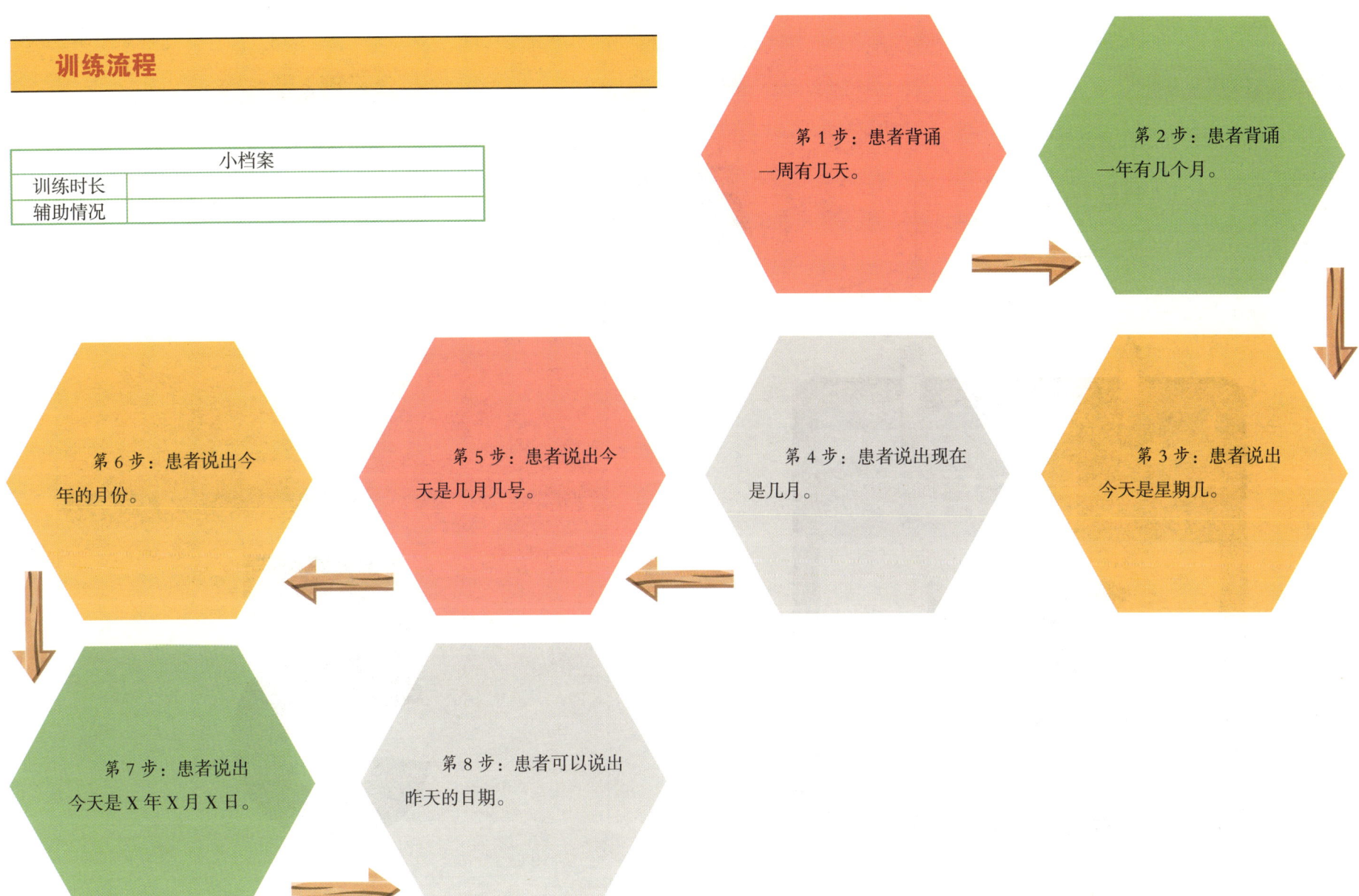

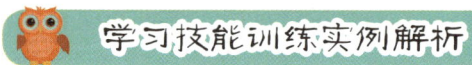

学习技能训练实例解析

示例1

日历显示现在是几月几号?

小档案	
训练时长	
辅助情况	

训练方法示例

示例2

日历显示今天是周几?

小档案	
训练时长	
辅助情况	

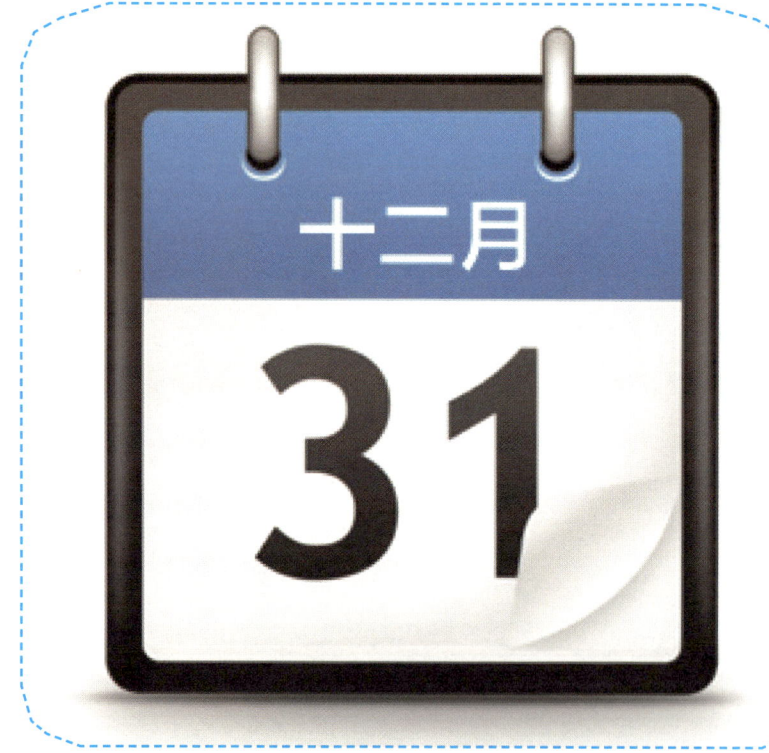

06 估计

该技能的训练目的是提高患者的估算能力。通过该技能的训练，患者应该能达到这样一种水平，即：向患者展示一个装有物品的小容器（比如装有10颗葡萄的瓶子），并告诉患者容器里装有多少物品，然后向患者展示一个更大的容器，里面放有更多数量的物品，对患者说"猜一猜较大的容器里面有多少个XX？"，患者能够正确回答。

扫描二维码，打印本技能训练配套表格

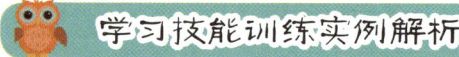

教学材料

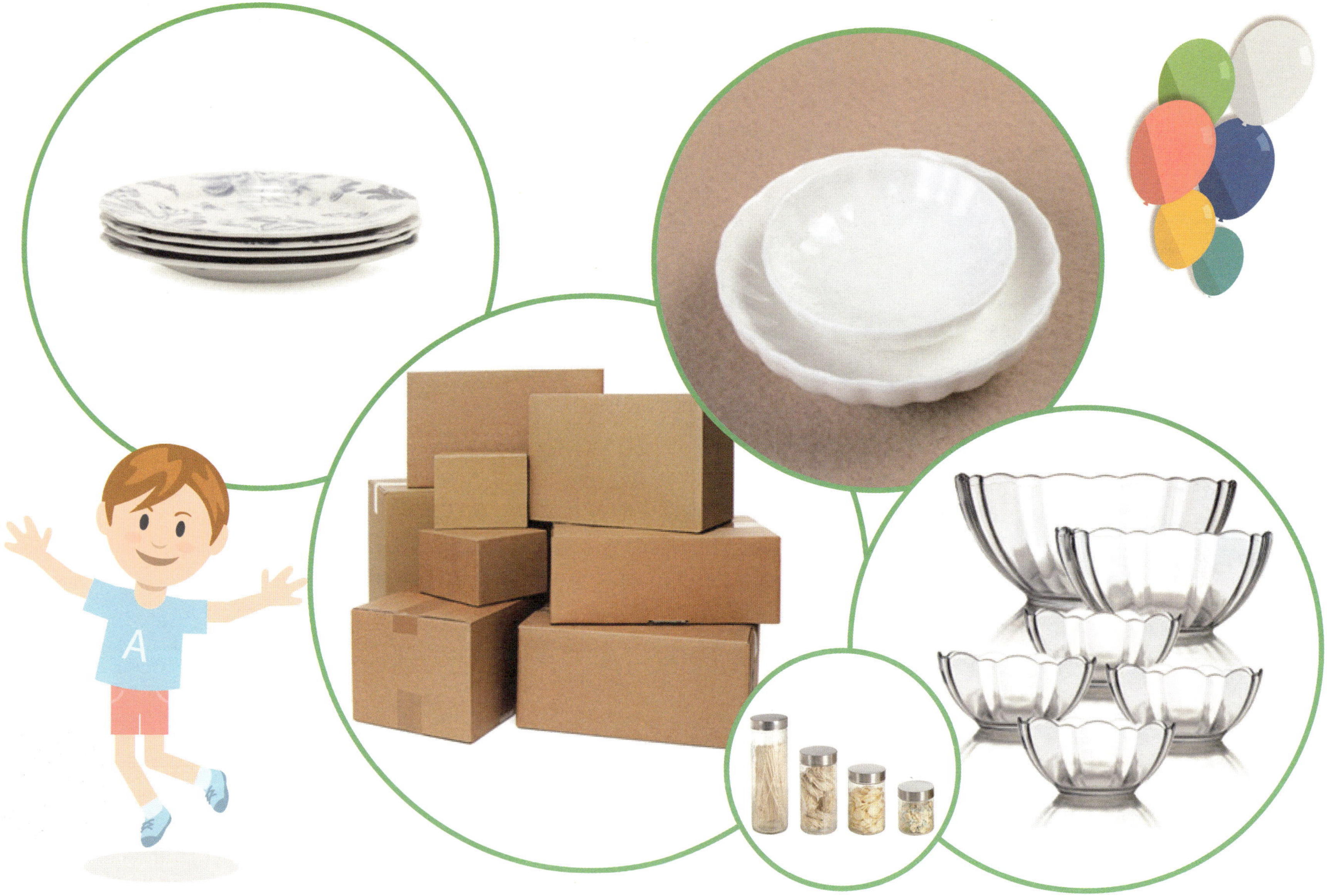

第五章 学习技能中级训练项目

示例 1

小容器里有 12 颗樱桃，猜一猜大容器里有几颗樱桃？

小档案	
训练时长	
辅助情况	

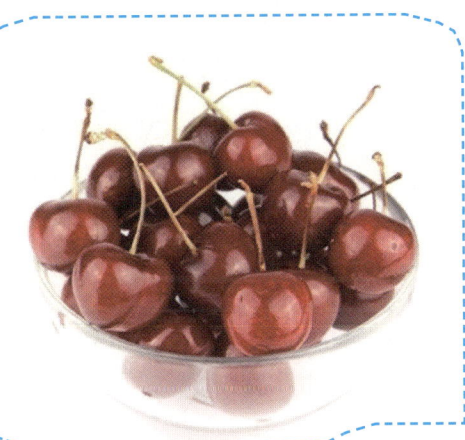

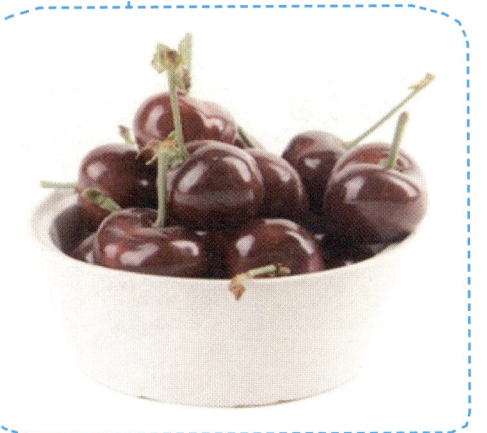

训练方法示例

示例 2

小容器里有 5 个核桃，猜一猜大容器里有几个核桃？

小档案	
训练时长	
辅助情况	

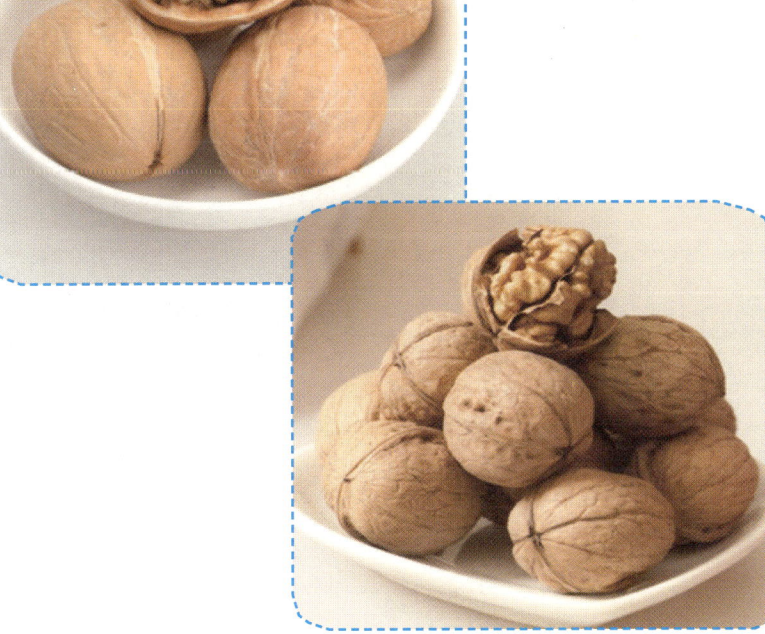

学习技能训练实例解析

示例 3

小杯子里有 20 毫升牛奶，猜一猜大瓶子里有多少毫升牛奶？

小档案	
训练时长	
辅助情况	

训练方法示例

示例 4

小箱子里能放 4 个玩具熊，猜一猜大箱子里能放几个玩具熊？

小档案	
训练时长	
辅助情况	

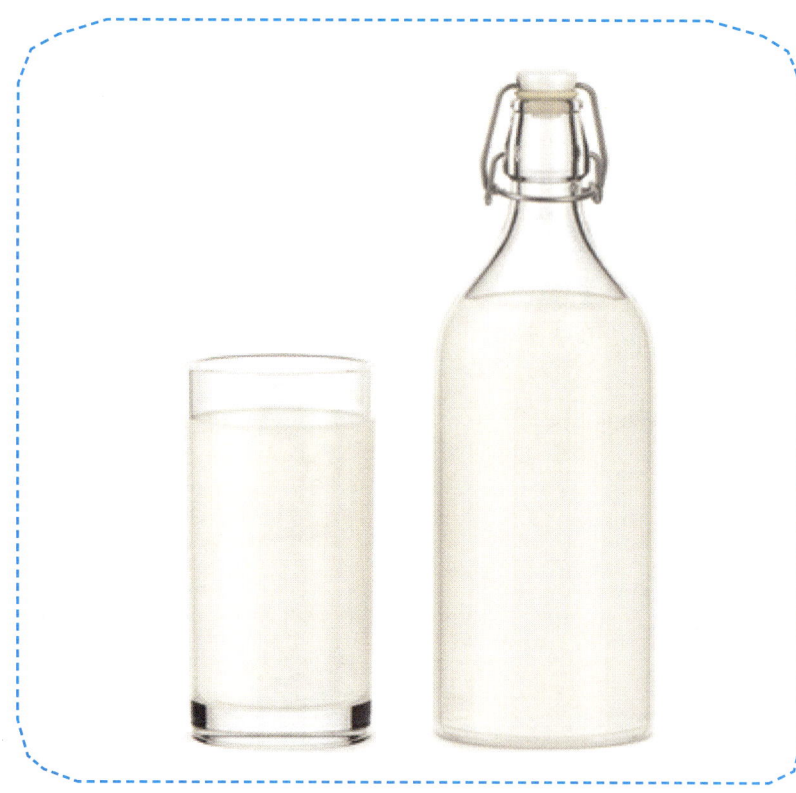

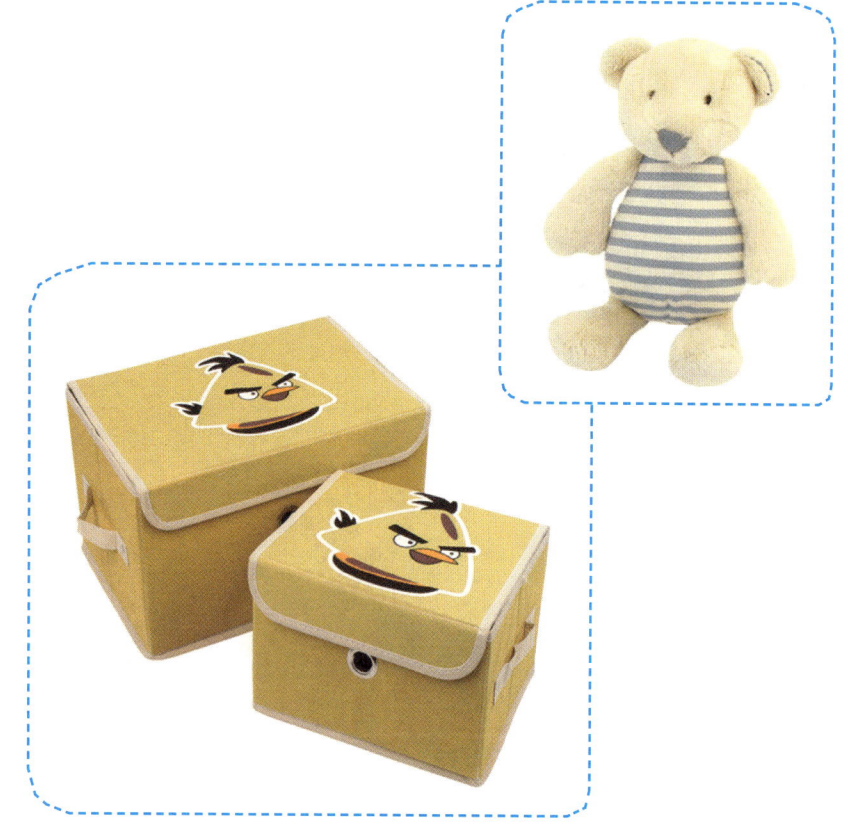

第五章
学习技能中级训练项目

拓展为玻璃罐

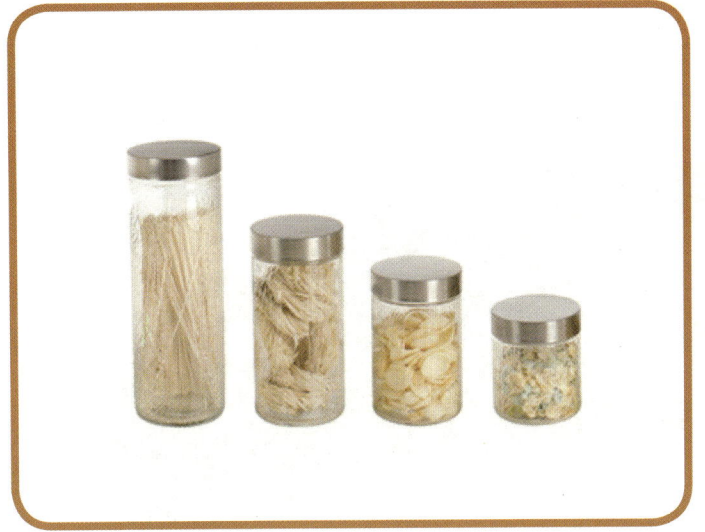

拓展为竹筐

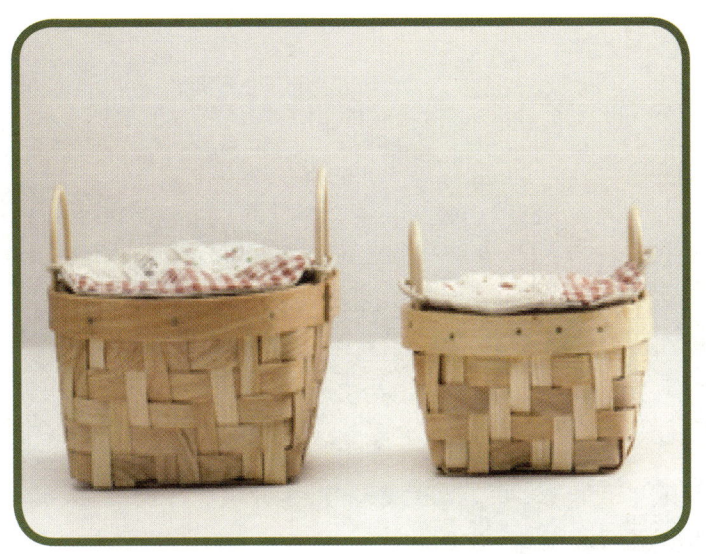

拓展为饭盒

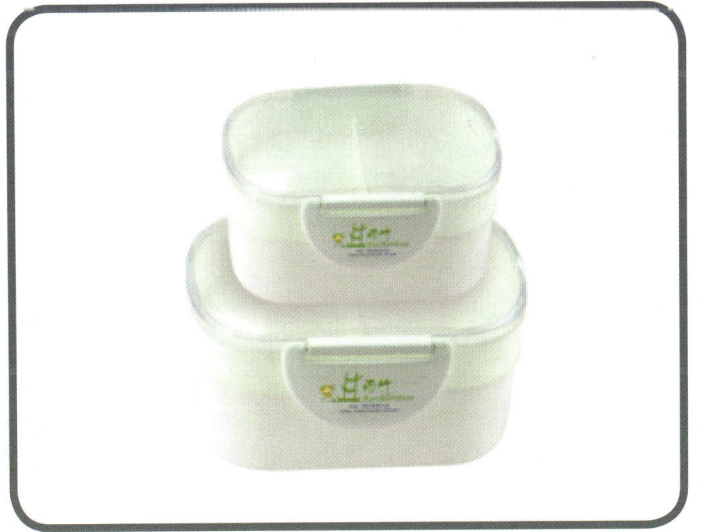

拓展为水桶

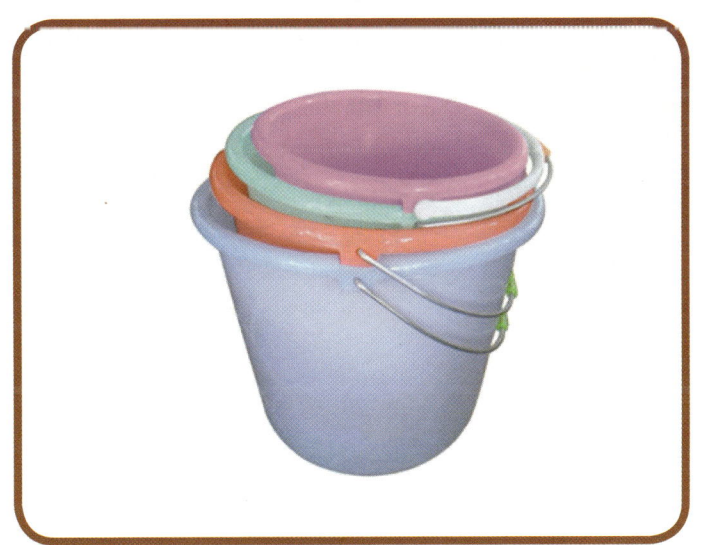

学习技能训练实例解析

07 推理

该技能的训练目的是提高患者的推理能力。通过该技能的训练,患者应该能达到这样一种水平,即:向患者讲述或写一个社会场景,然后让患者进行推理。患者能够根据听到的或看到的场景推断出接下来会发生什么。

扫描二维码,打印本技能训练配套表格

第五章
学习技能中级训练项目

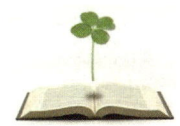 **小知识**

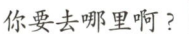

给孩子选择较丰富的语言刺激场所，而且事先要做好充分准备。可用询问的方式，引导孩子把有关的目标句子讲出，如带孩子外出，先问他："你要去哪里啊？"如选择去公园，接下来问："我们怎样去，是走着去还是乘车去？如果乘车是几路车？"到了公园门口，再问孩子是看花还是玩碰碰车；也可随身带上公园、汽车、花草、碰碰车的图片，边选择边挑选图片，边进行语言训练；还可以每做一件事，将孩子的选择留下录像或照片，以便日后让孩子看看自己的录像及照片，回忆自己有意义的一日生活，帮助孩子提高语言的表达能力。

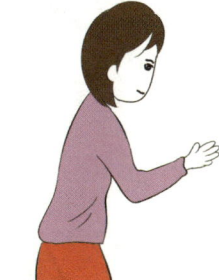
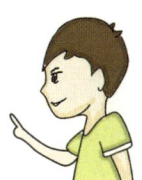
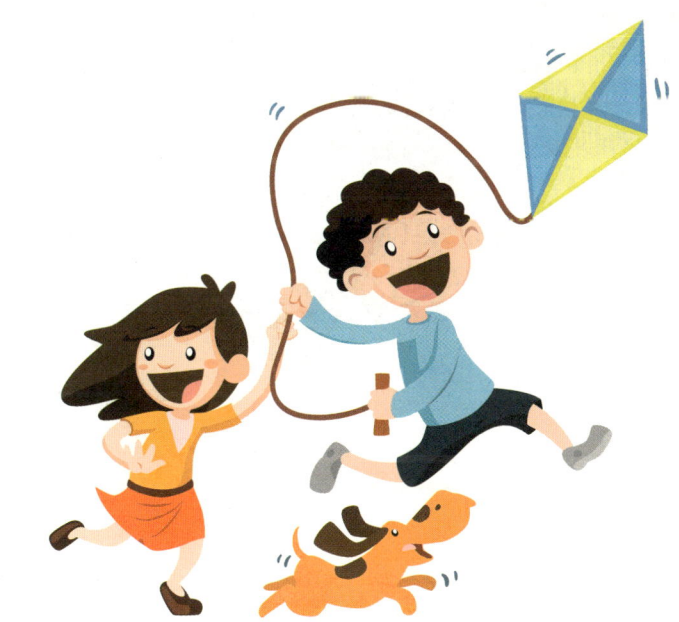

学习技能训练实例解析

教学材料

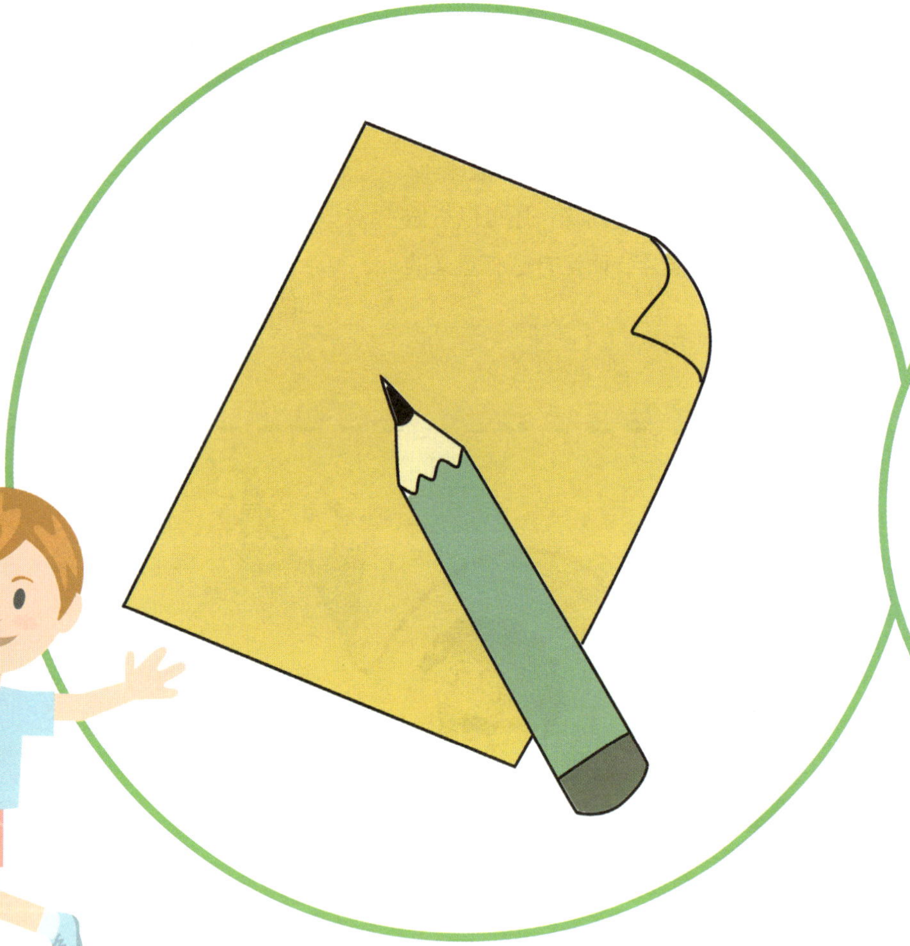

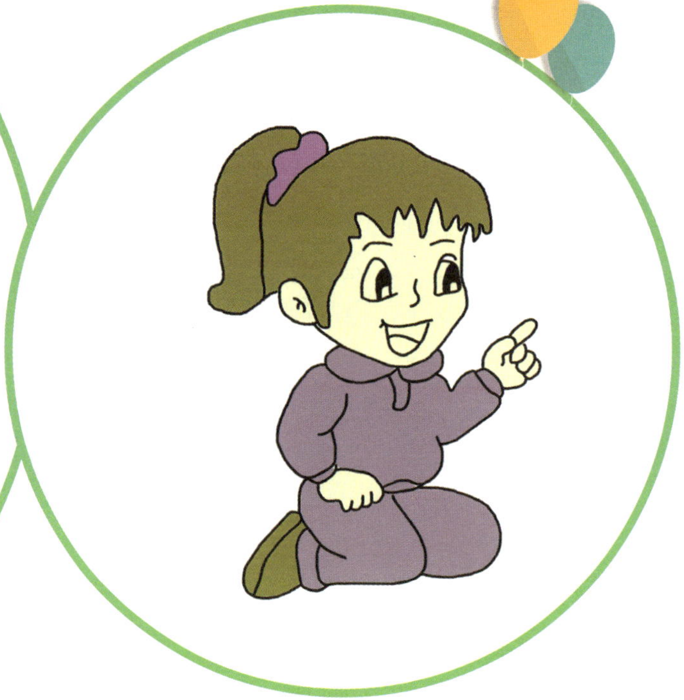

第五章
学习技能中级训练项目

训练方法示例

示例 1

小狗在和小男孩赛跑，你认为谁会先到终点呢？

小档案	
训练时长	
辅助情况	

示例 2

珍妮在画画，你觉得她在画什么呢？

小档案	
训练时长	
辅助情况	

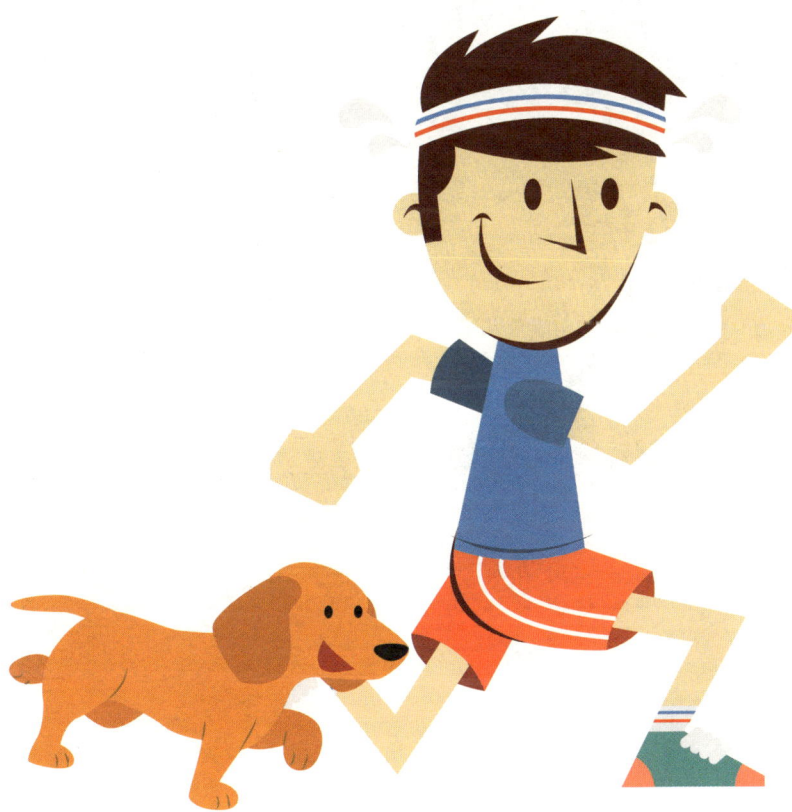

学习技能训练实例解析

示例 3

浩浩在公园里迷路了,他找不到妈妈,你知道他该怎么办吗?

小档案	
训练时长	
辅助情况	

训练方法示例

示例 4

娜娜不小心把碗打碎了,你知道她接下来该怎么办吗?

小档案	
训练时长	
辅助情况	

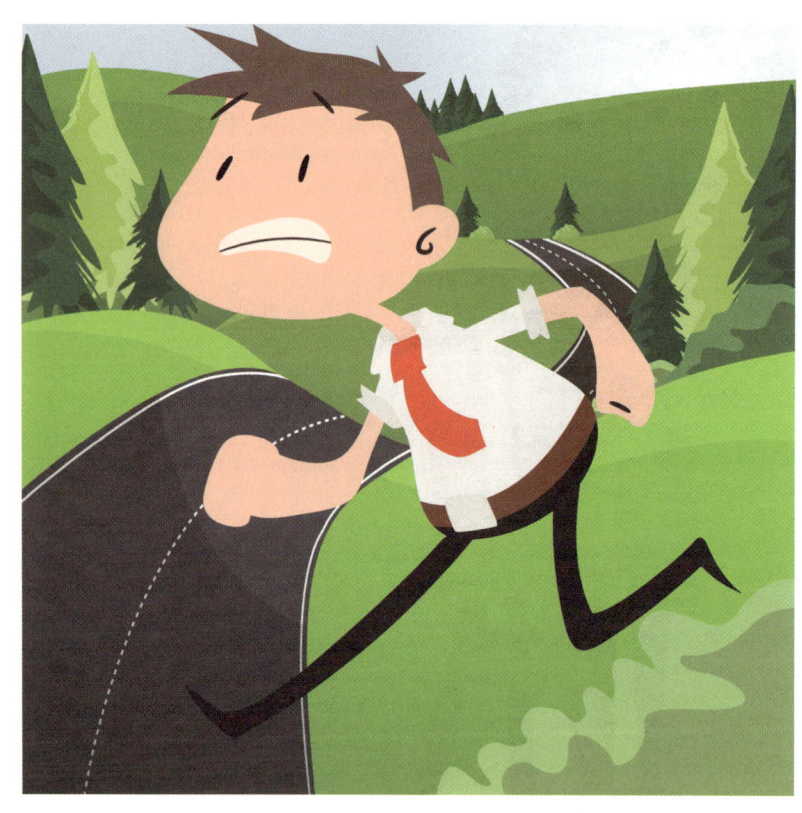

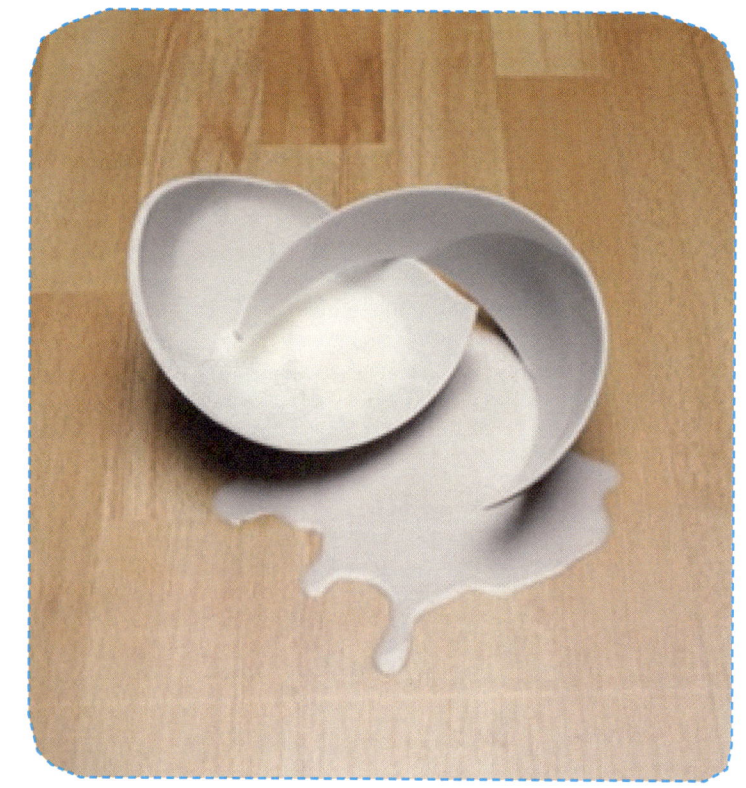

第五章
学习技能中级训练项目

泛化为场景 1

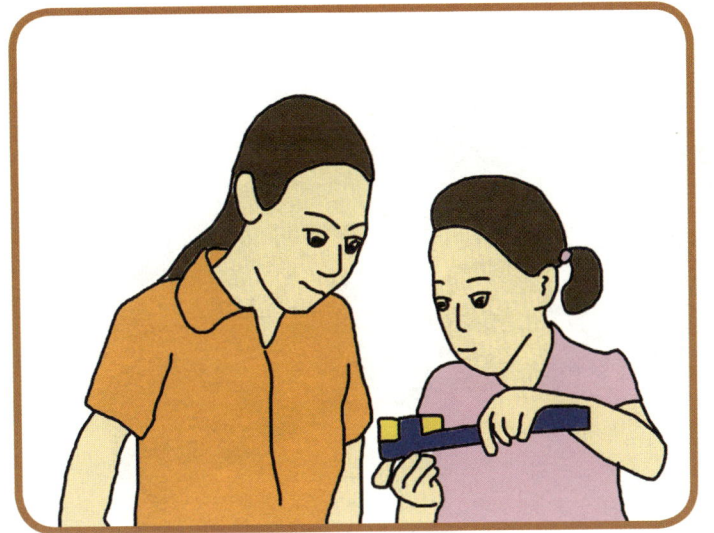

泛化为场景 2

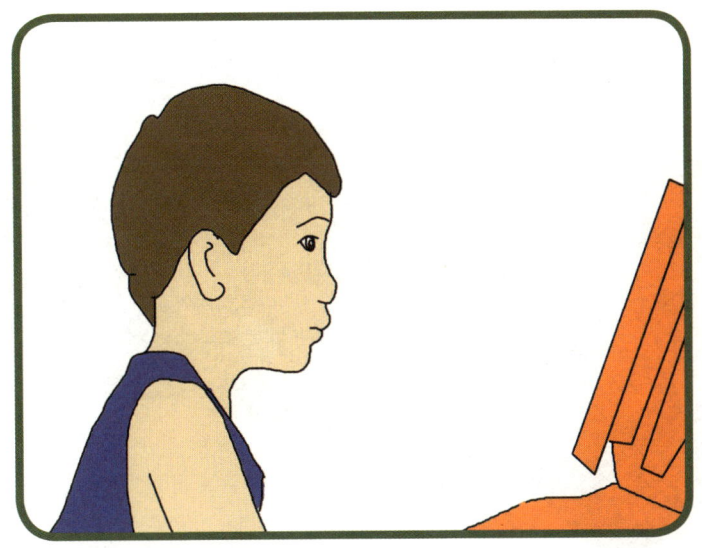

泛化为场景 3

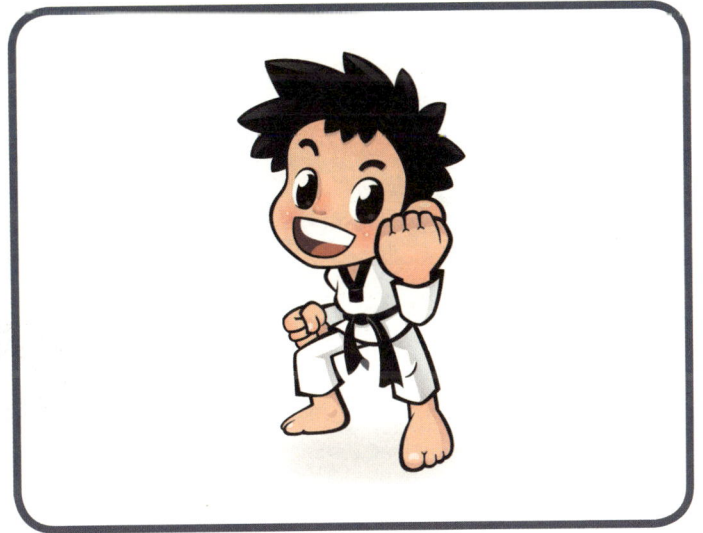

泛化为场景 4

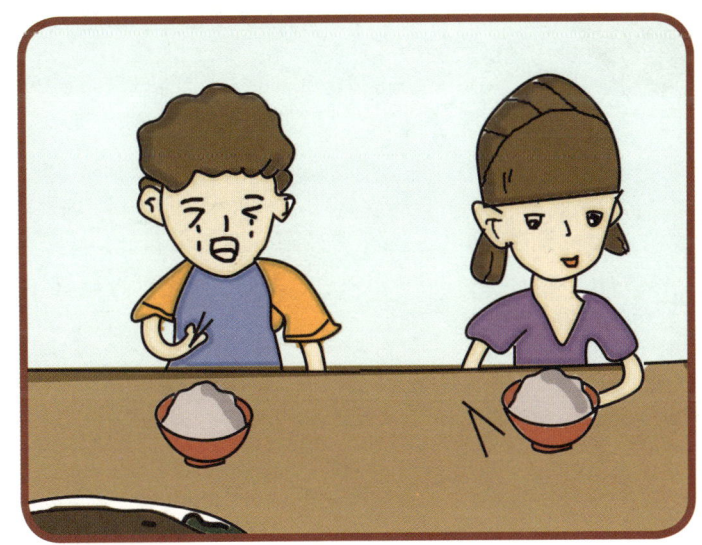

学习技能训练实例解析

08 从1数到50

该技能的训练目的是提高患者的识数能力。通过该技能的训练,患者应该能达到这样一种水平,即:对患者说"数到XX",患者能够数到指定数字(50以下)。

扫描二维码,打印本技能训练配套表格

教学材料

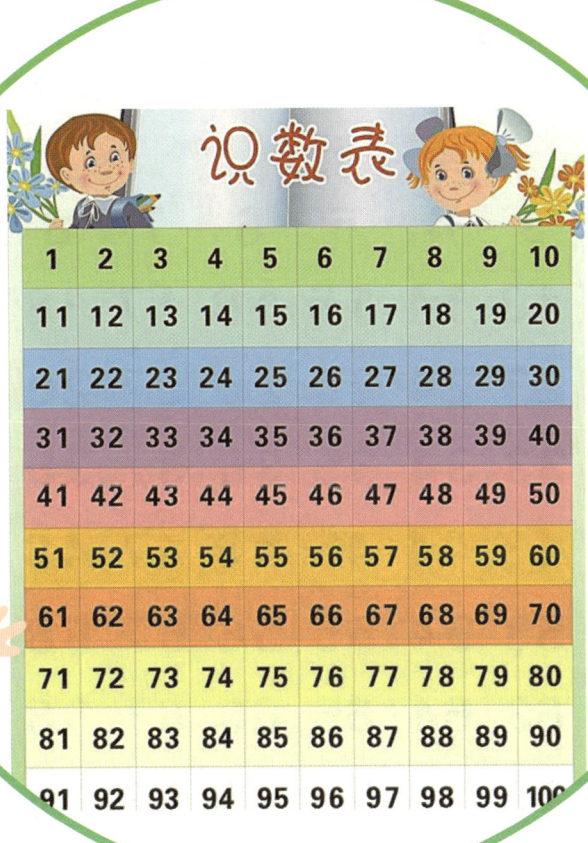

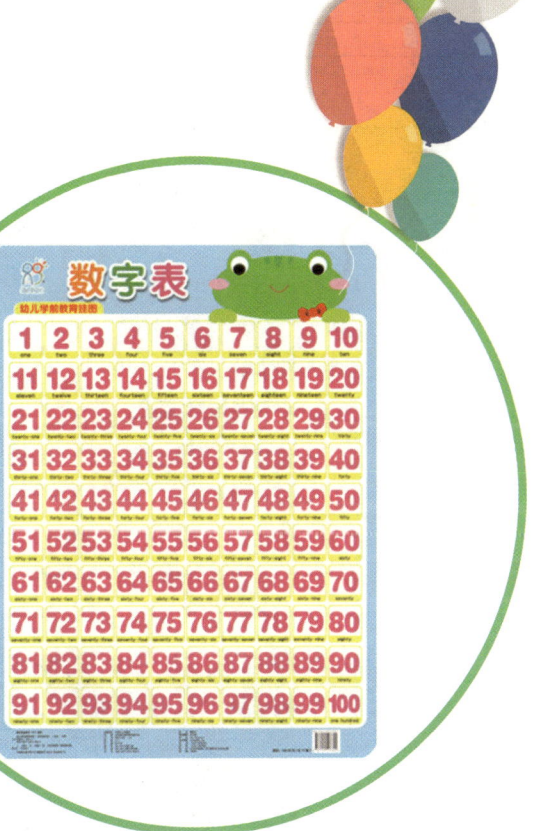

学习技能训练实例解析

训练方法示例

示例 1

数到 35。

小档案	
训练时长	
辅助情况	

示例 2

数到 42。

小档案	
训练时长	
辅助情况	

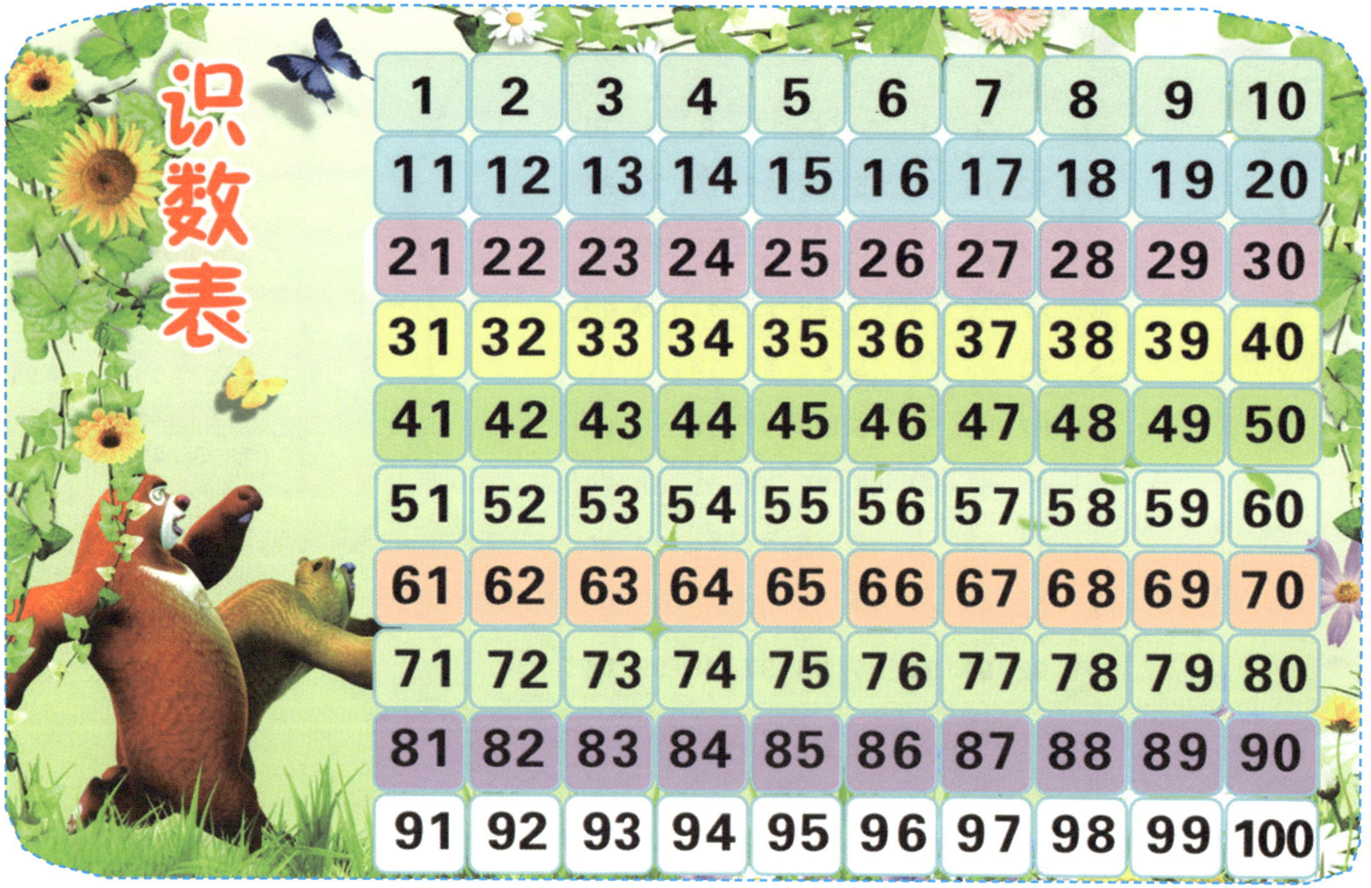

识数表

1	2	3	4	5	6	7	8	9	10
11	12	13	14	15	16	17	18	19	20
21	22	23	24	25	26	27	28	29	30
31	32	33	34	35	36	37	38	39	40
41	42	43	44	45	46	47	48	49	50
51	52	53	54	55	56	57	58	59	60
61	62	63	64	65	66	67	68	69	70
71	72	73	74	75	76	77	78	79	80
81	82	83	84	85	86	87	88	89	90
91	92	93	94	95	96	97	98	99	100

第五章
学习技能中级训练项目

09 数物品

该技能的训练目的是提高患者的数数能力。通过该技能的训练，患者应该能达到这样一种水平，即：展示给患者一些物品，说"数数吧！"，患者能够数出有几个物品。

扫描二维码，打印本技能训练配套表格

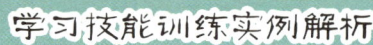

教学材料

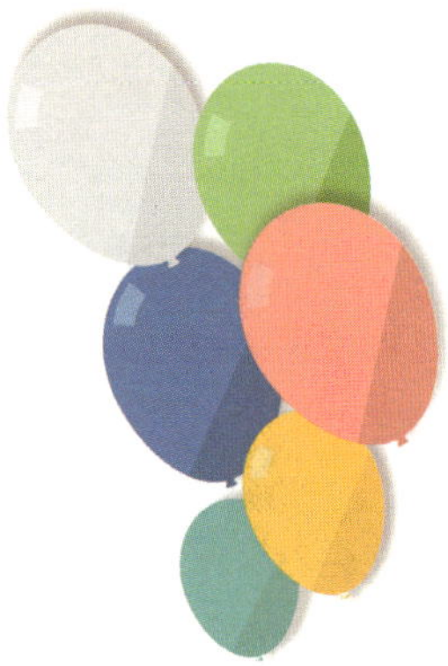

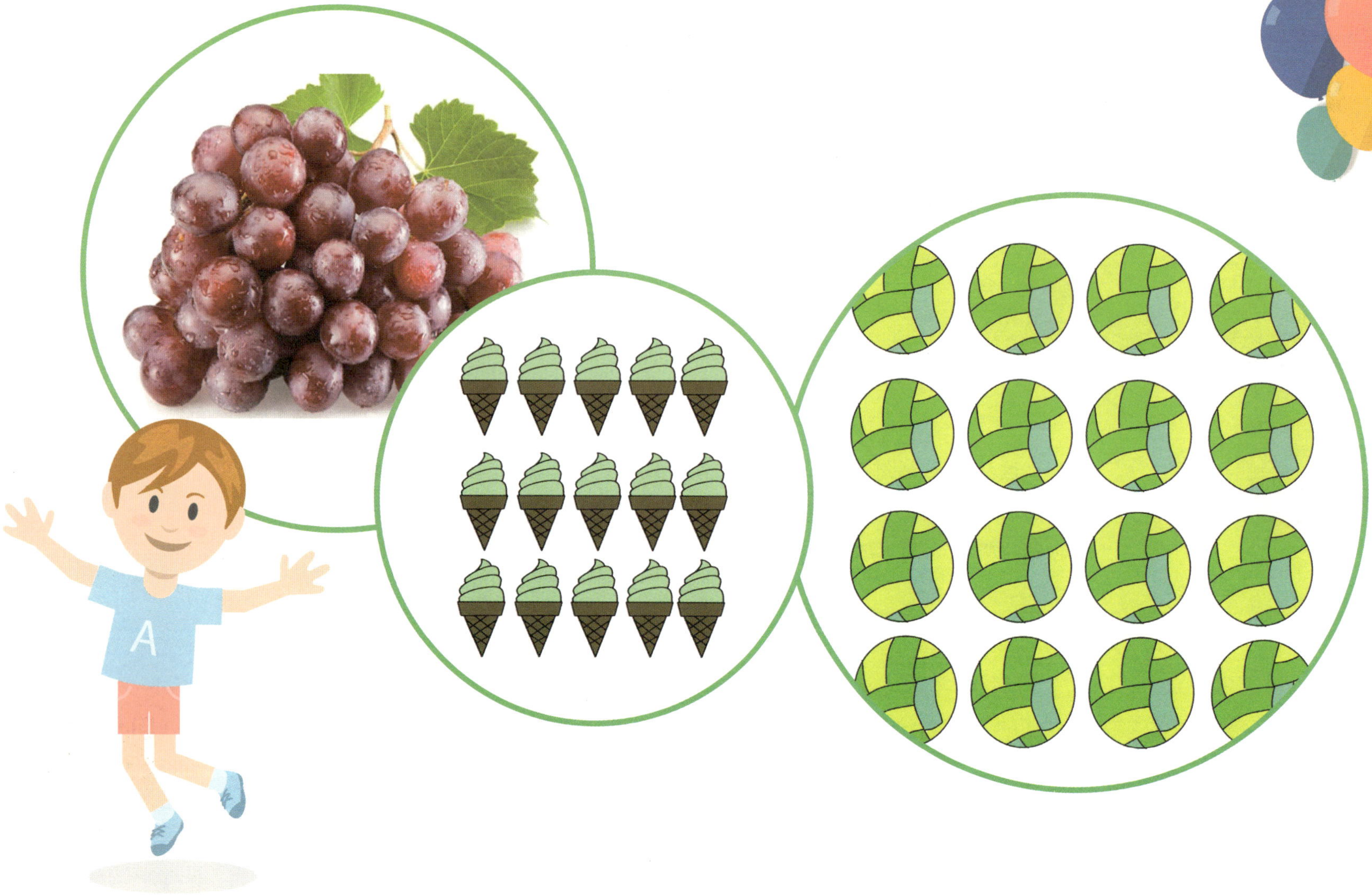

第五章
学习技能中级训练项目

示例 1

数一数图中有几条小鱼。

小档案	
训练时长	
辅助情况	

训练方法示例

示例 2

数一数图中有几个橘子。

小档案	
训练时长	
辅助情况	

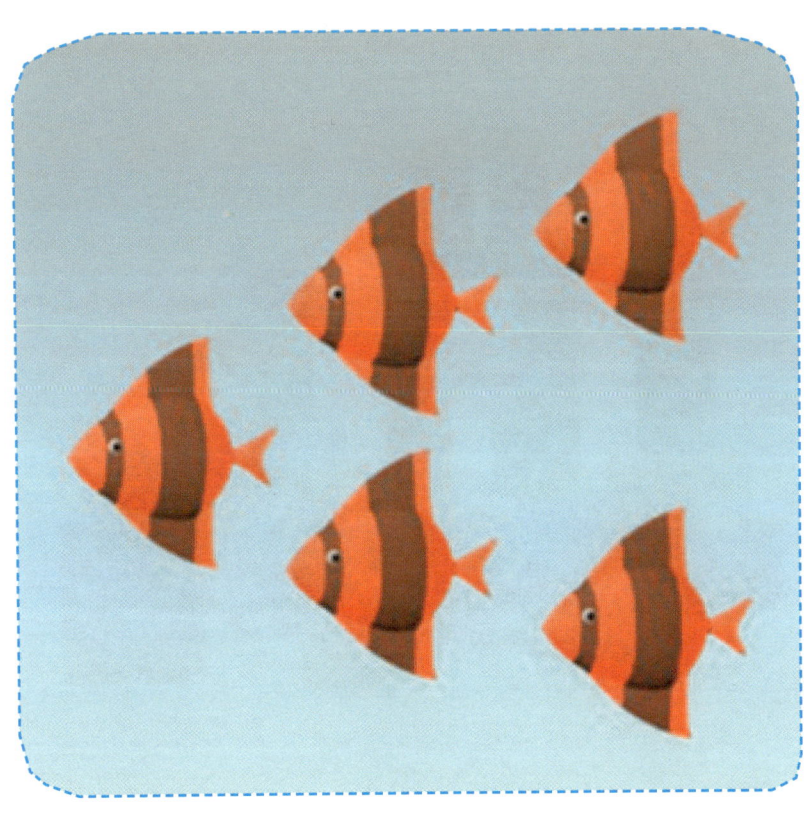

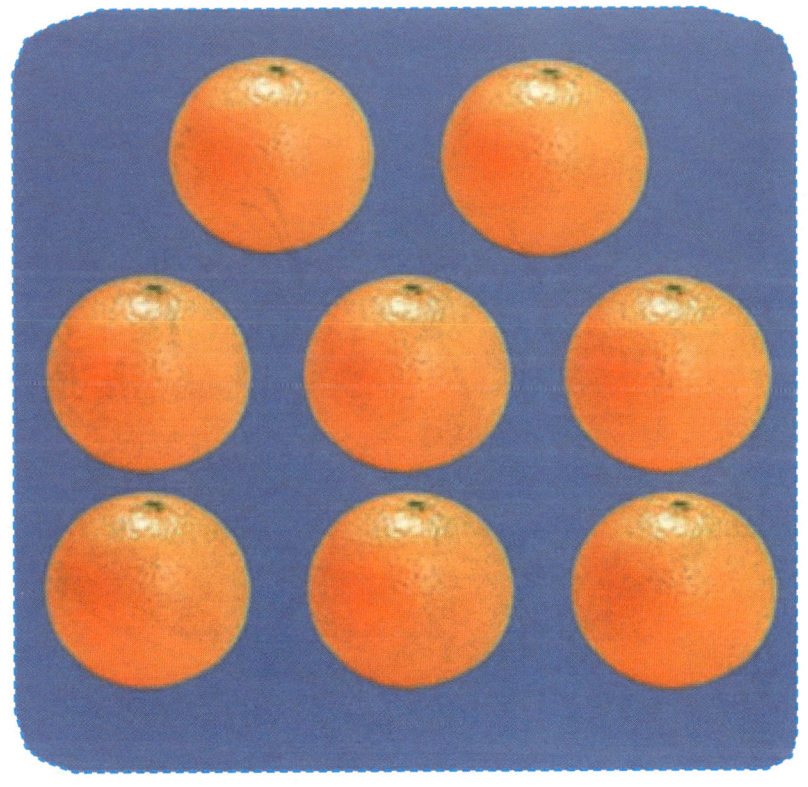

学习技能训练实例解析

示例 3

数一数图中有几个梨。

小档案	
训练时长	
辅助情况	

训练方法示例

示例 4

数一数图中有几块积木。

小档案	
训练时长	
辅助情况	

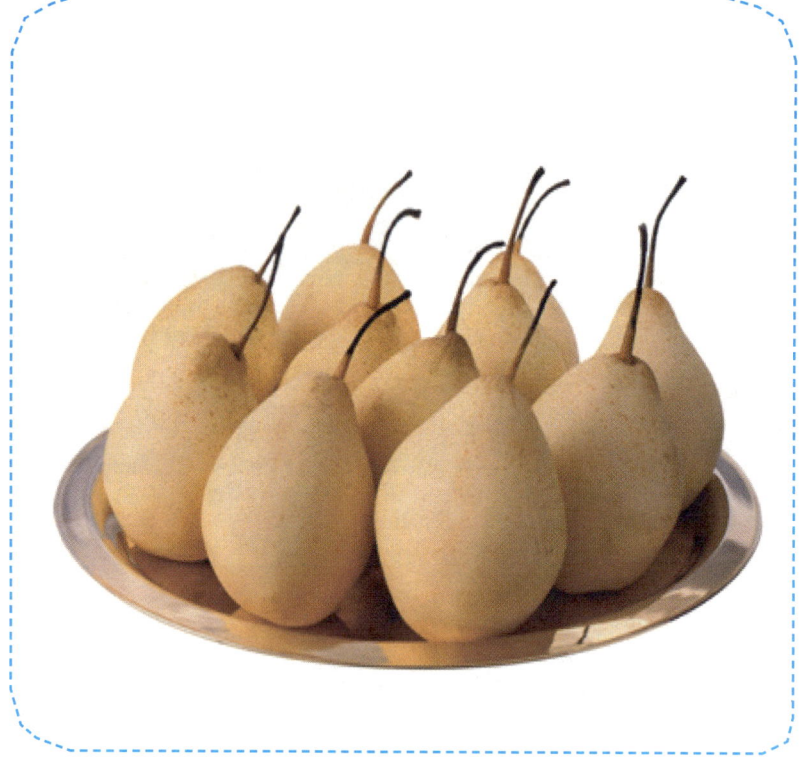

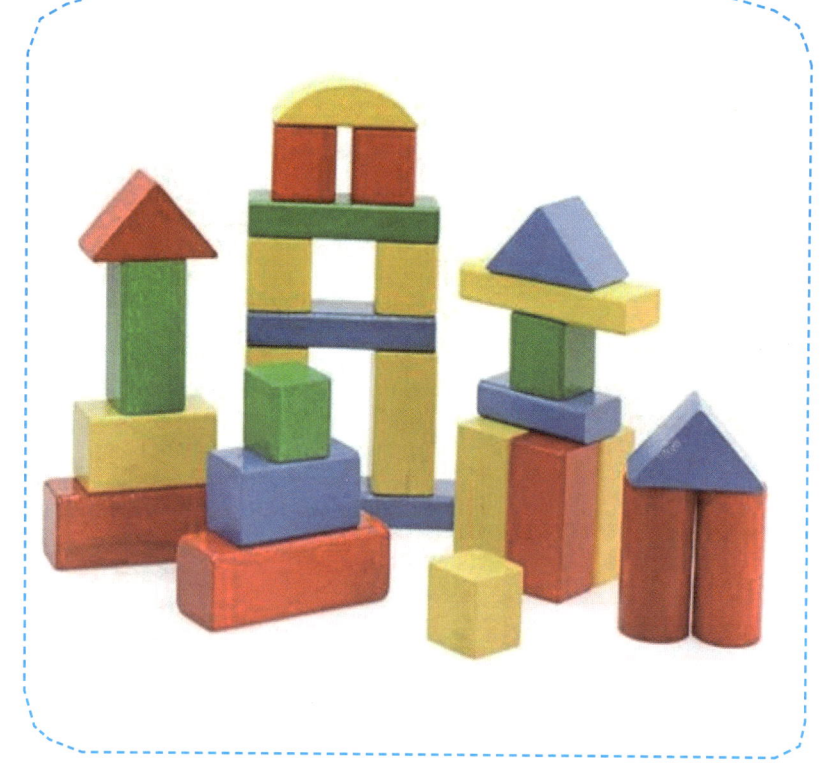

第五章 学习技能中级训练项目

拓展为数动物

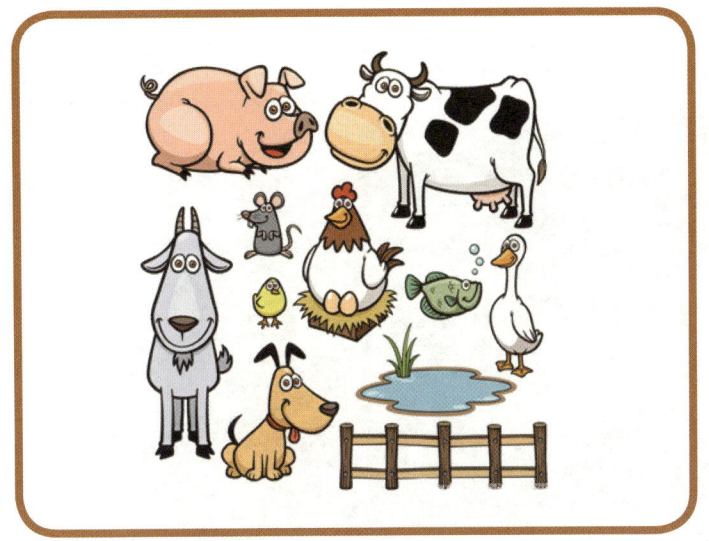

拓展为数人物

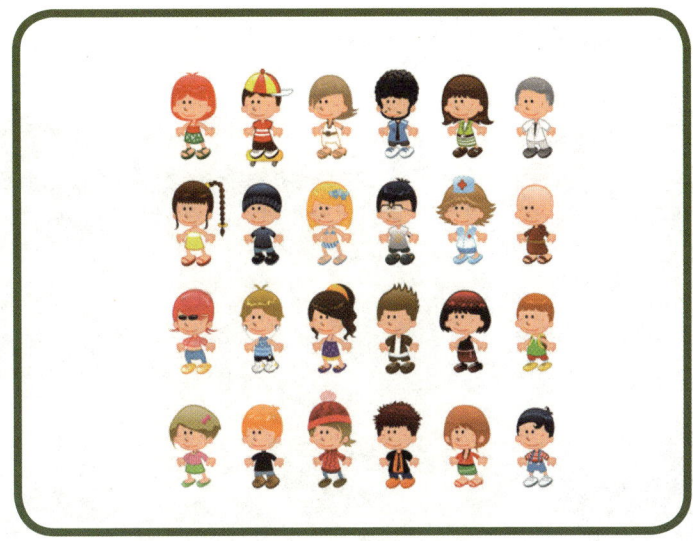

拓展为数昆虫

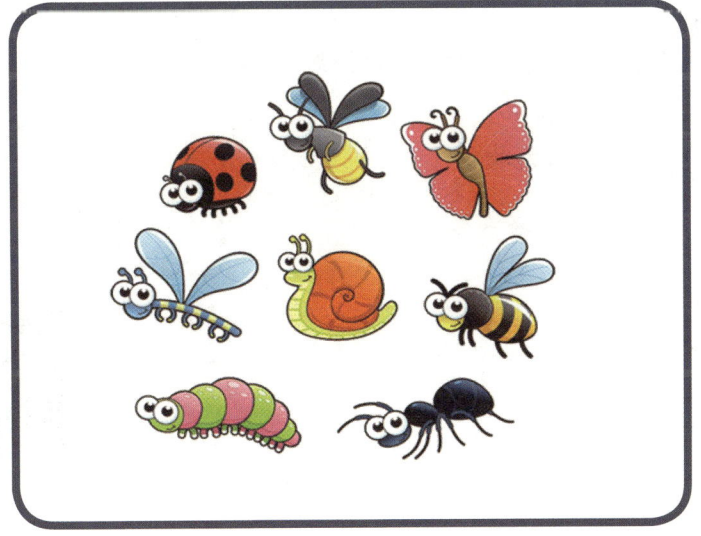

拓展为数恐龙

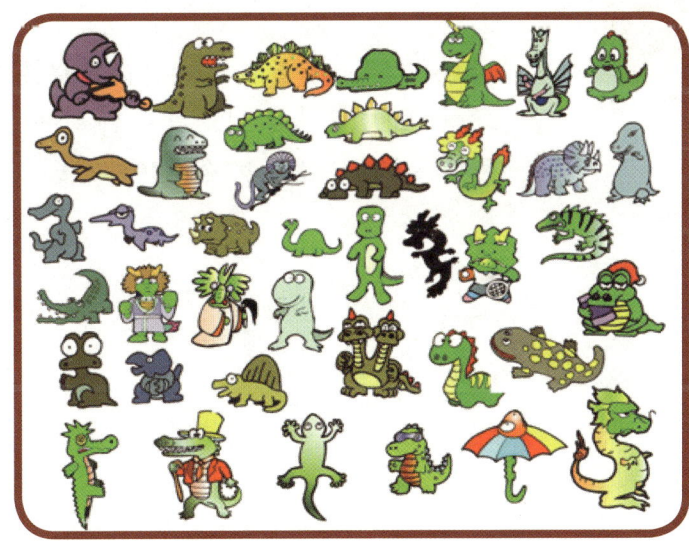

学习技能训练实例解析

10 从大量物品里面数出特定物品

该技能的训练目的是提高患者的数数能力。通过该技能的训练,患者应该能达到这样一种水平,即:给患者一堆物品(5~30个),然后说"数出X个XX给我",患者能够数出正确的物品。

扫描二维码,打印本技能训练配套表格

第五章
学习技能中级训练项目

教学材料

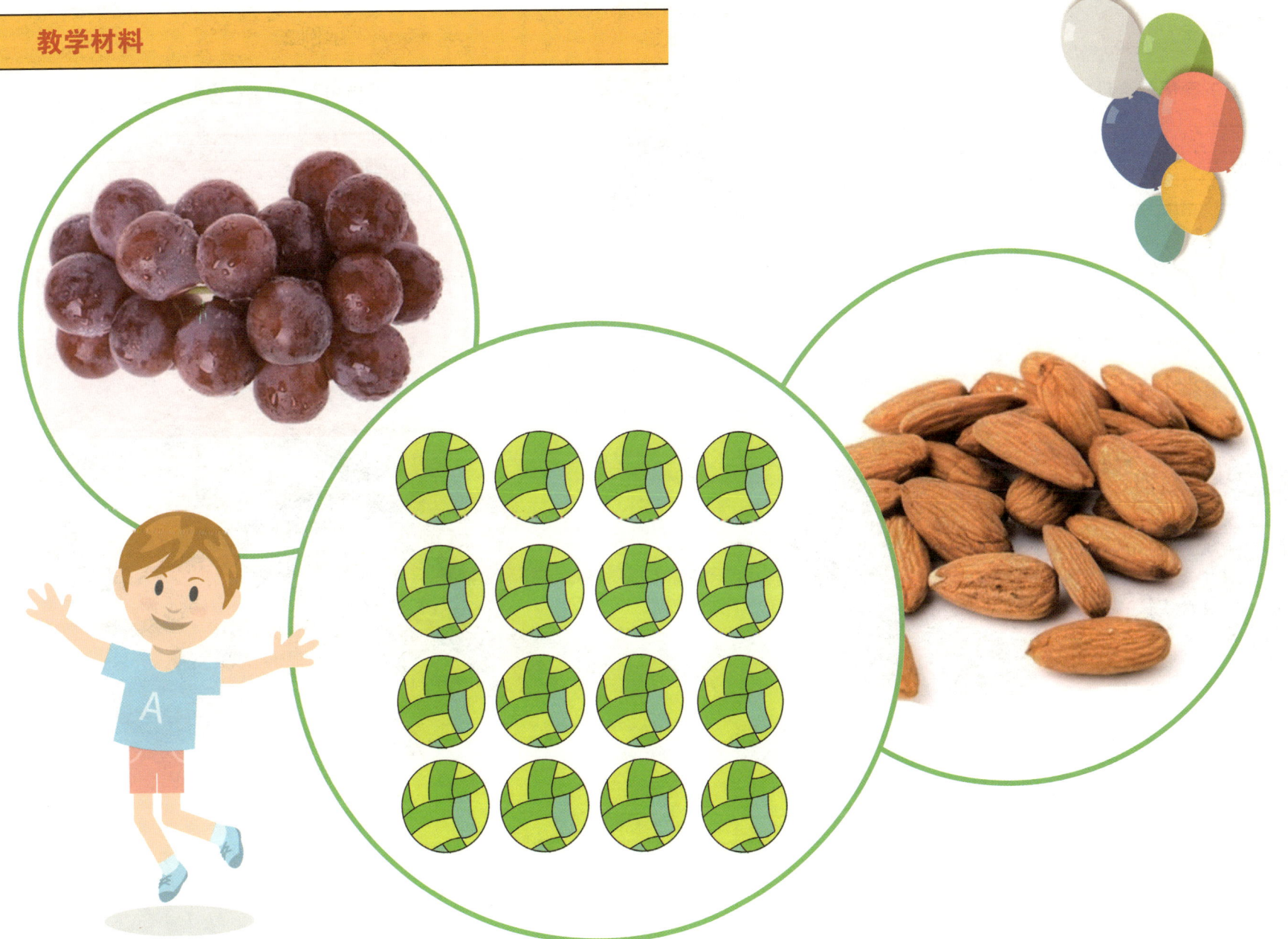

205

学习技能训练实例解析

示例 1

数出 7 颗葡萄给我。

小档案	
训练时长	
辅助情况	

训练方法示例

示例 2

数出 12 颗杏仁给我。

小档案	
训练时长	
辅助情况	

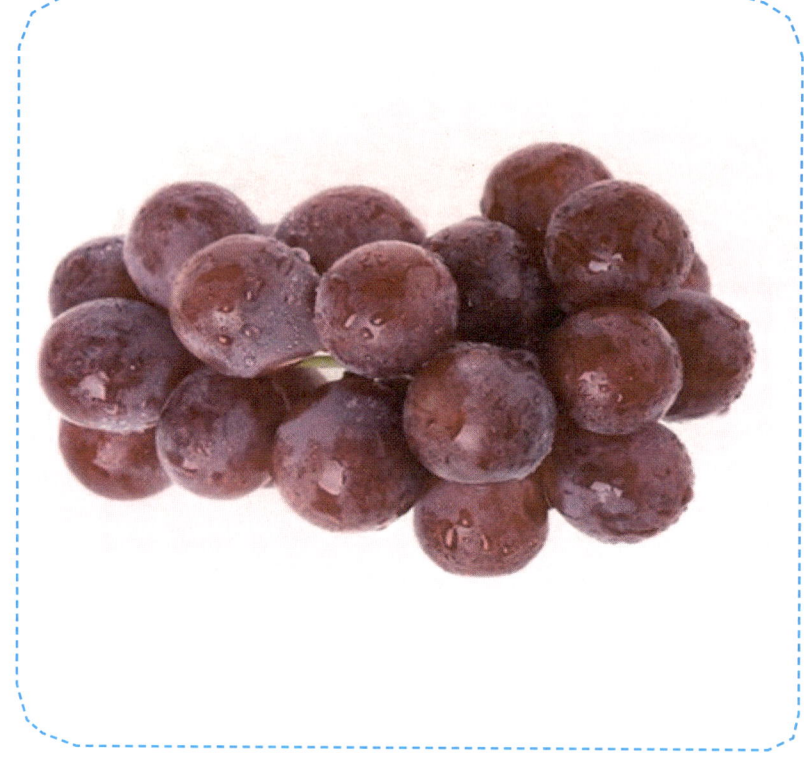

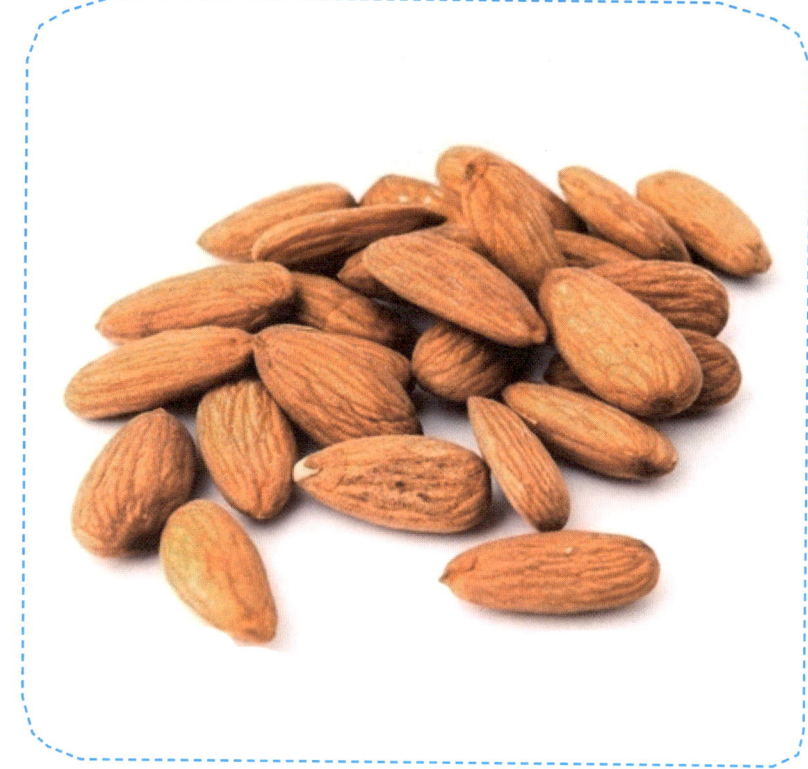

第五章
学习技能中级训练项目

示例 3

数出 6 个梨给我。

小档案	
训练时长	
辅助情况	

示例 4

数出 12 块积木给我。

小档案	
训练时长	
辅助情况	

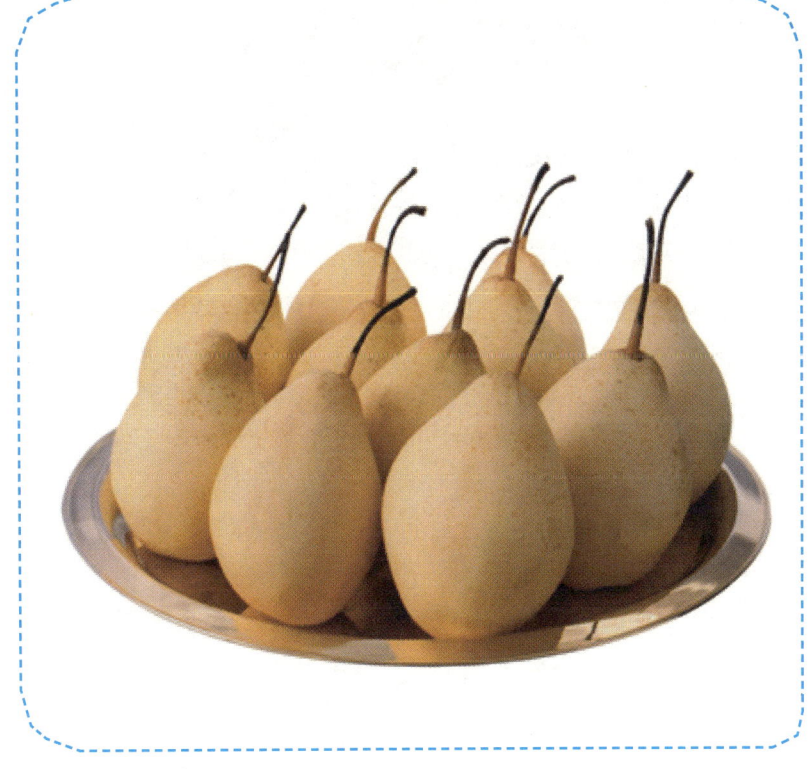

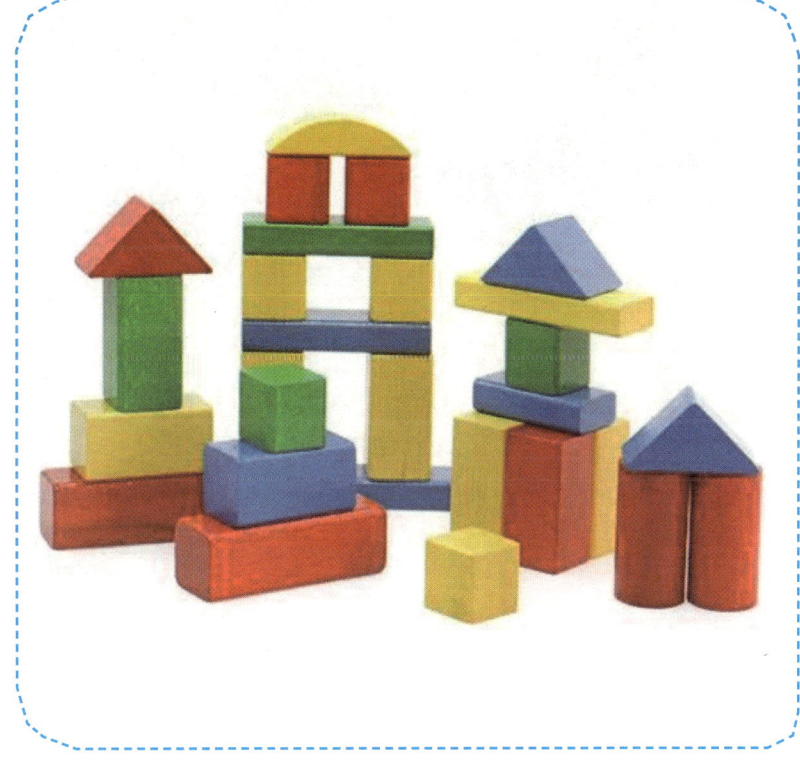

学习技能训练实例解析

11 根据号码数数

该技能的训练目的是提高患者的数数能力。通过该技能的训练，患者应该能达到这样一种水平，即：给患者一个号码板和相应颜色的卡片，并说"数数"，患者能够根据号码板，数出相应数量的卡片。

第五章
学习技能中级训练项目

教学材料

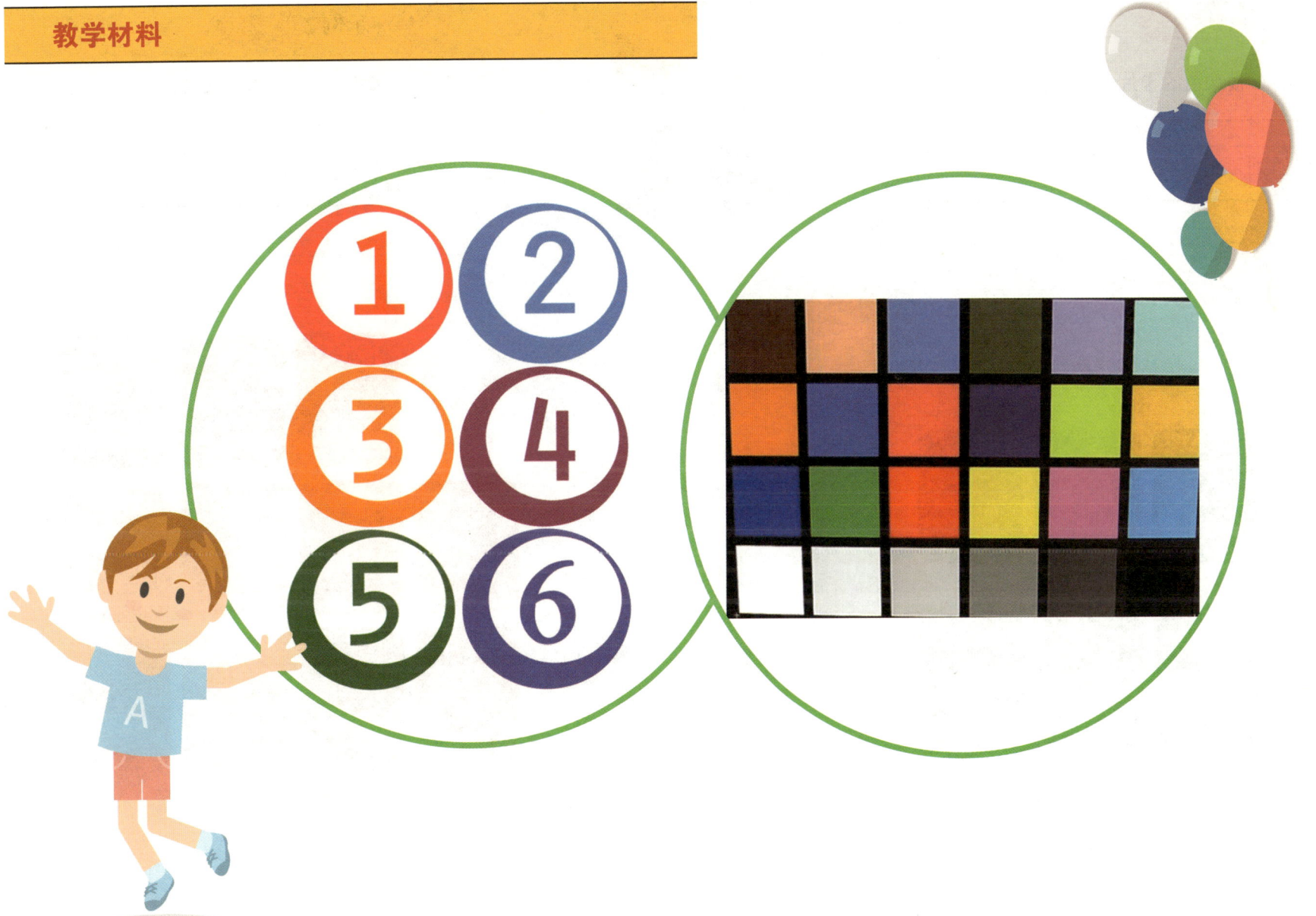

209

学习技能训练实例解析

示例 1

数出 6 张绿色的卡片。

小档案	
训练时长	
辅助情况	

 训练方法示例

示例 2

数出 11 张红色的卡片。

小档案	
训练时长	
辅助情况	

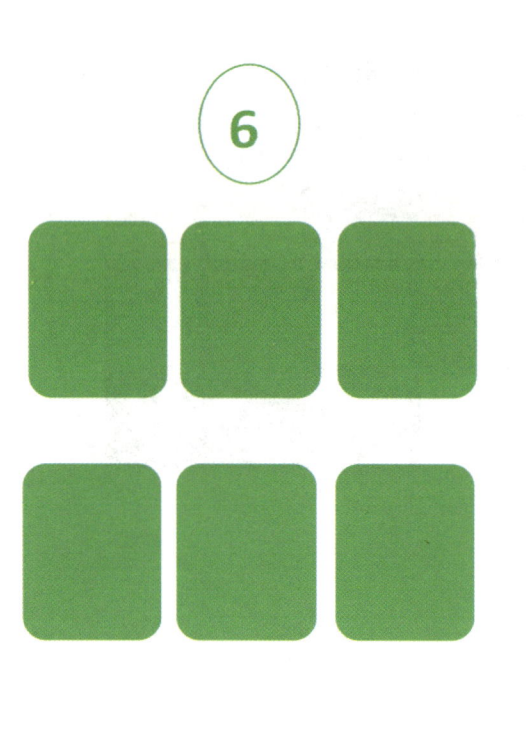

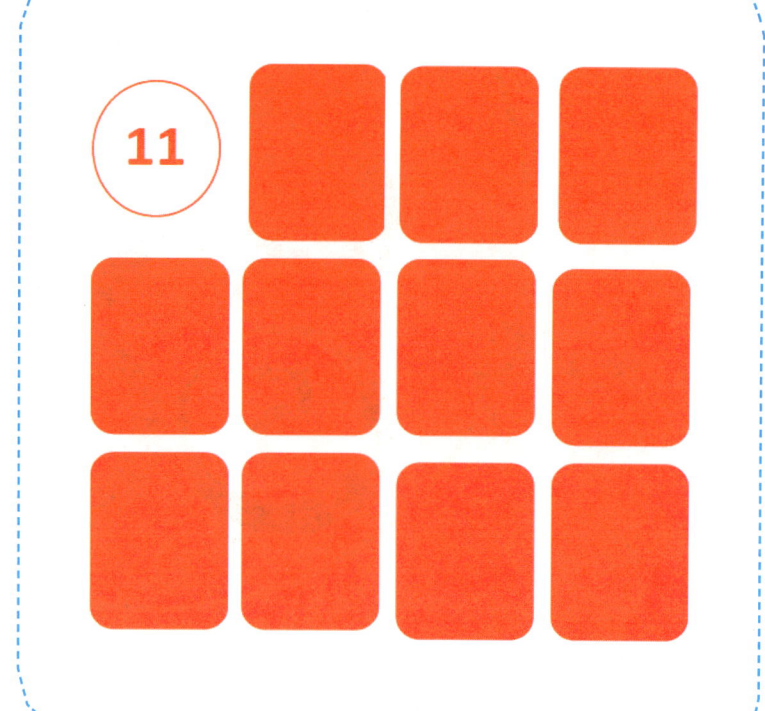

第五章 学习技能中级训练项目

拓展为数豆子

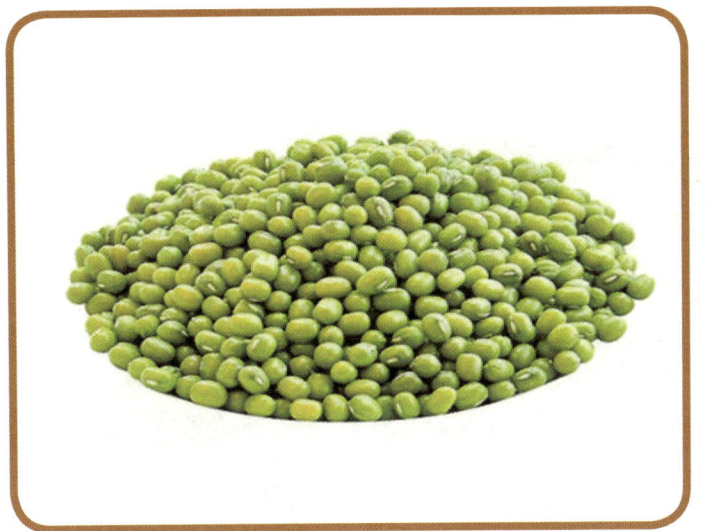

拓展为数核桃

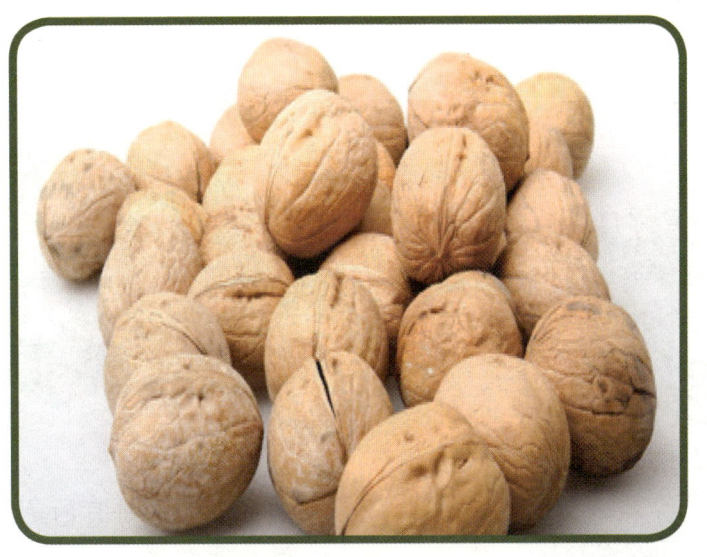

拓展为数葡萄干

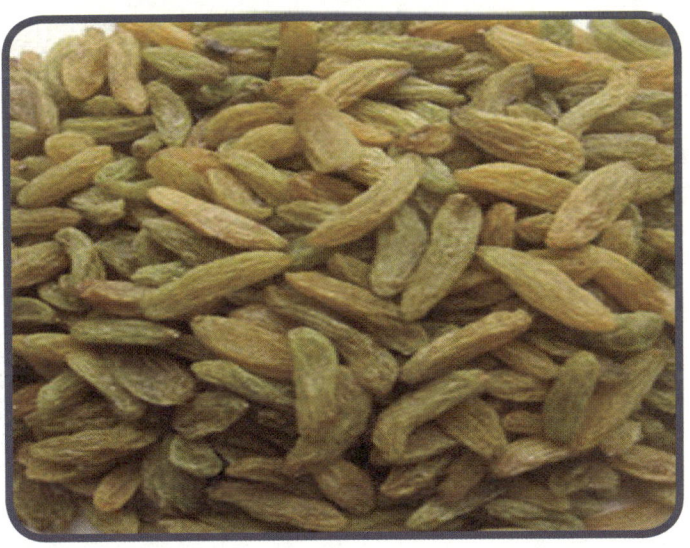

拓展为数硬币

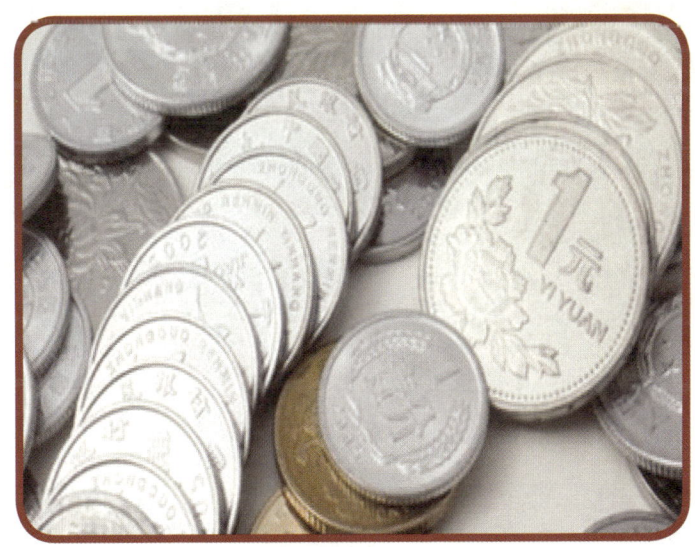

学习技能训练实例解析

12 间隔数数

该技能的训练目的是提高患者的数数能力。通过该技能的训练,患者应该能达到这样一种水平,即:让患者间隔几秒数到指定数字(如间隔2秒数到20),患者能够间隔数到指定数字。

扫描二维码,打印本技能训练配套表格

第五章
学习技能中级训练项目

教学材料

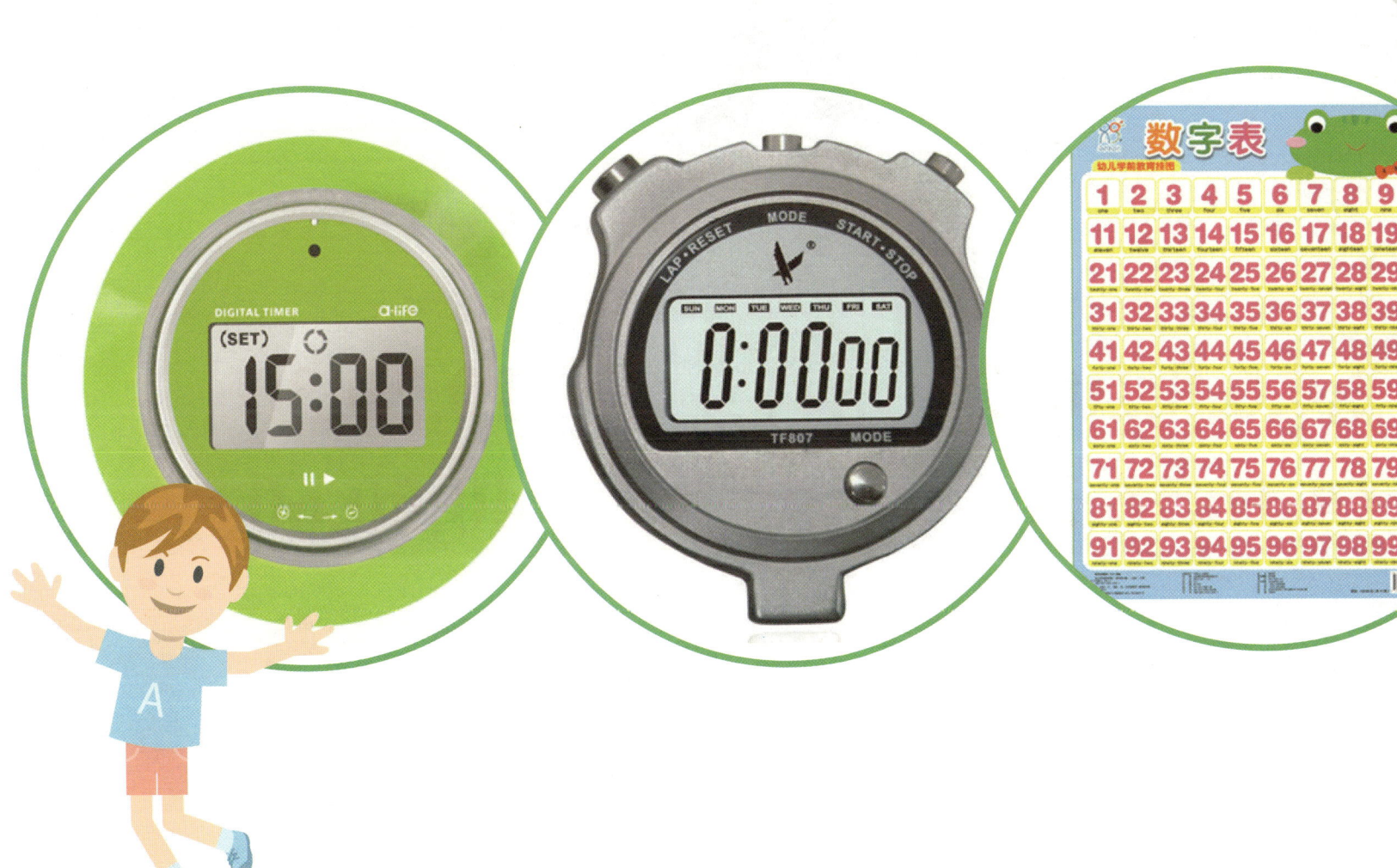

学习技能训练实例解析

示例 1

间隔 10 秒数到 20。

小档案	
训练时长	
辅助情况	

训练方法示例

示例 2

间隔 10 秒数到 60。

小档案	
训练时长	
辅助情况	

2,4,6,8,10,12,14,16,18,20

10,20,30 40,50,60

第五章 学习技能中级训练项目

13 理解整体与部分的关系 Ⅱ

该技能的训练目的是提高患者的理解能力。通过该技能的训练，患者应该能达到这样一种水平，即：向患者展示 1~3 张代表不同数量的图片，说"给我 XX""指出 XX"（例如，"给我有 1/3 个蛋糕的图片""指出有 1/2 个西瓜的图片"），患者能够给予或指出要求的图片。

扫描二维码，打印本技能训练配套表格

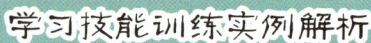

教学材料

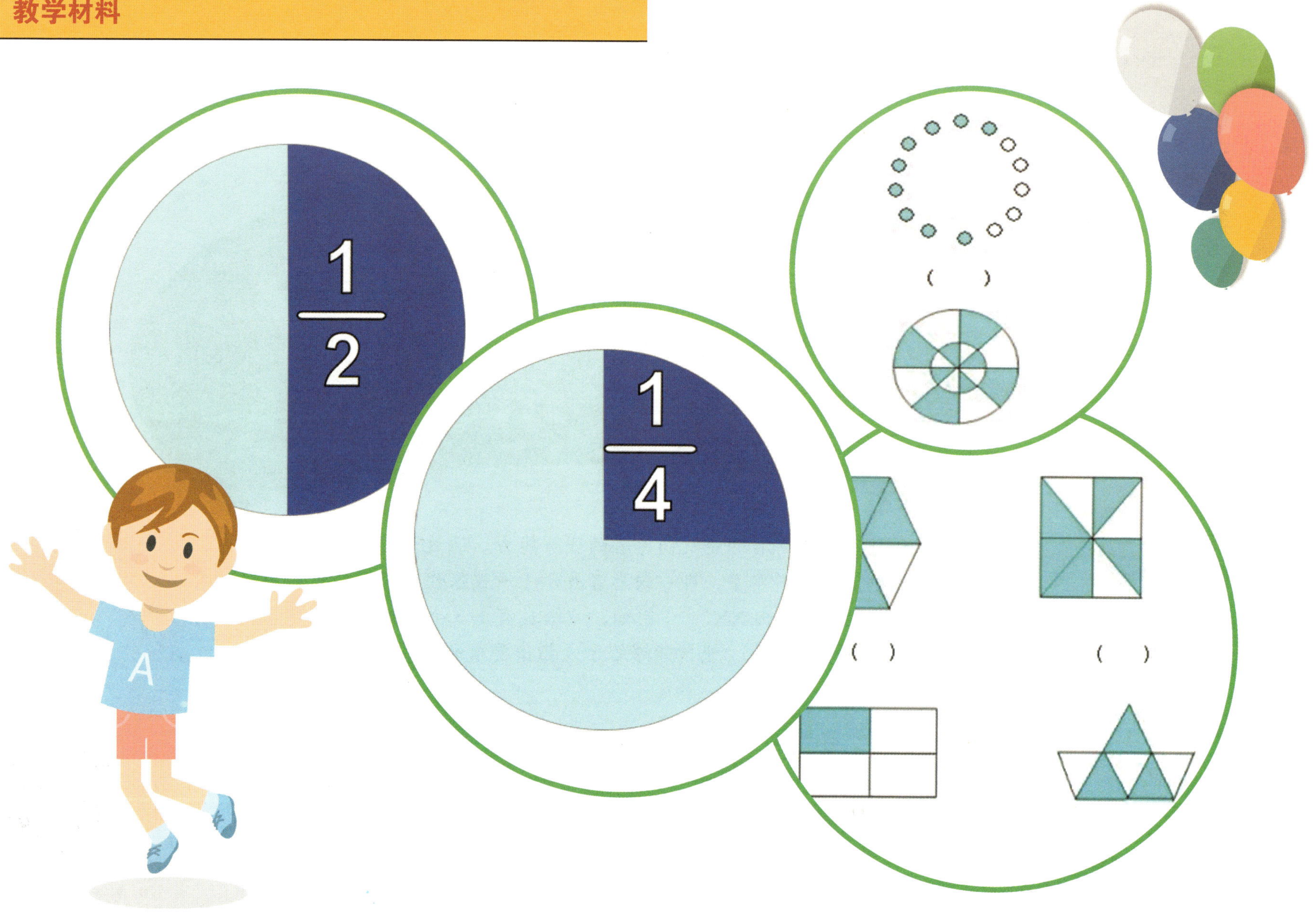

第五章
学习技能中级训练项目

示例 1

给我有 1/2 个西瓜的图片（3 个干扰项）。

小档案	
训练时长	
辅助情况	

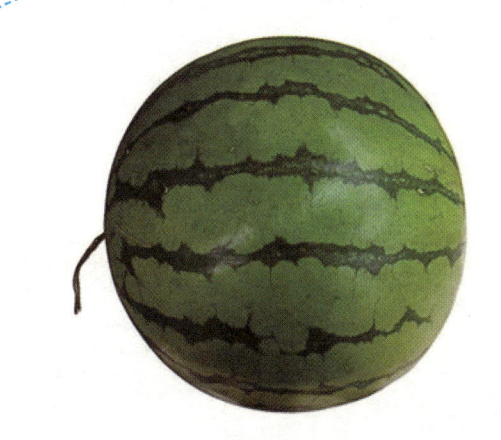

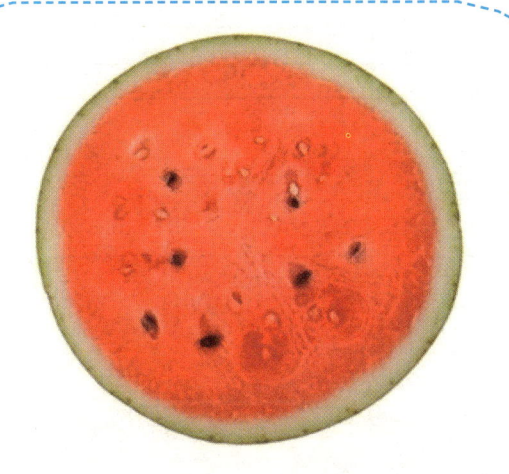

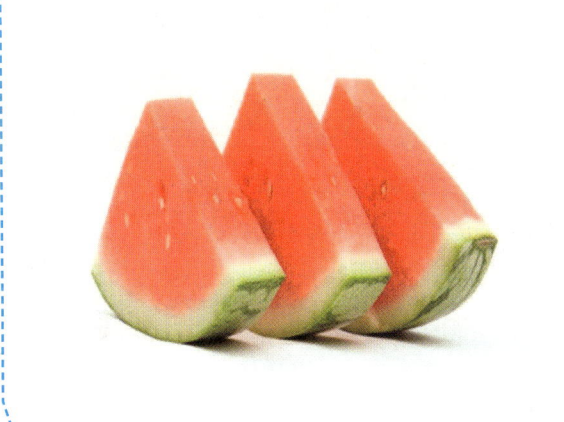

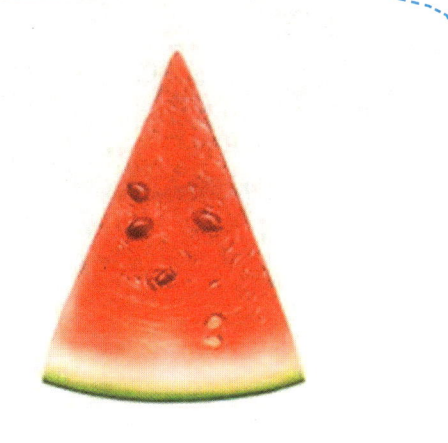

学习技能训练实例解析

示例 2

给我有 1/4 个苹果派的图片（2 个干扰项）。

小档案	
训练时长	
辅助情况	

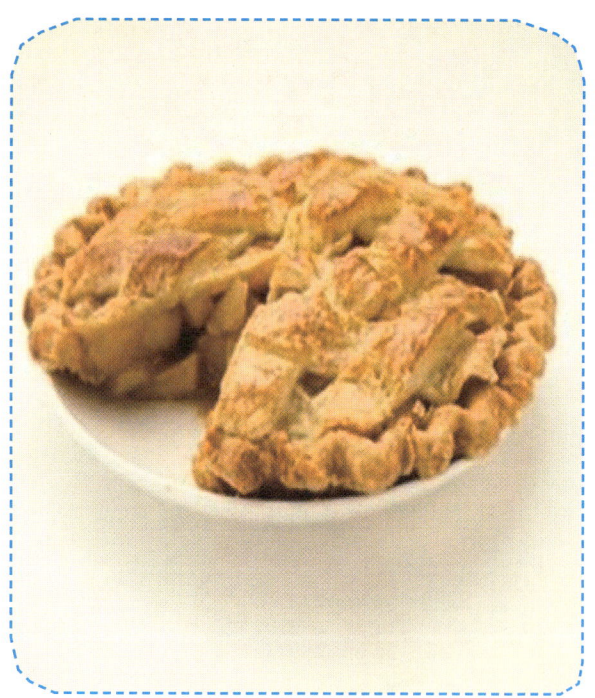
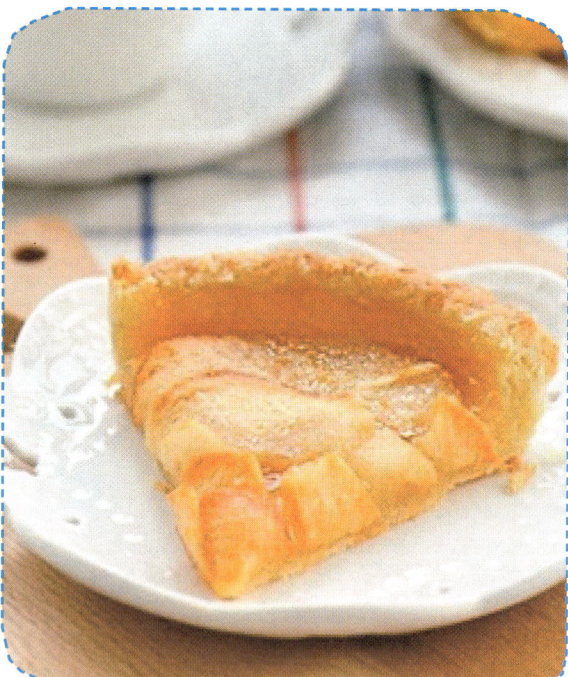
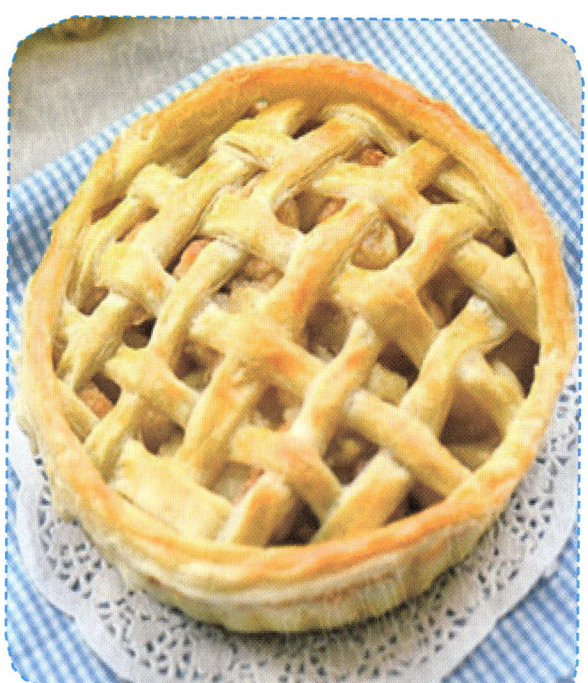

第五章 学习技能中级训练项目

拓展为四分之三

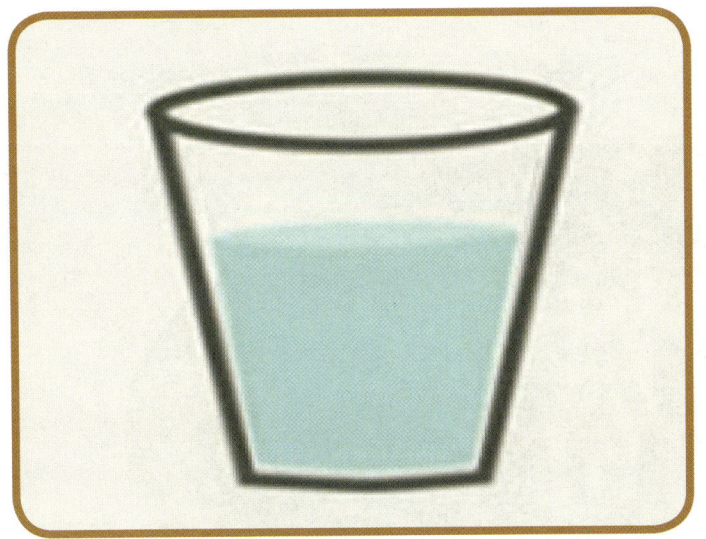

拓展为六分之五

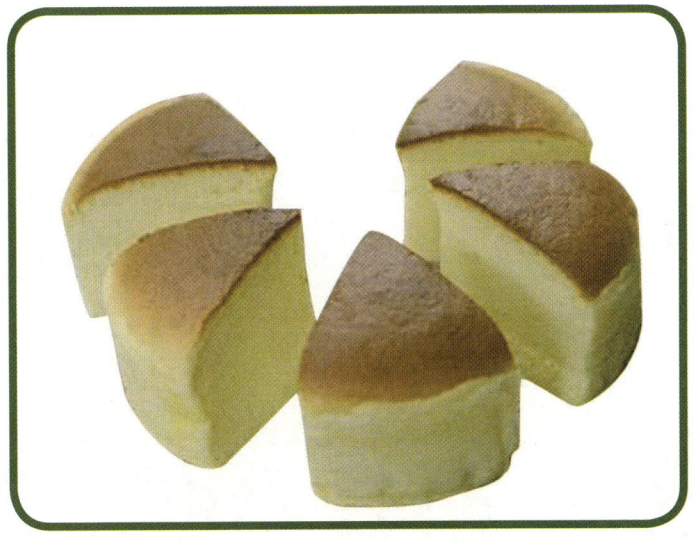

拓展为三分之一

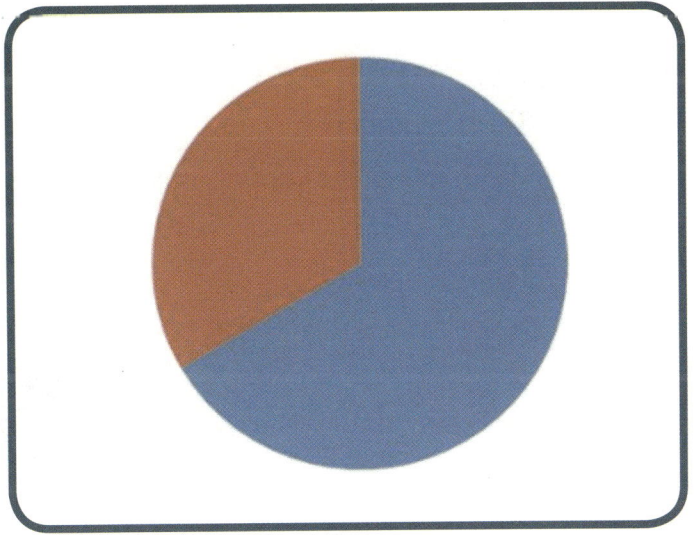

拓展为八分之七

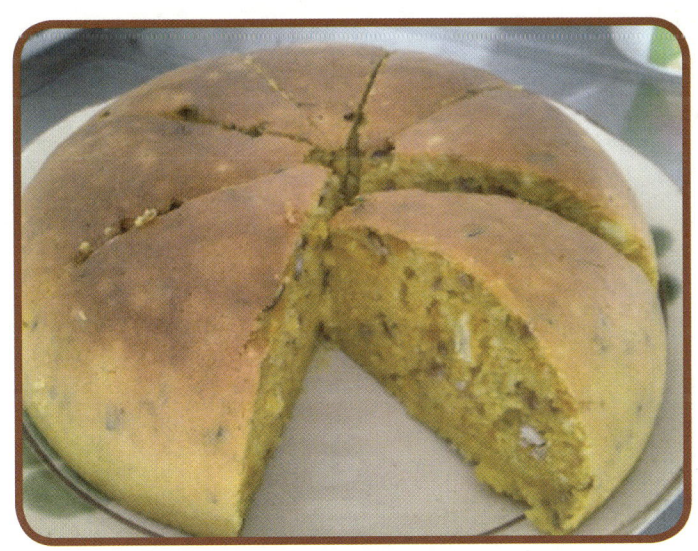

学习技能训练实例解析

14 对照图片匹配短语和句子

　　该技能的训练目的是提高患者的理解与表达能力。通过该技能的训练，患者应该能达到这样一种水平，即：向患者展示 1 张图片和 2～3 个短语或句子，然后说"配对"，患者能正确匹配图片与相应的短语或句子。

扫描二维码，打印本技能训练配套表格

第五章
学习技能中级训练项目

教学材料

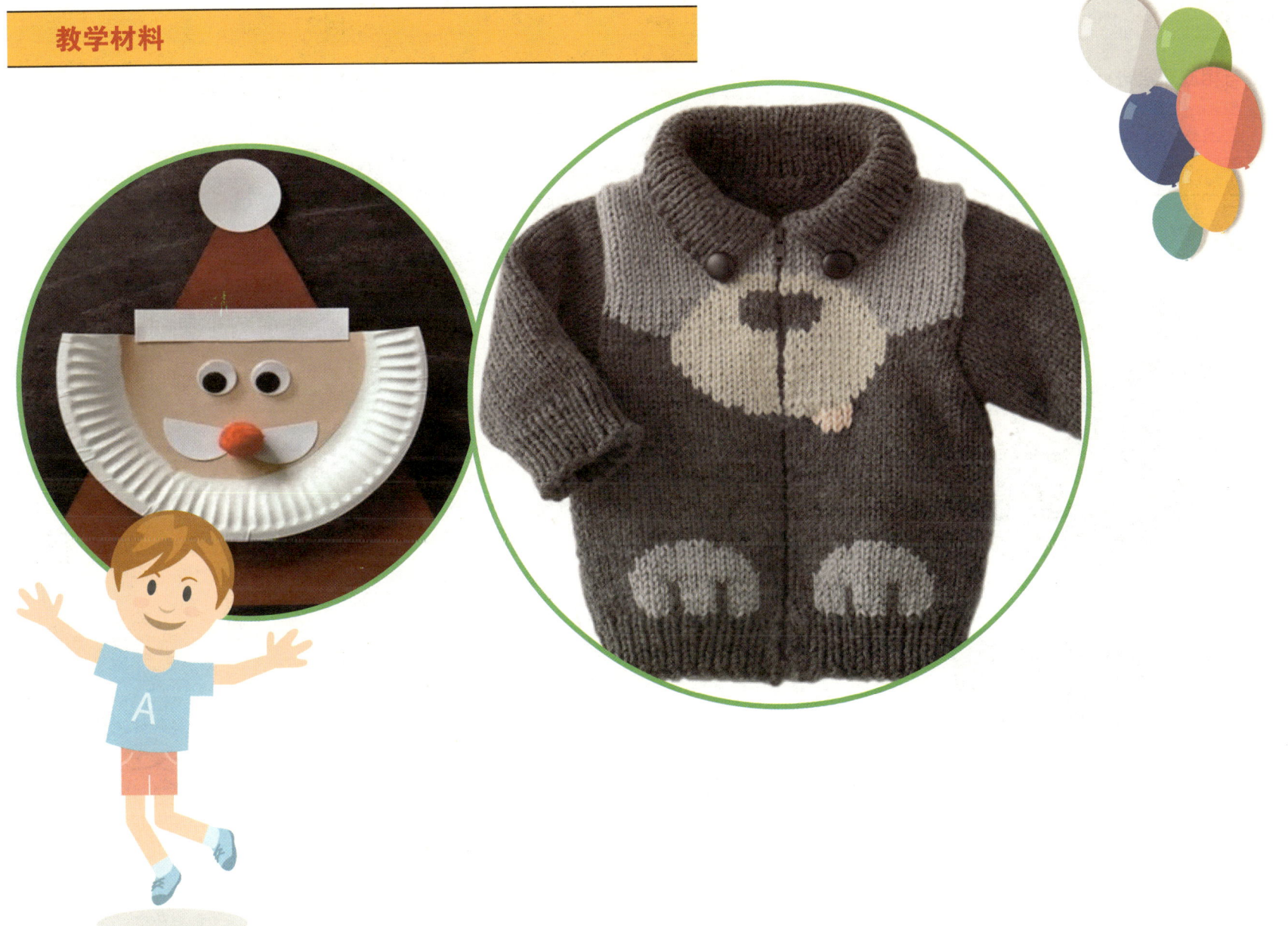

学习技能训练实例解析

示例 1

将图片与相应短语进行配对。

小档案	
训练时长	
辅助情况	

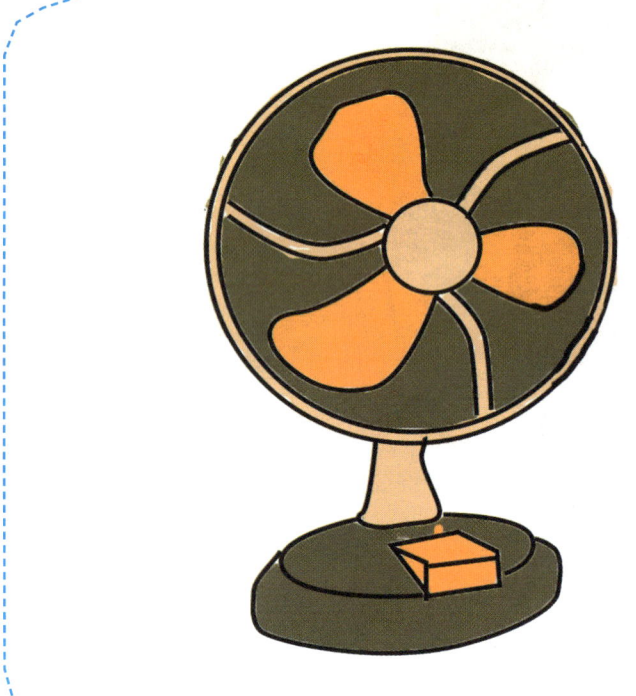

短语：

A. 转动 B. 静止

训练方法示例

示例 2

将图片与相应短语进行配对。

小档案	
训练时长	
辅助情况	

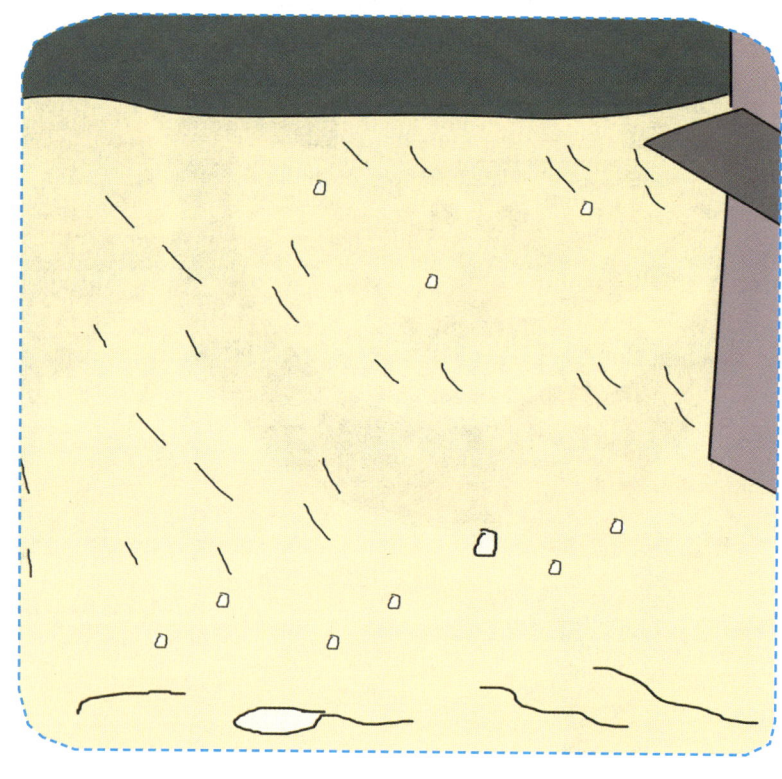

短语：

A. 下雨 B. 下雪

第五章
学习技能中级训练项目

示例 3

将图片与相应句子进行配对。

小档案	
训练时长	
辅助情况	

训练方法示例

示例 4

将图片与相应句子进行配对。

小档案	
训练时长	
辅助情况	

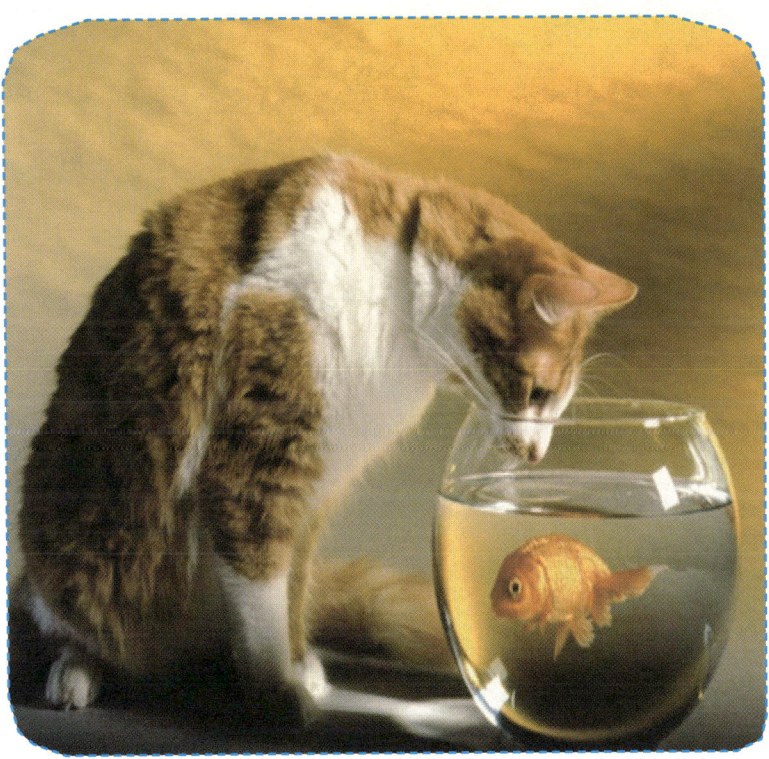

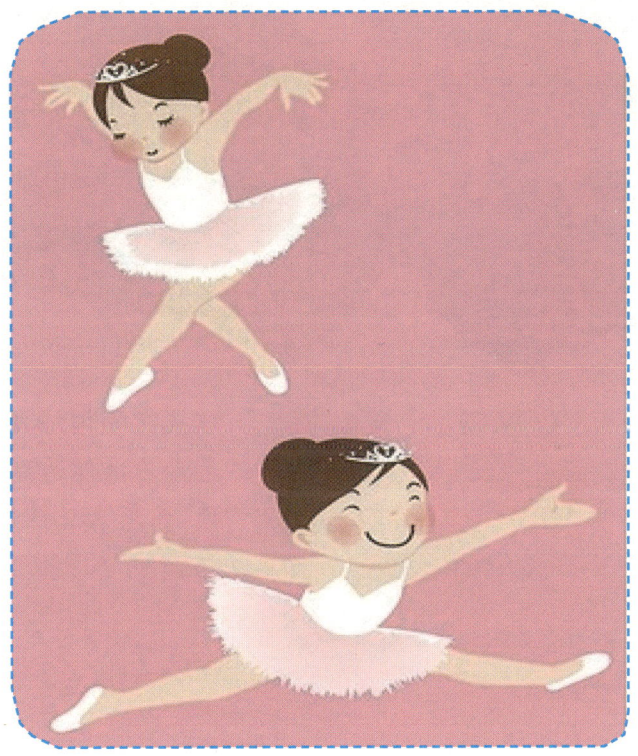

句子：

A. 小猫在和小狗玩 B. 小猫在看鱼缸里的金鱼

C. 小狗在看鱼缸里的金鱼

句子：

A. 2个小女孩在跳芭蕾舞 B. 几个小孩在树下玩耍

C. 妈妈在超市购物

223

15 看图识字

该技能的训练目的是提高患者的理解与表达能力。通过该技能的训练，患者应该能达到这样一种水平，即：向患者呈现带字的卡片，然后说"读"，患者正确读出卡片上的字。

第五章
学习技能中级训练项目

教学材料

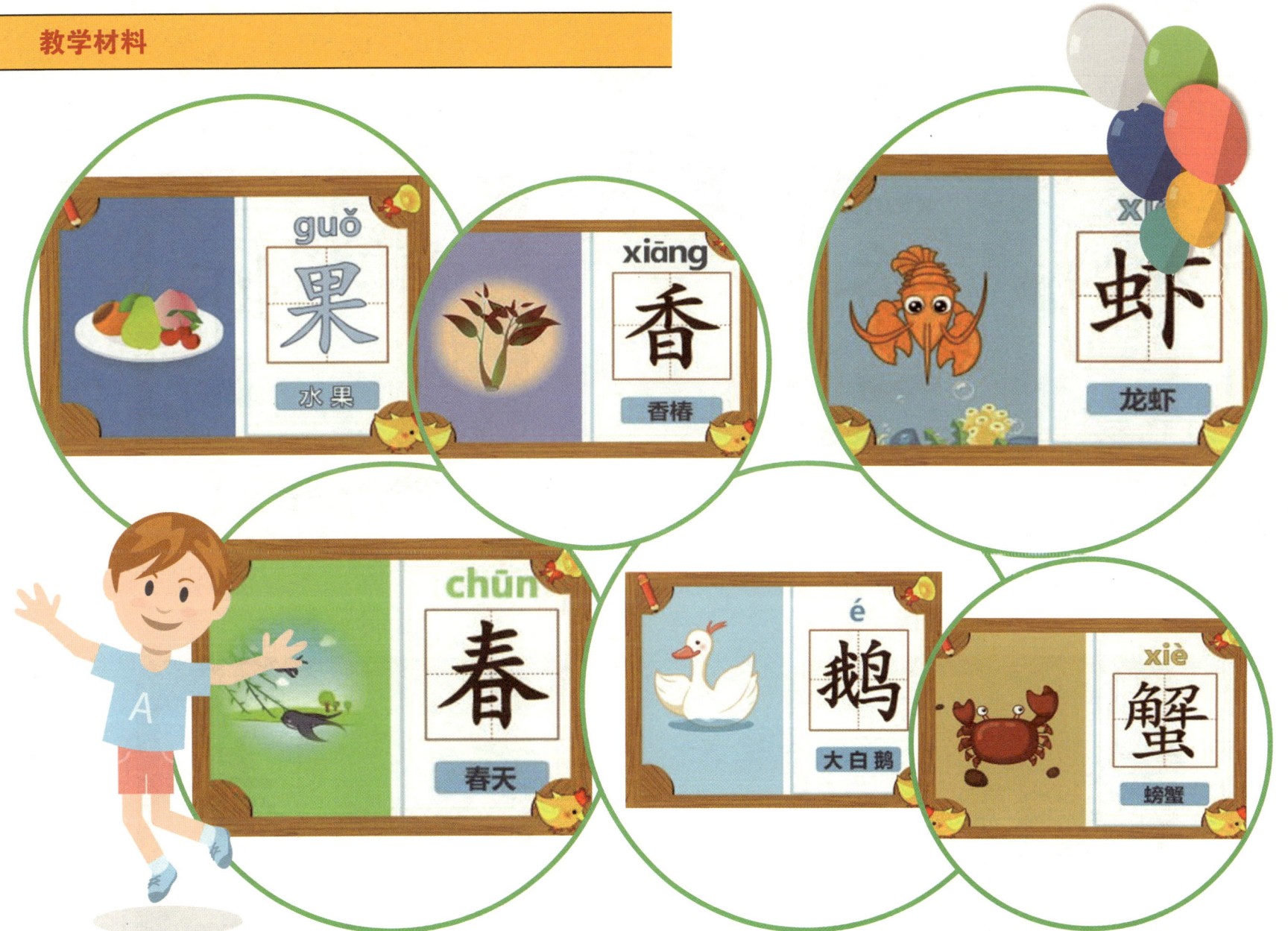

学习技能训练实例解析

示例 1

读。

小档案	
训练时长	
辅助情况	

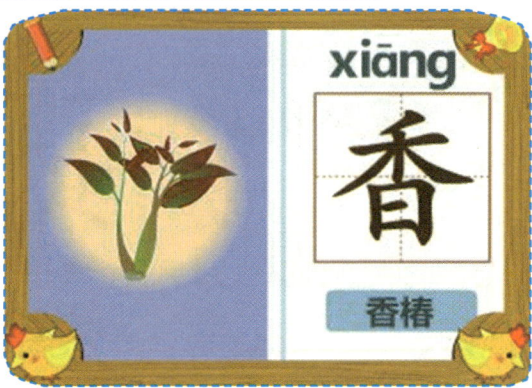

示例 2

读。

小档案	
训练时长	
辅助情况	

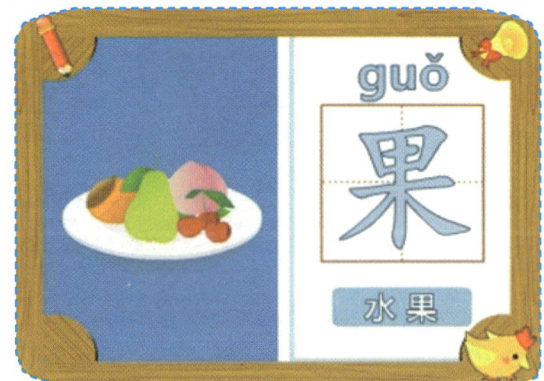

 训练方法示例

示例 3

读。

小档案	
训练时长	
辅助情况	

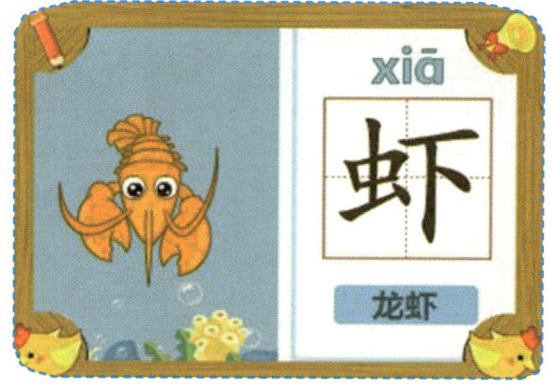

示例 4

读。

小档案	
训练时长	
辅助情况	

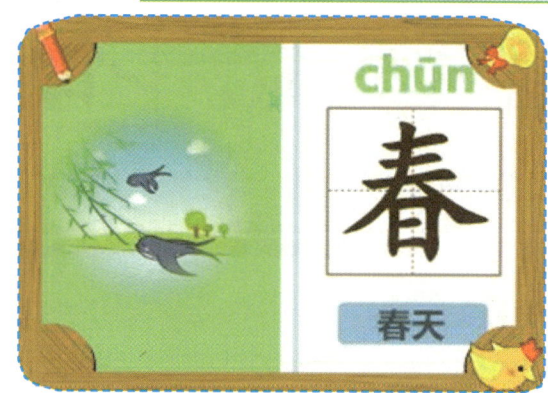

第五章
学习技能中级训练项目

拓展为词语 1

铅笔

拓展为词语 2

天空

拓展为词语 3

阳光

拓展为词语 4

大地

学习技能训练实例解析

16 平舌音和翘舌音

该技能的训练目的是提高患者的理解与表达能力。通过该技能的训练，患者应该能达到这样一种水平，即：向患者呈现带字的卡片，这些字分别是平舌音和翘舌音，然后说"读"，患者正确读出卡片上的字。

扫描二维码，打印本技能训练配套表格

第五章
学习技能中级训练项目

教学材料

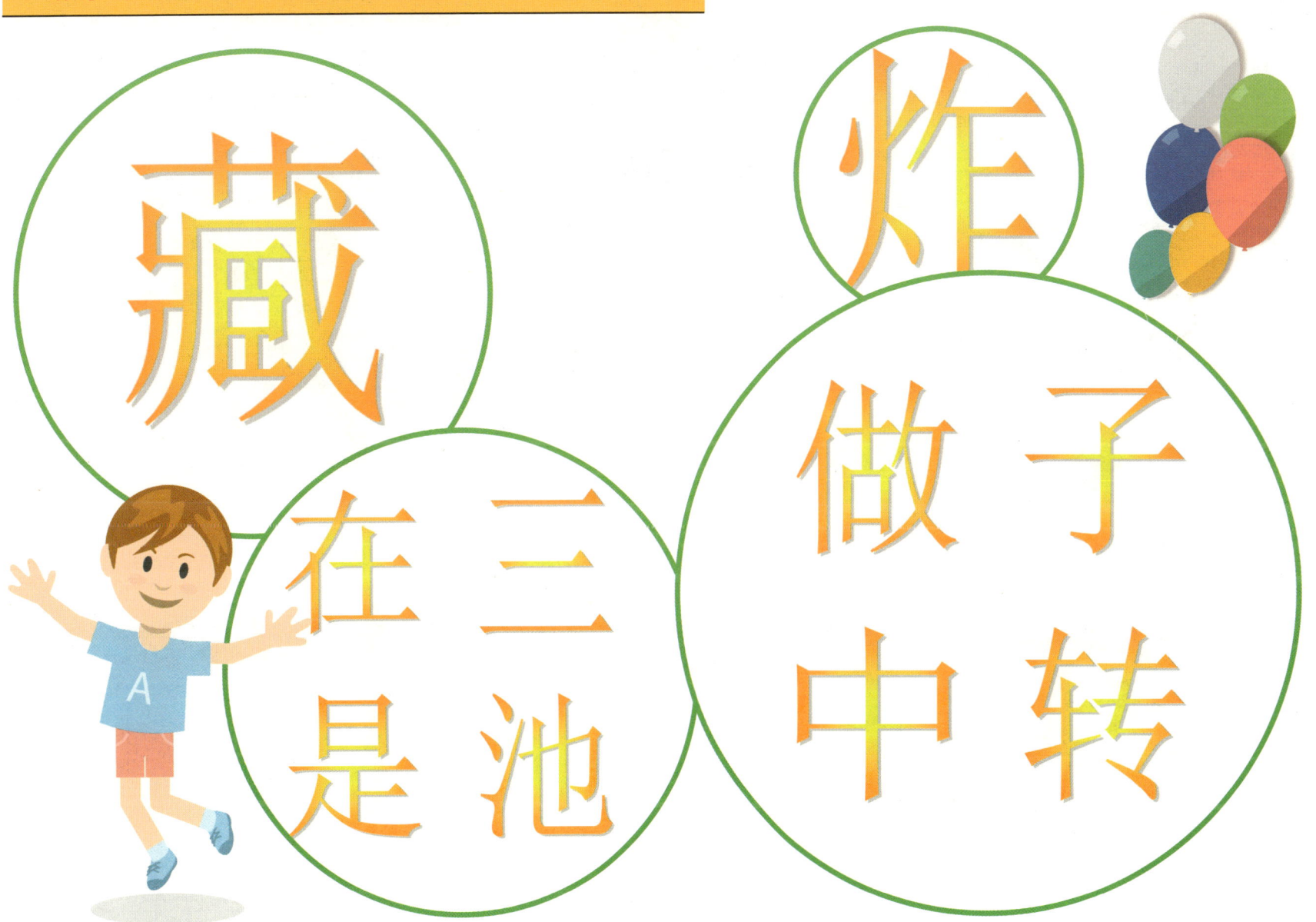

藏 在 三 是 池

炸 做 子 中 转

学习技能训练实例解析

训练方法示例

示例1

平舌音。

小档案	
训练时长	
辅助情况	

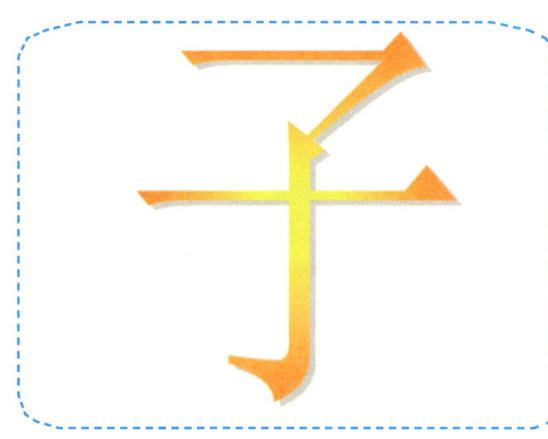

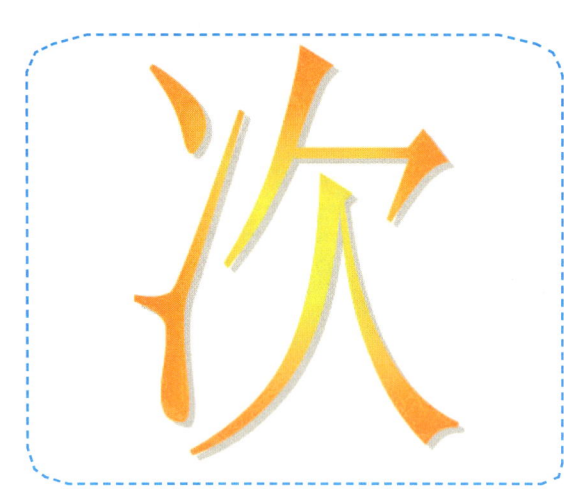

示例2

翘舌音。

小档案	
训练时长	
辅助情况	

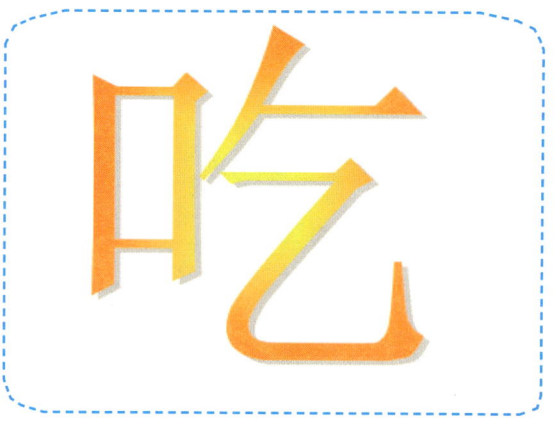

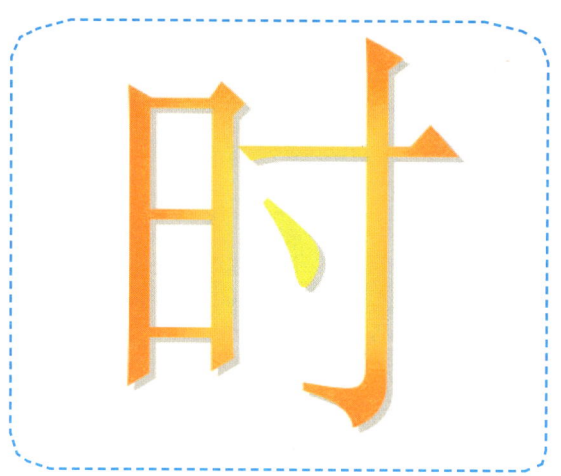

第五章
学习技能中级训练项目

拓展为**前鼻音 1**

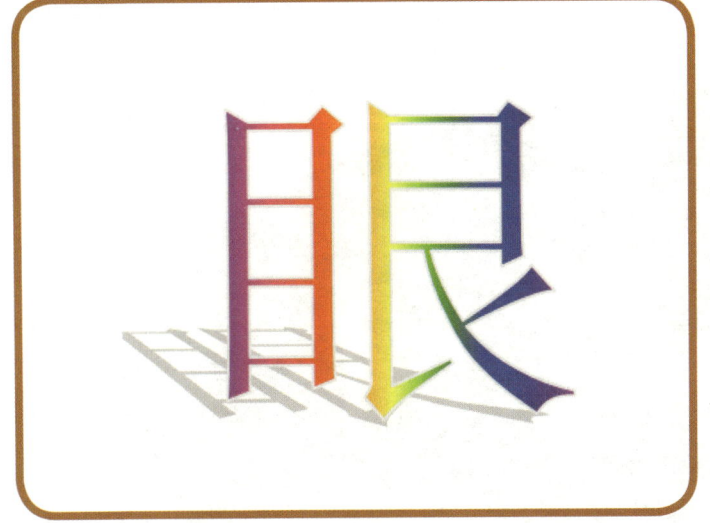

拓展为**前鼻音 2**

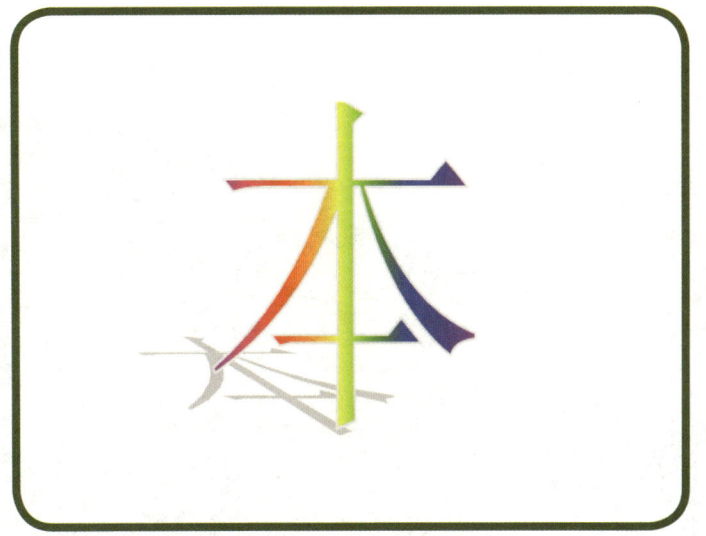

拓展为**后鼻音 1**

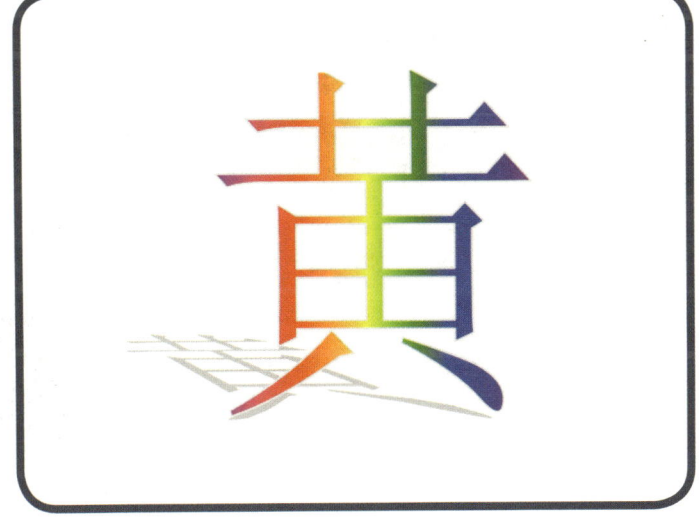

拓展为**后鼻音 2**

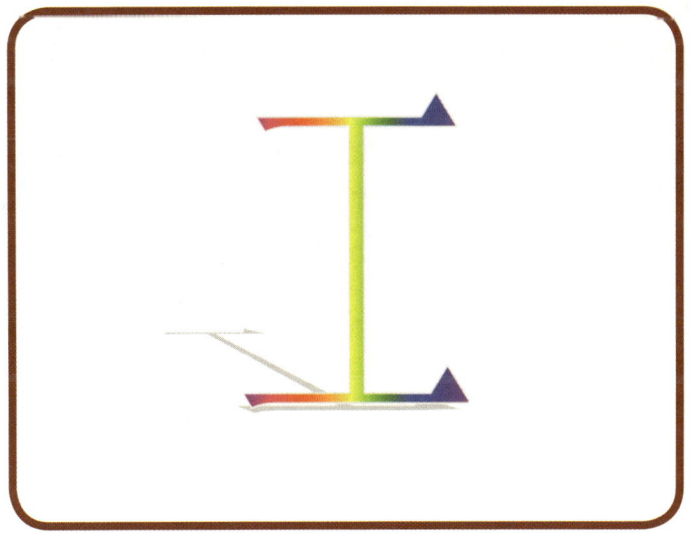

学习技能训练实例解析

17 相同和不同

该技能的训练目的是提高患者的理解与表达能力。通过该技能的训练，患者应该能达到这样一种水平，即：向患者呈现两张卡片，问"这两个XX是相同还是不同呢？""为什么它们是相同/不同的呢？"，患者能够说出两张图片是否相同，如果不同会说出哪里不同。

扫描二维码，打印本技能训练配套表格

第五章
学习技能中级训练项目

教学材料

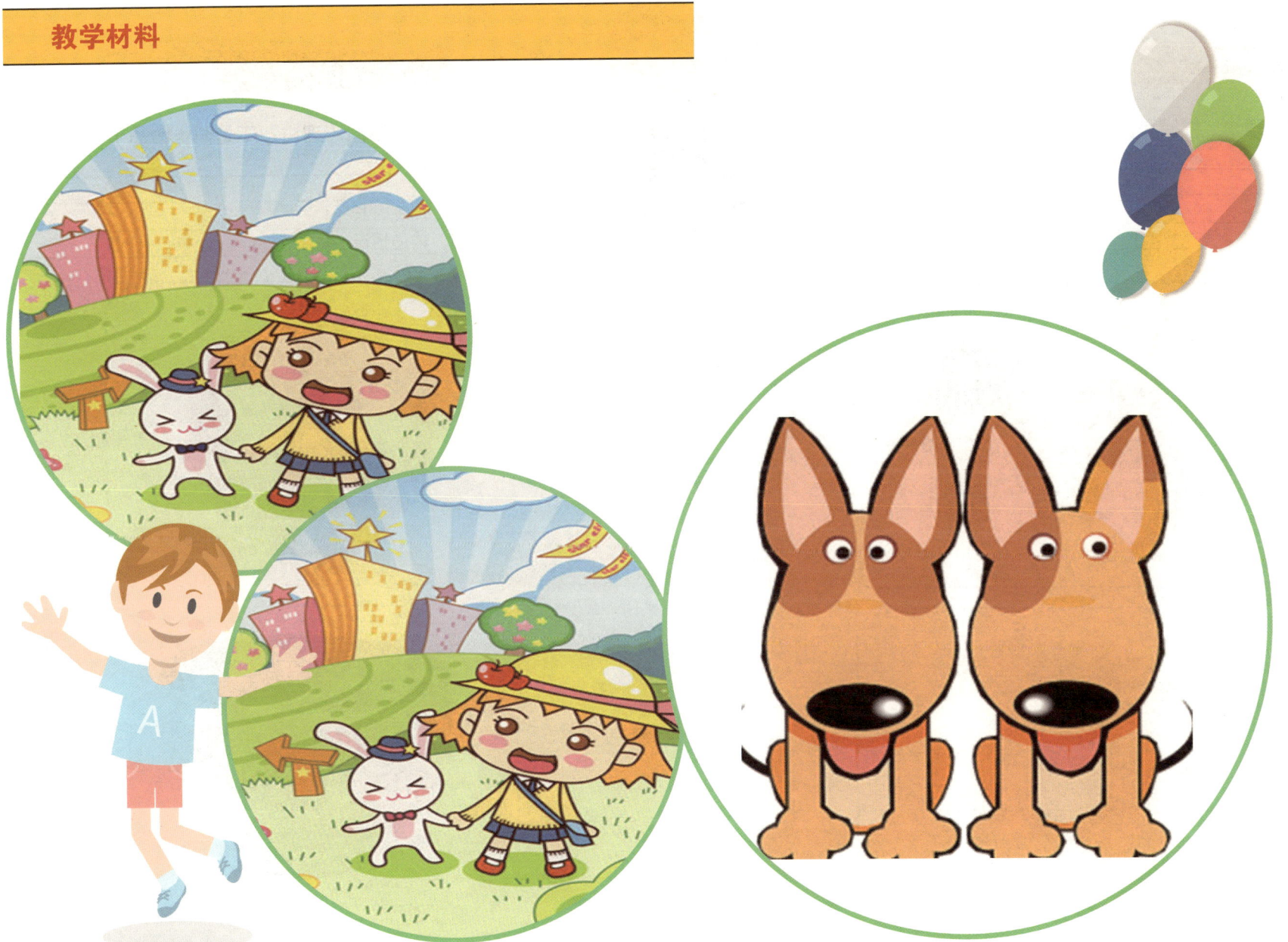

学习技能训练实例解析

示例 1

相同（理由：柠檬和橙子都是带酸味的）。

小档案	
训练时长	
辅助情况	

训练方法示例

示例 2

不同（理由：不是同类物品）。

小档案	
训练时长	
辅助情况	

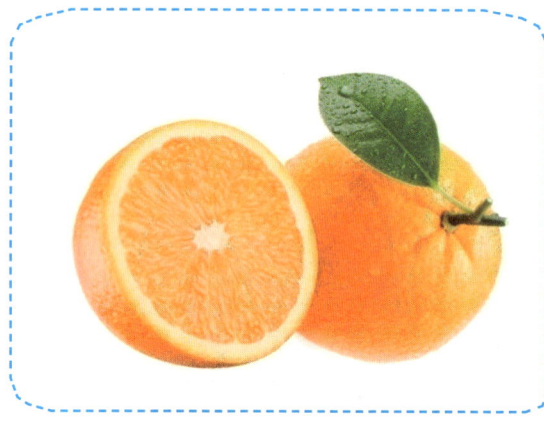

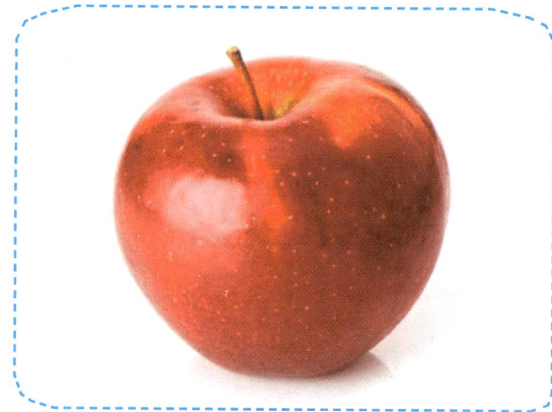

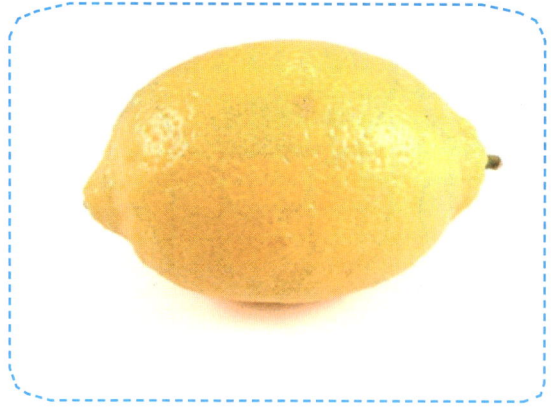

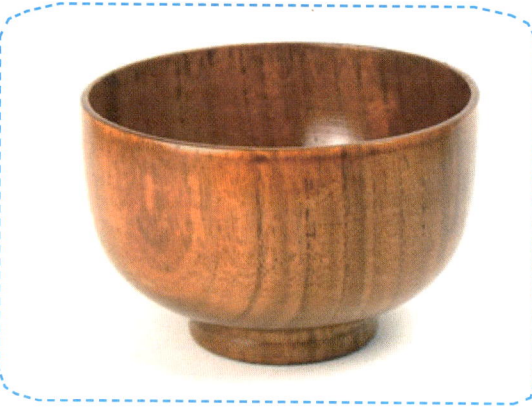

第五章
学习技能中级训练项目

| 示例 3 |

相同（理由：数量都是 3 个）。

小档案	
训练时长	
辅助情况	

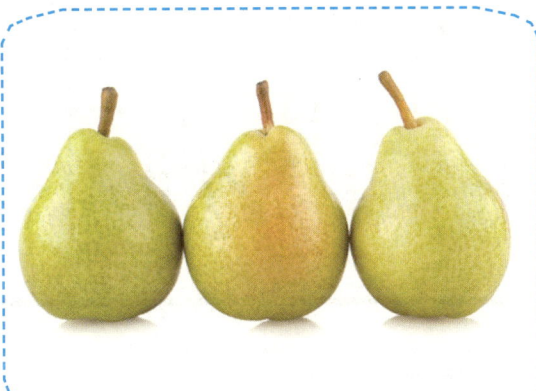

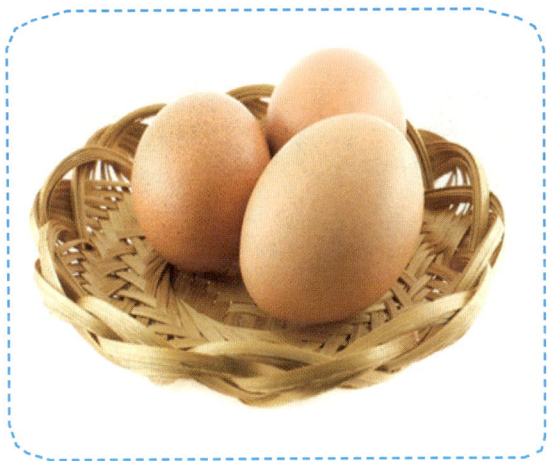

训练方法示例

| 示例 4 |

不同（理由：性别不同）。

小档案	
训练时长	
辅助情况	

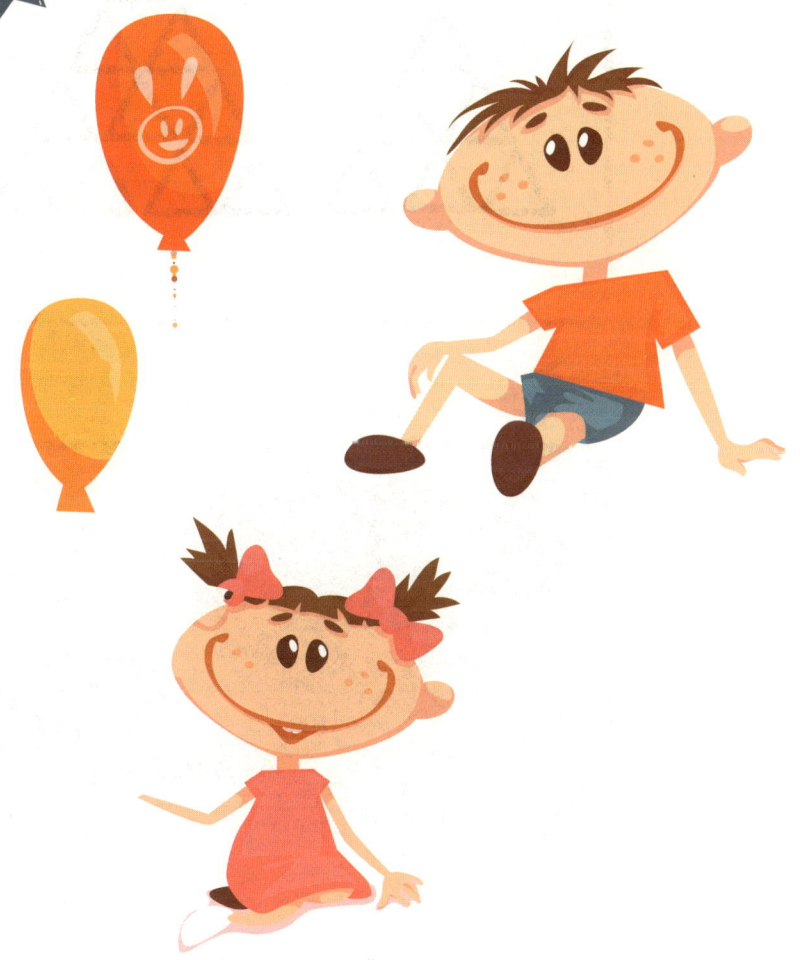

学习技能训练实例解析

拓展为数量

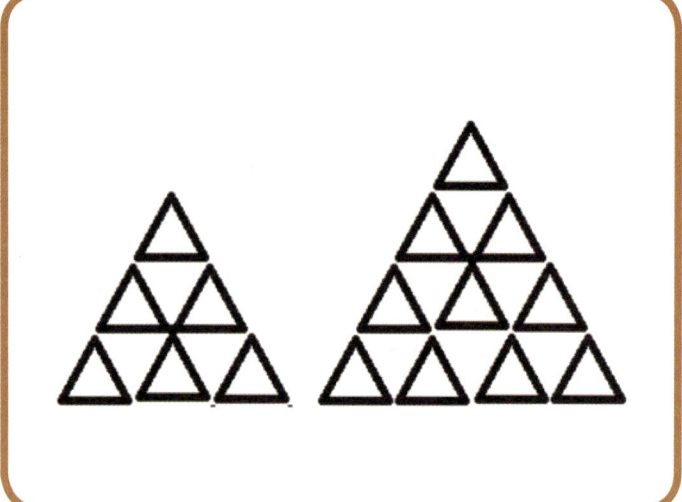

拓展为种类

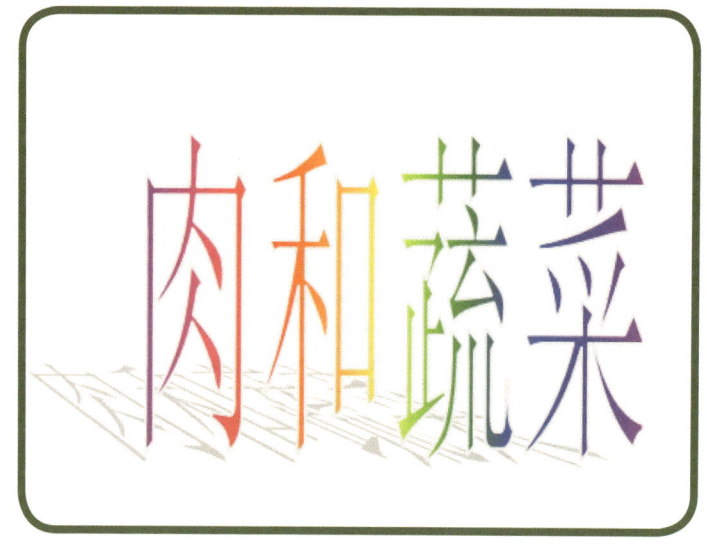

拓展为大小

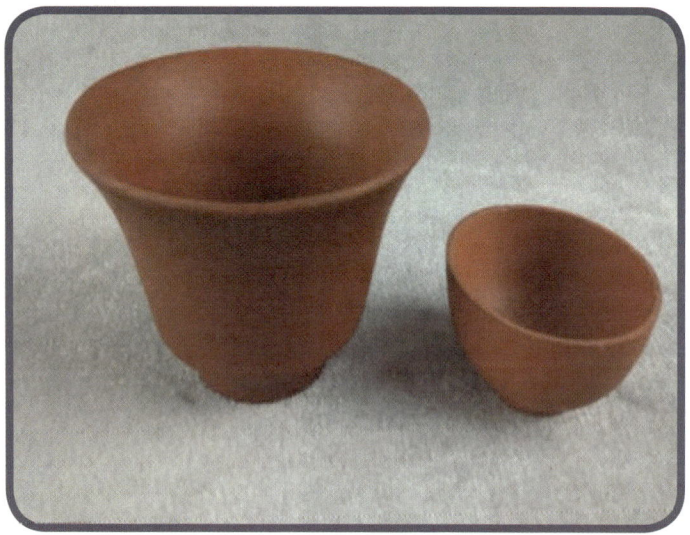

拓展为方向

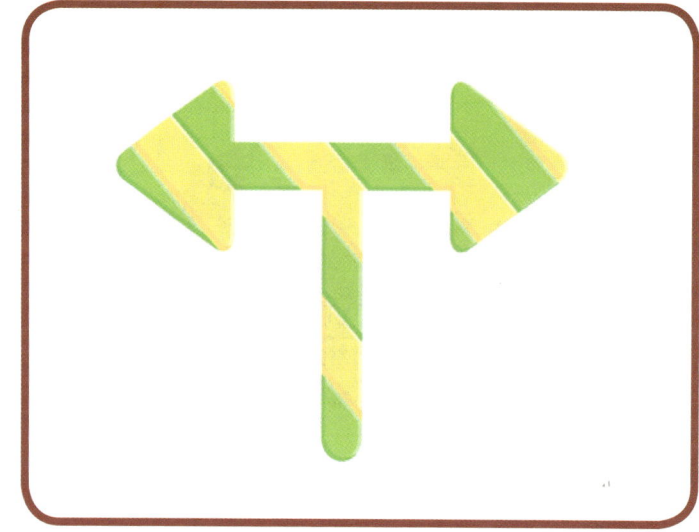

18 看图识词语

该技能的训练目的是提高患者的理解与表达能力。通过该技能的训练，患者应该能达到这样一种水平，即：向患者呈现带词语的图片，说"读这个"，患者能够正确读出卡片上的词语。

学习技能训练实例解析

教学材料

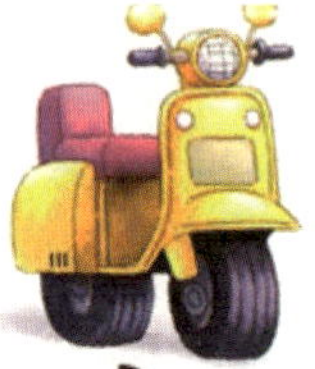

摩托车
mótuōchē

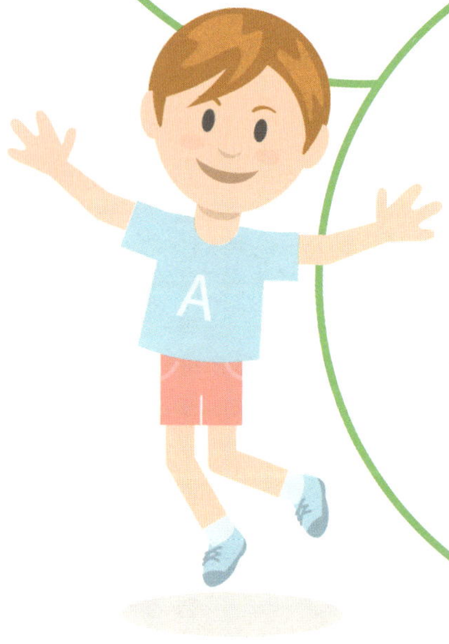

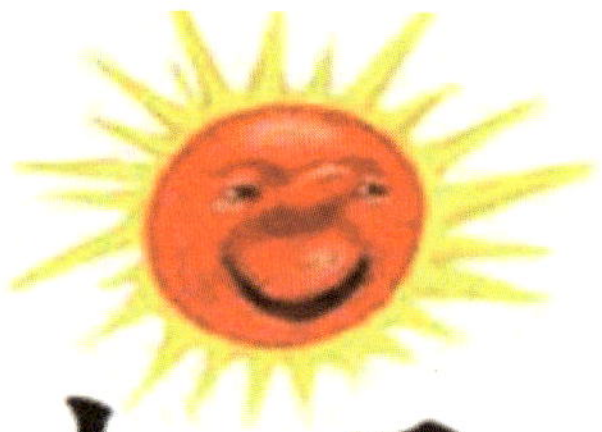

太阳
tàiyáng

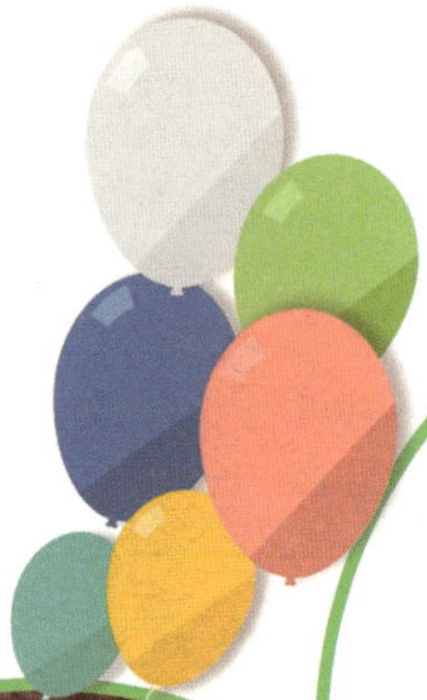

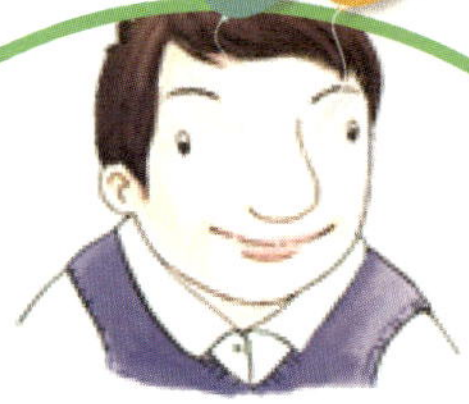

爸爸
bàba

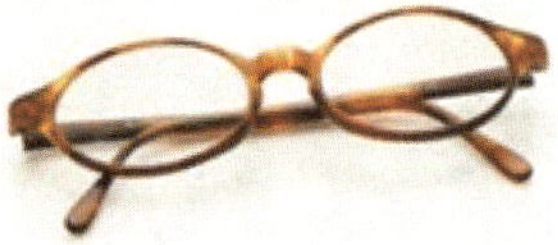

眼镜

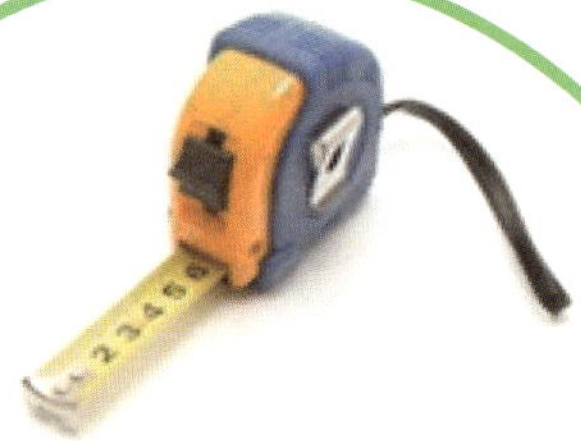

卷尺

第五章
学习技能中级训练项目

示例 1

看图识词语。

小档案	
训练时长	
辅助情况	

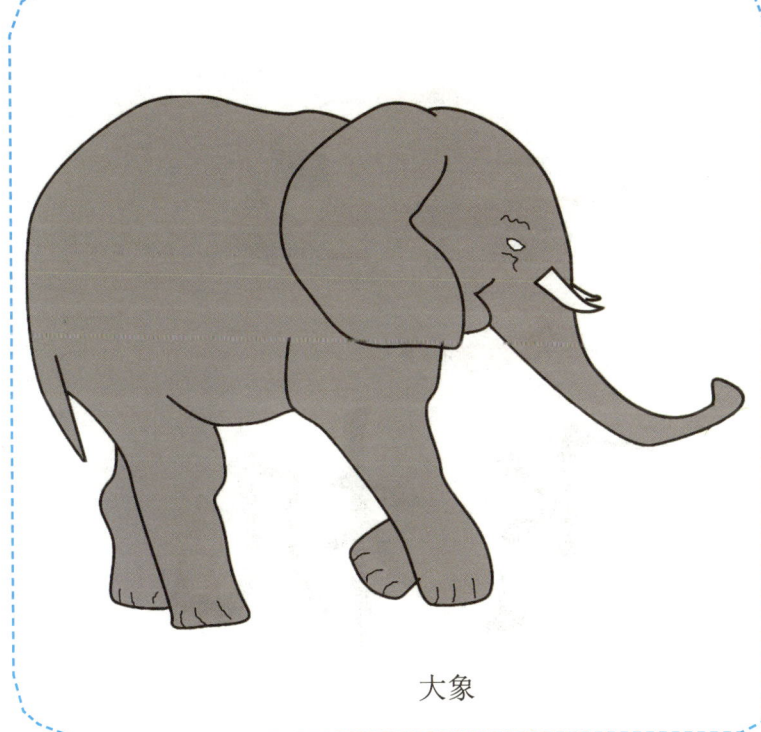

大象

示例 2

看图识词语。

小档案	
训练时长	
辅助情况	

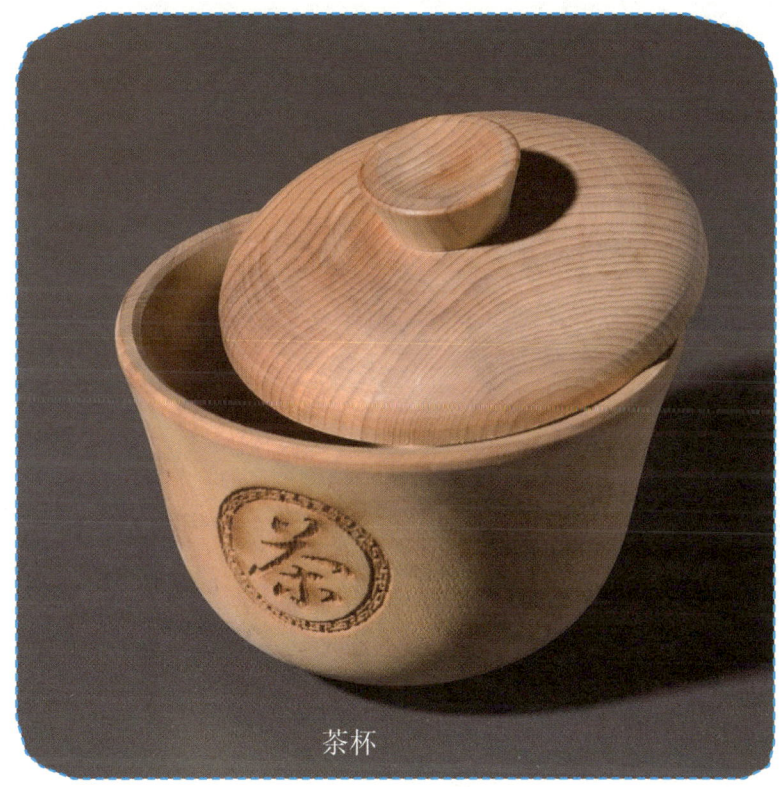

茶杯

239

学习技能训练实例解析

示例 3

看图识词语。

小档案	
训练时长	
辅助情况	

 训练方法示例

示例 4

看图识词语。

小档案	
训练时长	
辅助情况	

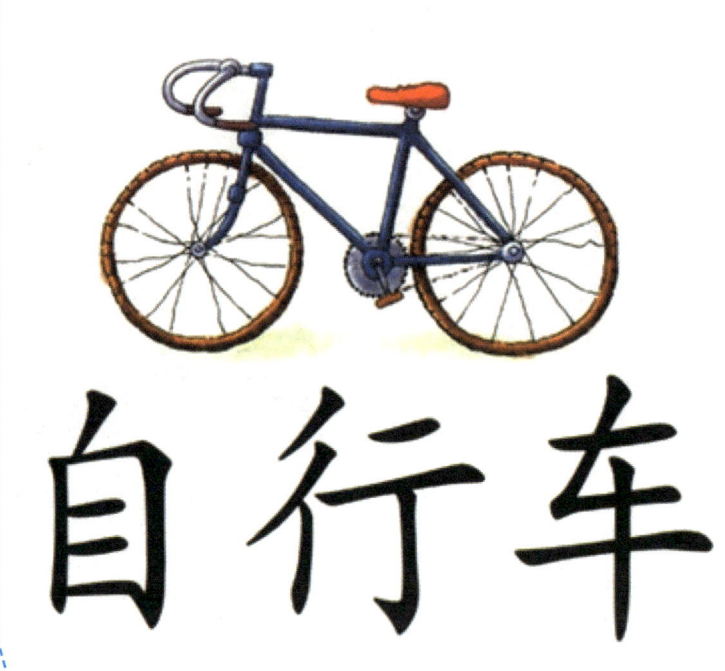

自行车

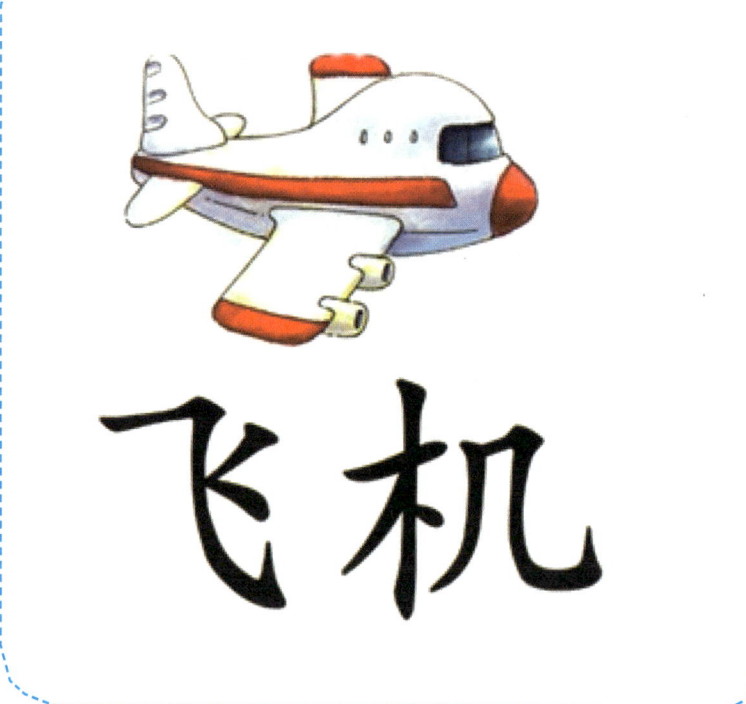

飞机

拓展为无拼音词语 1

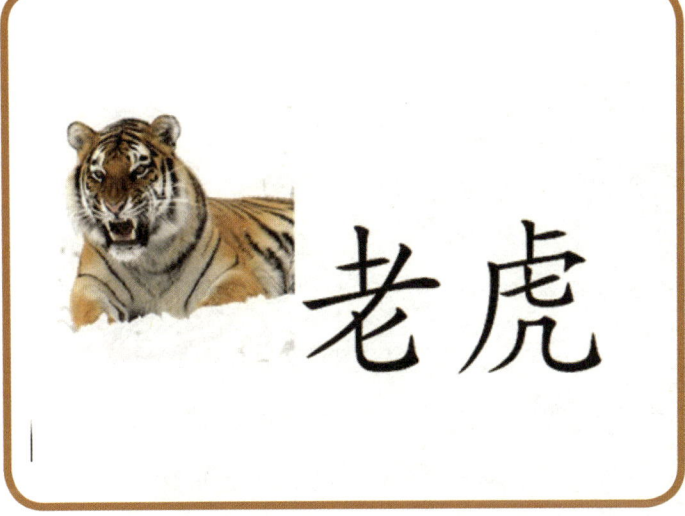

拓展为无拼音词语 2

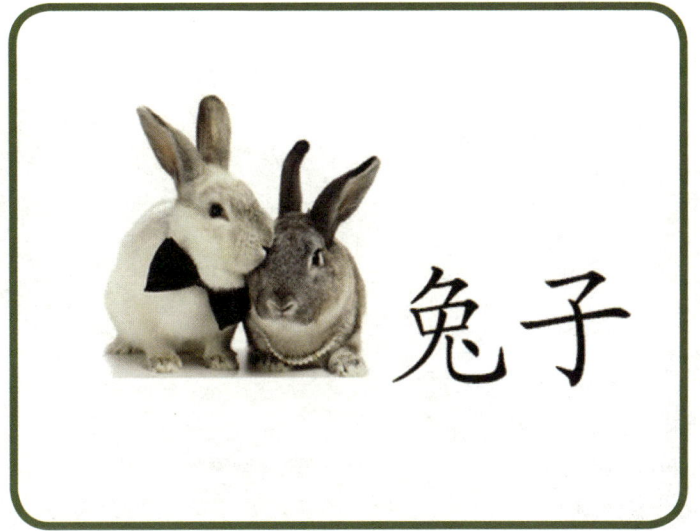

拓展为无拼音词语 3

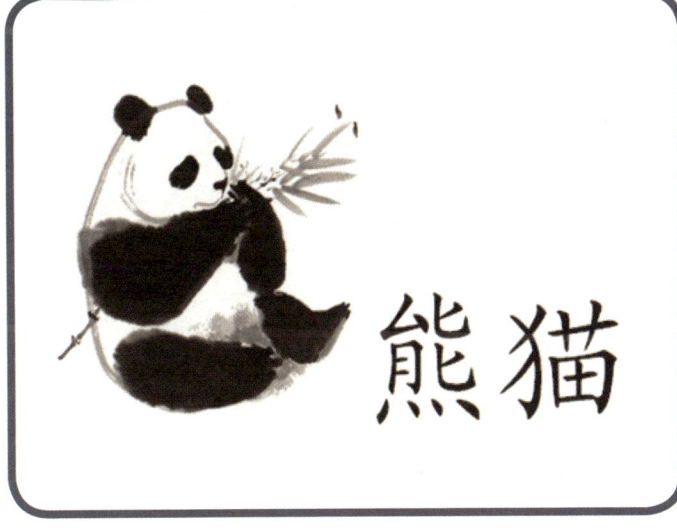

拓展为无拼音词语 4

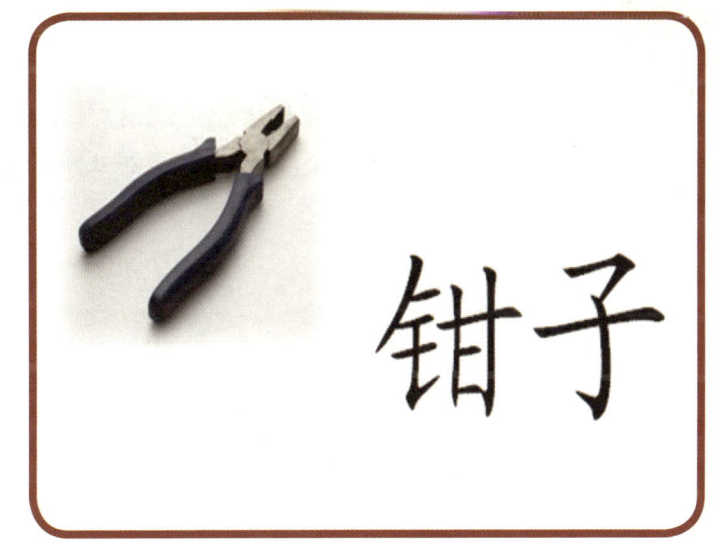

学习技能训练实例解析

19 看图识短语

该技能的训练目的是提高患者的理解与表达能力。通过该技能的训练,患者应该能达到这样一种水平,即:向患者呈现带短语的图片,说"读这个",患者能够正确读出卡片上的短语。

第五章
学习技能中级训练项目

示例 1

看图识短语。

小档案	
训练时长	
辅助情况	

训练方法示例

示例 2

看图识短语。

小档案	
训练时长	
辅助情况	

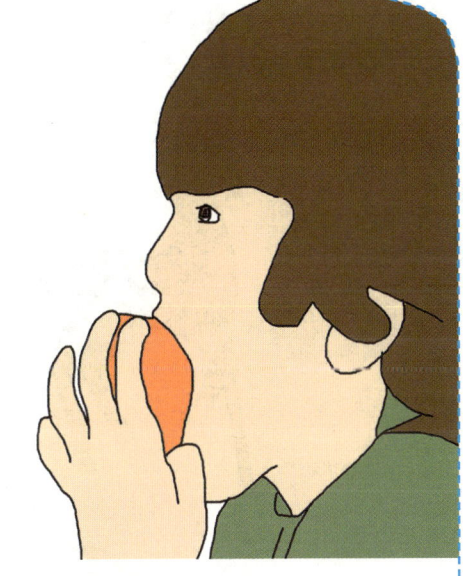

吃苹果

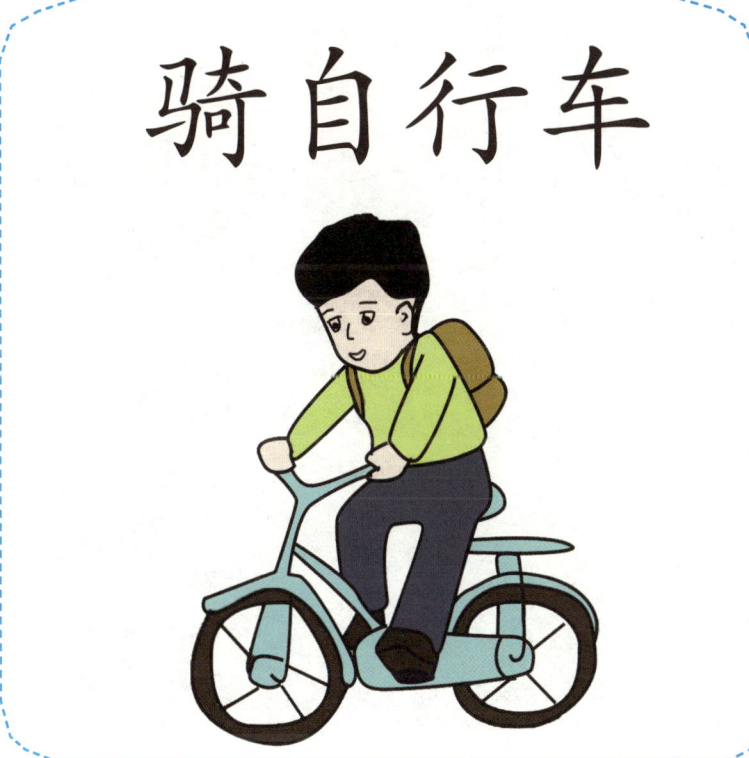

骑自行车

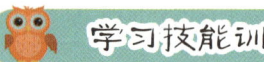
学习技能训练实例解析

示例 3

看图识短语。

小档案	
训练时长	
辅助情况	

训练方法示例

示例 4

看图识短语。

小档案	
训练时长	
辅助情况	

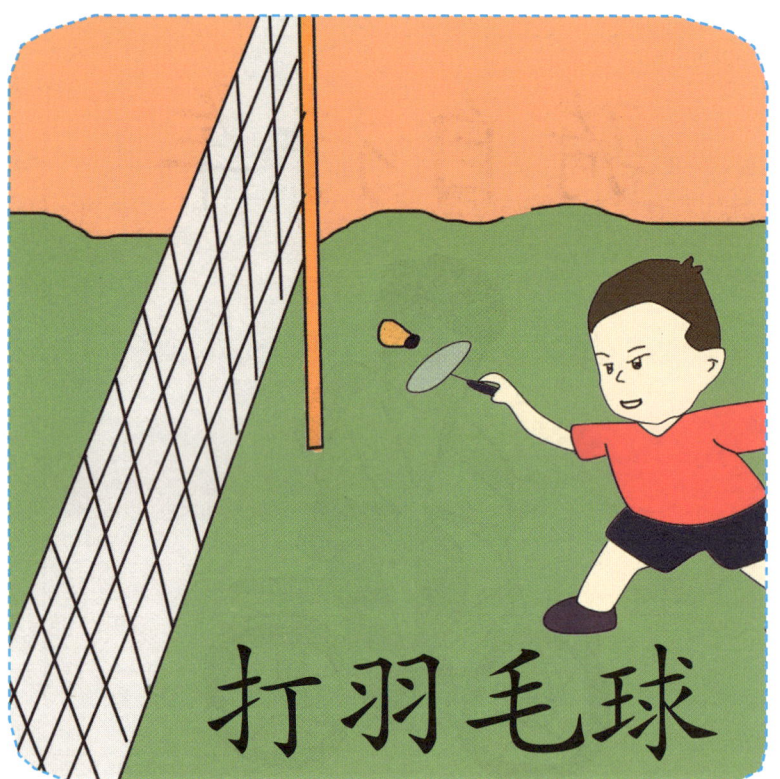

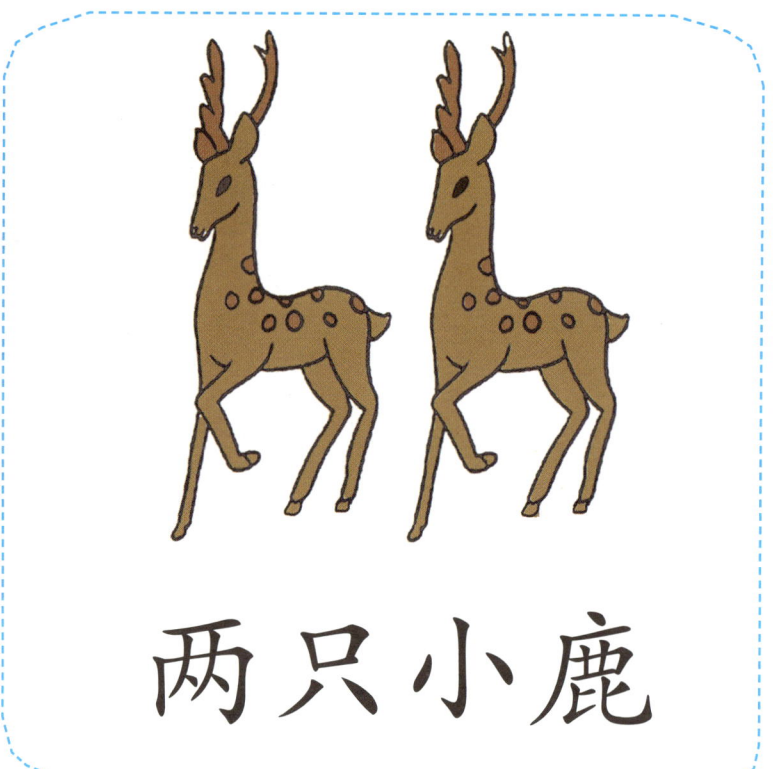

第五章
学习技能中级训练项目

拓展为无拼音短语 1

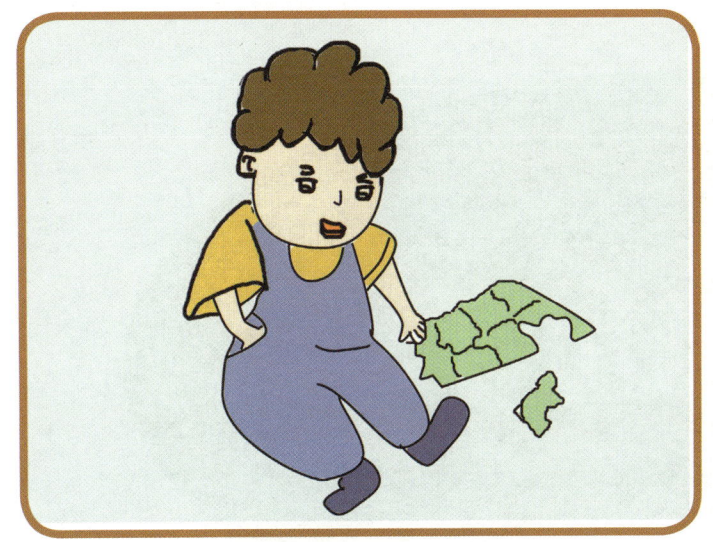

拓展为无拼音短语 2

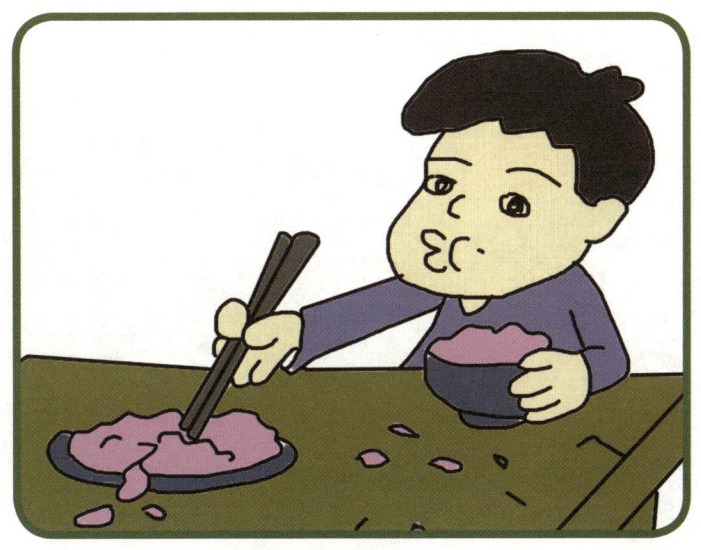

拓展为无拼音短语 3

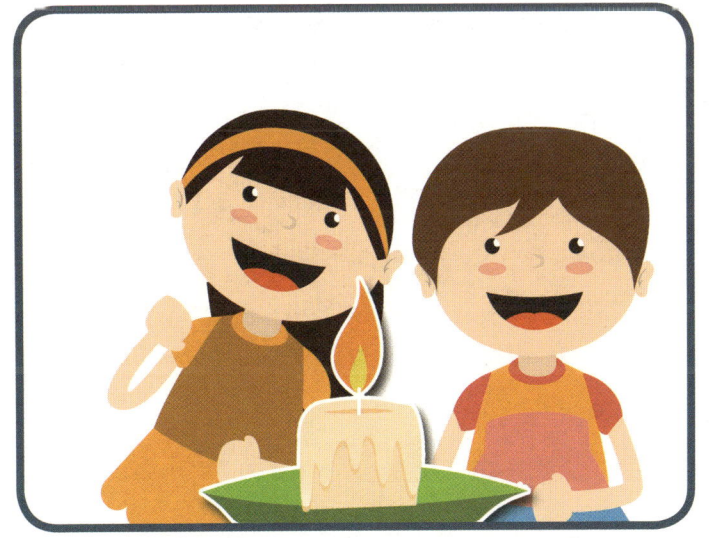

拓展为无拼音短语 4

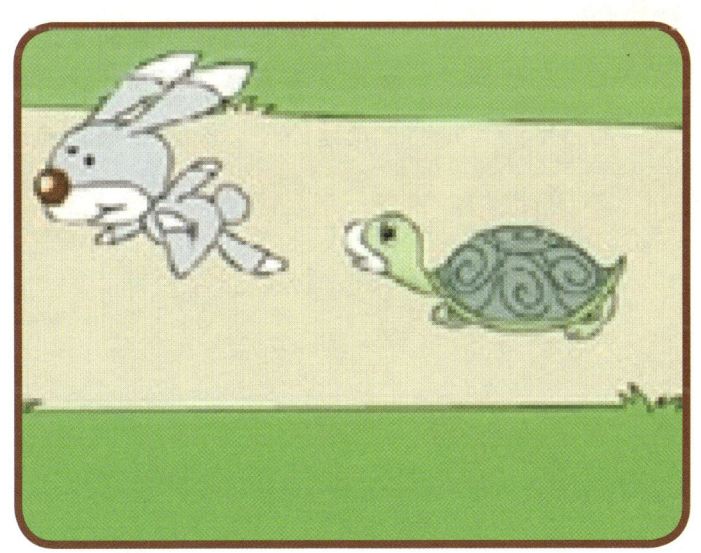

学习技能训练实例解析

20 看图识句子

该技能的训练目的是提高患者的理解与表达能力。通过该技能的训练，患者应该能达到这样一种水平，即：向患者呈现带句子的图片，说"读这个"，患者能够正确读出卡片上的句子。

第五章　学习技能中级训练项目

示例 1

看图识句子。

小档案	
训练时长	
辅助情况	

训练方法示例

示例 2

看图识句子。

小档案	
训练时长	
辅助情况	

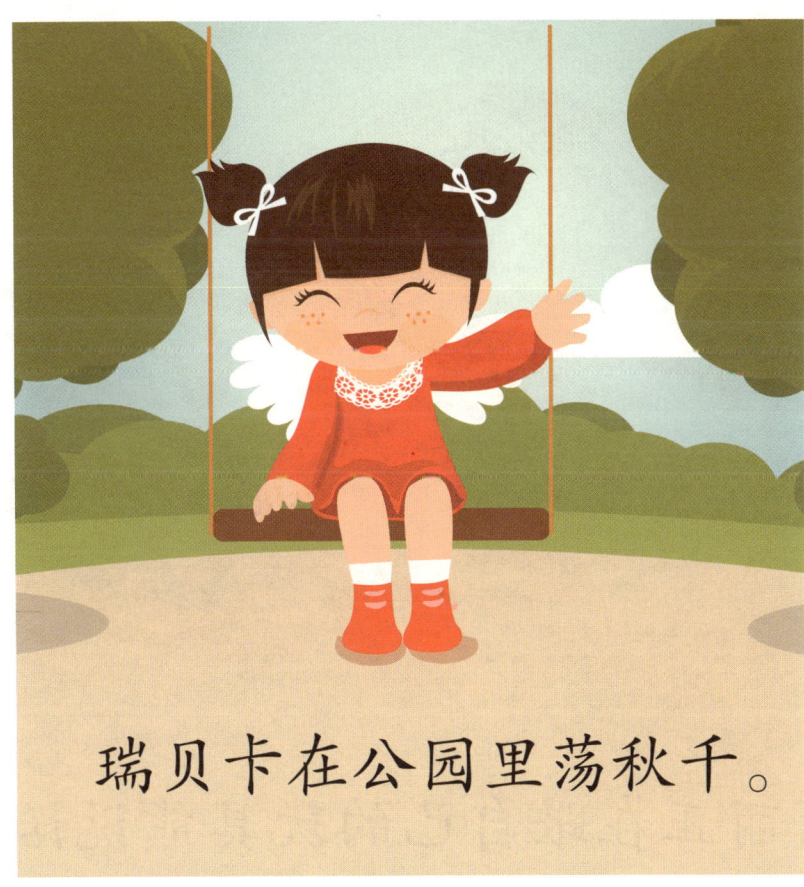

瑞贝卡在公园里荡秋千。

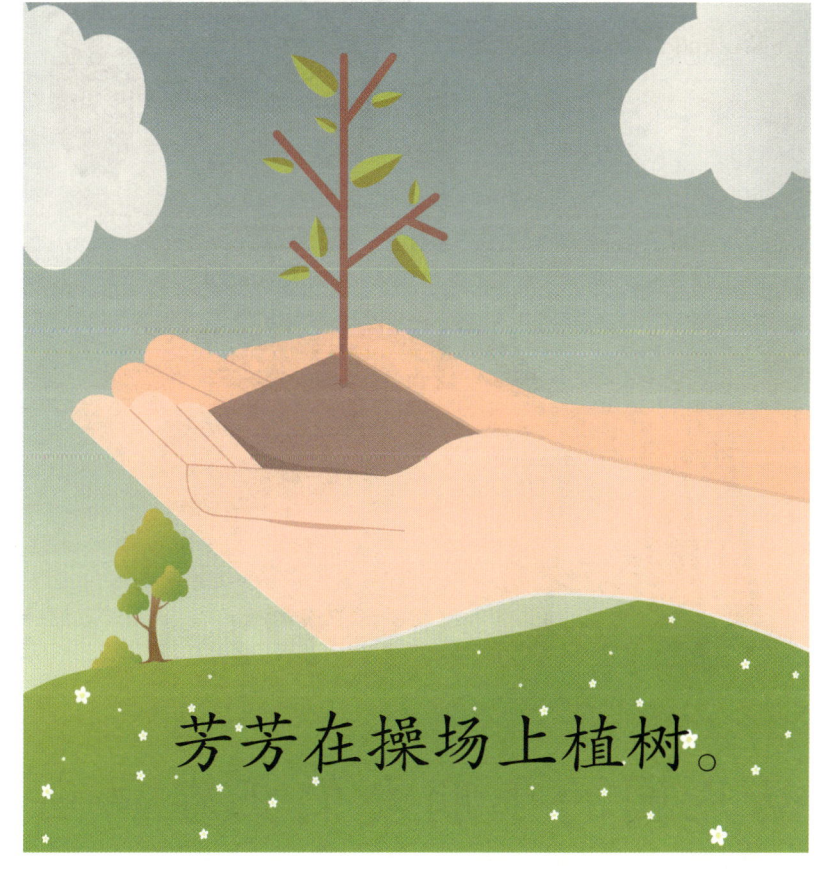

芳芳在操场上植树。

学习技能训练实例解析

示例 3

看图识句子。

小档案	
训练时长	
辅助情况	

训练方法示例

示例 4

看图识句子。

小档案	
训练时长	
辅助情况	

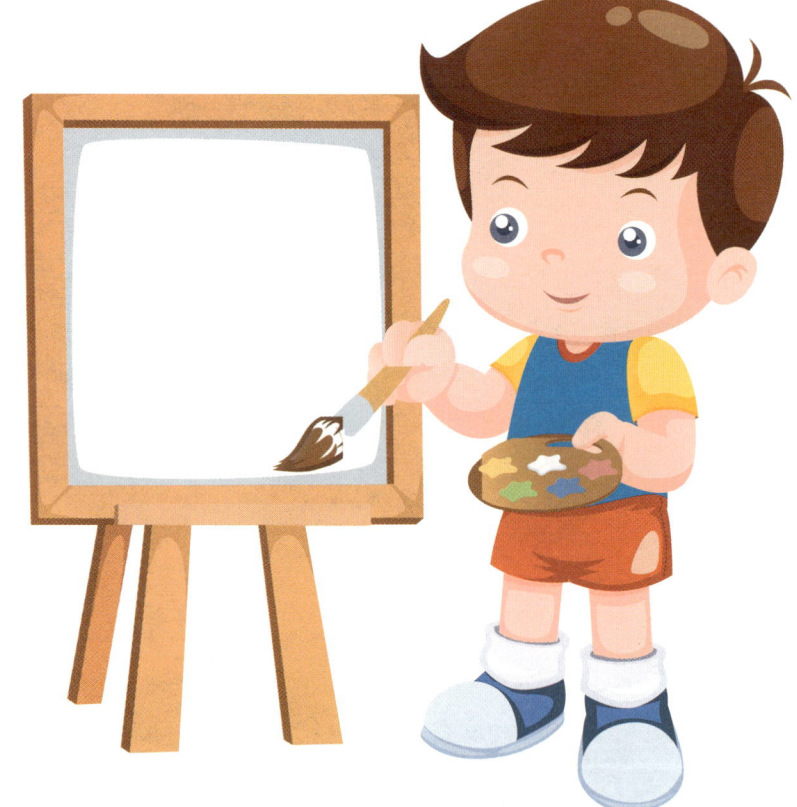

幼儿园的小朋友们正在画画。

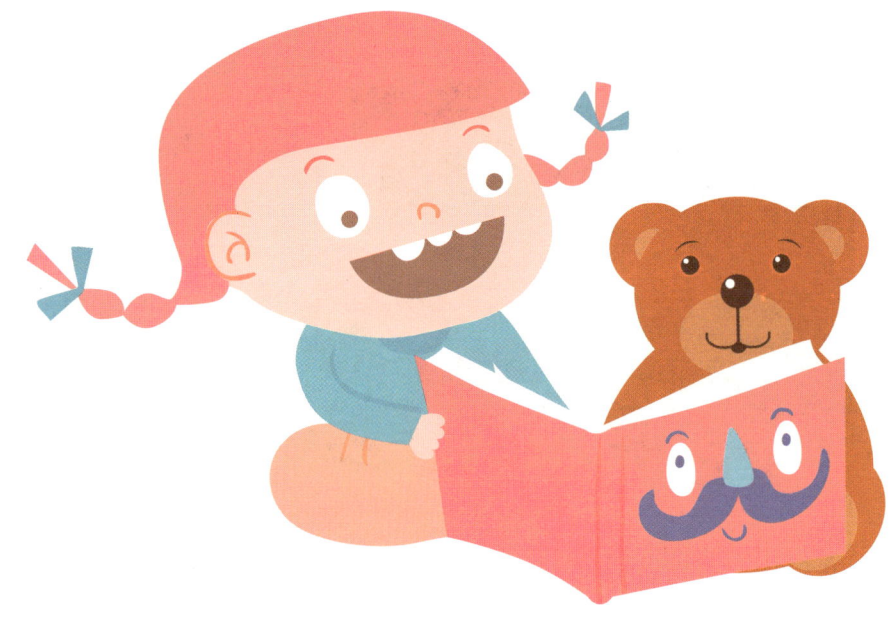

丽丽正在跟自己的玩具熊说话。

第五章
学习技能中级训练项目

泛化为图片 1

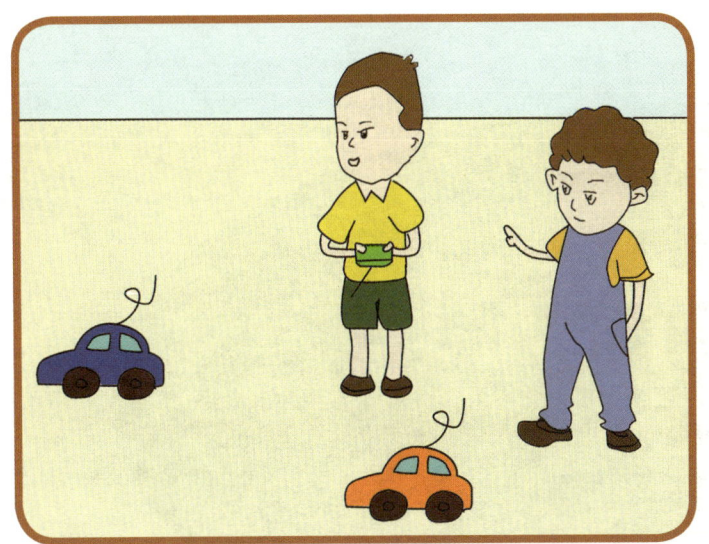

泛化为图片 2

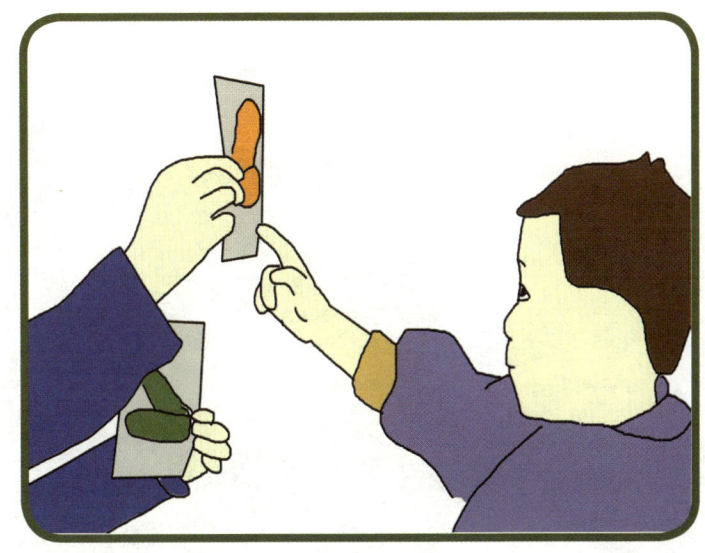

泛化为图片 3

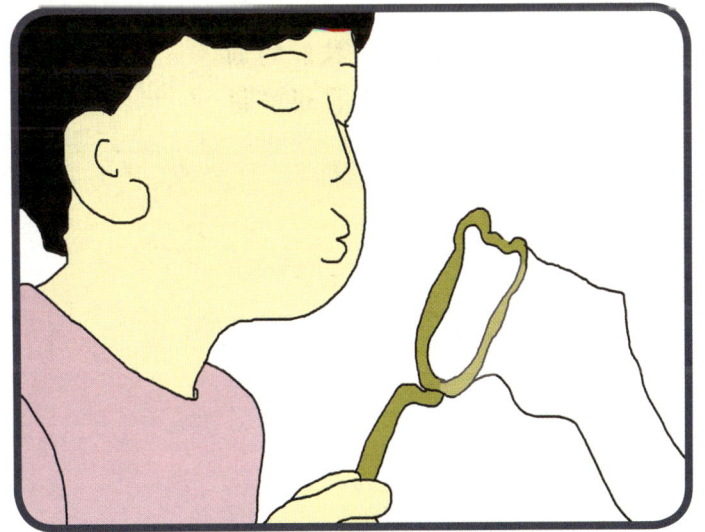

泛化为图片 4

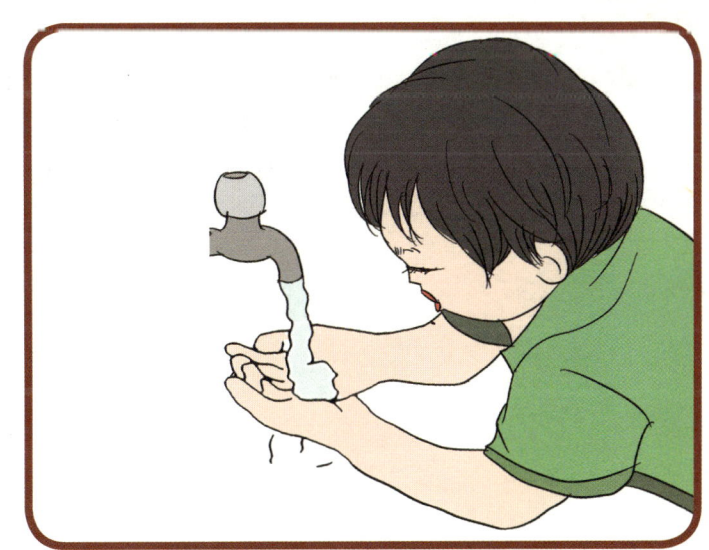

学习技能训练实例解析

21 使用拼字玩具识字

该技能的训练目的是提高患者的动手与学习能力。通过该技能的训练，患者应该能达到这样一种水平，即：向患者呈现拼字玩具，说"拼X字"，患者能够正确拼字。

第五章
学习技能中级训练项目

教学材料

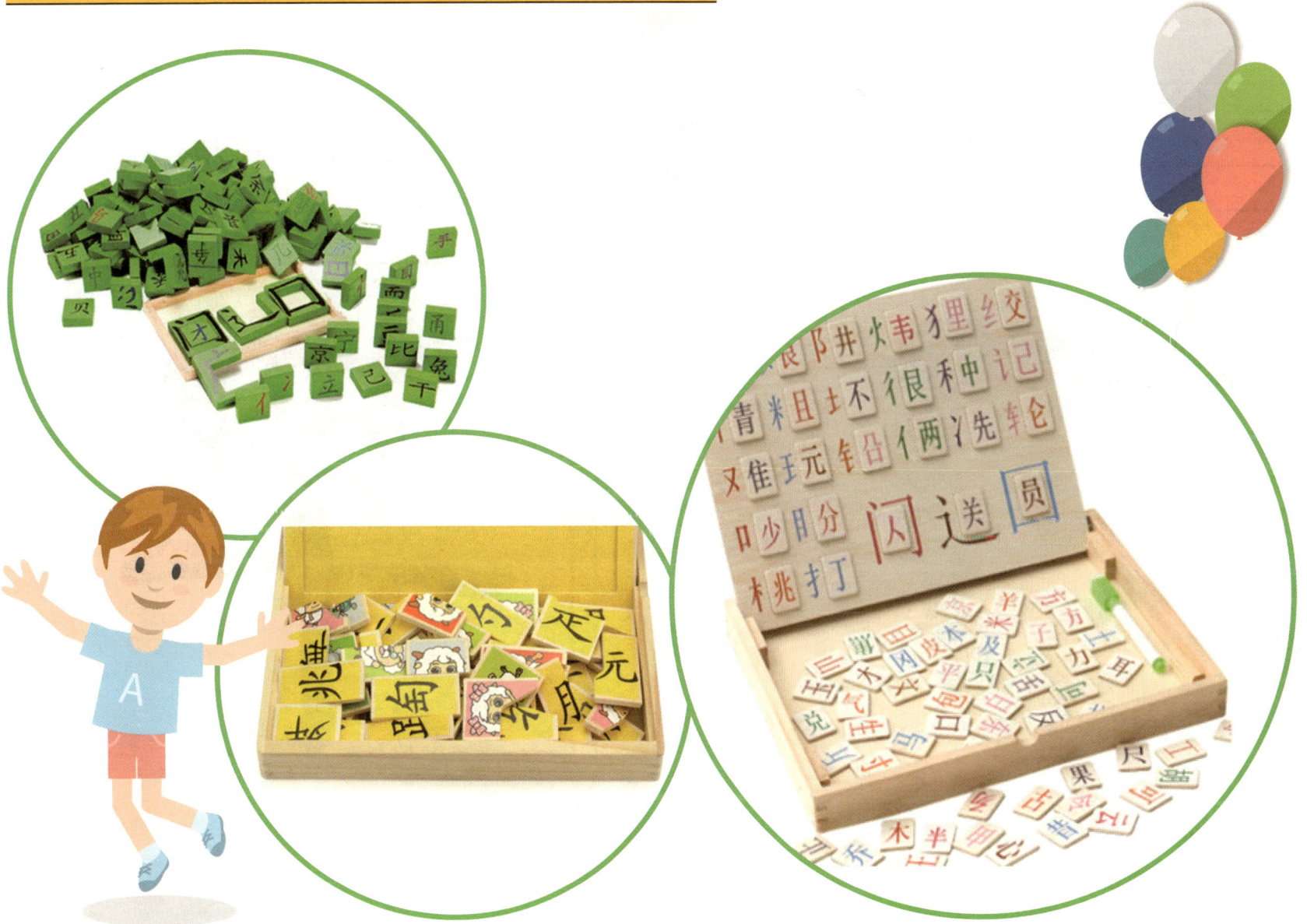

学习技能训练实例解析

示例 1

拼"刀"字。

小档案	
训练时长	
辅助情况	

训练方法示例

示例 2

拼"早"字。

小档案	
训练时长	
辅助情况	

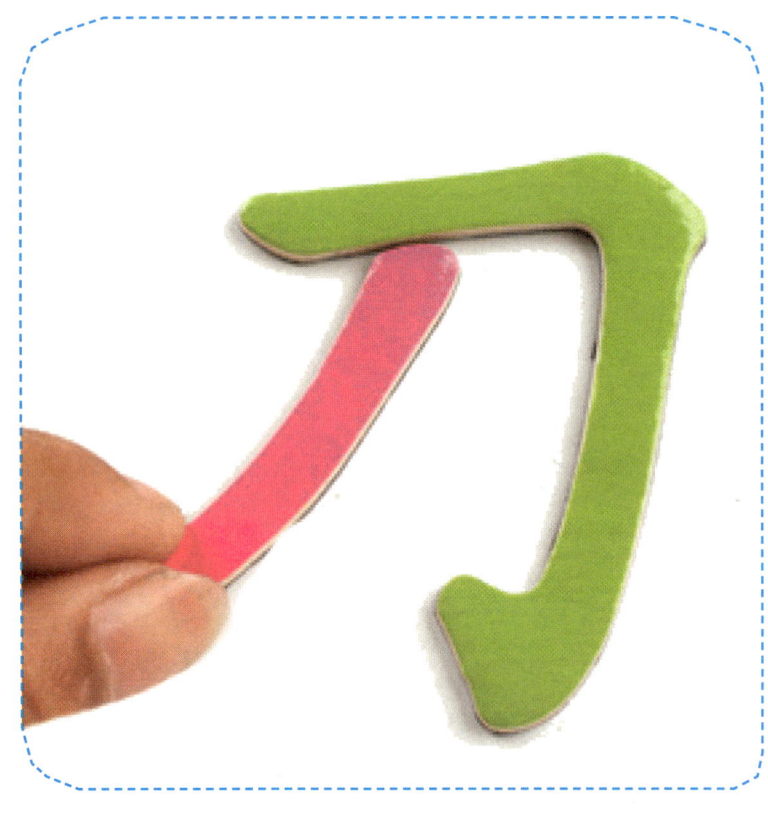

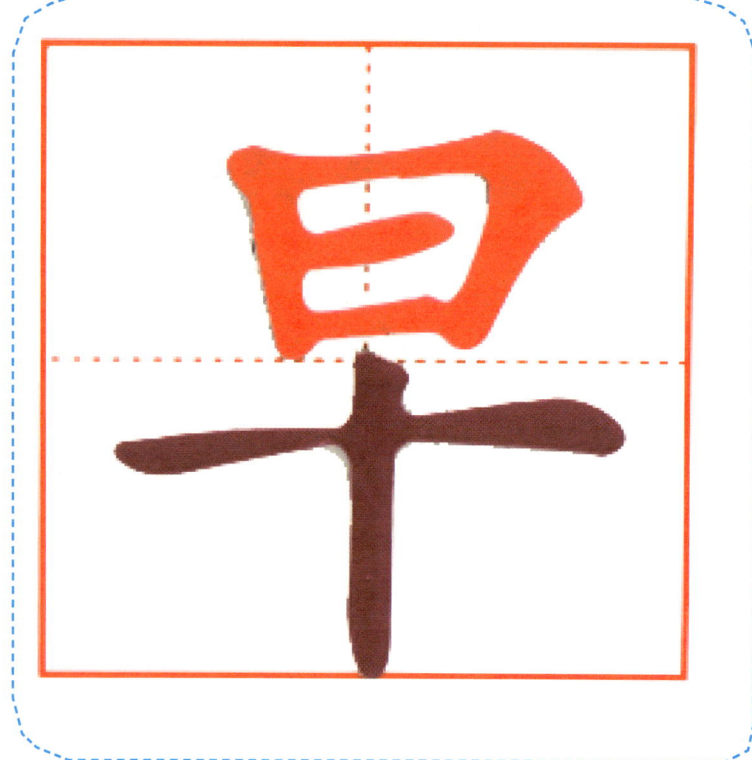

第五章
学习技能中级训练项目

拓展为图片 1

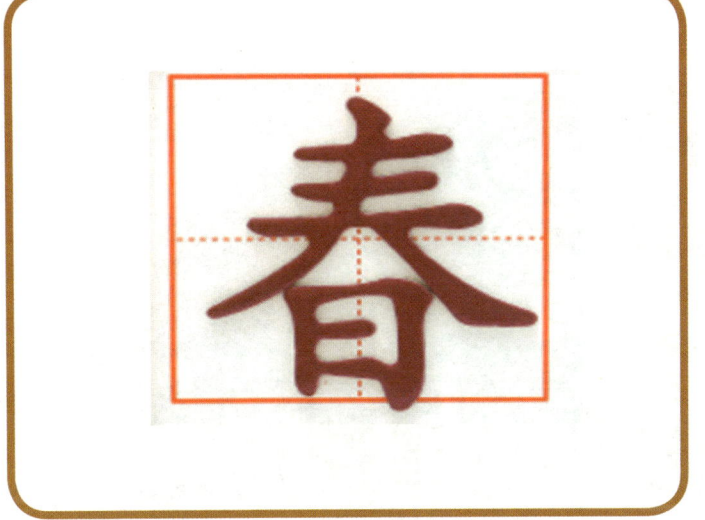

拓展为图片 2

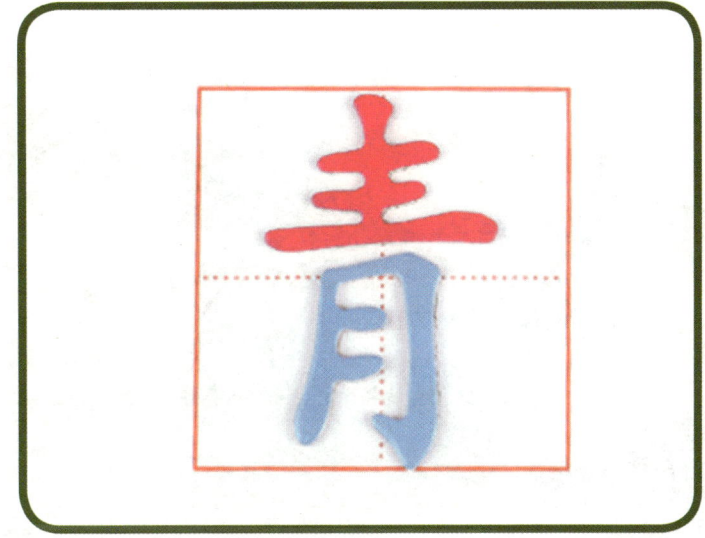

拓展为图片 3

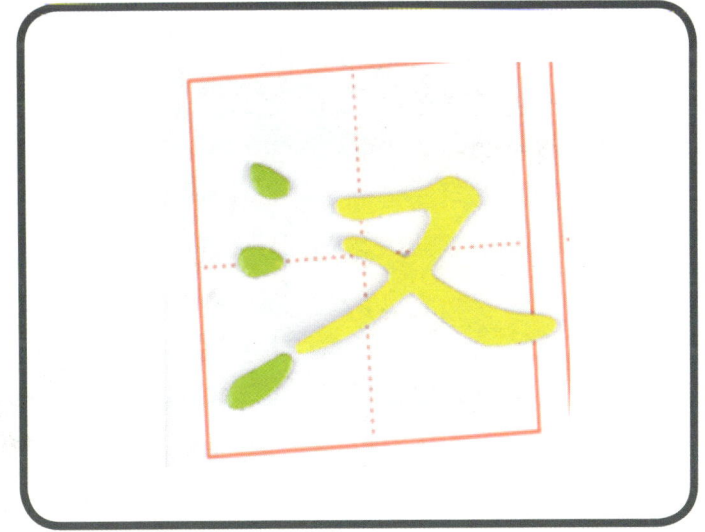

拓展为图片 4

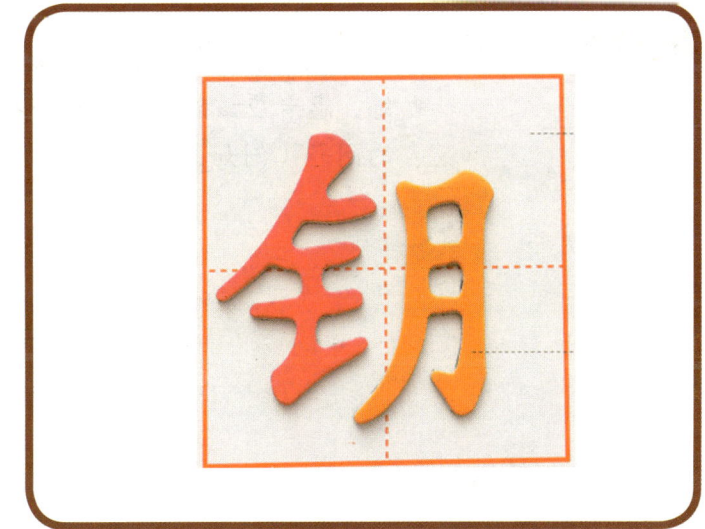

学习技能训练实例解析

22 时间关系：之前和之后

该技能的训练目的是提高患者的理解与表达能力。通过该技能的训练，患者应该能达到这样一种水平，即：问患者关于"之前"和"之后"的问题（例如，3之前是几？），患者能够正确回答。

扫描二维码，打印本技能训练配套表格

教学材料

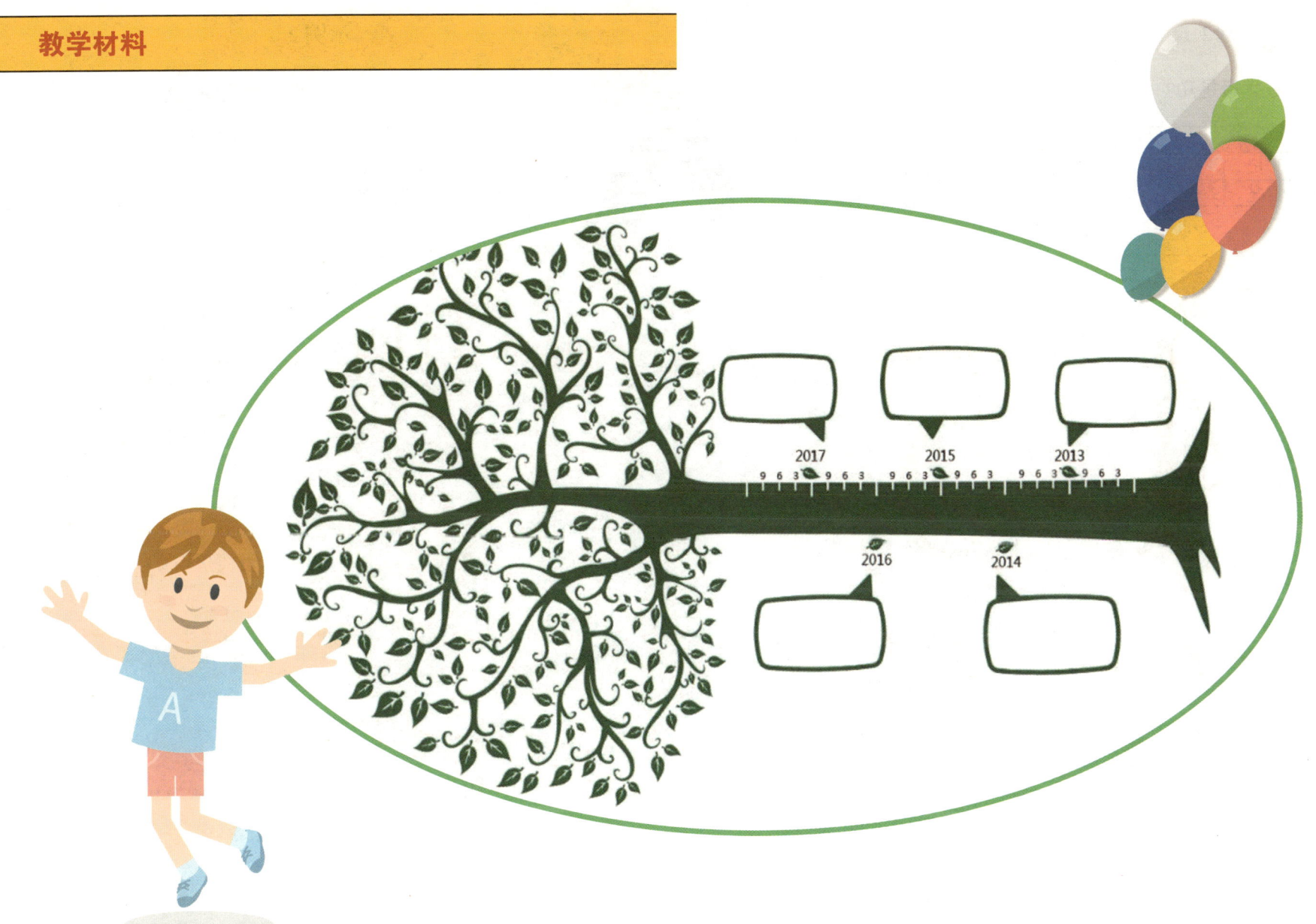

学习技能训练实例解析

示例 1

6 之后是几？

小档案	
训练时长	
辅助情况	

训练方法示例

示例 2

星期三之前是星期几？

小档案	
训练时长	
辅助情况	

4　5
6　7

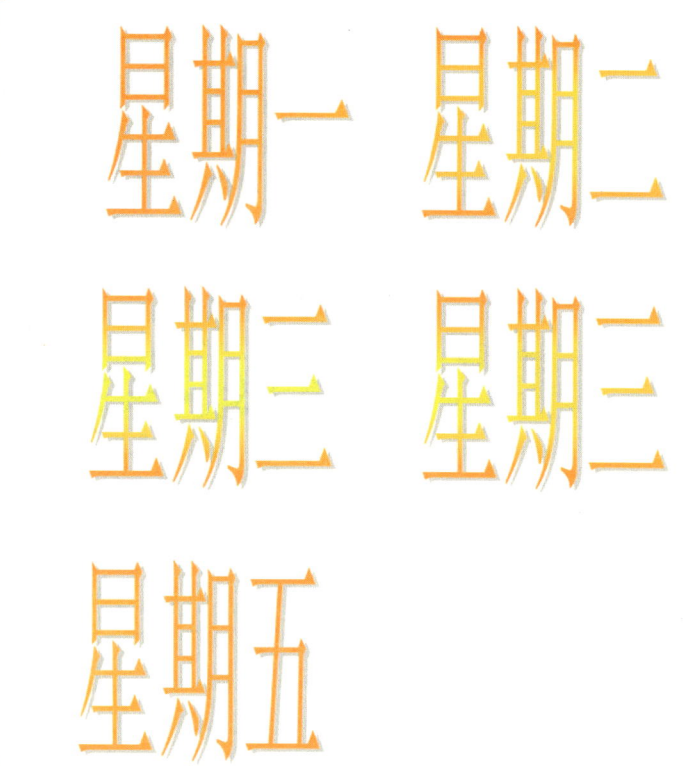

第五章
学习技能中级训练项目

示例 3

5 点之后是几点?

小档案	
训练时长	
辅助情况	

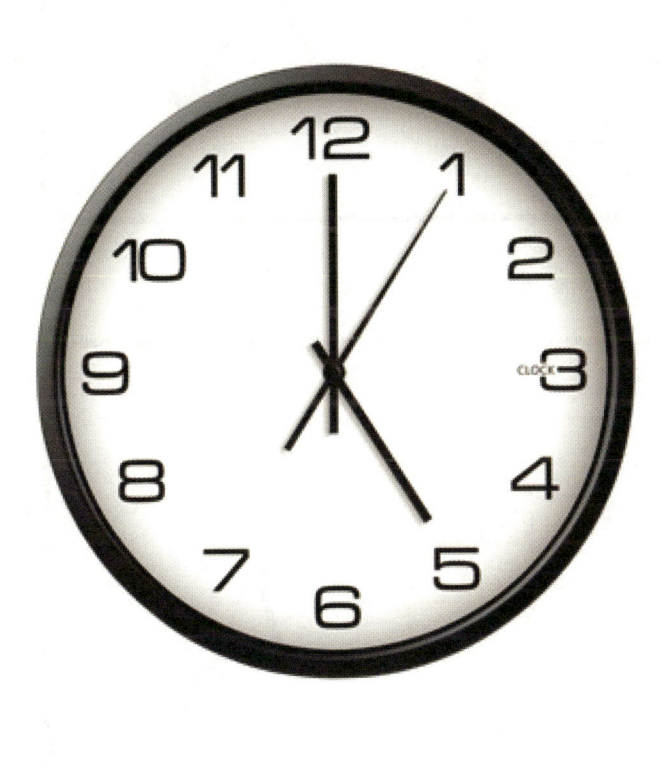

训练方法示例

示例 4

16 号之前是几号?

小档案	
训练时长	
辅助情况	

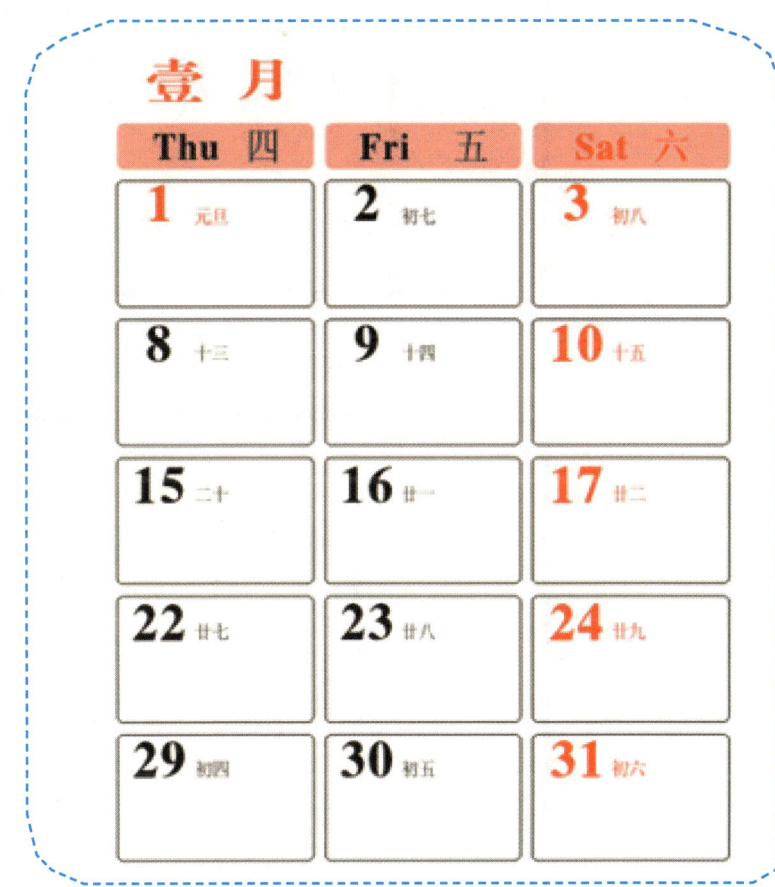

257

 学习技能训练实例解析

拓展为 前天

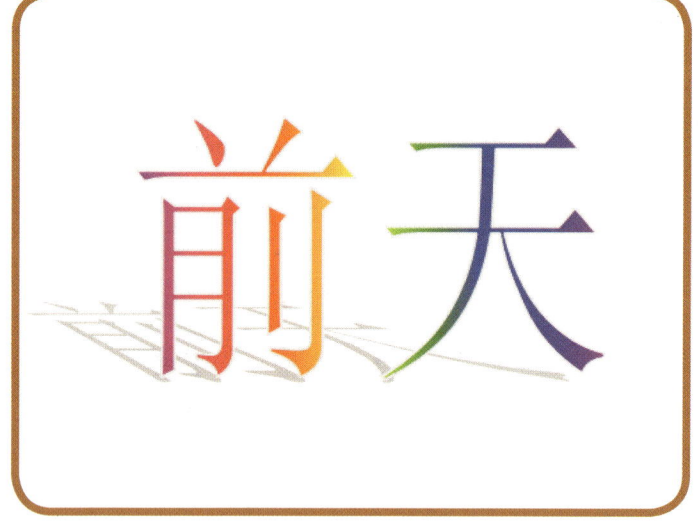

拓展为 昨天

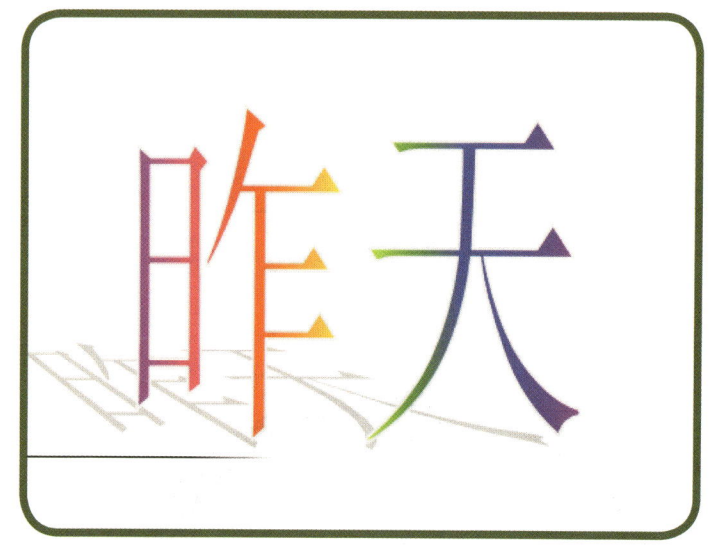

拓展为 明天

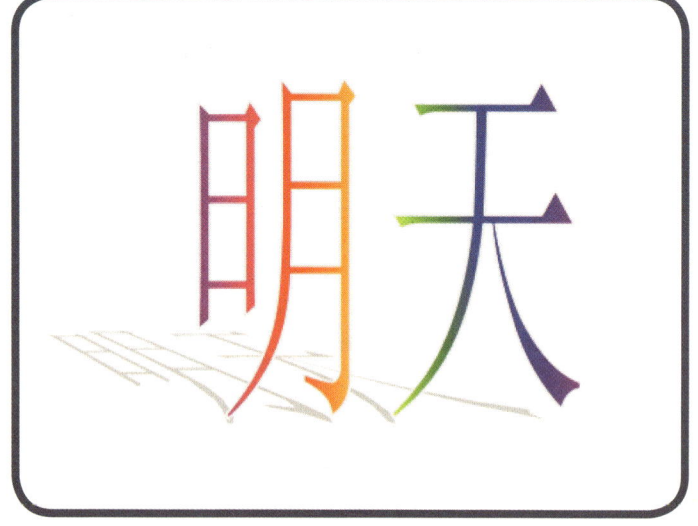

拓展为 后天

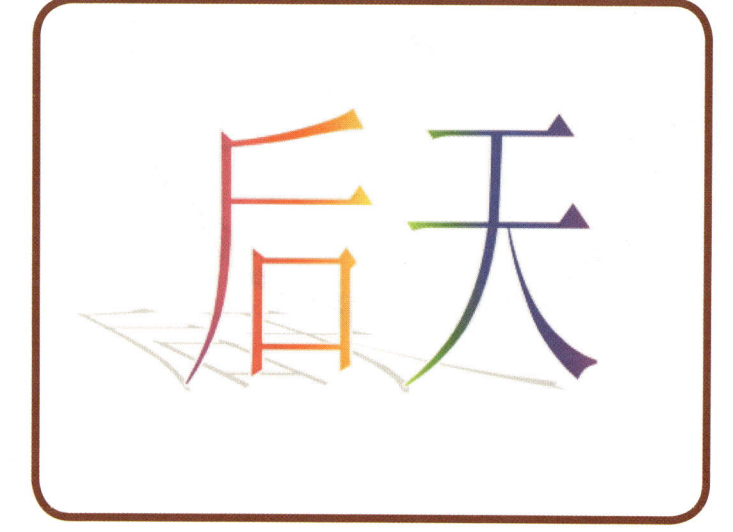

23 下定义

该技能的训练目的是提高患者的理解与总结能力。通过该技能的训练，患者应该能达到这样一种水平，即：向患者展示词汇，并问"这个怎么定义？"，患者能够正确解释给出的词汇。

学习技能训练实例解析

示例 1

什么是"奶牛"？

小档案	
训练时长	
辅助情况	

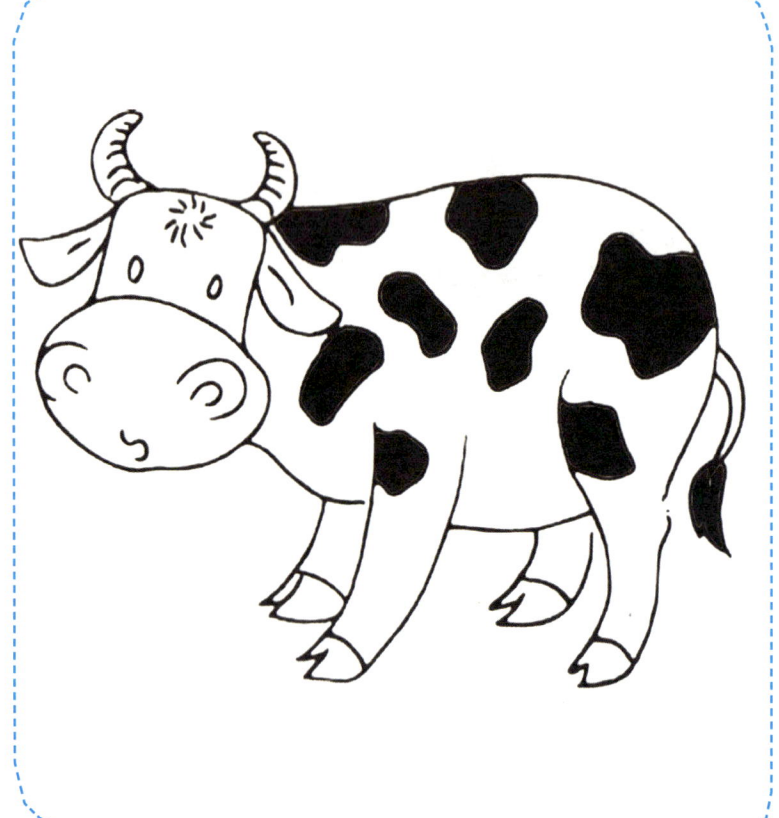

训练方法示例

示例 2

什么是"结婚"？

小档案	
训练时长	
辅助情况	

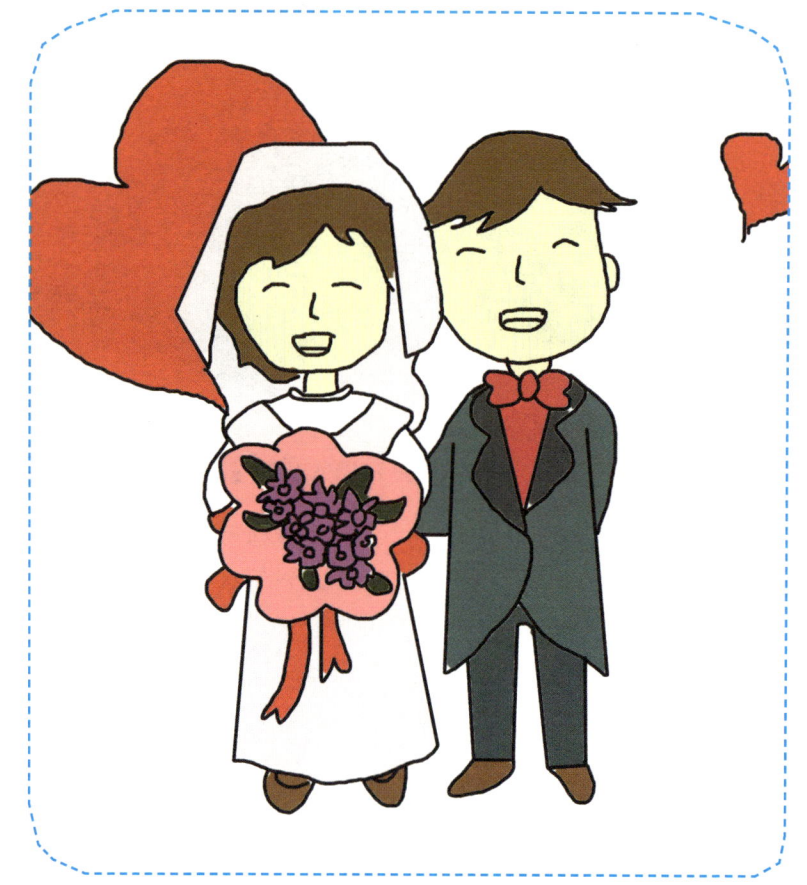

第五章
学习技能中级训练项目

示例 3

什么是"春节"？

小档案	
训练时长	
辅助情况	

训练方法示例

示例 4

什么是"网购"？

小档案	
训练时长	
辅助情况	

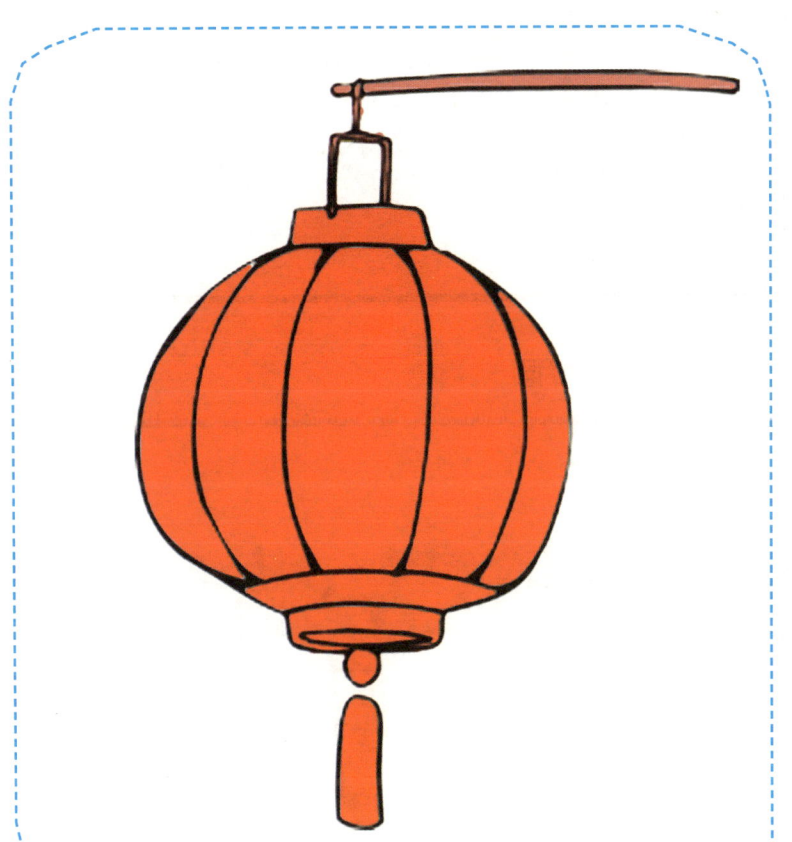

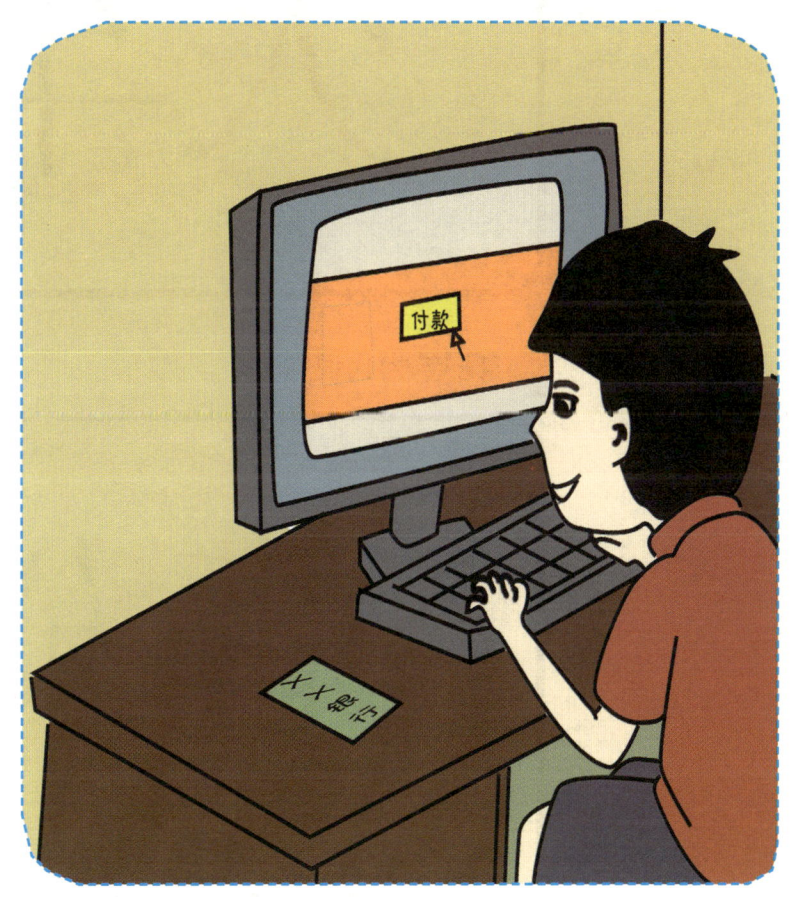

学习技能训练实例解析

拓展为名词

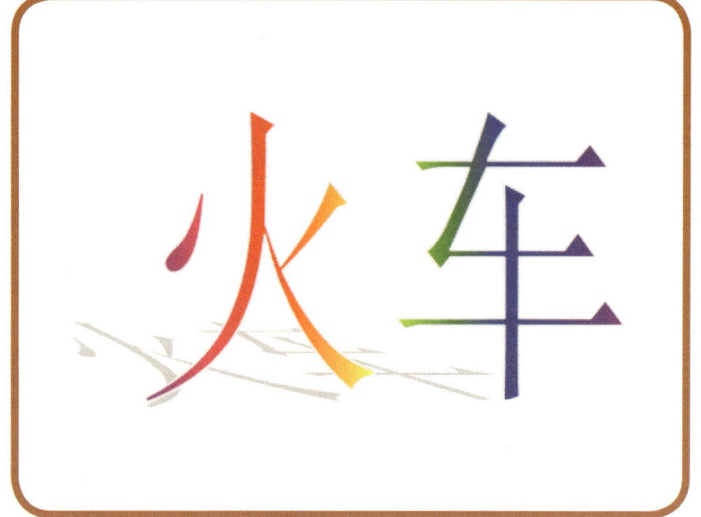

拓展为动词

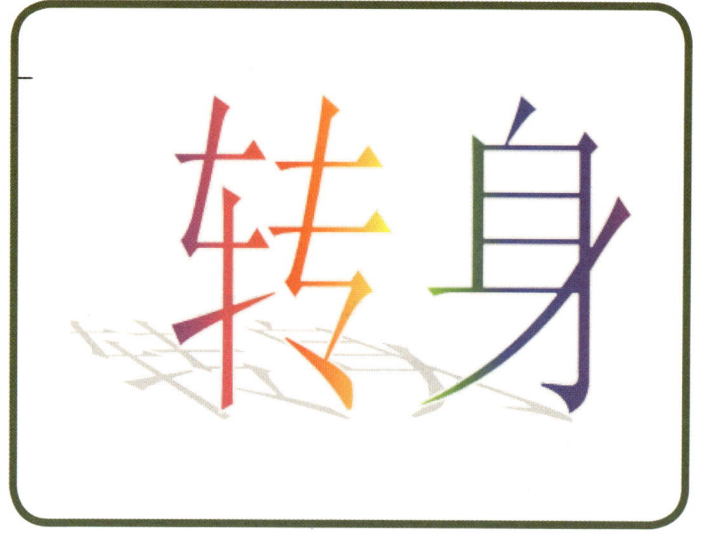

拓展为代词

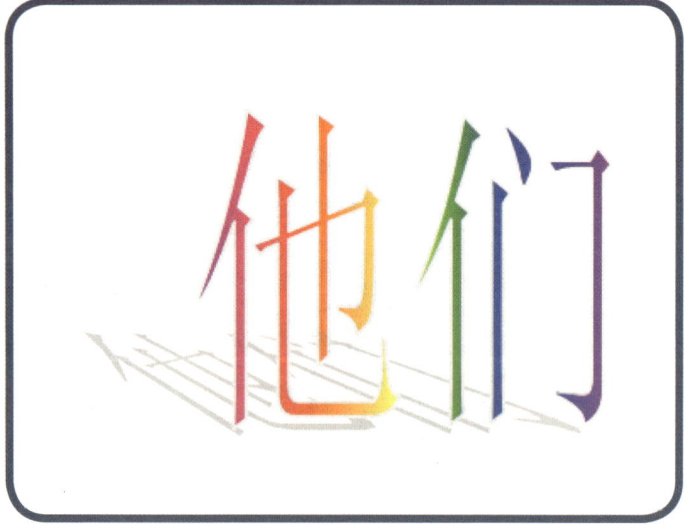

拓展为形容词

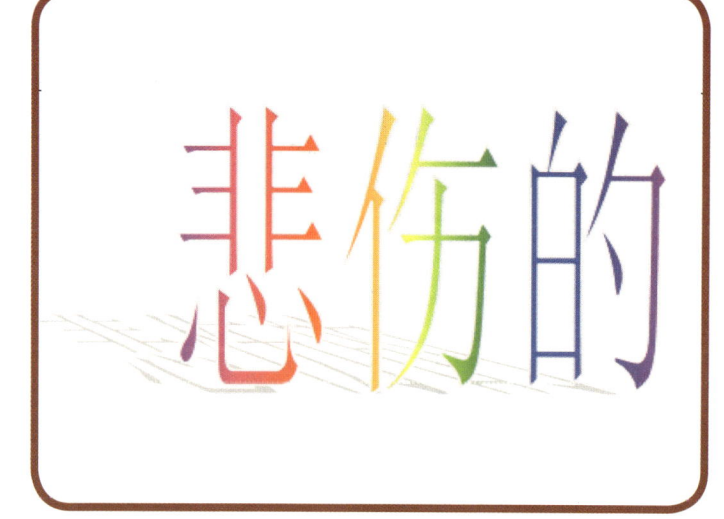

24 猜词语

该技能的训练目的是提高患者的理解与表达能力。通过该技能的训练，患者应该能达到这样一种水平，即：向患者解释某个词汇，并问"我解释的是什么？"，患者能够正确回答。

学习技能训练实例解析

示例 1

一种发出"嘎嘎嘎"声音的动物,是什么?

小档案	
训练时长	
辅助情况	

训练方法示例

示例 2

动物们生活的地方是什么?

小档案	
训练时长	
辅助情况	

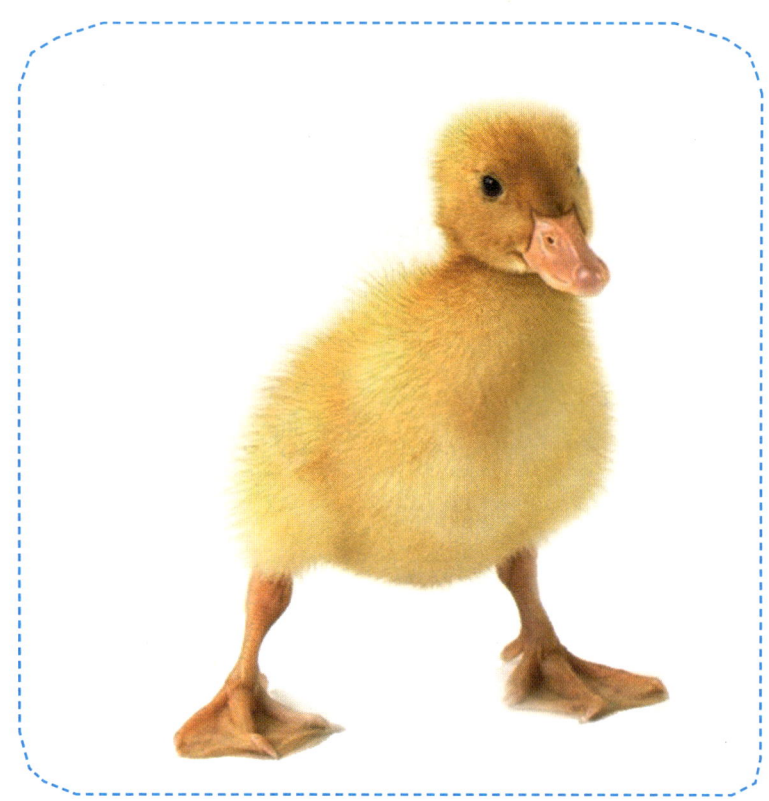

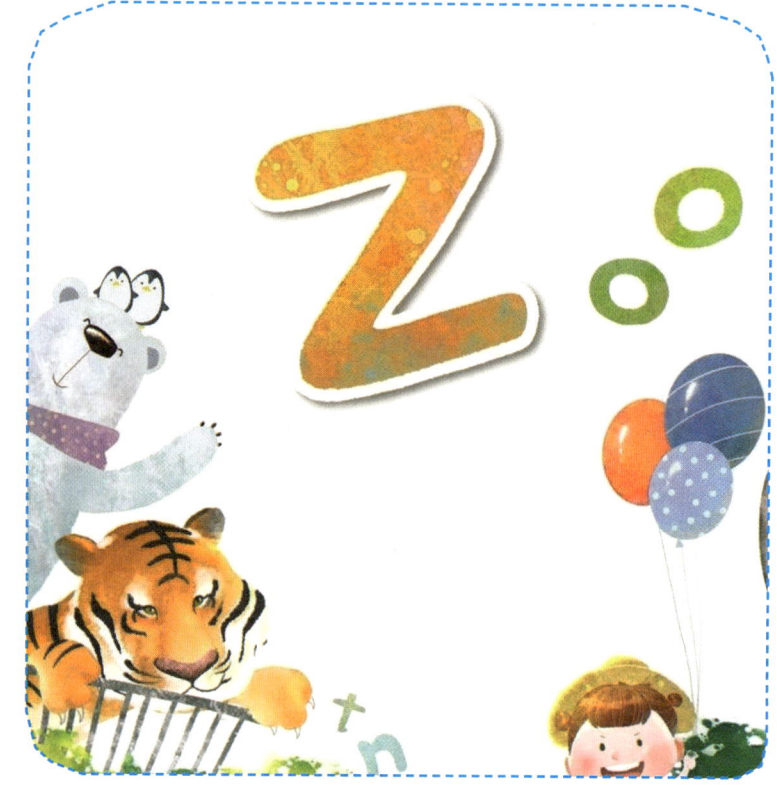

第五章
学习技能中级训练项目

示例 3

一种可以在海上航行的交通工具，是什么？

小档案	
训练时长	
辅助情况	

训练方法示例

示例 4

一种可以告诉我们时间的物品，是什么？

小档案	
训练时长	
辅助情况	

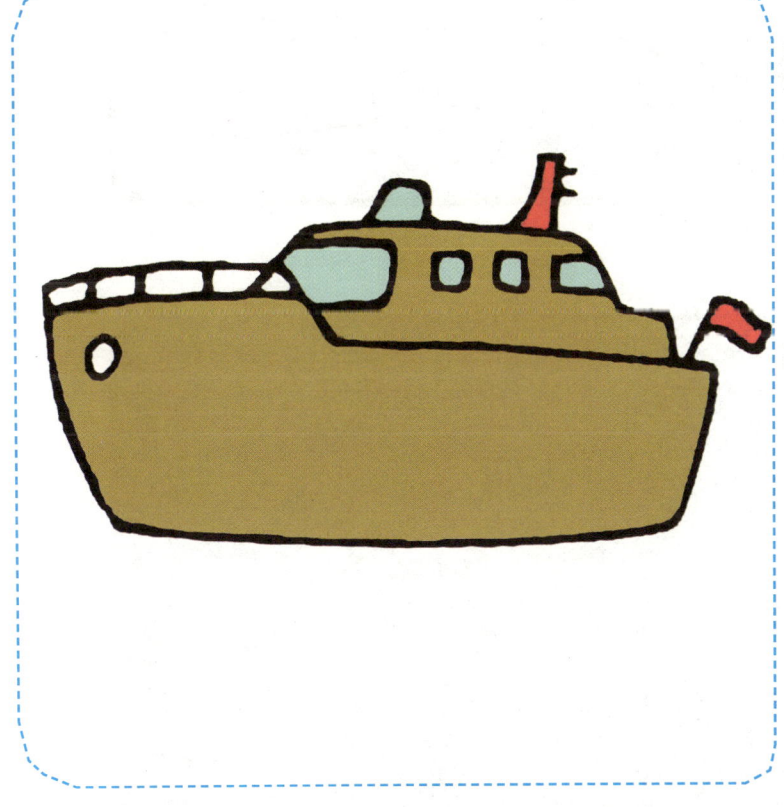

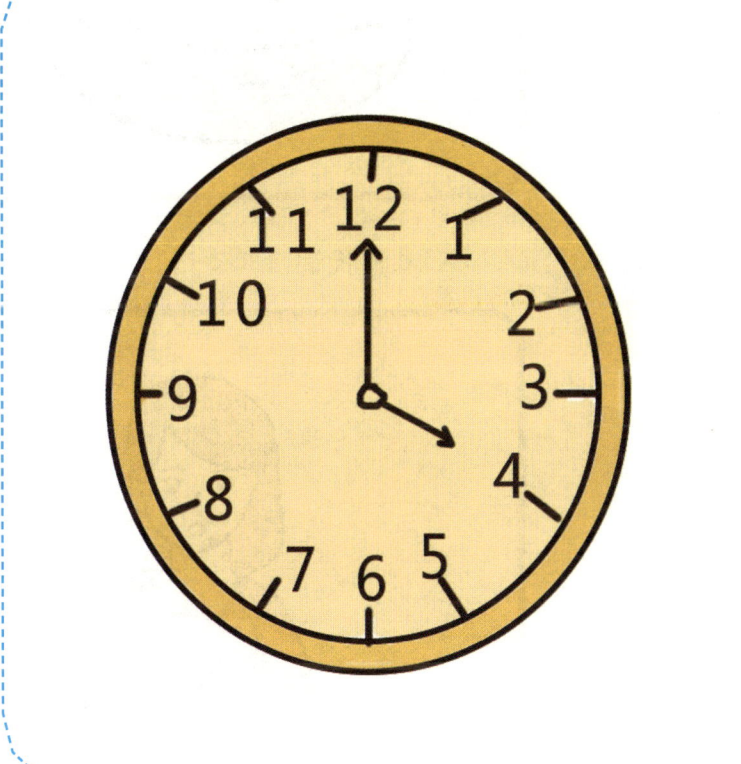

学习技能训练实例解析

拓展为名词

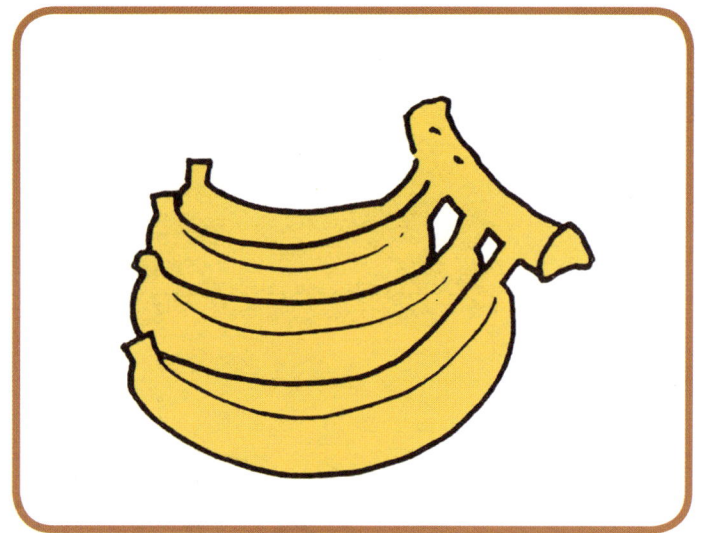

拓展为动词

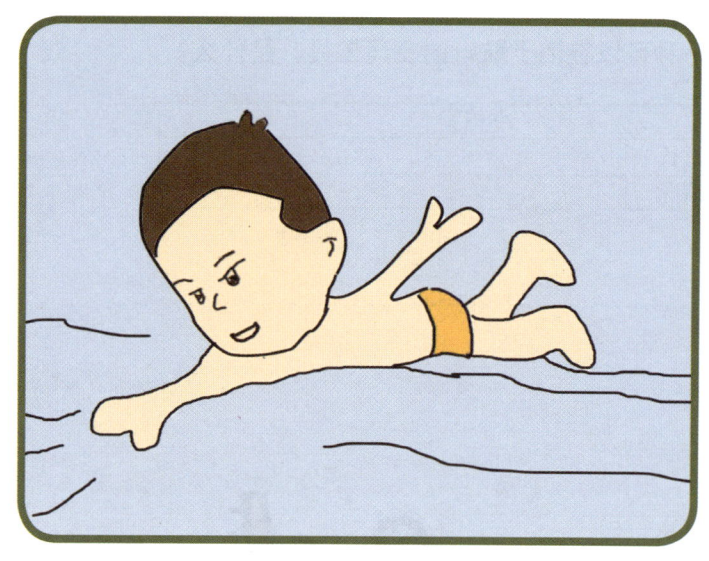

拓展为代词

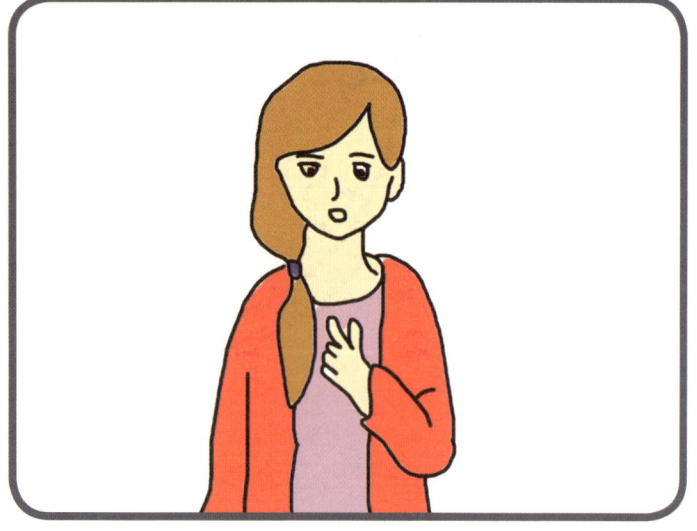

拓展为形容词

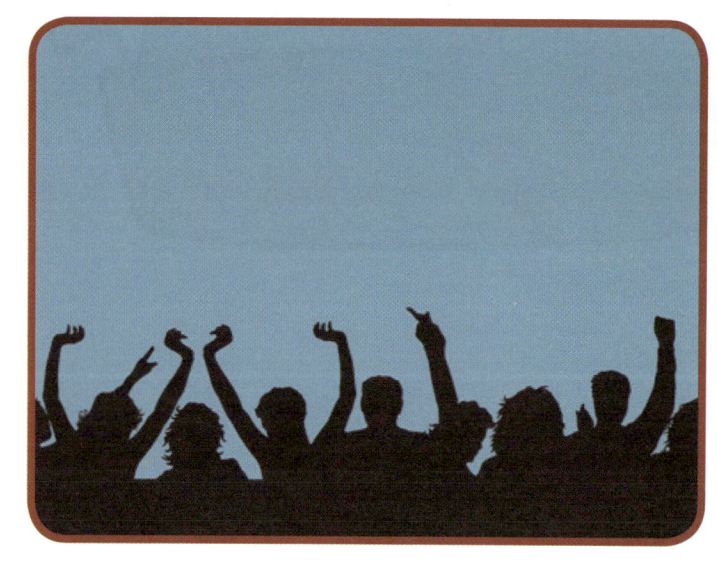

25 汇报天气

该技能的训练目的是提高患者的理解与表达能力。通过该技能的训练，患者应该能达到这样一种水平，即：向患者说"该查看天气了"，患者能够独立完成天气汇报。

扫描二维码，打印本技能训练配套表格

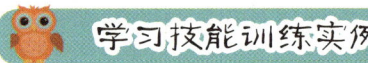

教学材料

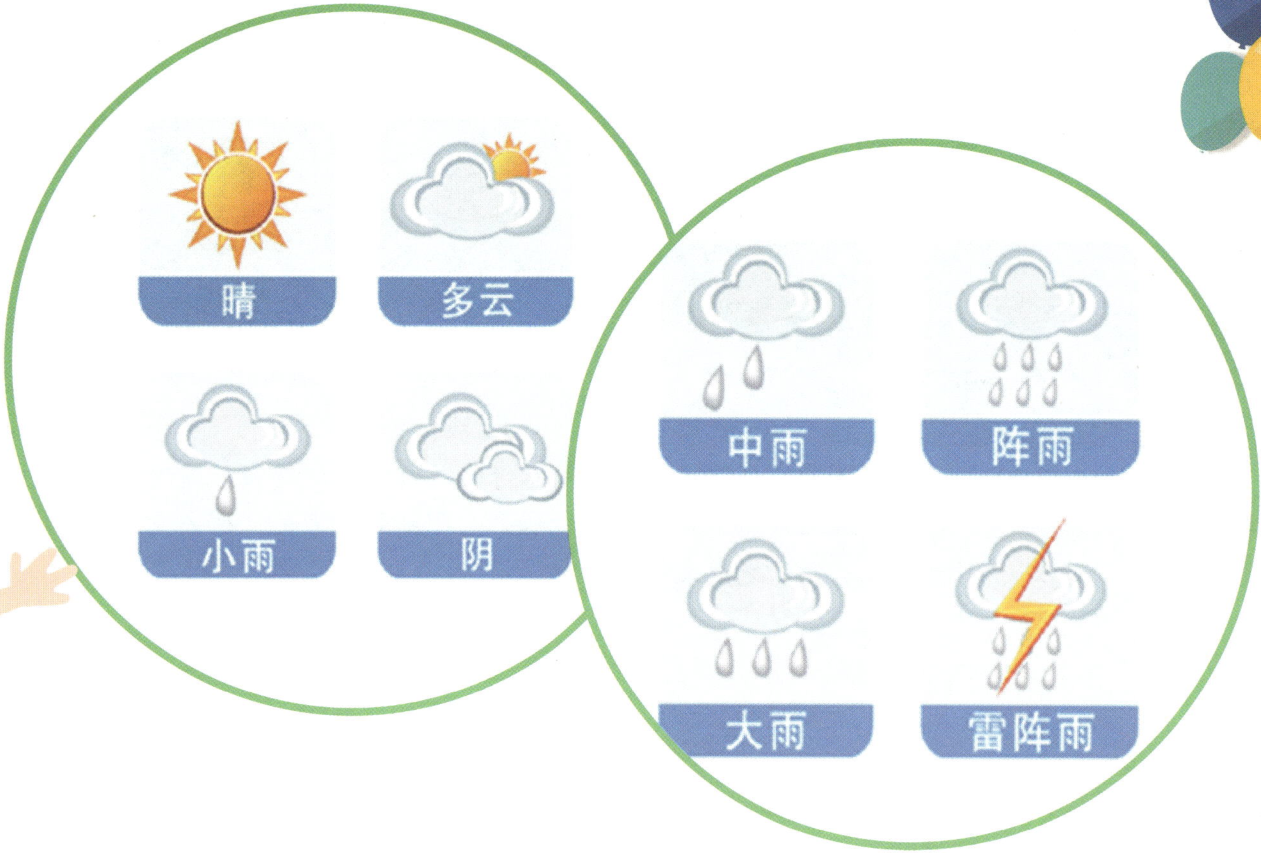

晴　多云　小雨　阴

中雨　阵雨　大雨　雷阵雨

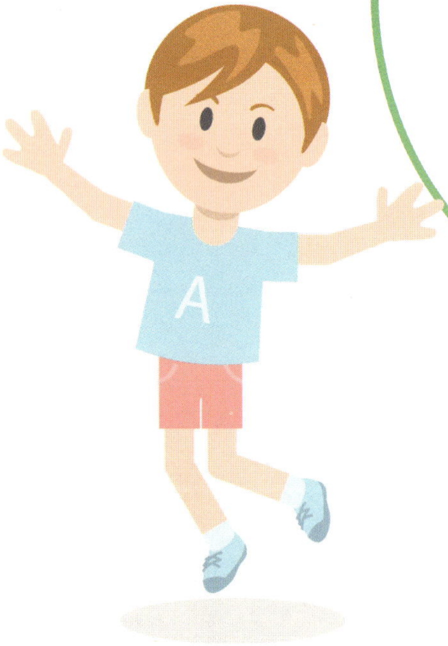

第五章
学习技能中级训练项目

训练流程

小档案	
训练时长	
辅助情况	

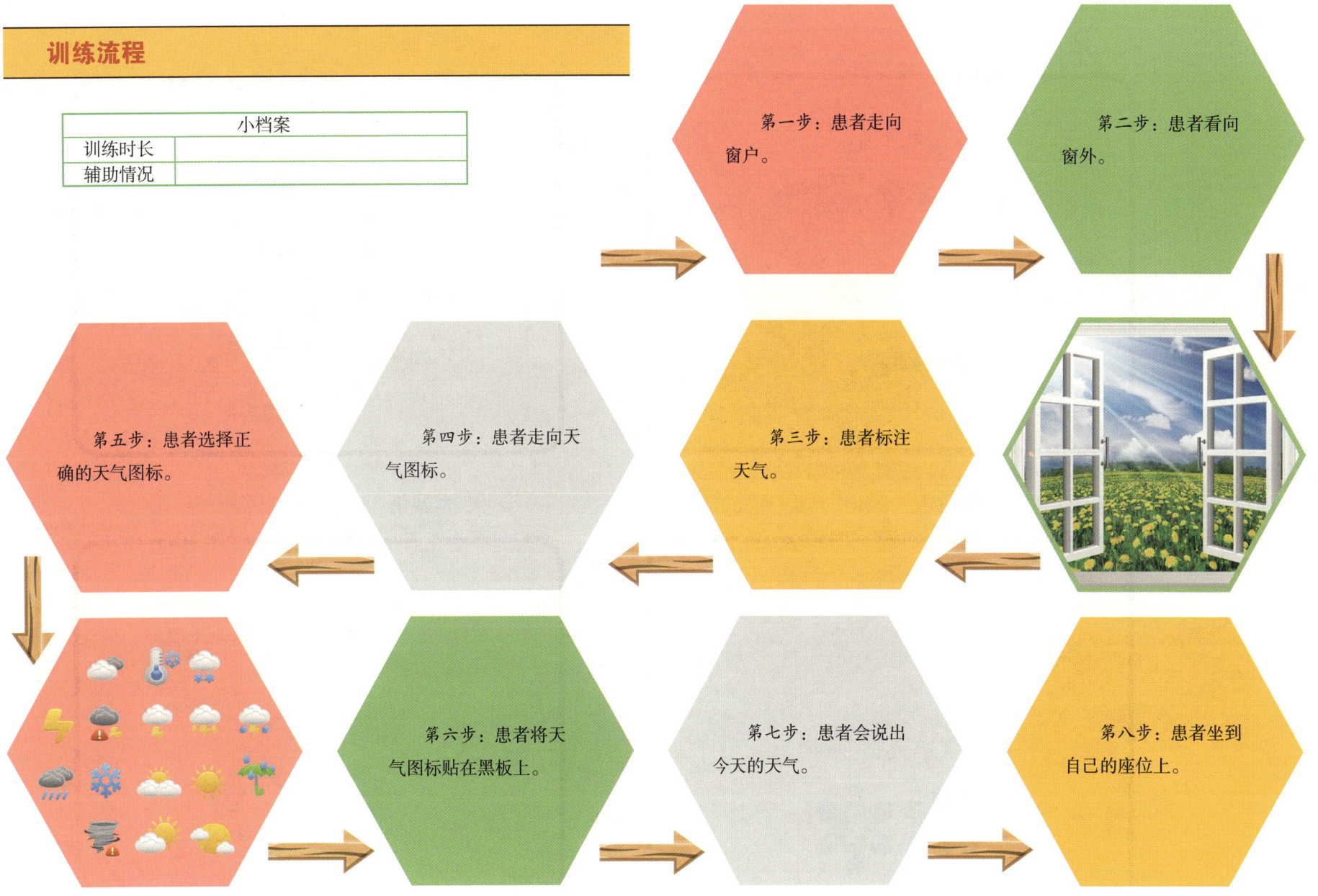

269

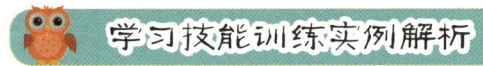

拓展为**多云**

拓展为**晴天**

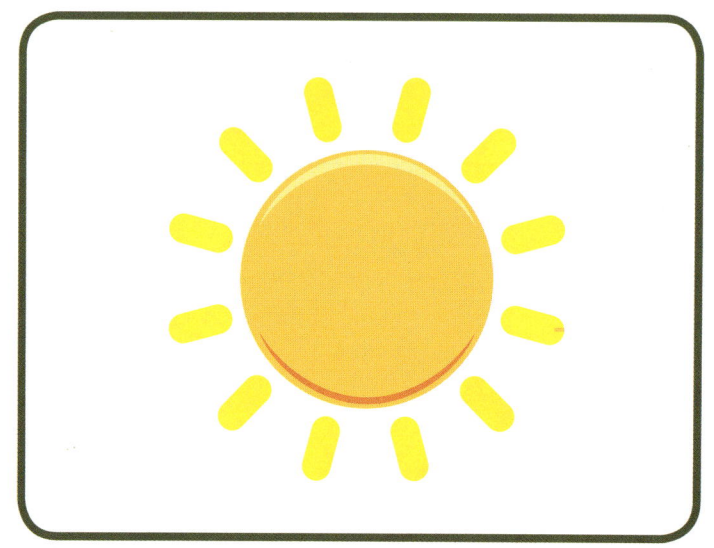

拓展为**中雪**

拓展为**暴雨**

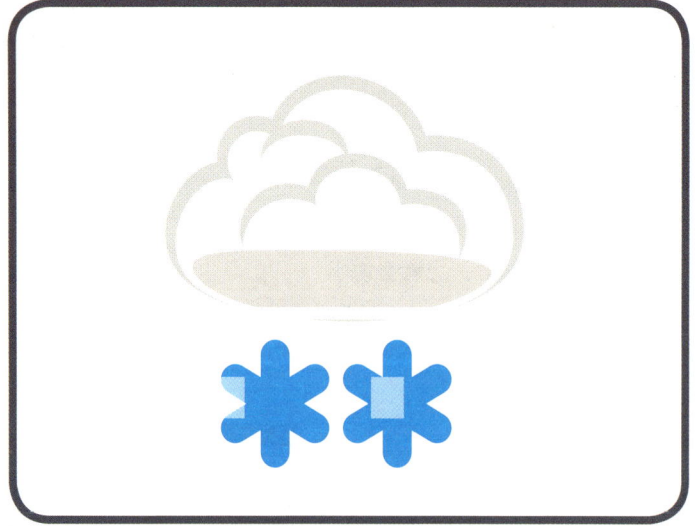

第五章
学习技能中级训练项目

26 抄写黑板上的字

该技能的训练目的是提高患者的学习能力。通过该技能的训练,患者应该能达到这样一种水平,即:训练者在黑板上写字,对患者说"抄黑板上的字",患者能够按要求完成抄写。

扫描二维码,打印本技能训练配套表格

学习技能训练实例解析

教学材料

272

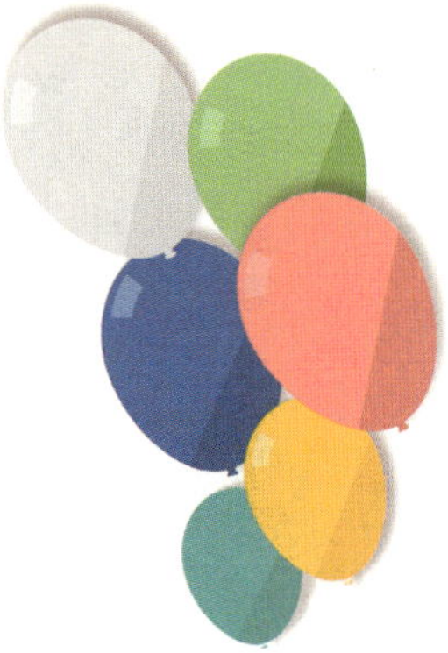

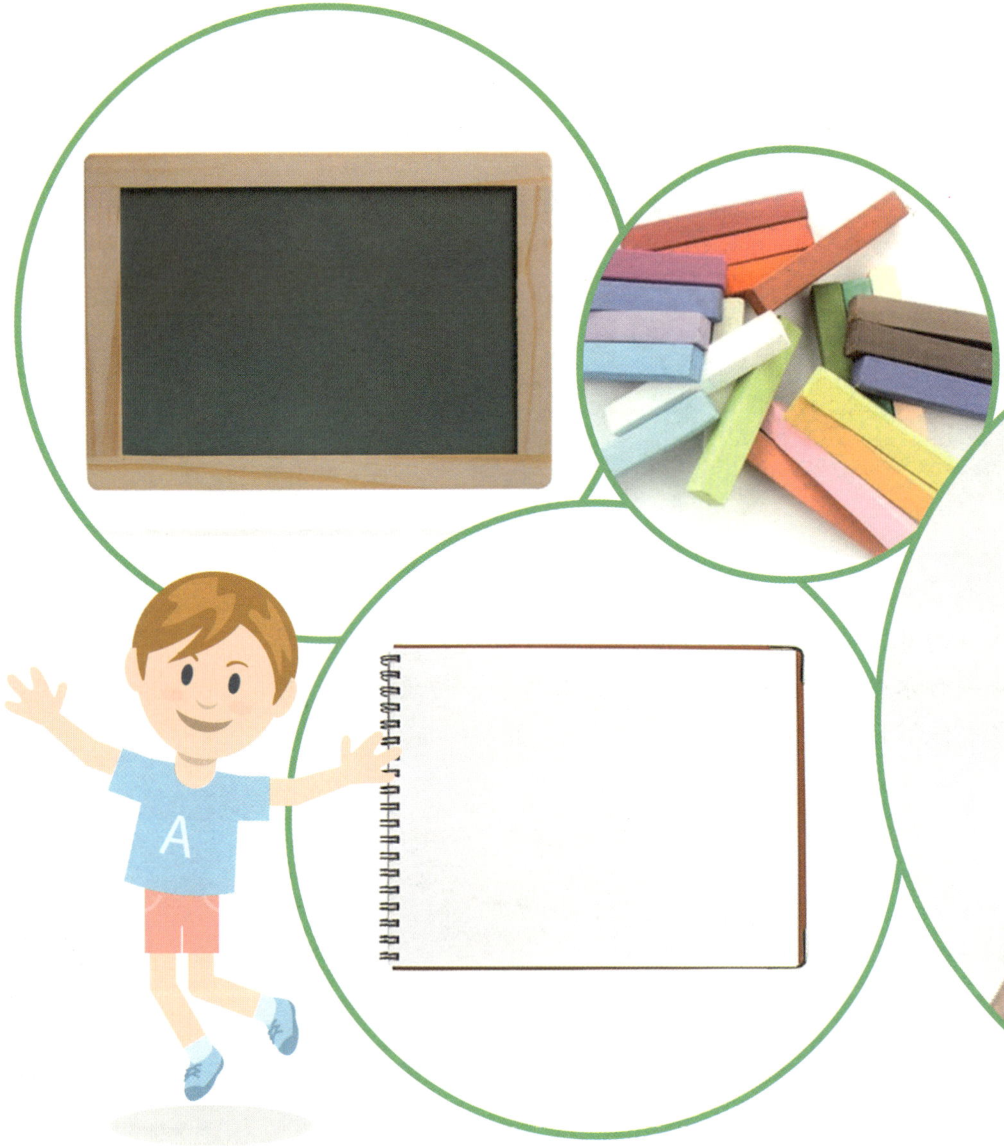

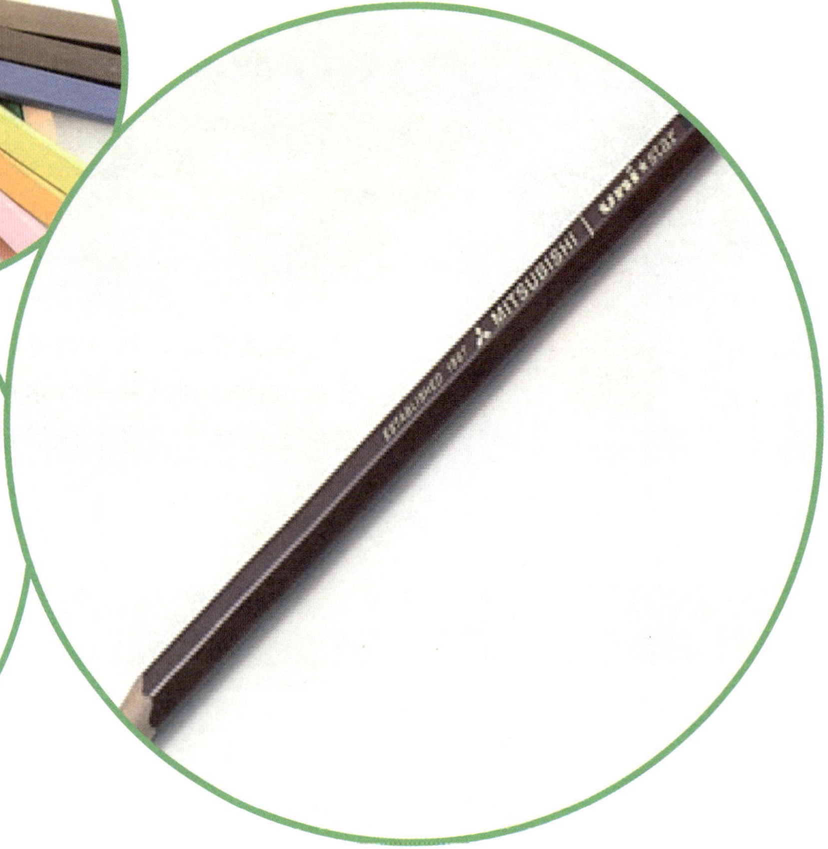

第五章 学习技能中级训练项目

训练方法示例

示例 1

患者抄写黑板上的 10 个字，患者距黑板 0.5 米。

小档案	
训练时长	
辅助情况	

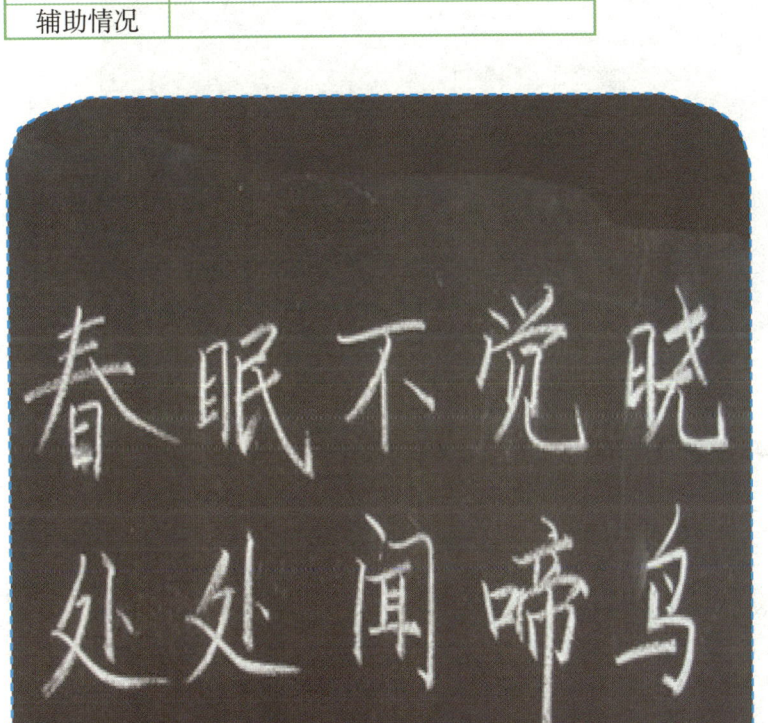

示例 2

患者抄写黑板上的 10 个字，患者距黑板 2 米。

小档案	
训练时长	
辅助情况	

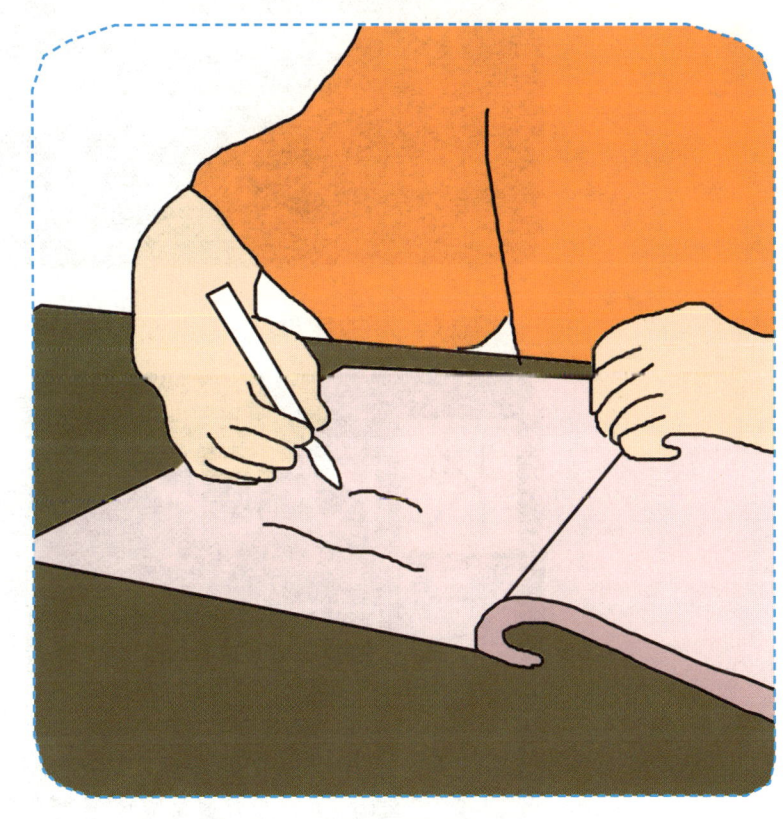

学习技能训练实例解析

拓展为抄词语

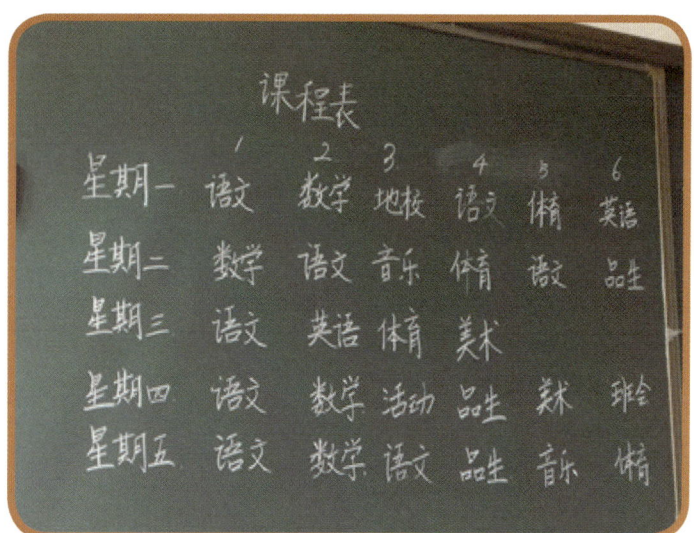

拓展为抄句子

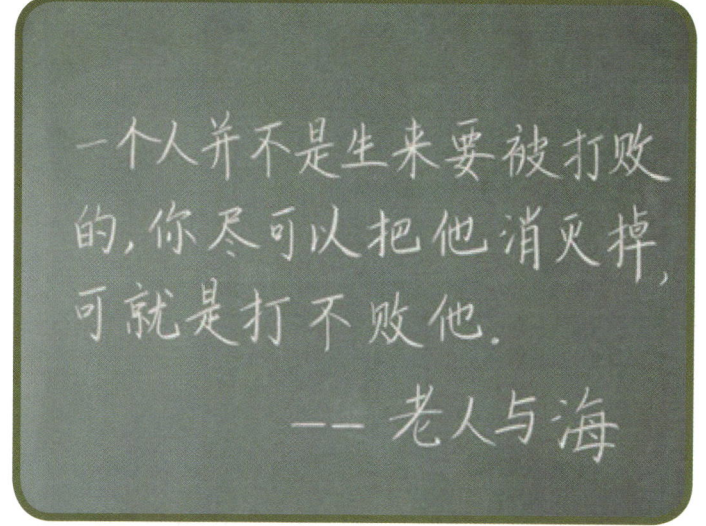

拓展为抄字母

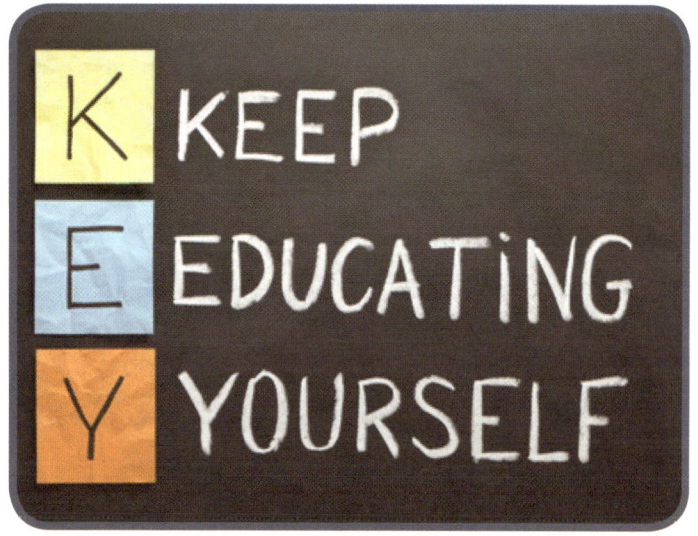

拓展为画画

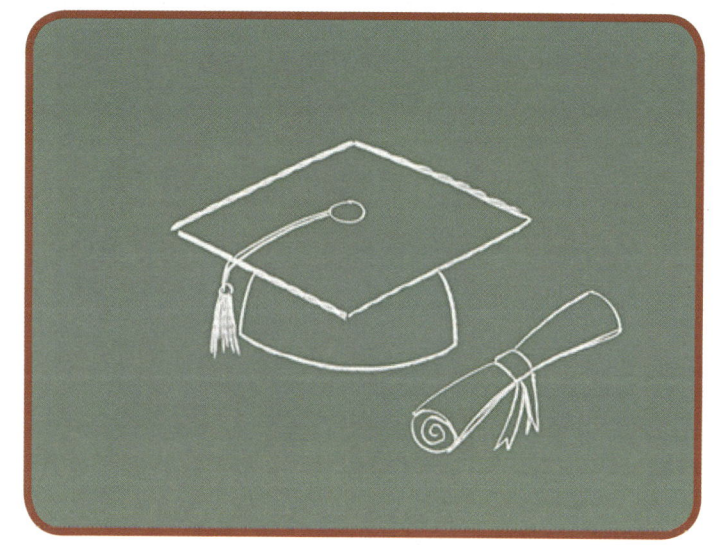

第五章
学习技能中级训练项目

27 使用拼字玩具拼拼音

该技能的训练目的是提高患者的学习能力。通过该技能的训练，患者应该能达到这样一种水平，即：给患者拼字板，对患者说"拼拼音"，患者能够正确拼出拼音。

扫描二维码，打印本技能训练配套表格

学习技能训练实例解析

教学材料

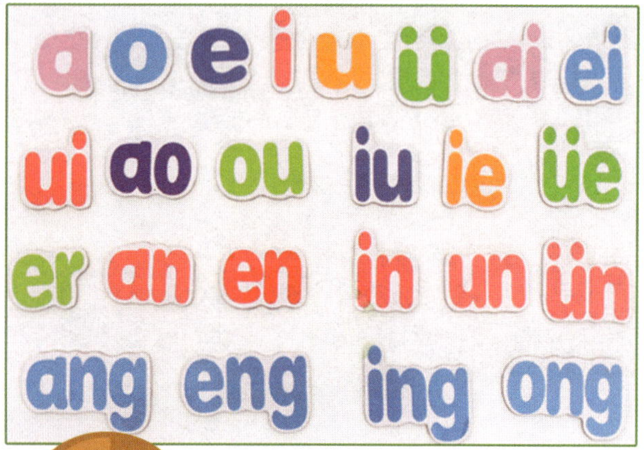

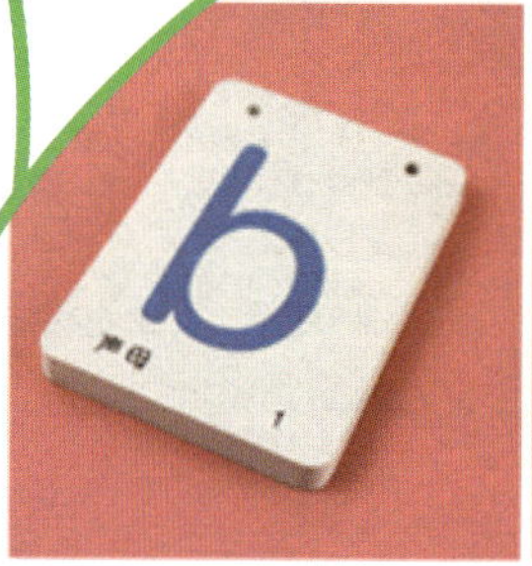

声母 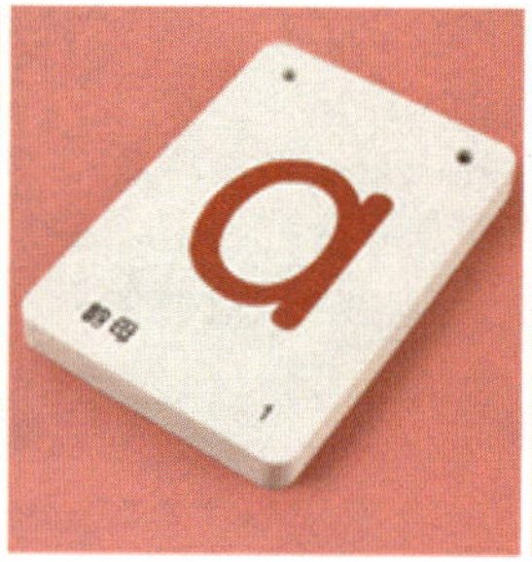　　韵母 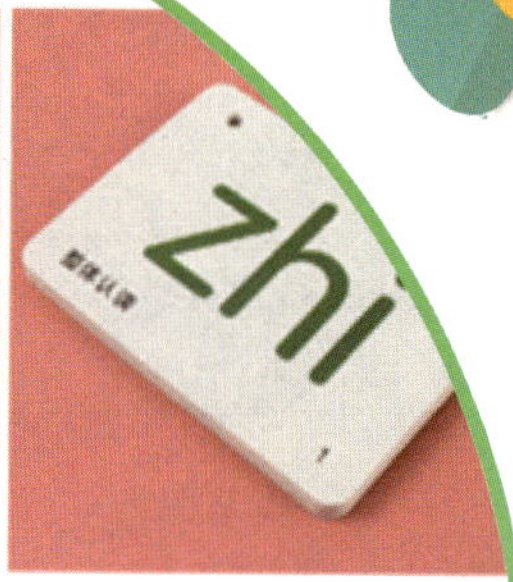　　整体认读

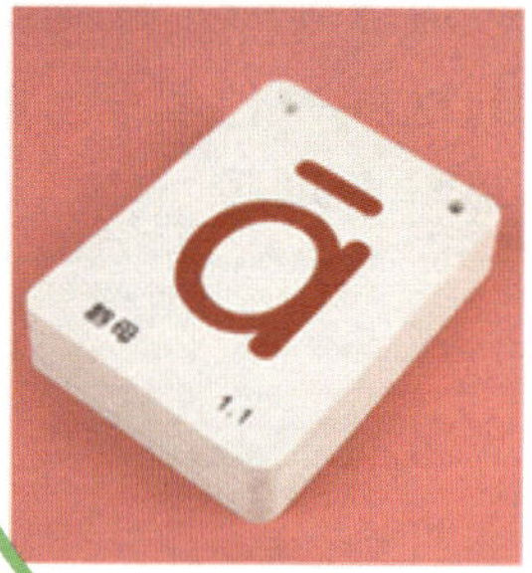

带声调韵母 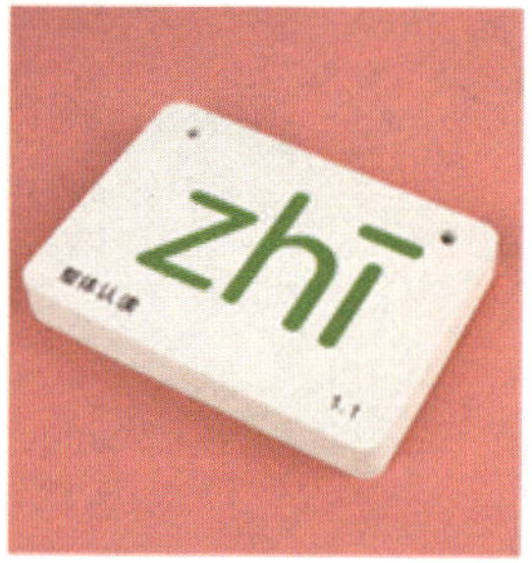　　带声调整体认读

第五章
学习技能中级训练项目

示例 1

拼拼音。

小档案	
训练时长	
辅助情况	

示例 2

拼拼音。

小档案	
训练时长	
辅助情况	

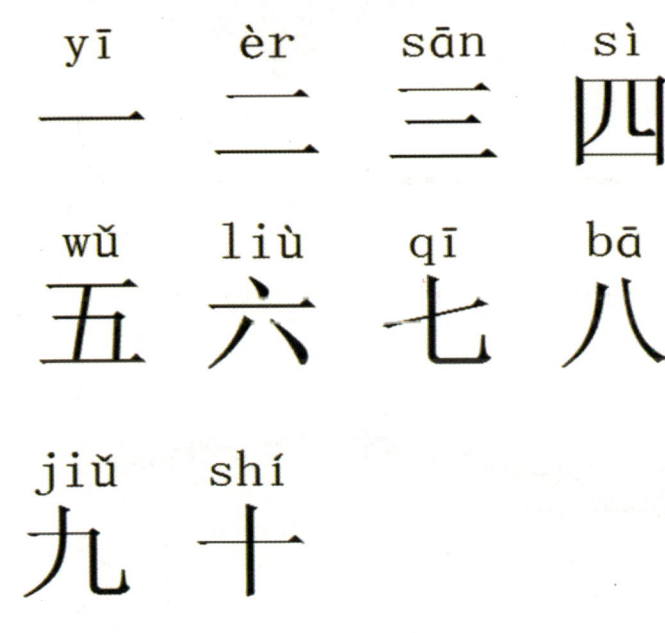

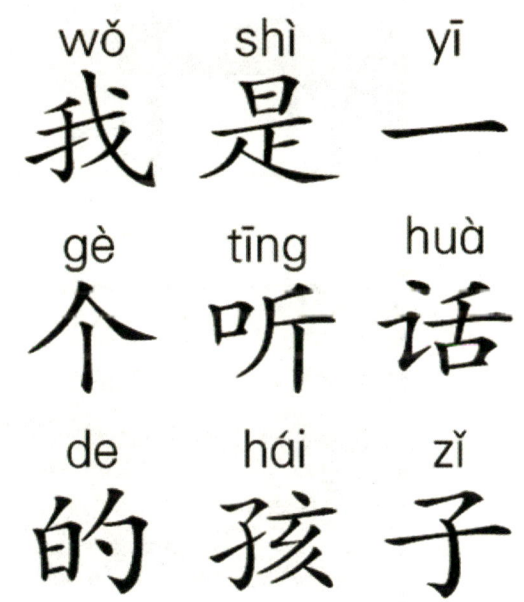

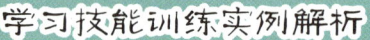

泛化到教室

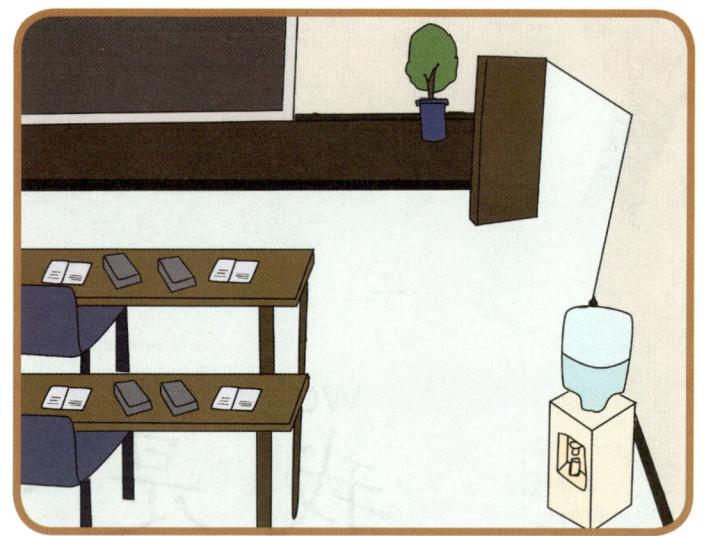

泛化到卧室

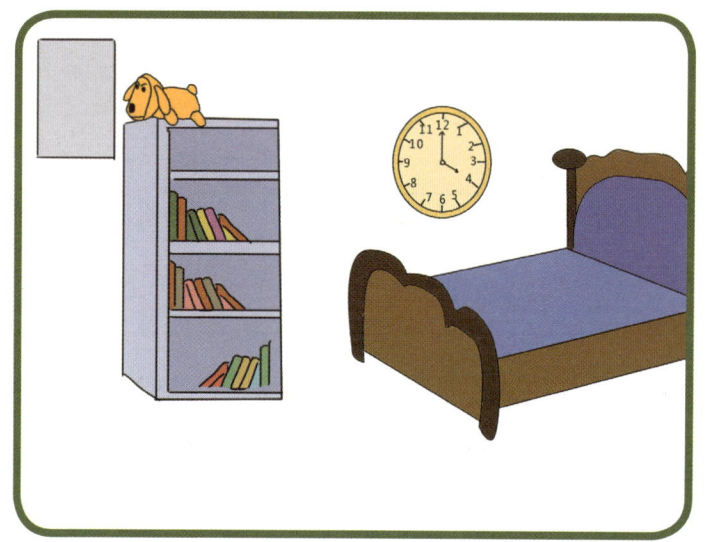

泛化到客厅

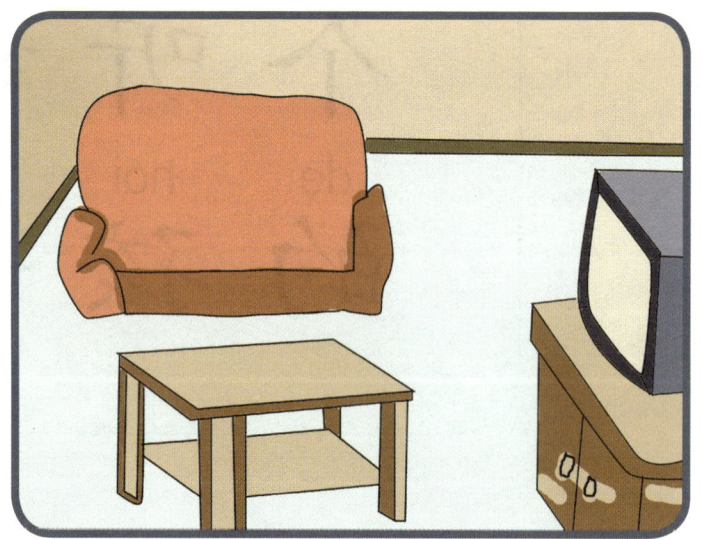

泛化到室外

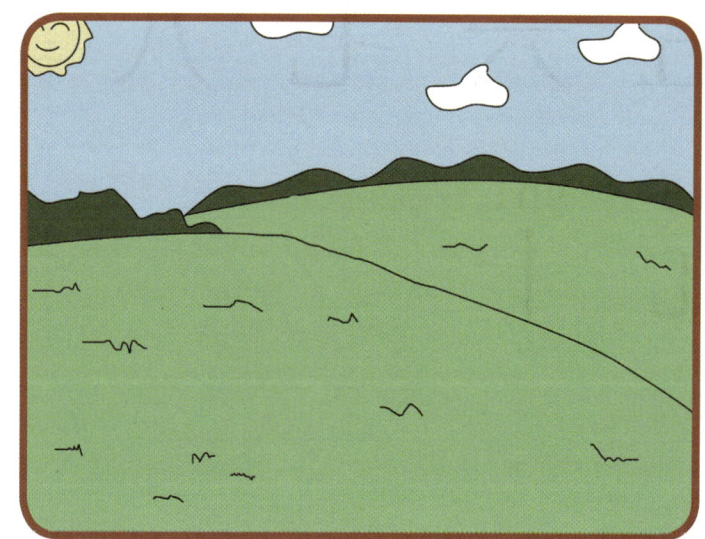

第五章
学习技能中级训练项目

28 使用拼字玩具拼数字

该技能的训练目的是提高患者的学习能力。通过该技能的训练，患者应该能达到这样一种水平，即：给患者拼字板，对患者说"拼数字"，患者能够正确拼出数字。

扫描二维码，打印本技能训练配套表格

学习技能训练实例解析

教学材料

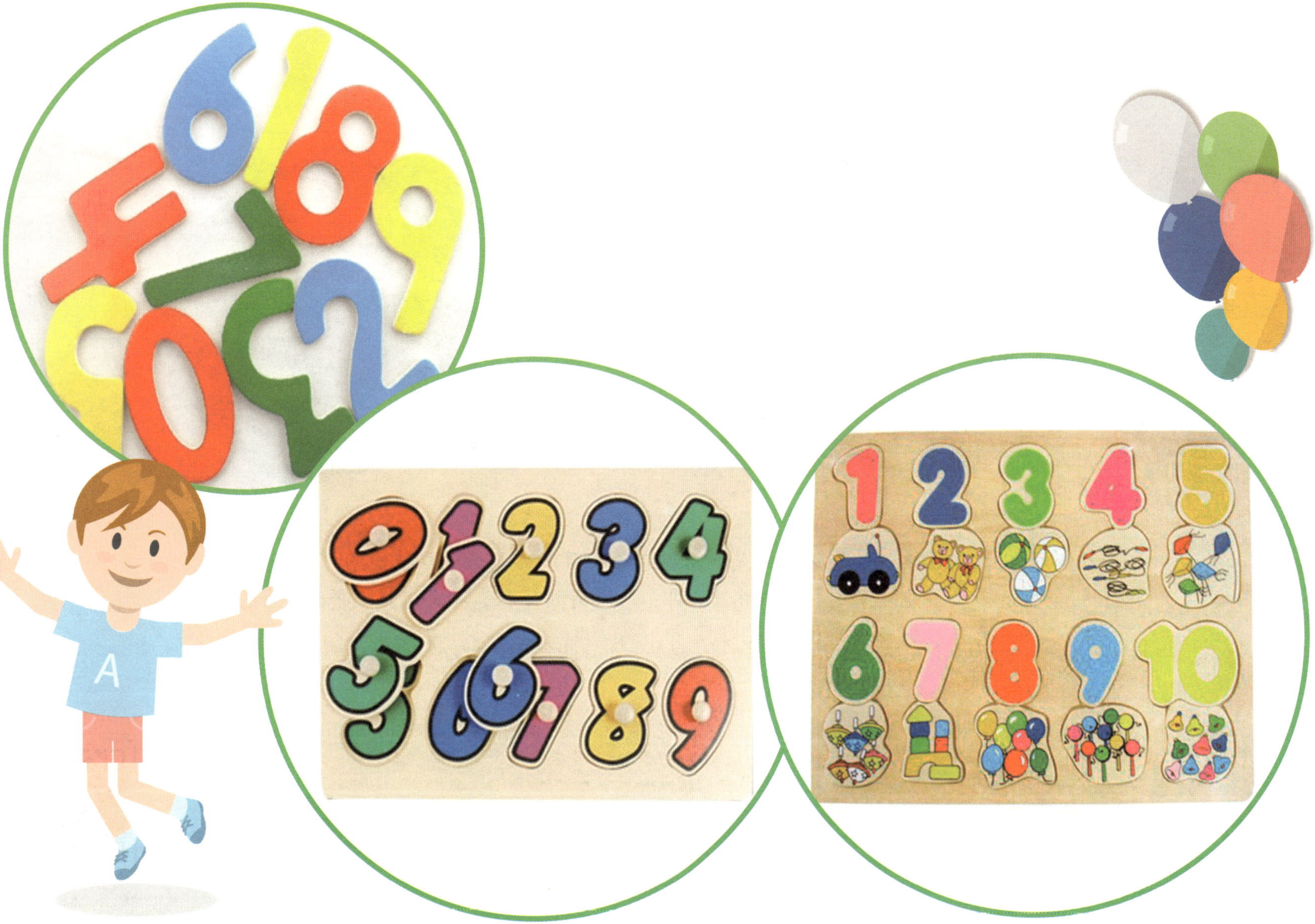

第五章
学习技能中级训练项目

示例 1

拼数字。

小档案	
训练时长	
辅助情况	

训练方法示例

示例 2

拼数字。

小档案	
训练时长	
辅助情况	

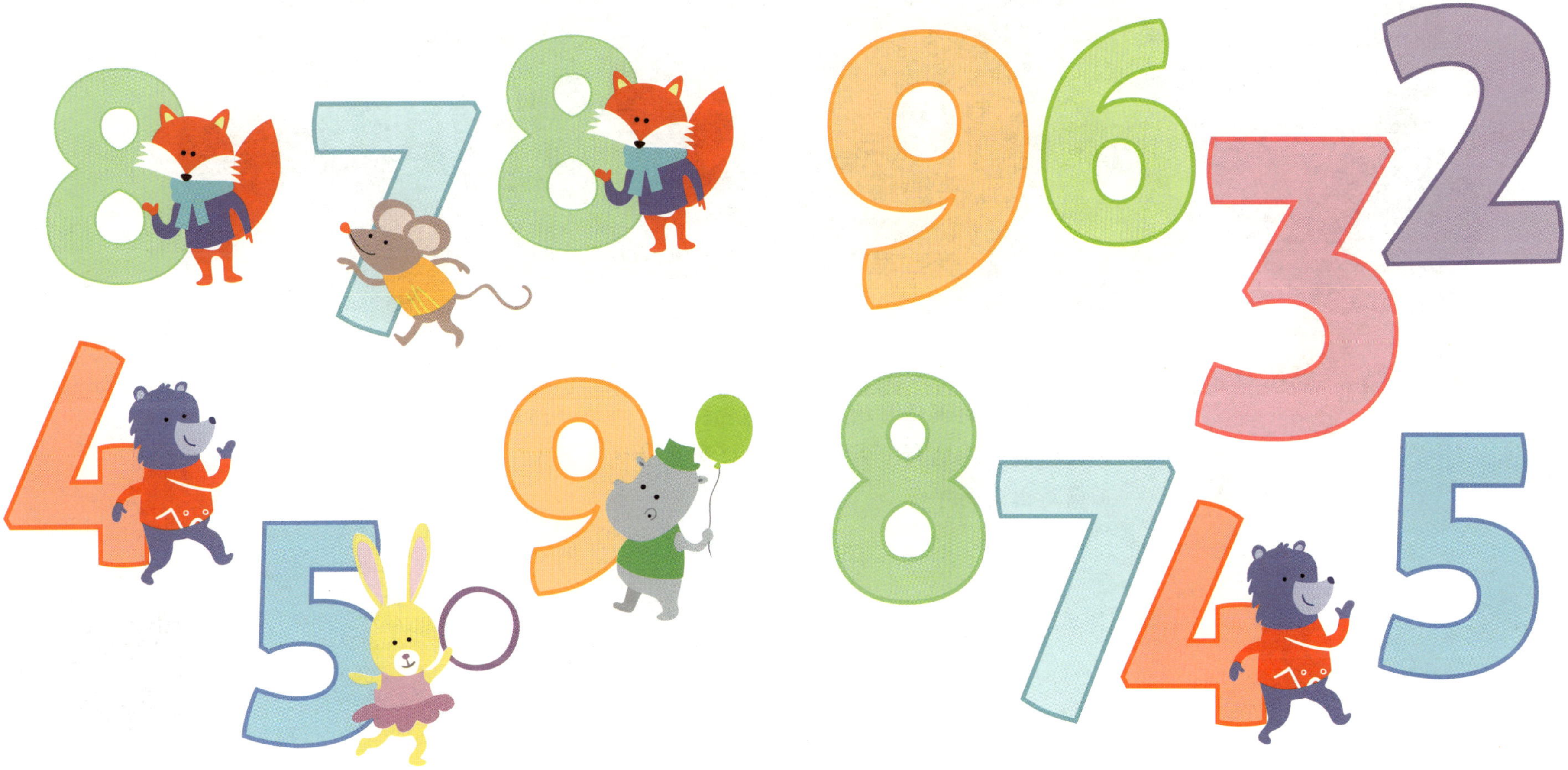

学习技能训练实例解析

29 书写大写字母

该技能的训练目的是提高患者的学习能力。通过该技能的训练,患者应该能达到这样一种水平,即:对患者说"写大写字母",患者能够正确写出大写字母。

扫描二维码,打印本技能训练配套表格

第五章
学习技能中级训练项目

示例 1

写字母 W。

小档案	
训练时长	
辅助情况	

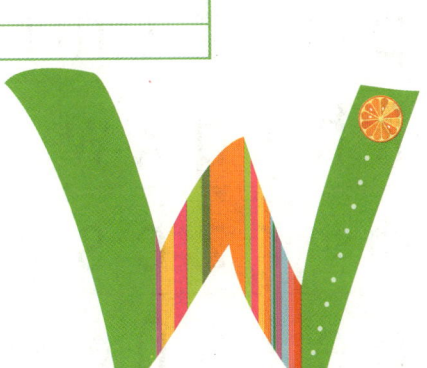

训练方法示例

示例 3

写字母 K。

小档案	
训练时长	
辅助情况	

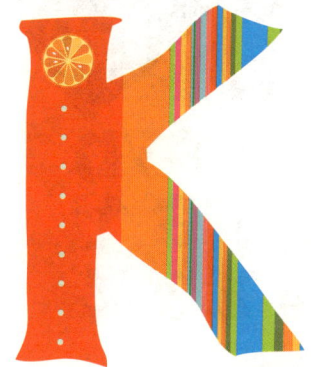

示例 2

写字母 M。

小档案	
训练时长	
辅助情况	

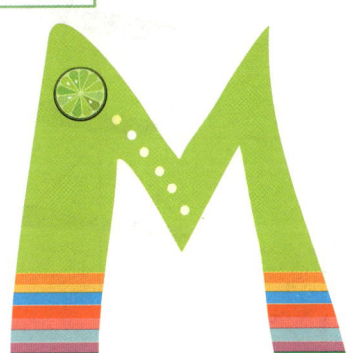

示例 4

写字母 R。

小档案	
训练时长	
辅助情况	

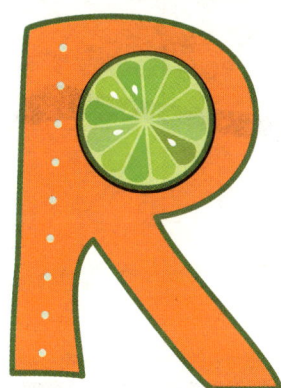

学习技能训练实例解析

拓展为写小写字母

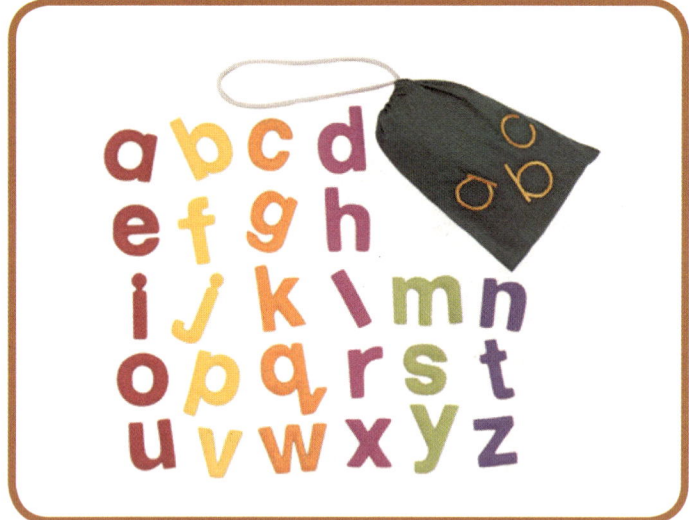

拓展为写拼音

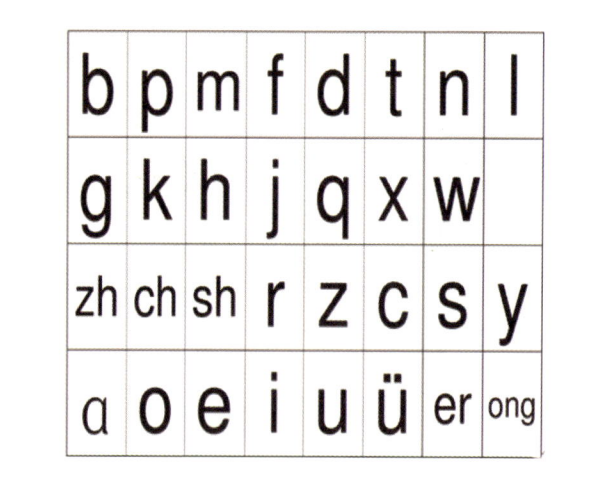

拓展为写简单字"一"

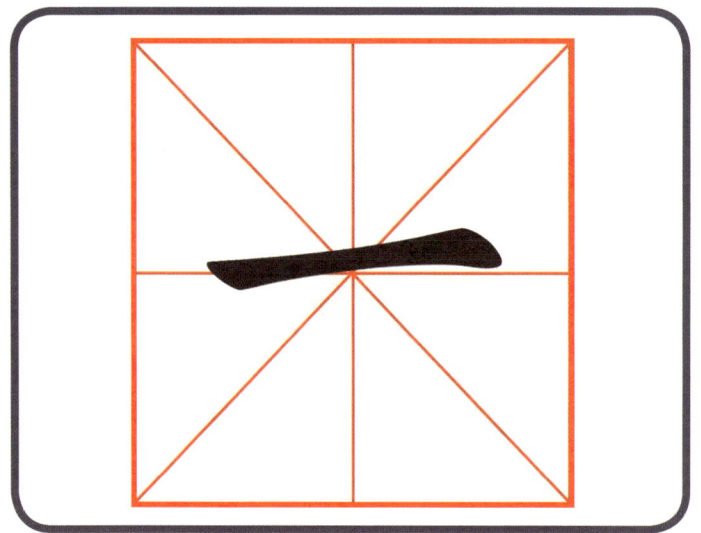

拓展为写简单字"三"

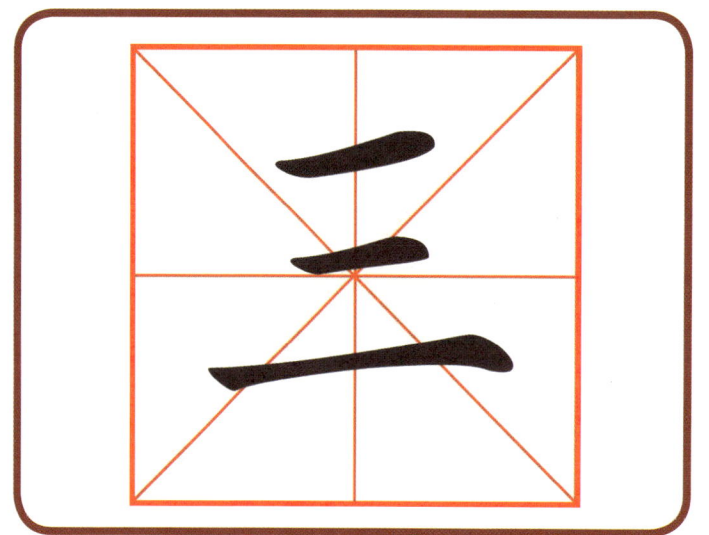

30 书写人名

第五章 学习技能中级训练项目

该技能的训练目的是提高患者的学习与动手能力。通过该技能的训练，患者应该能达到这样一种水平，即：对患者说"写你的名字"，患者能够正确写出自己的名字。

扫描二维码，打印本技能训练配套表格

学习技能训练实例解析

教学材料

286

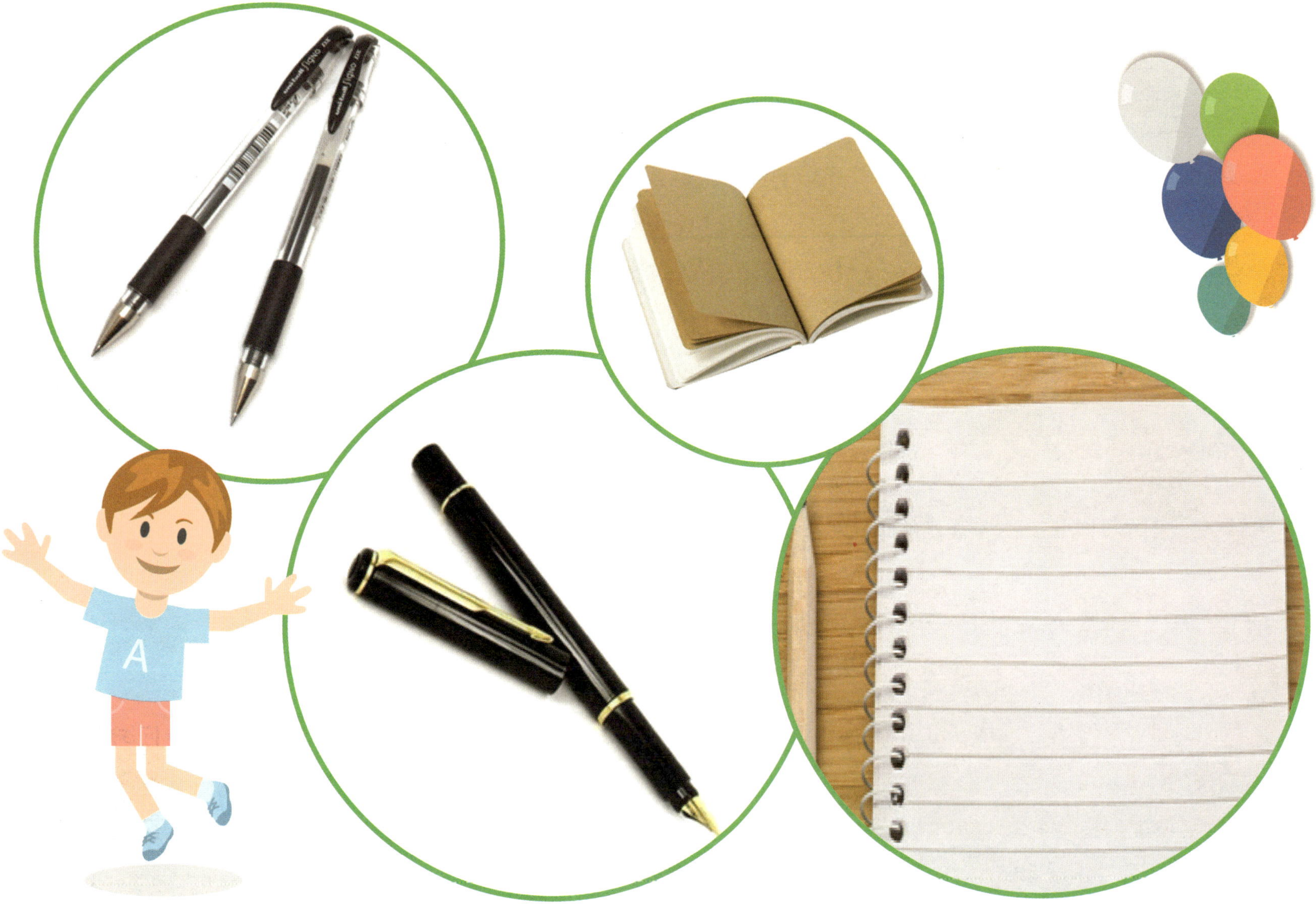

第五章
学习技能中级训练项目

示例 1

写出姓。

小档案	
训练时长	
辅助情况	

训练方法
示例

示例 2

写出名。

小档案	
训练时长	
辅助情况	

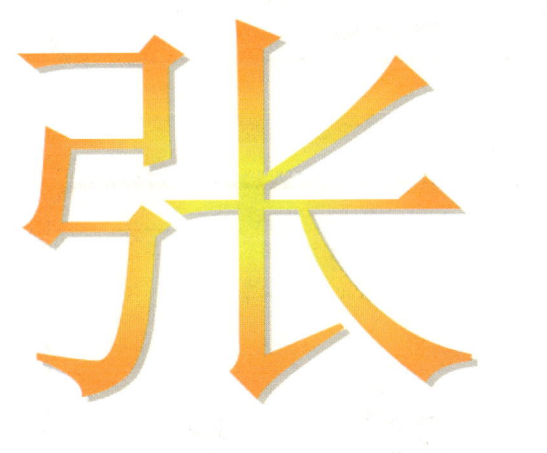

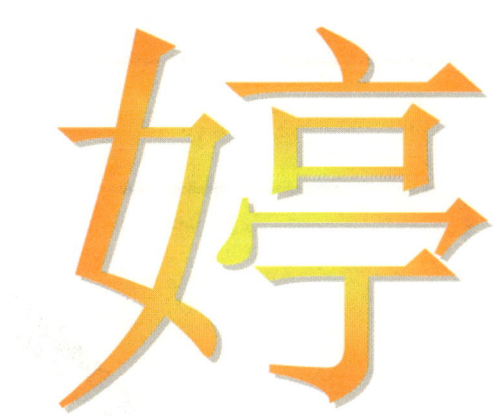

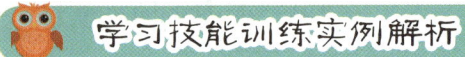
学习技能训练实例解析

泛化为**在黑板上写**

泛化为**在书上写**

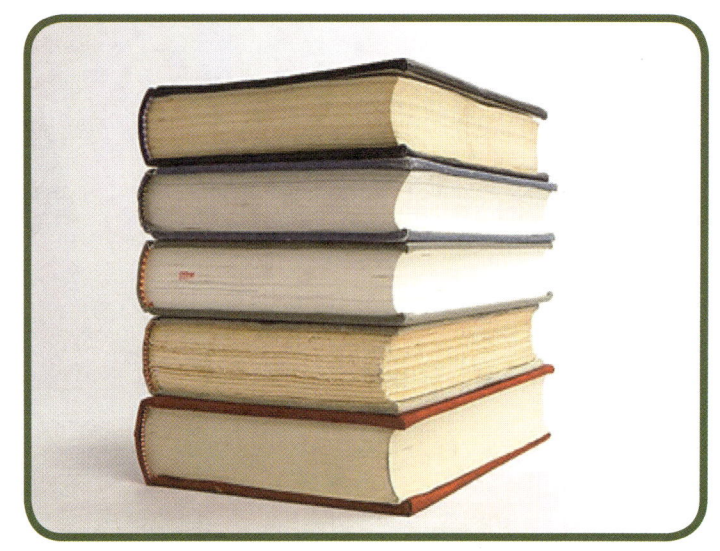

泛化为**用钢笔写**

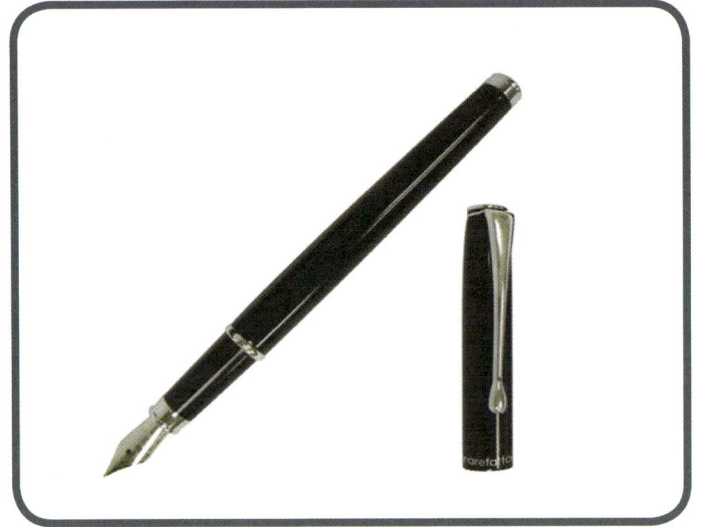

泛化为**用毛笔写**

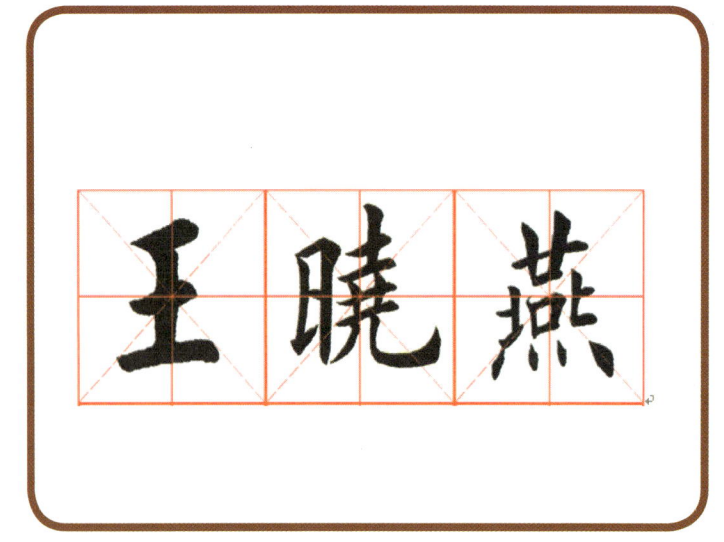

第五章 学习技能中级训练项目

31 书写数字 1～10

该技能的训练目的是提高患者的学习与动手能力。通过该技能的训练，患者应该能达到这样一种水平，即：对患者说"写数字X"，患者能够写出指定数字。

扫描二维码，打印本技能训练配套表格

学习技能训练实例解析

示例 1

写数字 5。

小档案	
训练时长	
辅助情况	

 训练方法示例

示例 2

写数字 9。

小档案	
训练时长	
辅助情况	

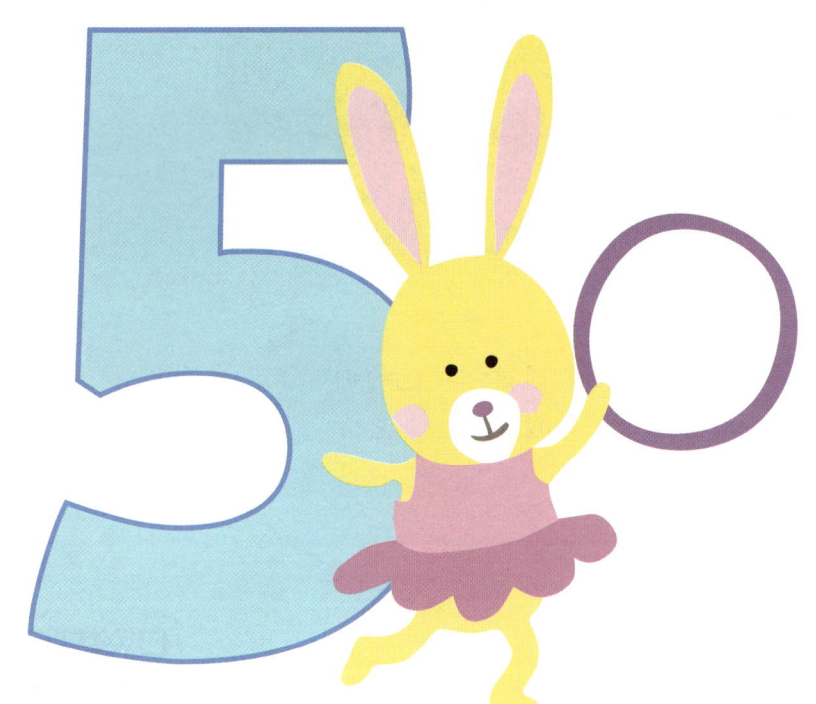

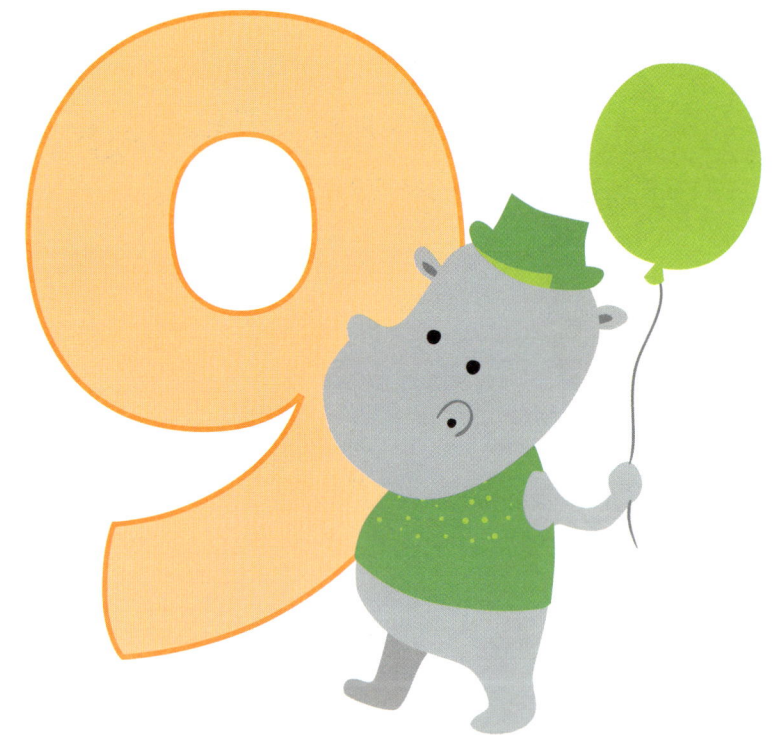

第五章
学习技能中级训练项目

示例 3

写数字 3854。

小档案	
训练时长	
辅助情况	

训练方法示例

示例 4

写数字 7690。

小档案	
训练时长	
辅助情况	

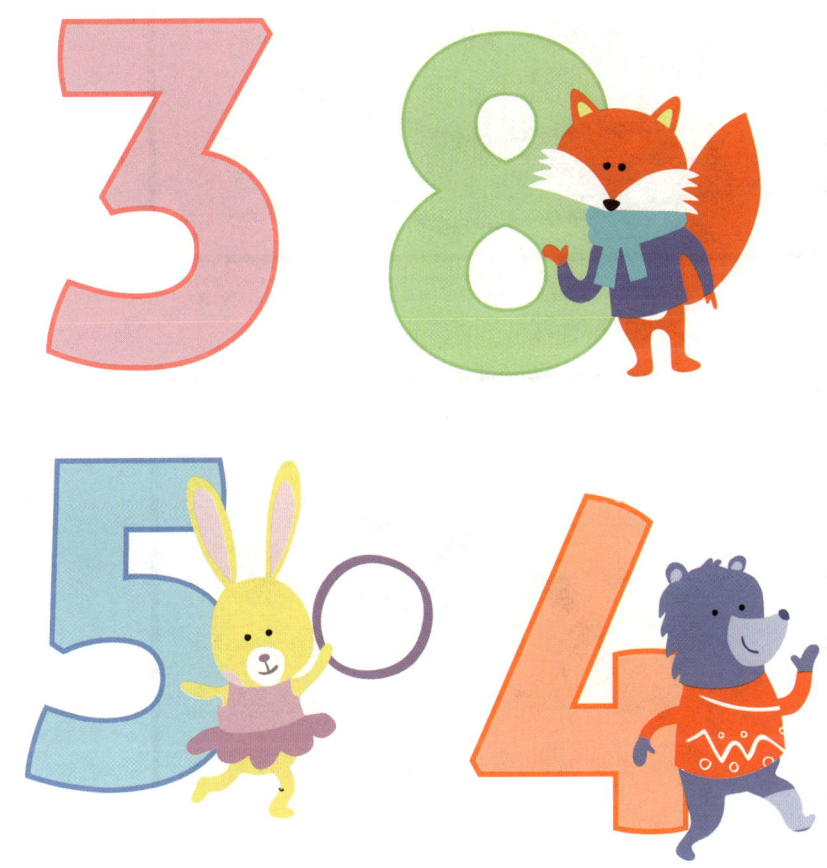

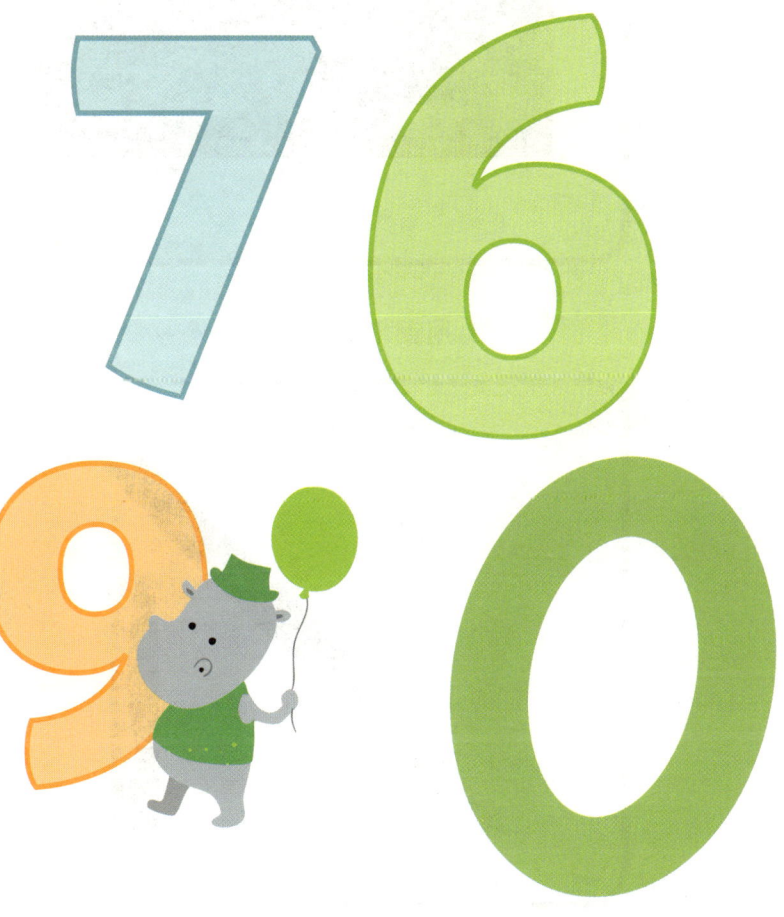

 学习技能训练实例解析

泛化为 **在黑板上写**

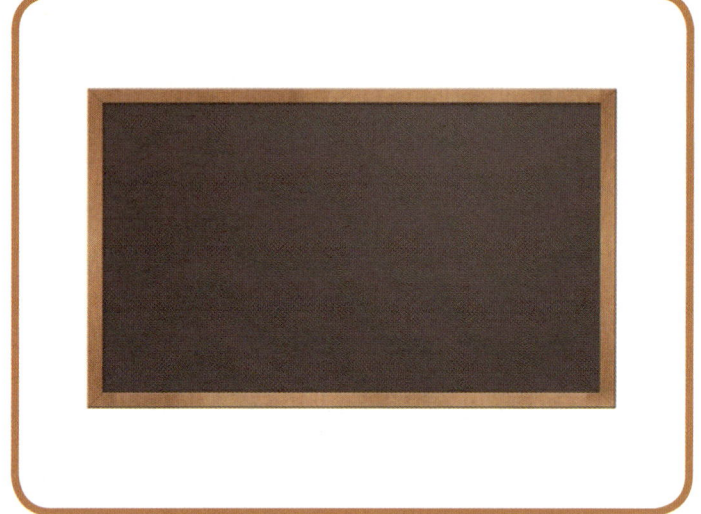

泛化为 **在书上写**

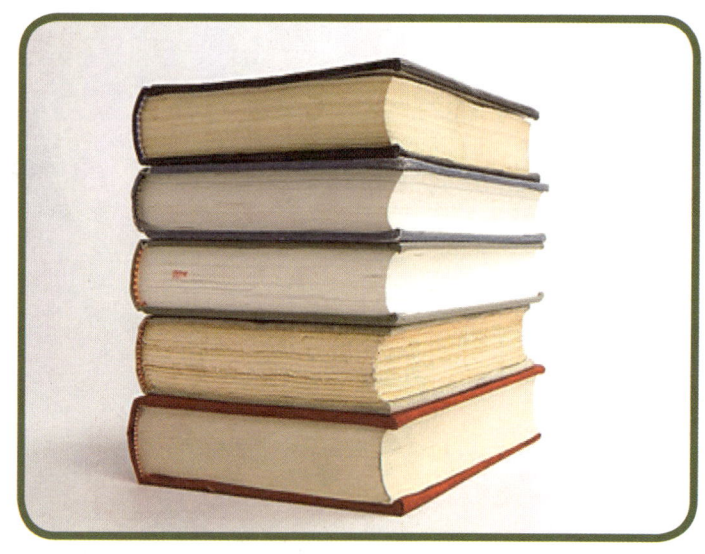

泛化为 **用钢笔写**

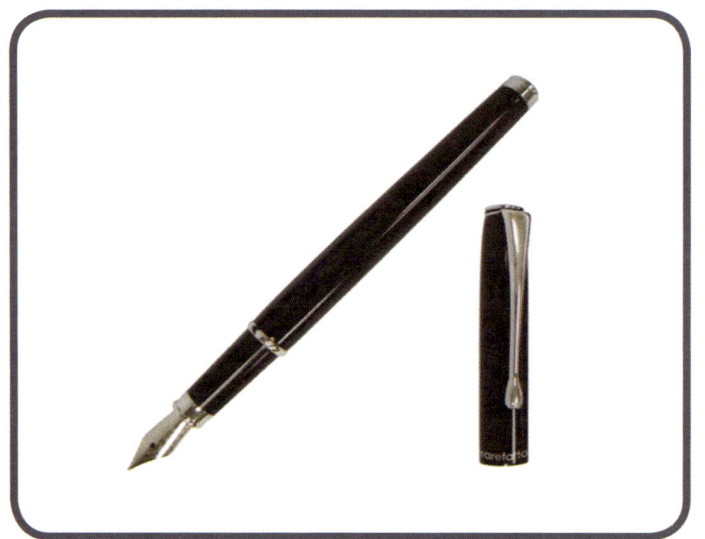

泛化为 **用蜡笔写**

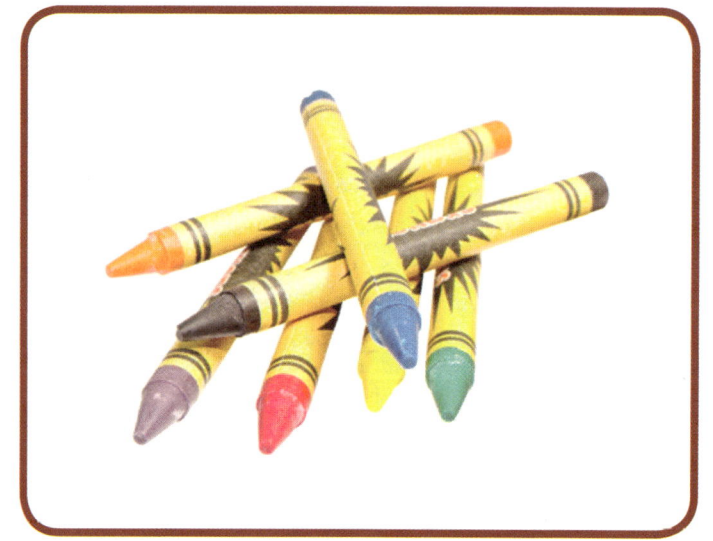

第五章 学习技能中级训练项目

32 书写简单词语

该技能的训练目的是提高患者的学习与动手能力。通过该技能的训练，患者应该能达到这样一种水平，即：对患者说"写词语XX"，患者能够写出指定词语。

扫描二维码，打印本技能训练配套表格

学习技能训练实例解析

训练方法示例

示例1

写开心。

小档案	
训练时长	
辅助情况	

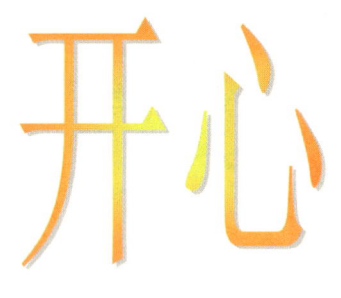

示例2

写太阳。

小档案	
训练时长	
辅助情况	

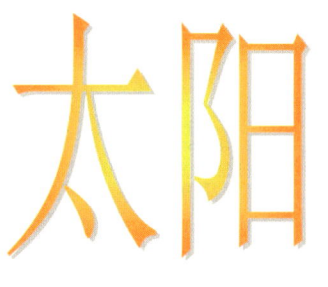

示例3

写电脑。

小档案	
训练时长	
辅助情况	

示例4

写乞丐。

小档案	
训练时长	
辅助情况	

第五章
学习技能中级训练项目

泛化为**在黑板上写**

泛化为**在书上写**

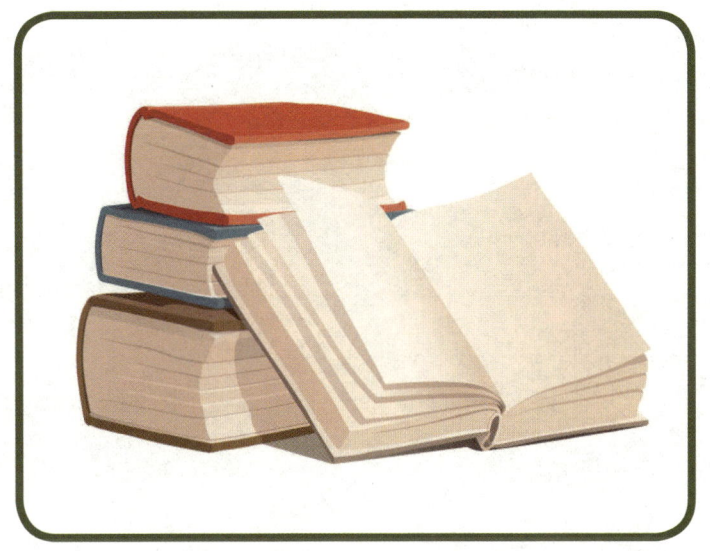

泛化为**用钢笔写**

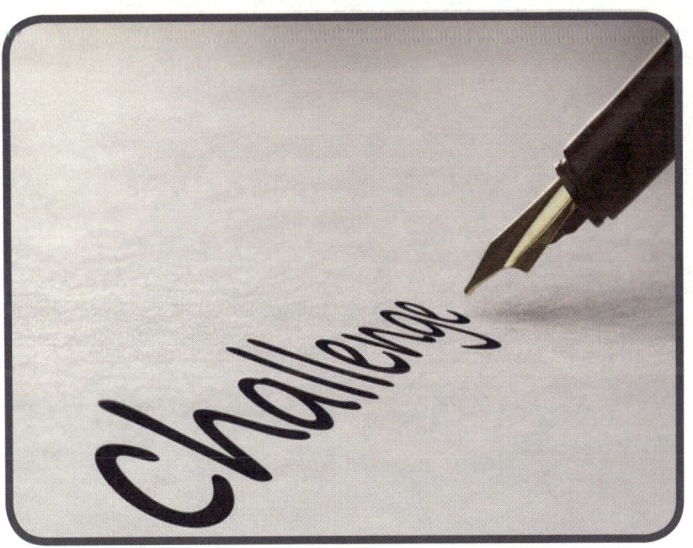

泛化为**用蜡笔写**

第六章

学习技能高级训练项目

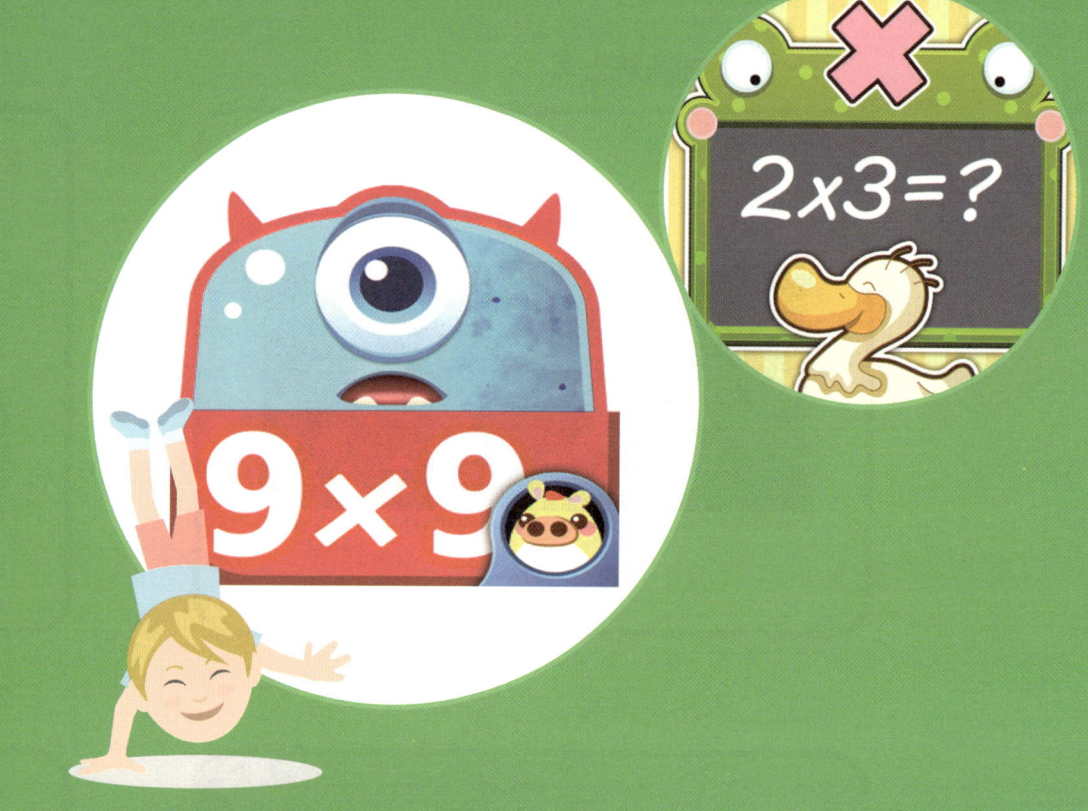

第六章
学习技能高级训练项目

01 按首字母顺序排列单词卡

该技能的训练目的是提高患者的逻辑思维能力与动手能力。通过该技能的训练，患者应该能达到这样一种水平，即：对患者说"按首字母顺序排列你的单词卡"，患者能够按首字母顺序排列单词卡。

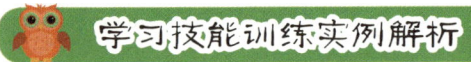

教学材料

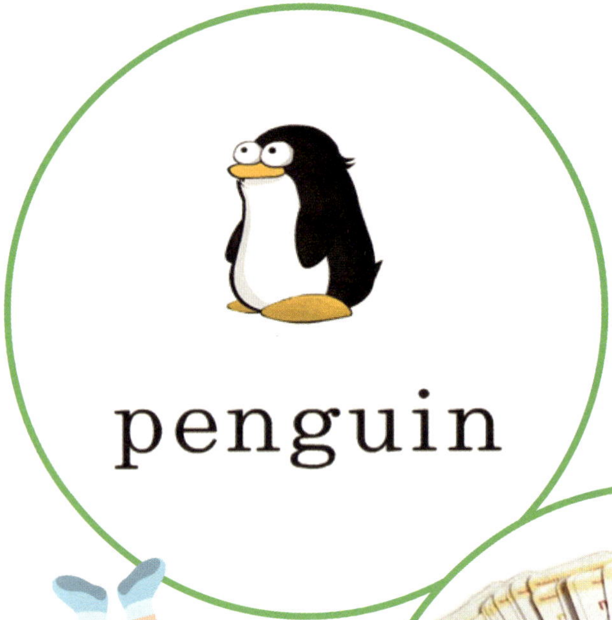

penguin

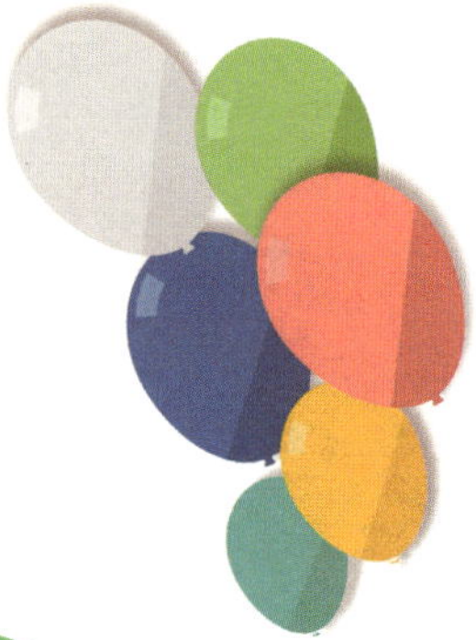

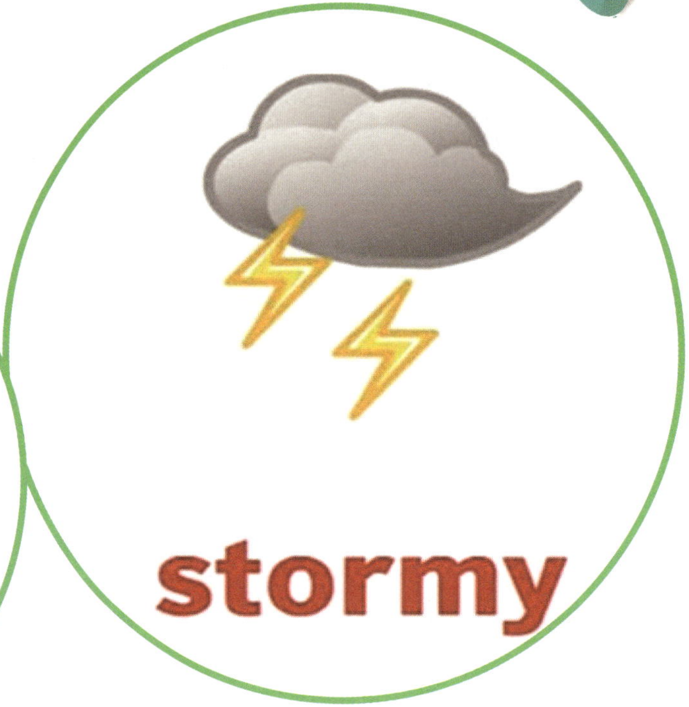

stormy

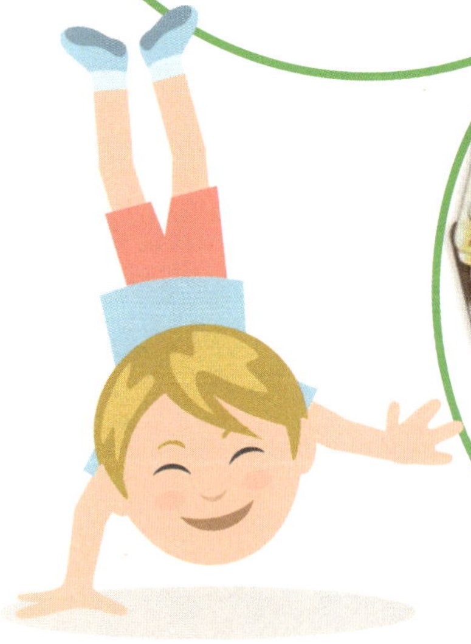

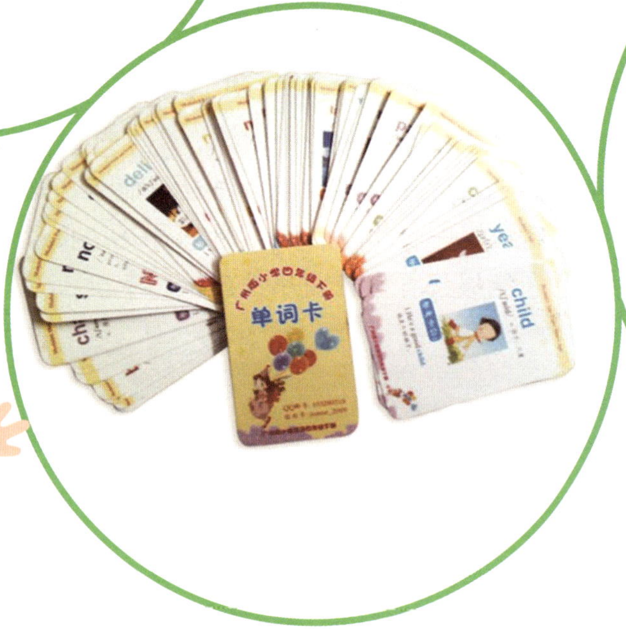

第六章
学习技能高级训练项目

训练方法示例

示例 1

按单词首字母顺序排序 1

小档案	
训练时长	
辅助情况	

示例 2

按单词首字母顺序排序 2

小档案	
训练时长	
辅助情况	

apple

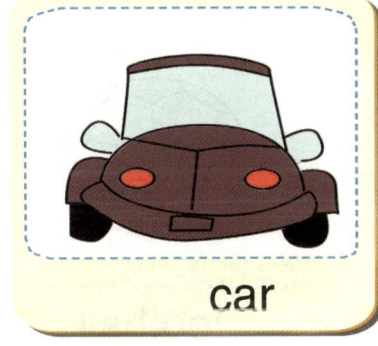
car

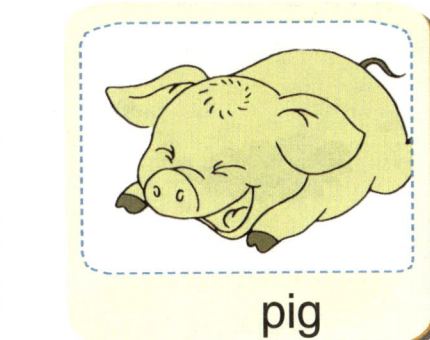
boy

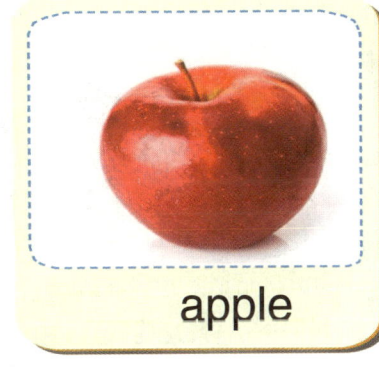
pig

tea

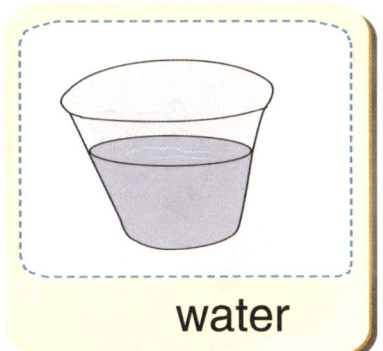
water

学习技能训练实例解析

训练方法示例

示例 3

按单词首字母顺序排序 3

小档案	
训练时长	
辅助情况	

示例 4

按单词首字母顺序排序 4

小档案	
训练时长	
辅助情况	

football

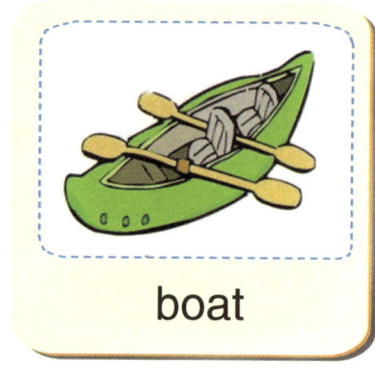

boat

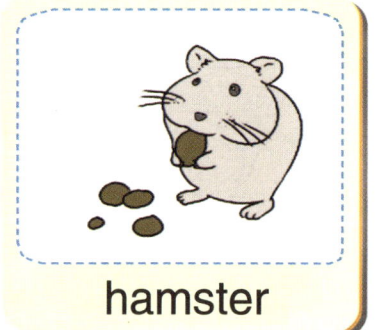

hamster

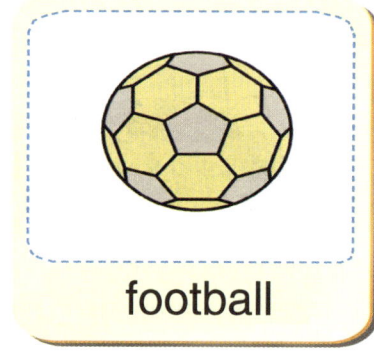

jeep

green

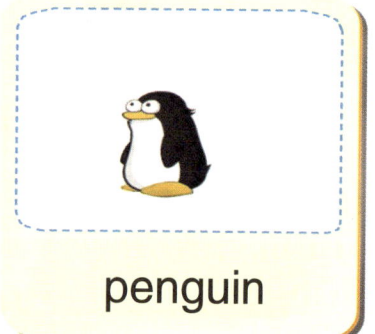

penguin

第六章
学习技能高级训练项目

拓展为 按字母顺序排列电子游戏

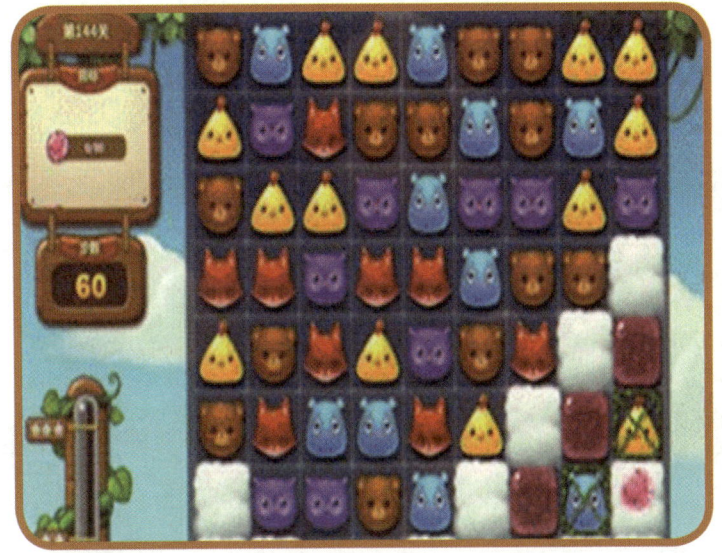

拓展为 按字母顺序排列棋盘游戏

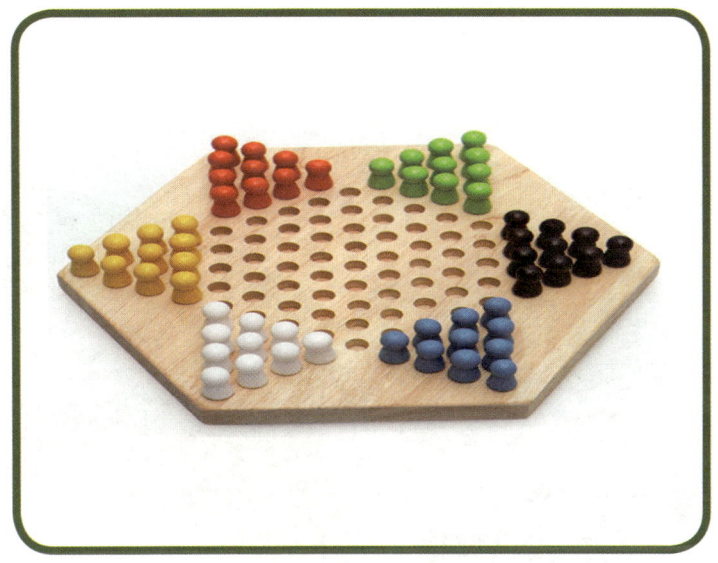

拓展为 按字母顺序排列图书

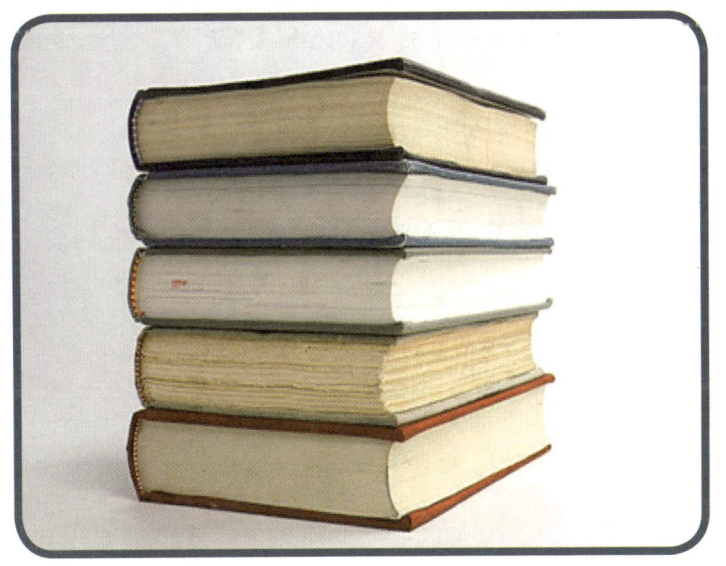

拓展为 按字母顺序排列光盘

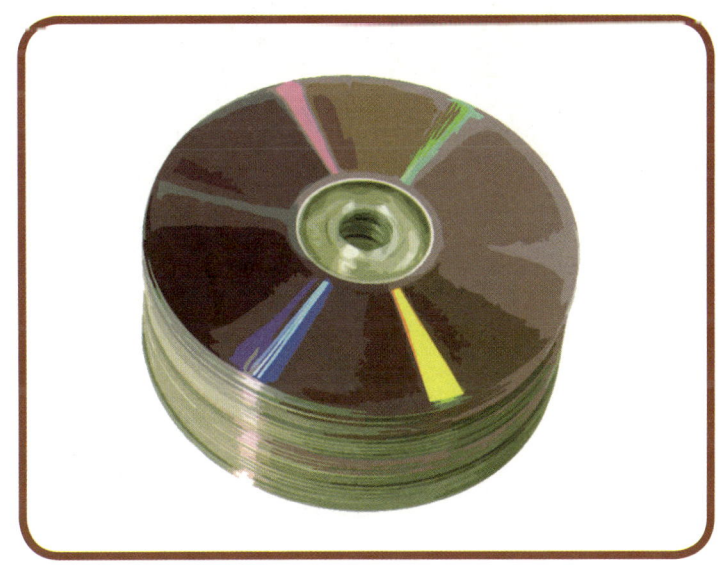

学习技能训练实例解析

02 数字的估计

该技能的训练目的是提高患者的逻辑思维能力。通过该技能的训练，患者应该能达到这样一种水平，即：给患者一个小数（比如2.6），说"给出与这个小数最接近的整数"；给患者一个钱数（比如3.1元），说"给出与钱数最接近的整数"；给患者一个时间（比如下午2:48），说"给出5分钟以内最接近整数的时间"；给患者一个物品的尺寸（比如一本书长18.9厘米），说"给出该尺寸最接近的整数"；让患者预测一个日常问题发生的概率（比如今天会下雨吗？），患者都能正确回答。

扫描二维码，打印本技能训练配套表格

第六章
学习技能高级训练项目

教学材料

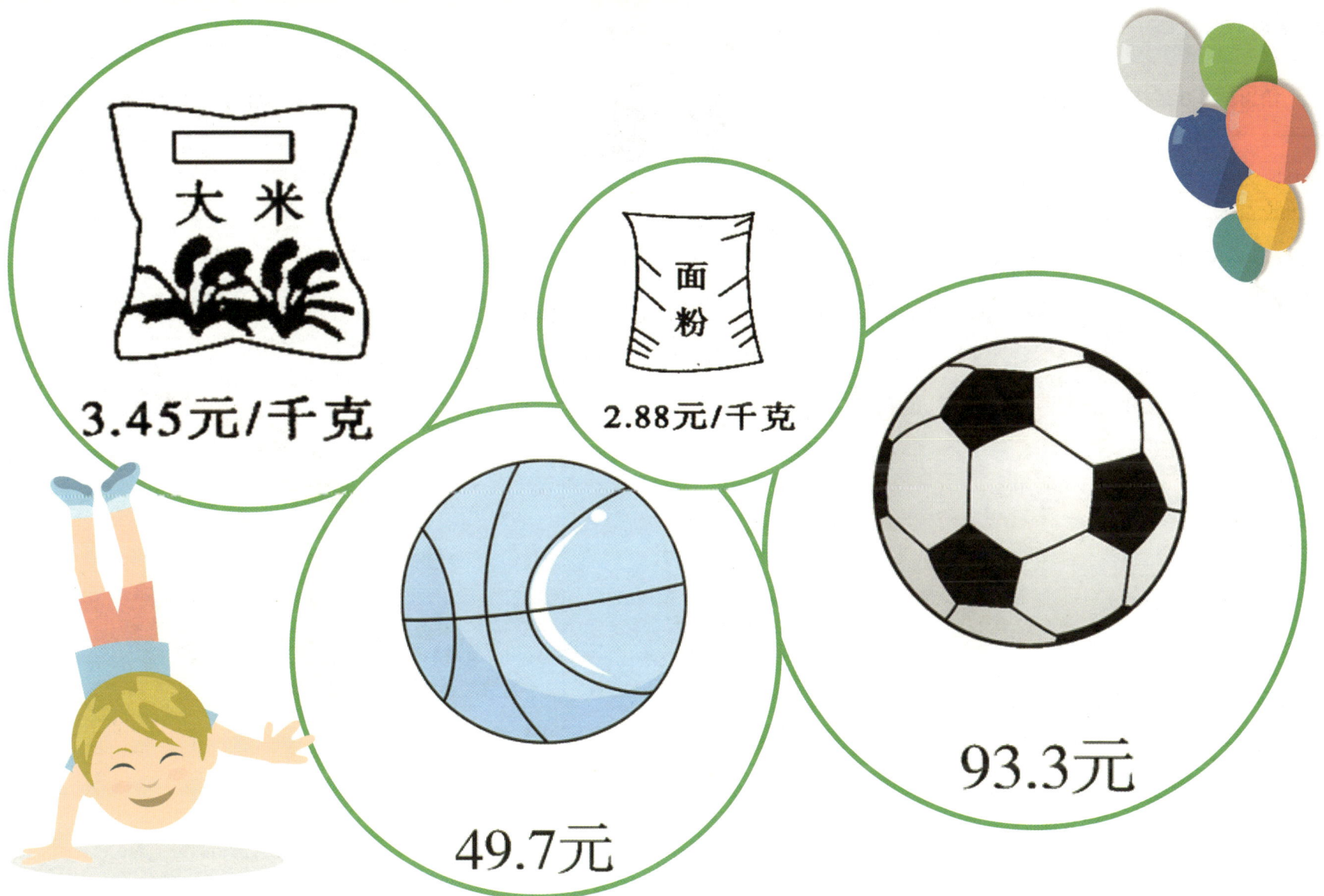

3.45元/千克

2.88元/千克

49.7元

93.3元

学习技能训练实例解析

训练方法示例

示例 1

给出与 4.8 最接近的整数。

小档案	
训练时长	
辅助情况	

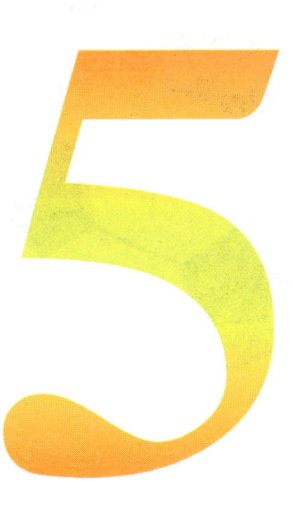

示例 2

给出与 5.8 元最接近的整数。

小档案	
训练时长	
辅助情况	

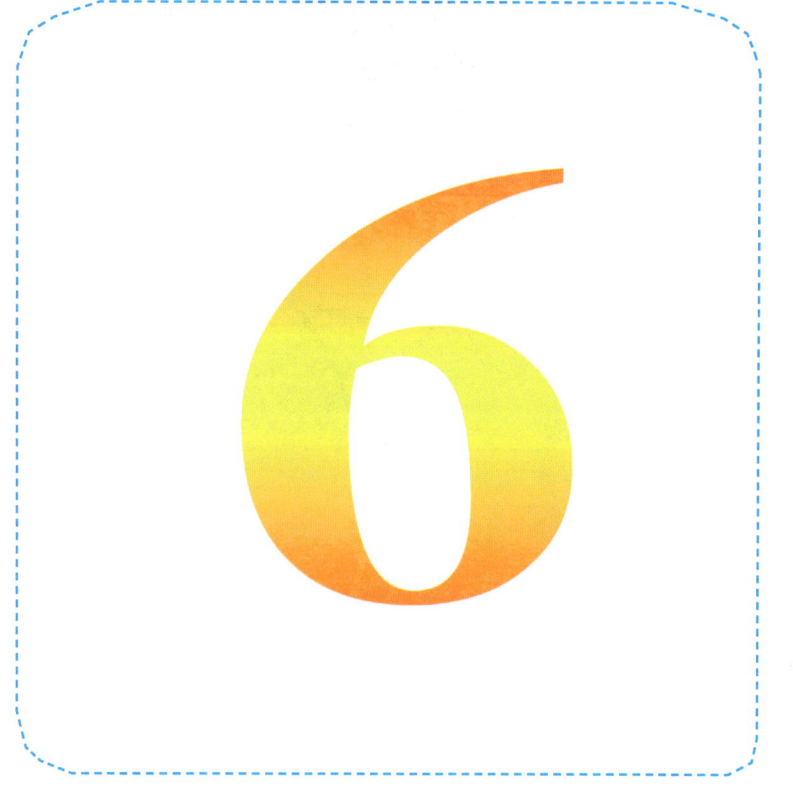

第六章
学习技能高级训练项目

泛化到教室

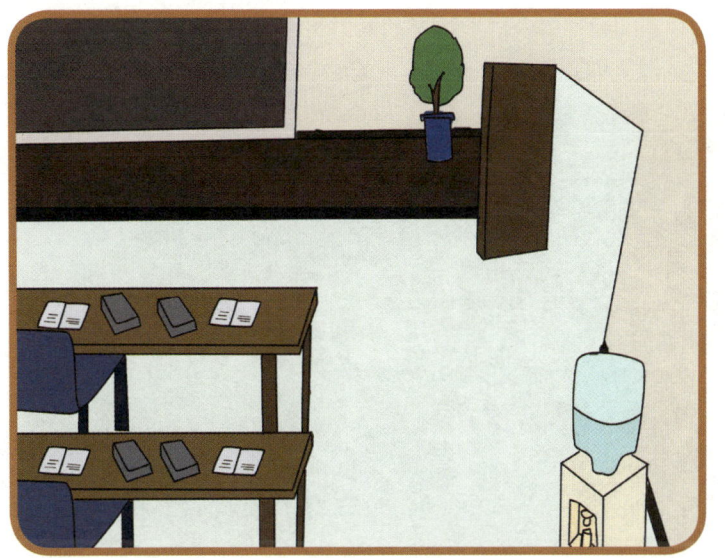

泛化到办公室

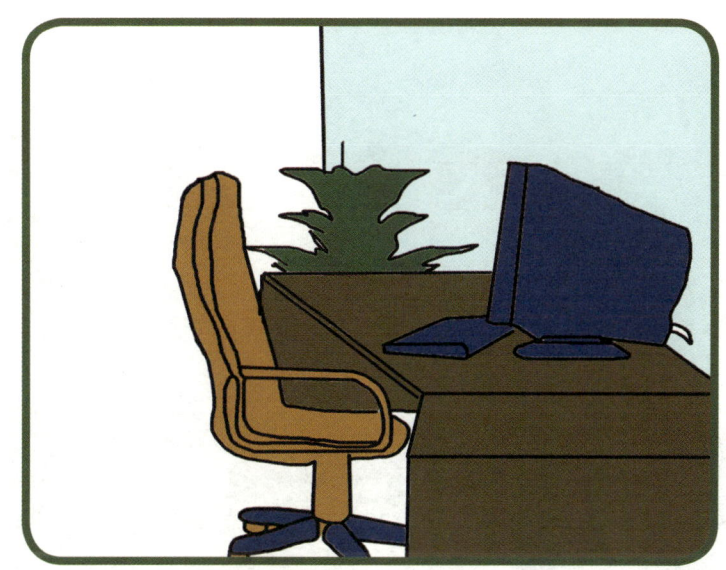

泛化到客厅

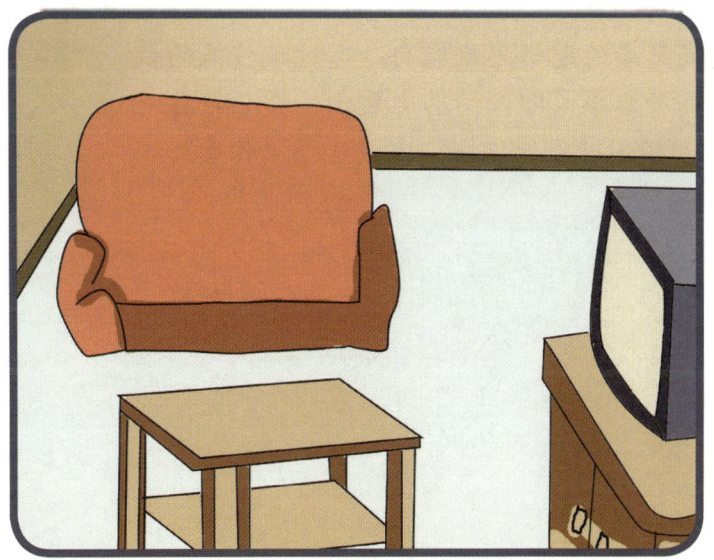

泛化到财务室

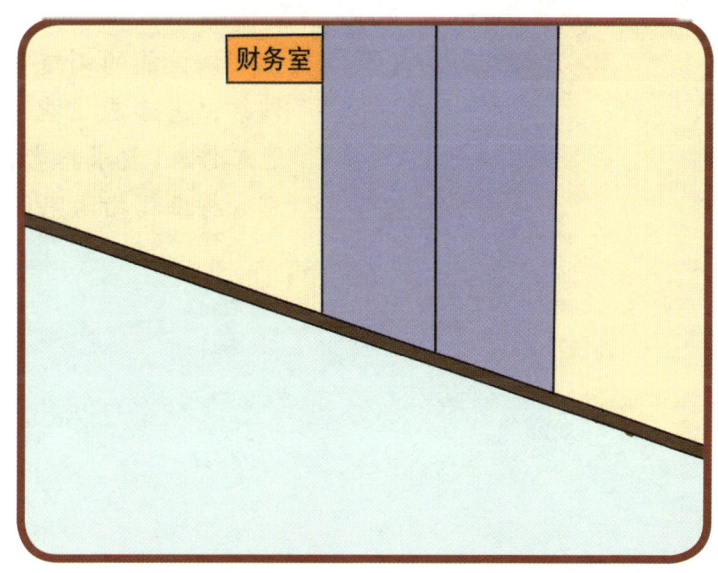

学习技能训练实例解析

03 根据指示完成一个工作表

该技能的训练目的是提高患者的逻辑思维能力。通过该技能的训练,患者应该能达到这样一种水平,即:向患者展示一个学习技能工作表,要求患者将关键字用不同颜色标记,说"完成这个工作表",患者将根据指示完成工作表。

扫描二维码,打印本技能训练配套表格

教学材料

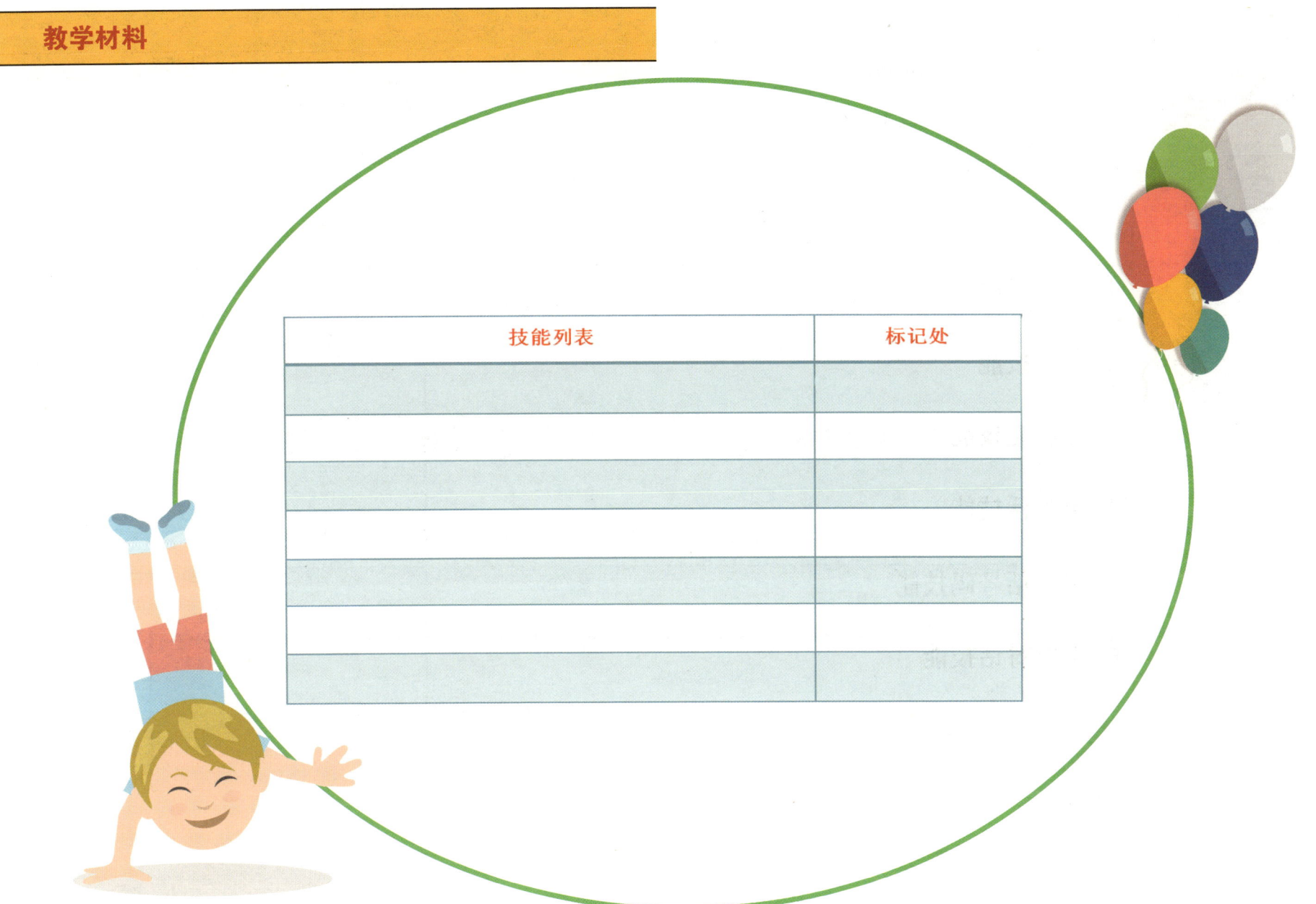

技能列表	标记处

学习技能训练实例解析

训练方法示例

示例 1

完成这个工作表。

小档案	
训练时长	
辅助情况	

技能列表	标记处
1. 画画技能	
2. 写字技能	
3. 捏彩泥技能	
4. 接电话技能	
5. 拨电话号码技能	
6. 简单对话技能	
……	

第六章
学习技能高级训练项目

拓展为调查问卷

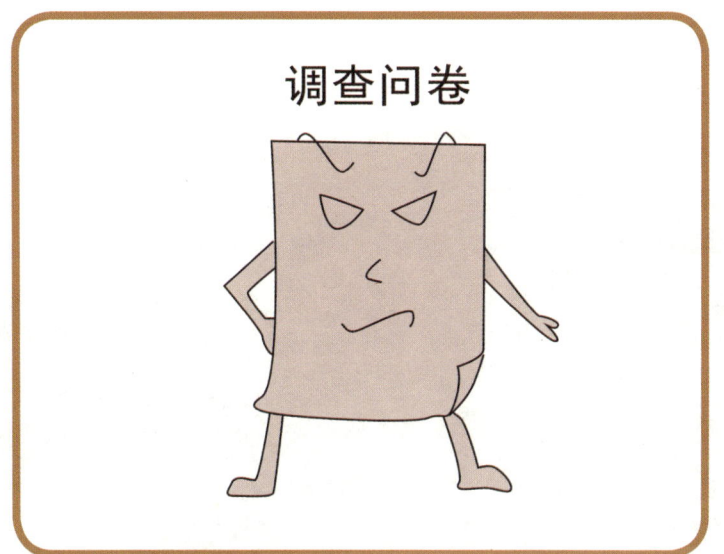

拓展为课程表

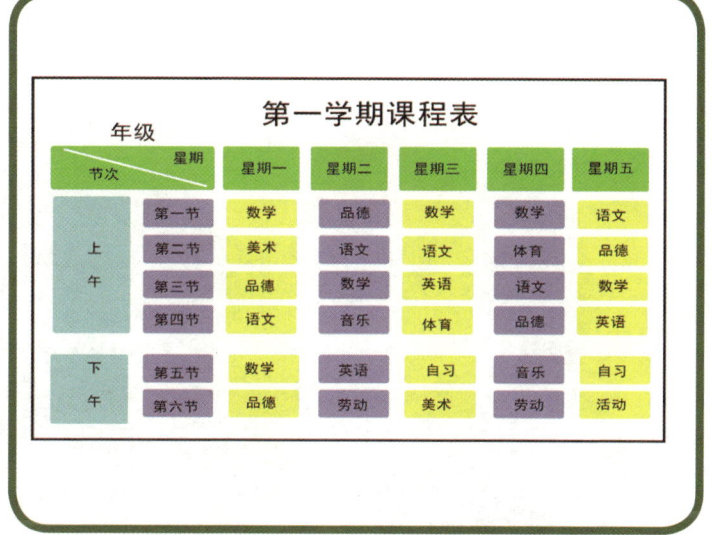

拓展为写个人资料

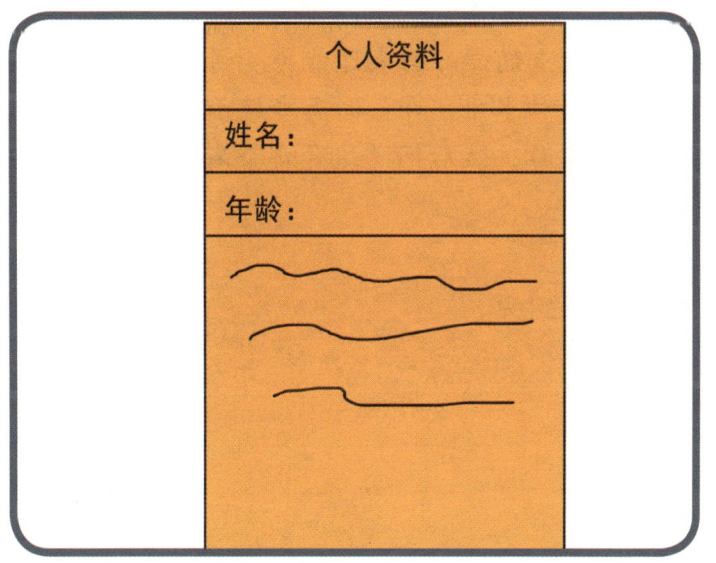

拓展为报名表

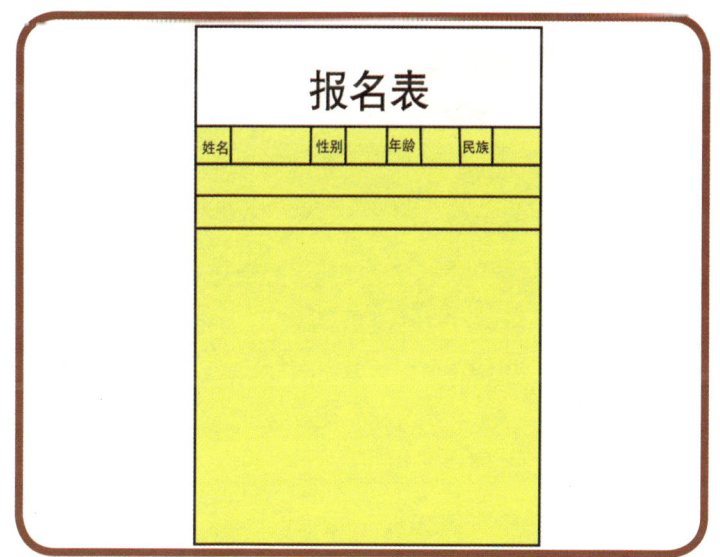

学习技能训练实例解析

04 表达中国各省的名称

该技能的训练目的是提高患者的学习与表达能力。通过该技能的训练，患者应该能达到这样一种水平，即：向患者展示一张中国地图，地图上没有标注各省的名称，然后问"这是哪个省？"，患者能够正确回答。

扫描二维码，打印本技能训练配套表格

第六章
学习技能高级训练项目

教学材料

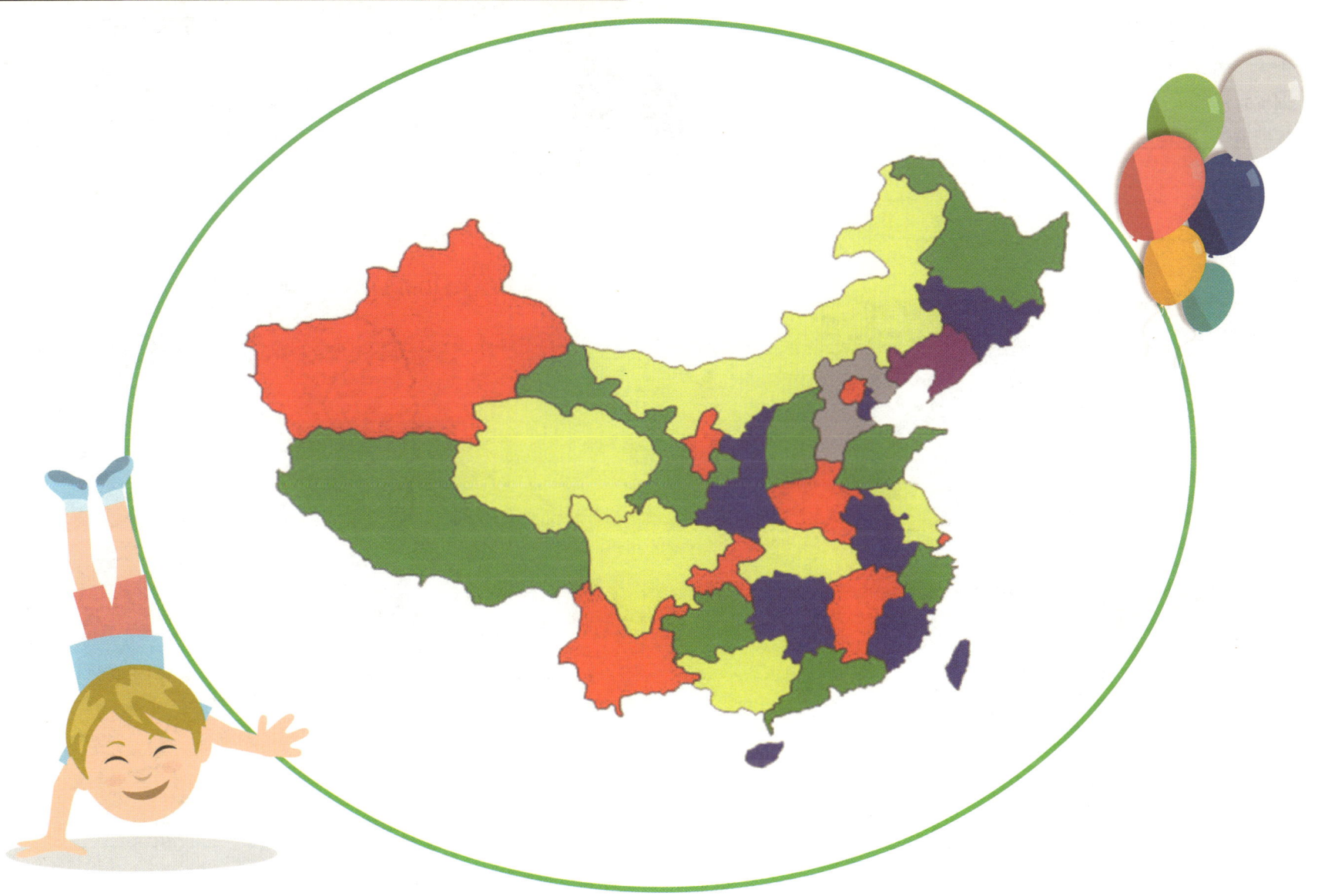

学习技能训练实例解析

示例 1

这是哪个省？

小档案	
训练时长	
辅助情况	

训练方法示例

示例 2

这是哪个省？

小档案	
训练时长	
辅助情况	

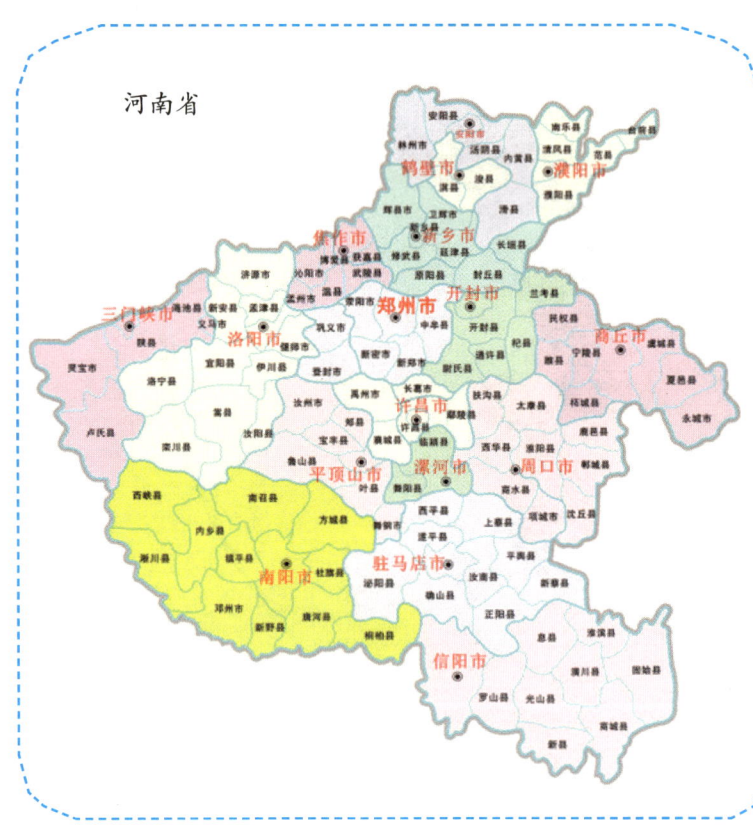

河南省

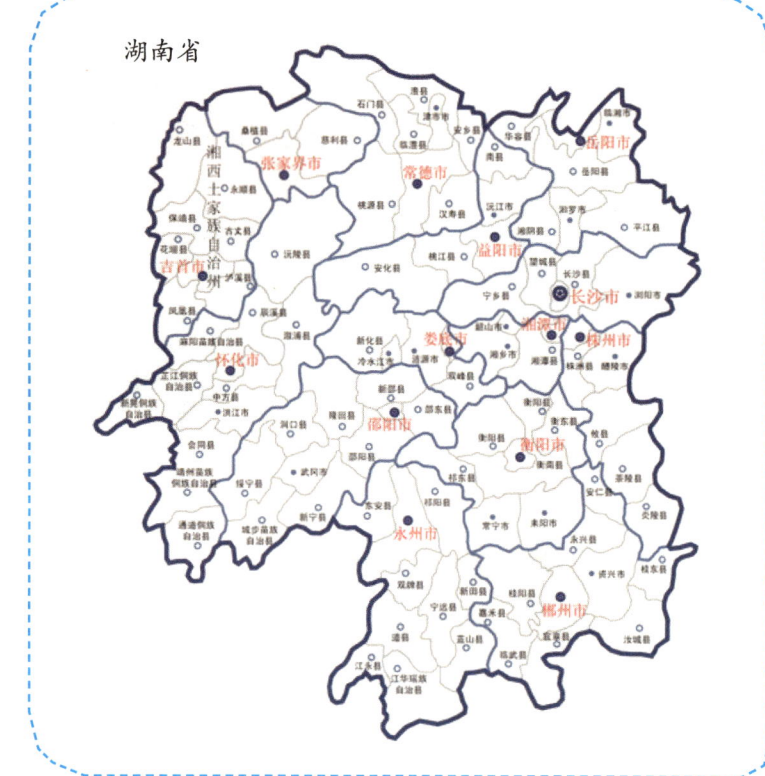

湖南省

第六章
学习技能高级训练项目

训练方法示例

示例 3

这是哪个省？

小档案	
训练时长	
辅助情况	

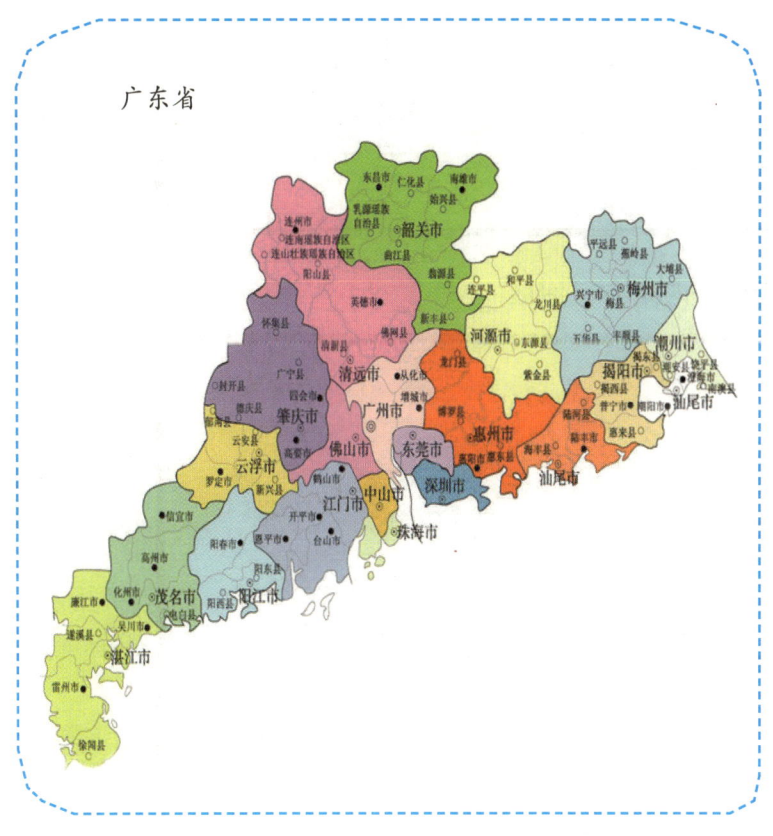

广东省

示例 4

这是哪个省？

小档案	
训练时长	
辅助情况	

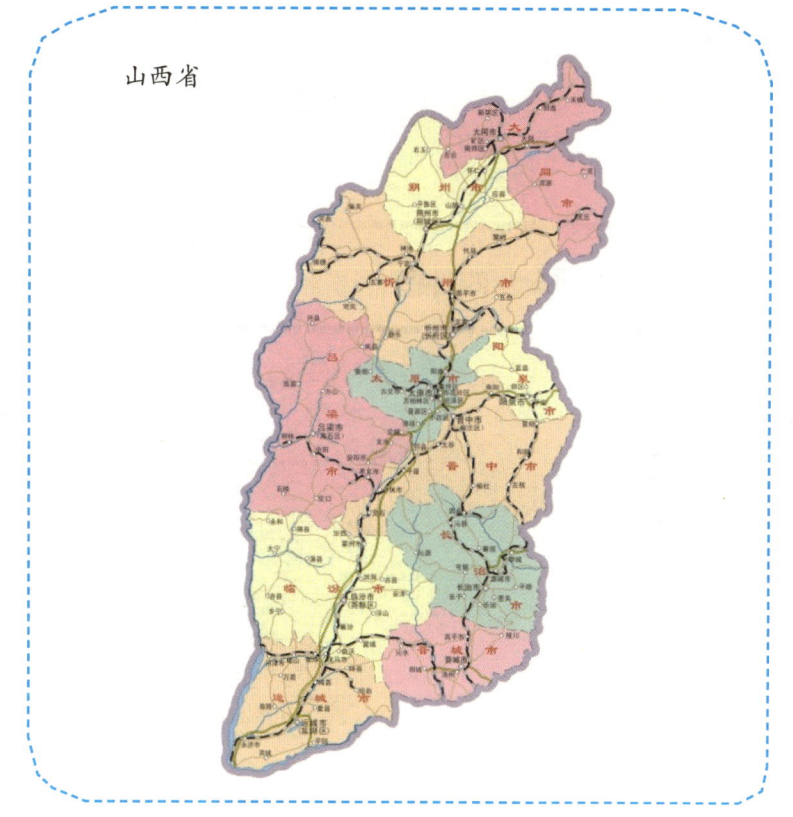

山西省

313

学习技能训练实例解析

拓展为黑龙江省

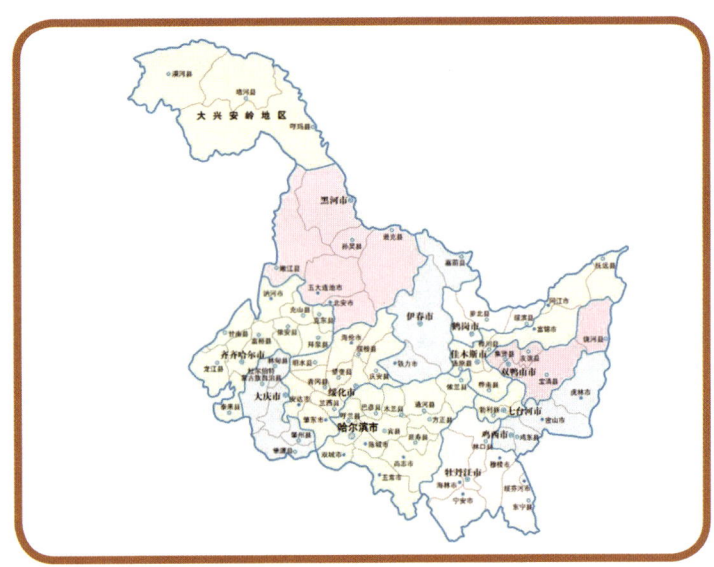

拓展为青海省

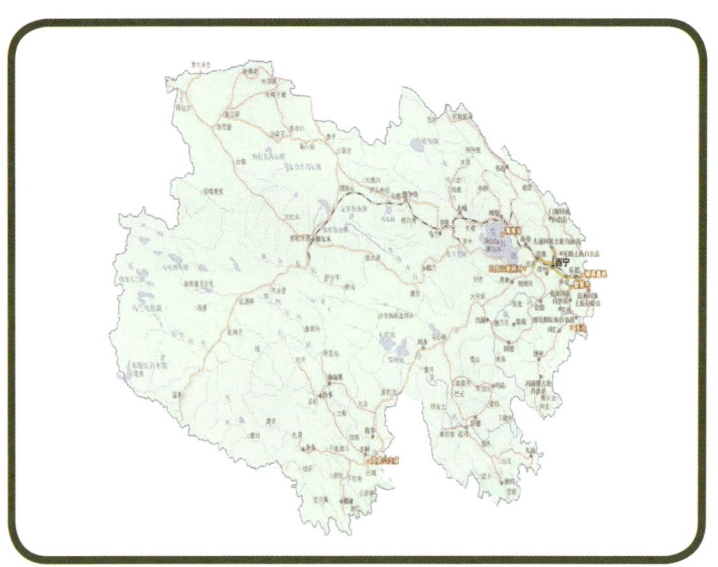

拓展为四川省

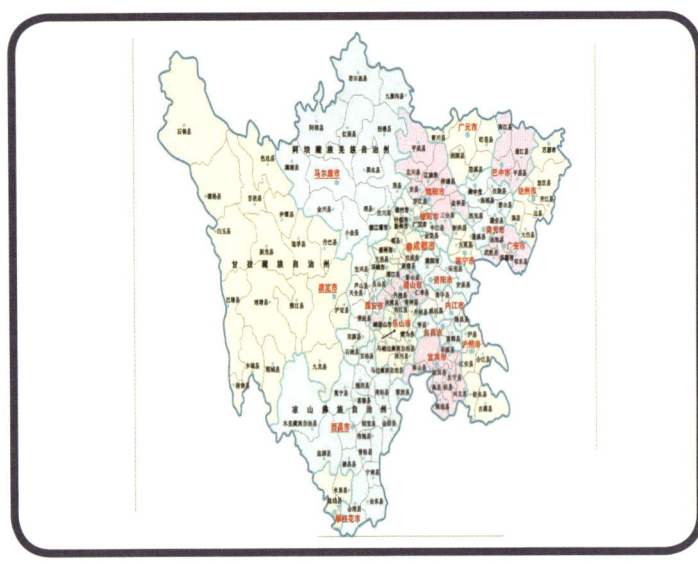

拓展为内蒙古自治区

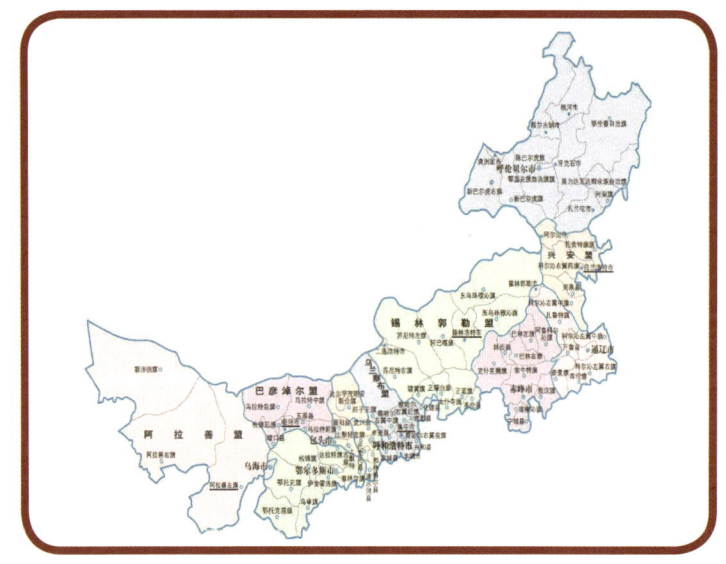

第六章
学习技能高级训练项目

05 表达中国各省会的名称

该技能的训练目的是提高患者的学习与表达能力。通过该技能的训练，患者应该能达到这样一种水平，即：向患者展示一张中国地图，地图上没有标注各省会的名称，然后问"XX省的省会是哪里？"，患者能够正确回答。

扫描二维码，打印本技能训练配套表格

学习技能训练实例解析

教学材料

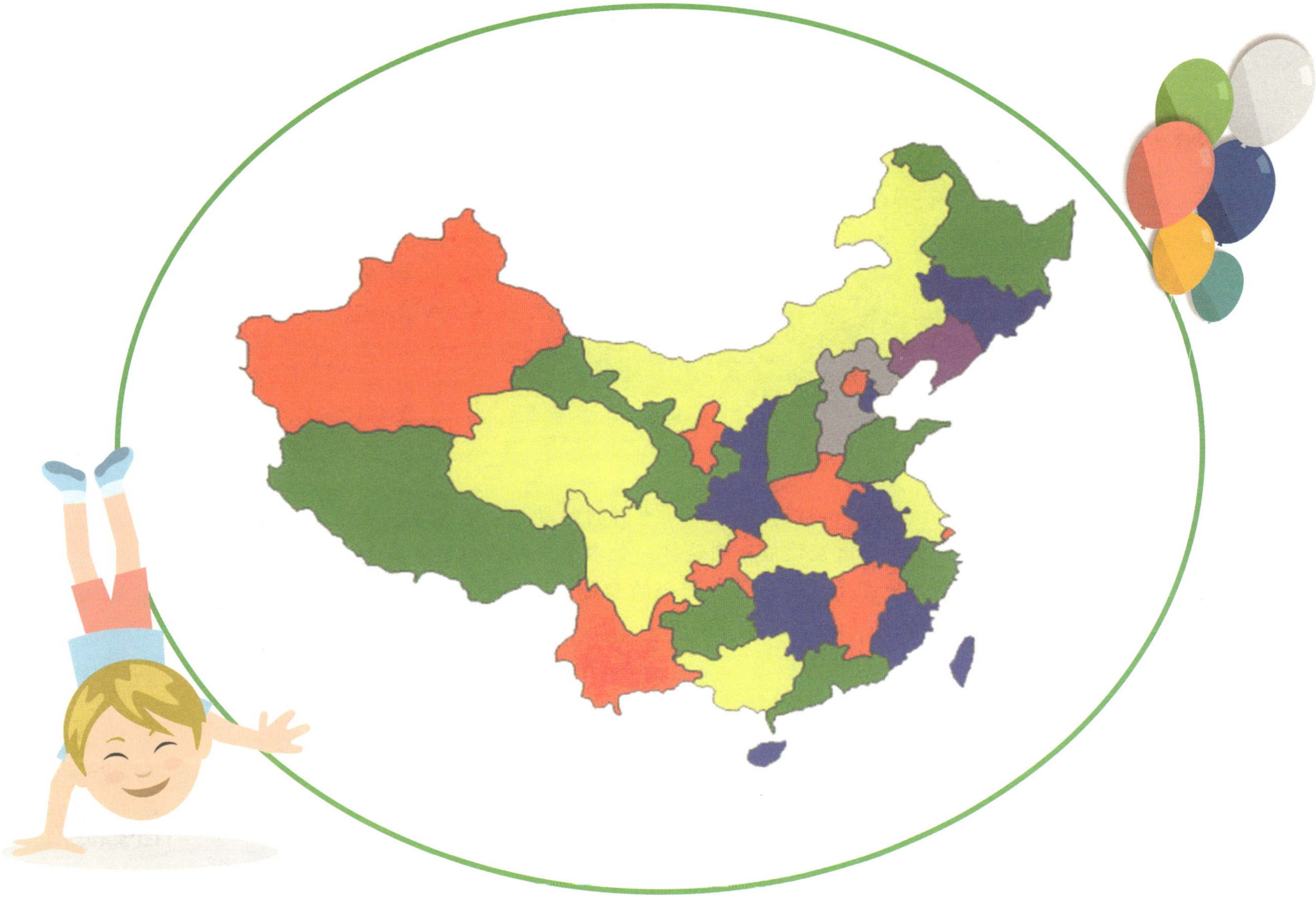

第六章
学习技能高级训练项目

示例 1

山东省的省会是哪里？

小档案	
训练时长	
辅助情况	

训练方法示例

示例 2

陕西省的省会是哪里？

小档案	
训练时长	
辅助情况	

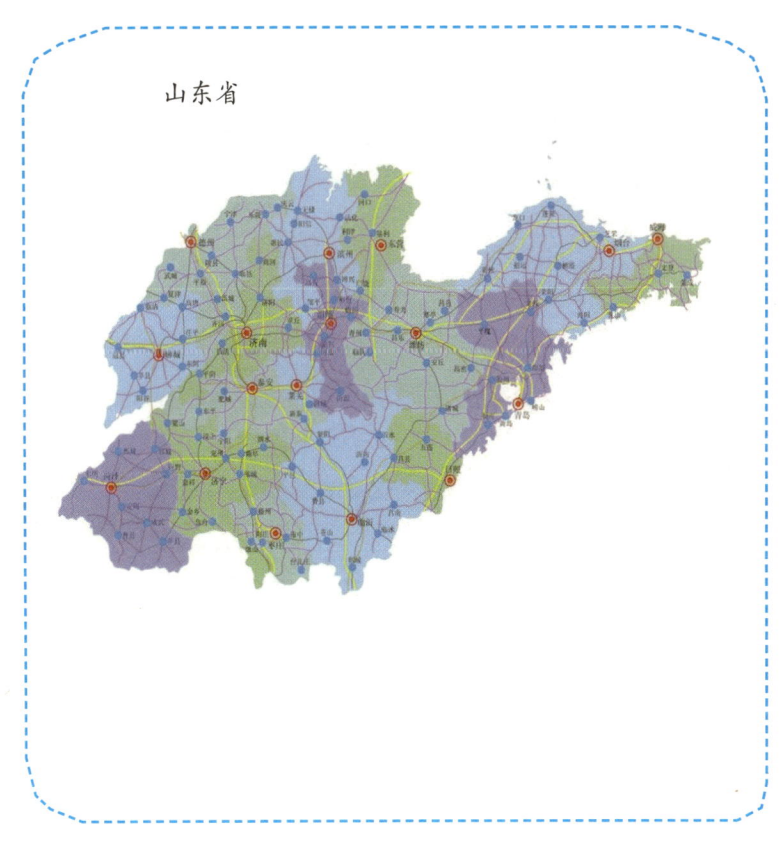

山东省

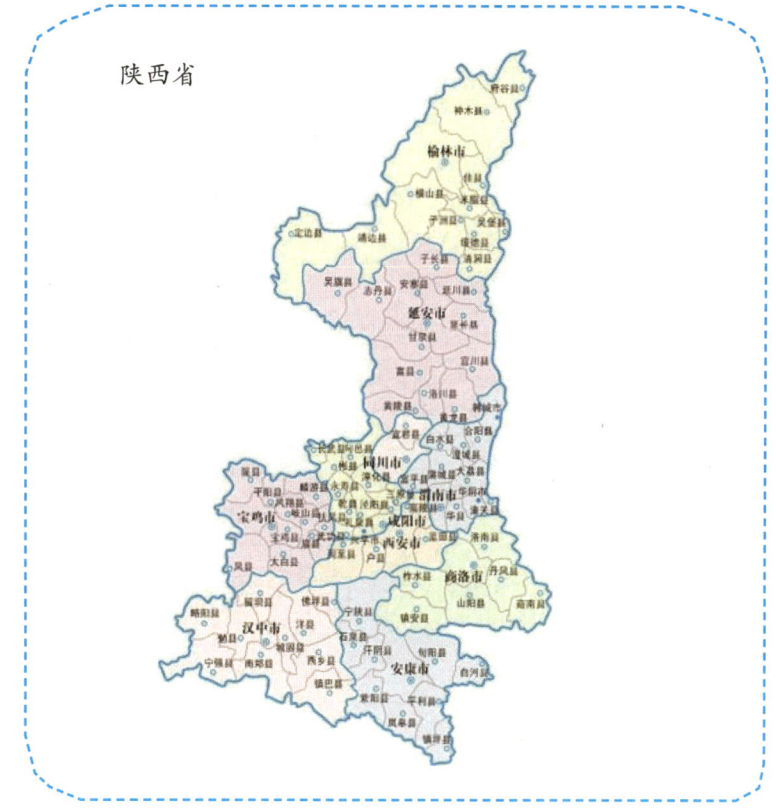

陕西省

317

学习技能训练实例解析

示例 3

辽宁省的省会是哪里？

小档案	
训练时长	
辅助情况	

训练方法示例

示例 4

云南省的省会是哪里？

小档案	
训练时长	
辅助情况	

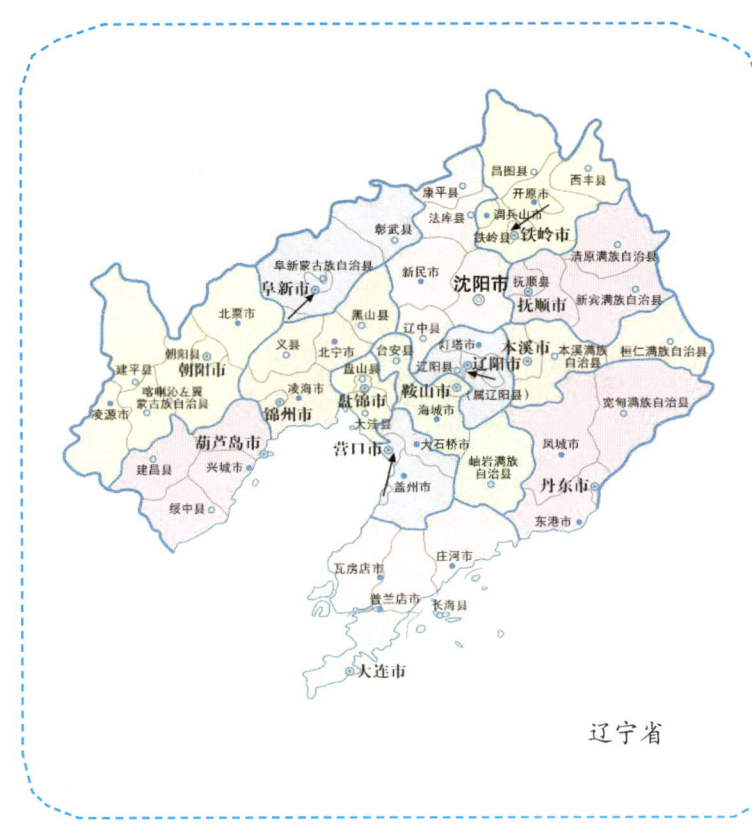

辽宁省

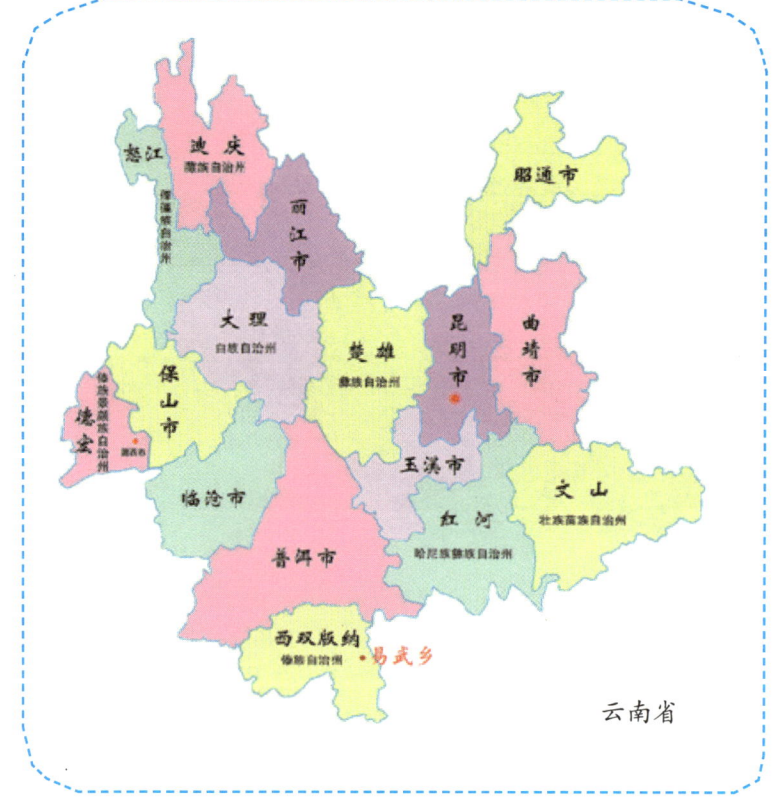

云南省

第六章
学习技能高级训练项目

拓展为地球仪

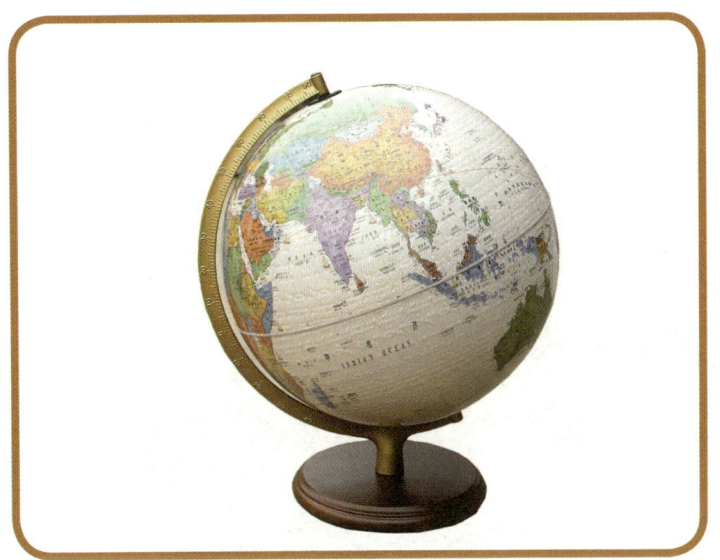

拓展为世界地图

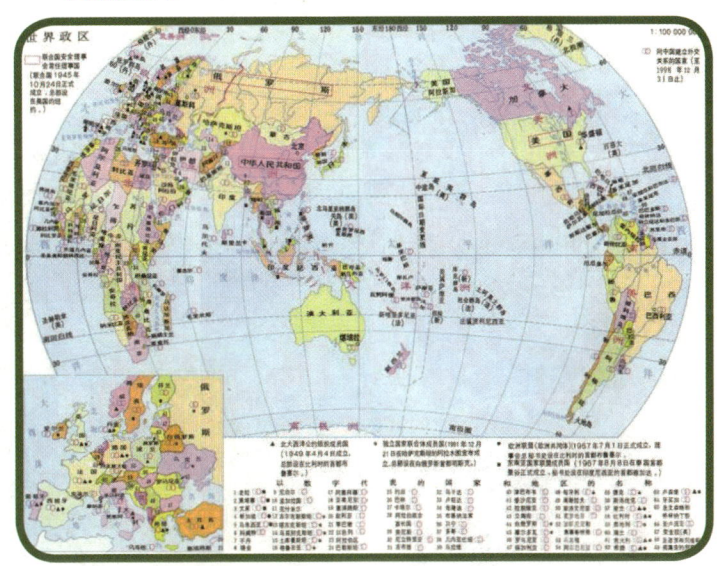

拓展为市区地图

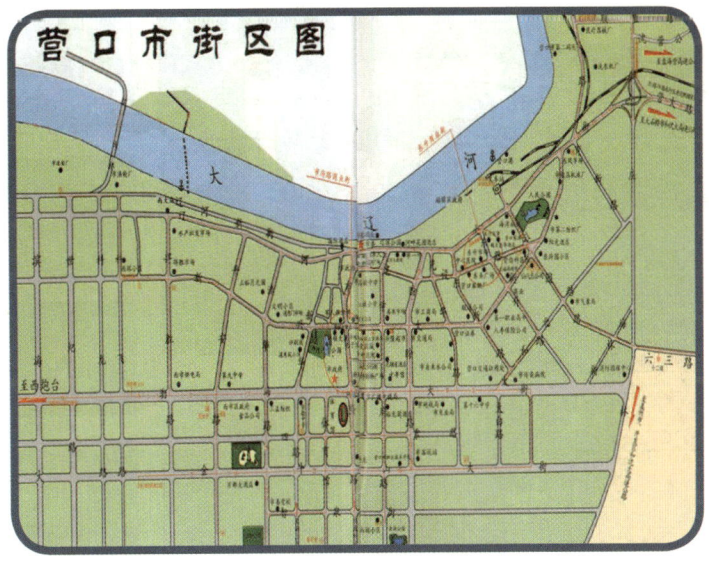

拓展为小区地图

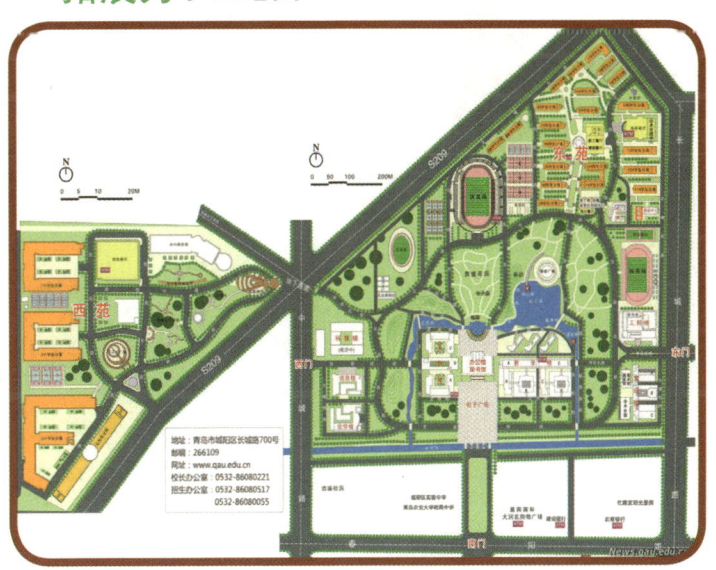

学习技能训练实例解析

06 在地图上找到某个位置

该技能的训练目的是提高患者的学习与表达能力。通过该技能的训练,患者应该能达到这样一种水平,即:向患者展示一张中国地图,说"找到XXX",患者能够正确找出位置。

扫描二维码,打印本技能训练配套表格

第六章
学习技能高级训练项目

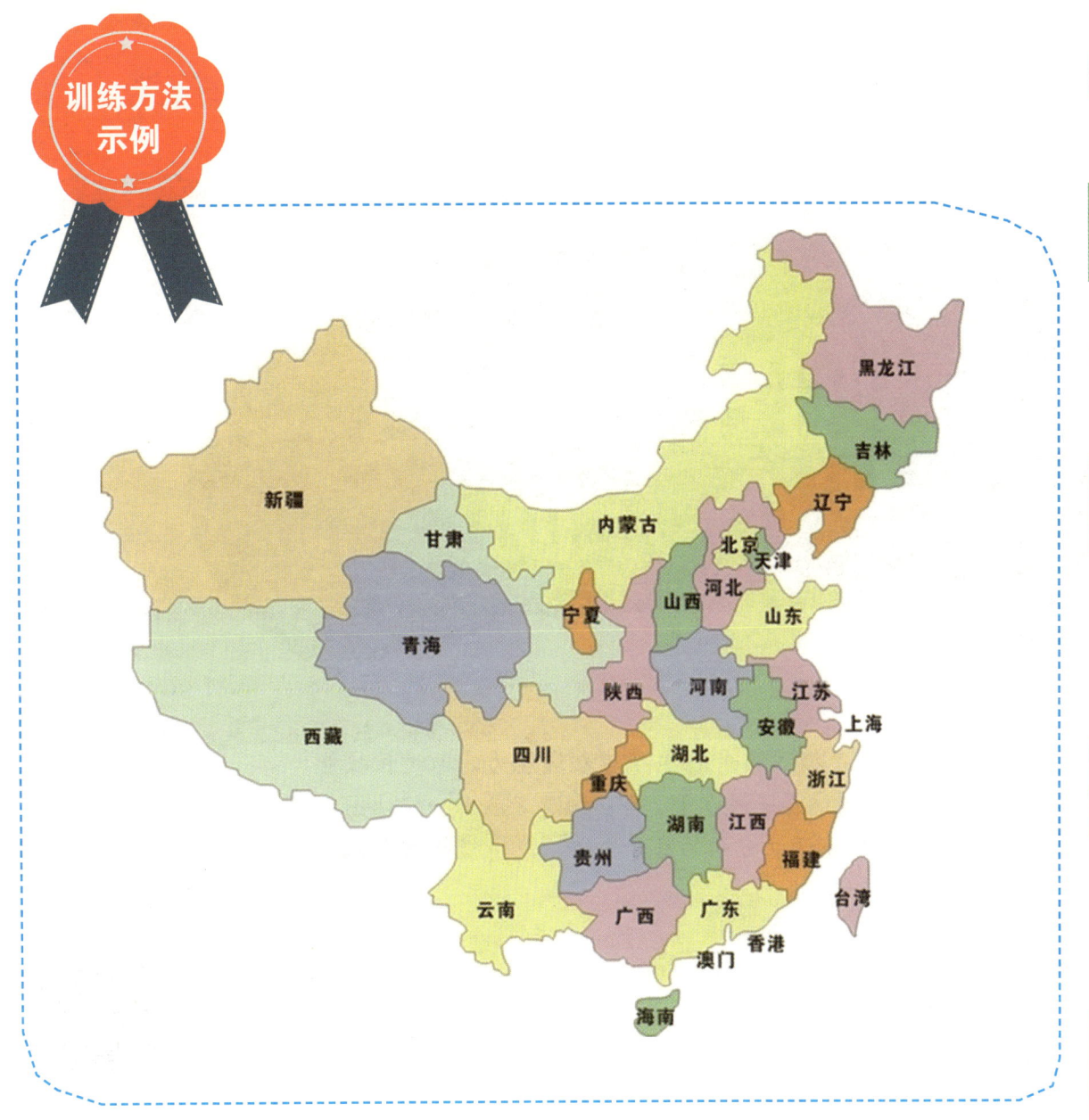

训练方法示例

示例 1

找到山东省。

小档案	
训练时长	
辅助情况	

示例 2

找到天津市。

小档案	
训练时长	
辅助情况	

示例 3

找到台湾。

小档案	
训练时长	
辅助情况	

示例 4

找到澳门。

小档案	
训练时长	
辅助情况	

学习技能训练实例解析

07 在地图上找到某个方向

该技能的训练目的是提高患者的学习与表达能力。通过该技能的训练，患者应该能达到这样一种水平，即：向患者展示一张地图，说"找到XXX（找到位于西北方向的房子）"，患者能够找到正确方位。

扫描二维码，打印本技能训练配套表格

第六章
学习技能高级训练项目

教学材料

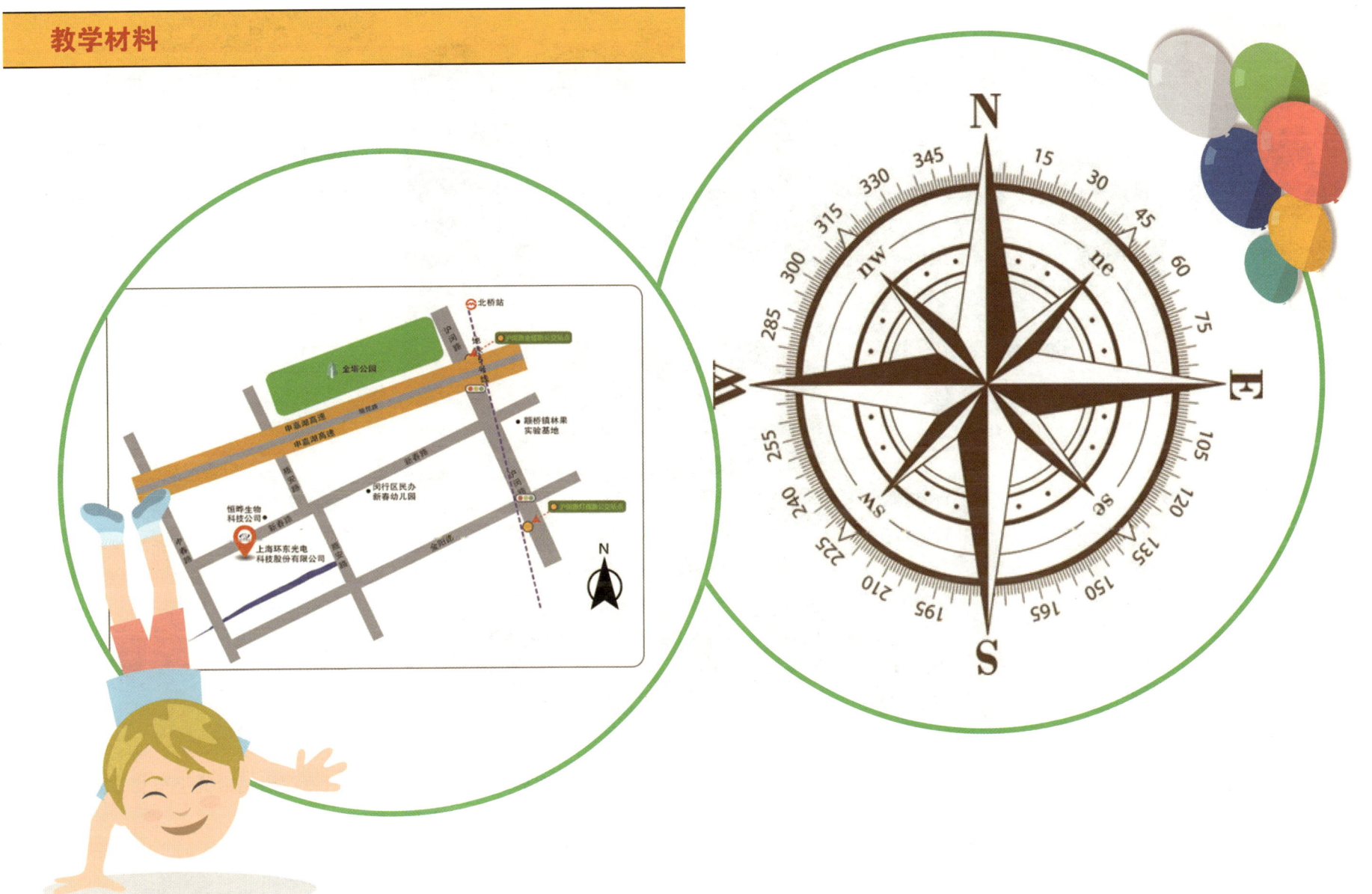

学习技能训练实例解析

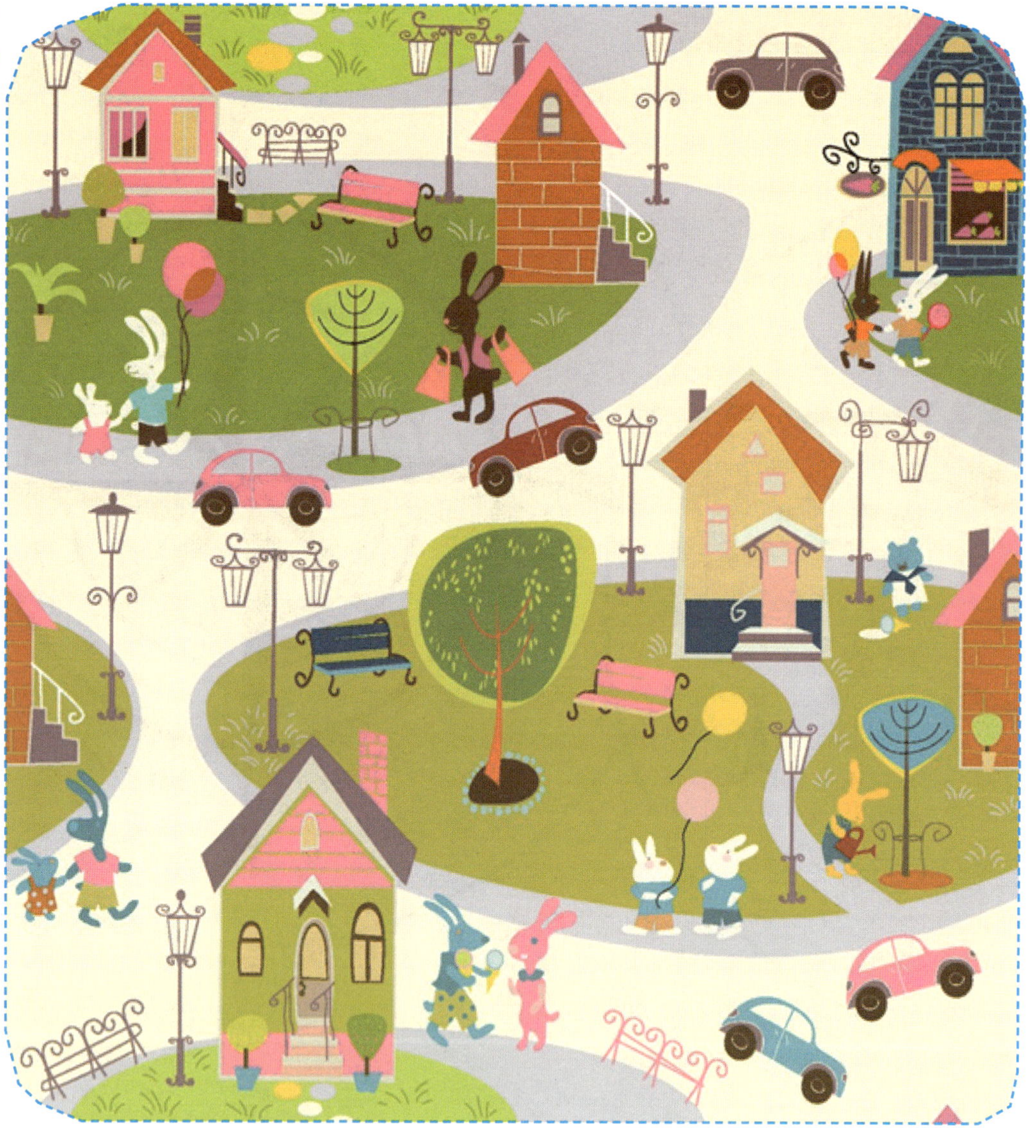

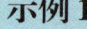

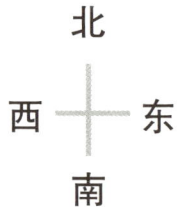

示例 1

找出图中正北的房子。

小档案	
训练时长	
辅助情况	

示例 2

找出图中位于西南方向的房子。

小档案	
训练时长	
辅助情况	

示例 3

找出图中位于西北方向的房子。

小档案	
训练时长	
辅助情况	

示例 4

找出图中位于东北方向的房子。

小档案	
训练时长	
辅助情况	

第六章
学习技能高级训练项目

泛化到超市

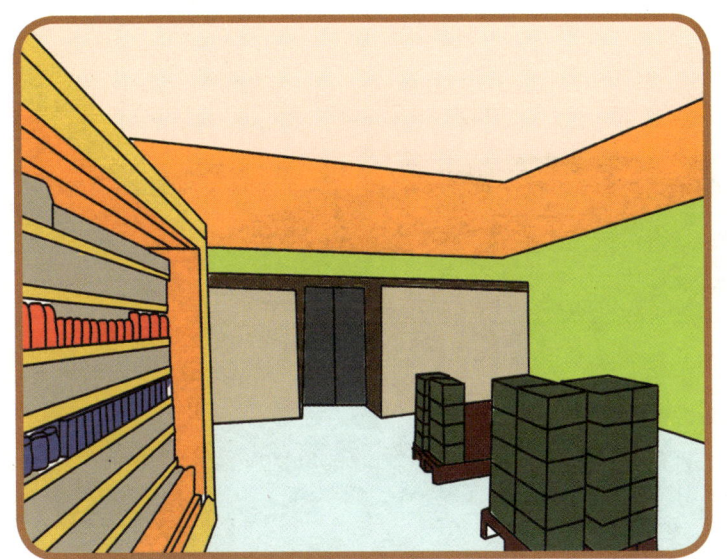

泛化到教室

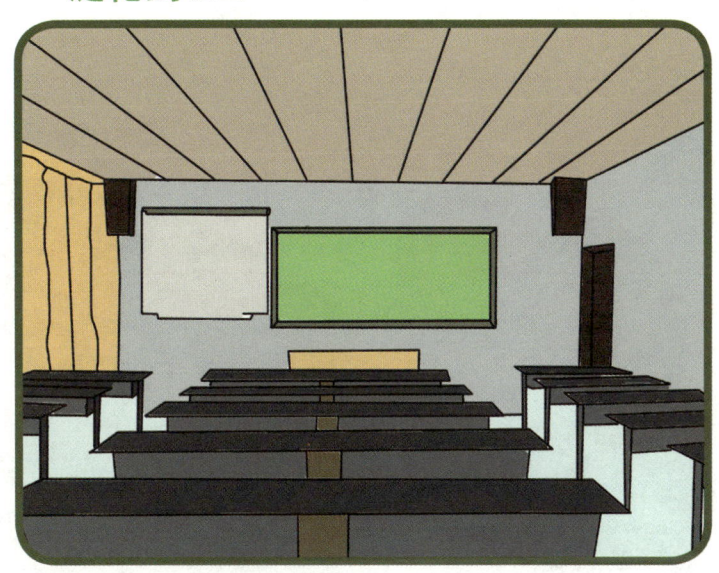

泛化到室外

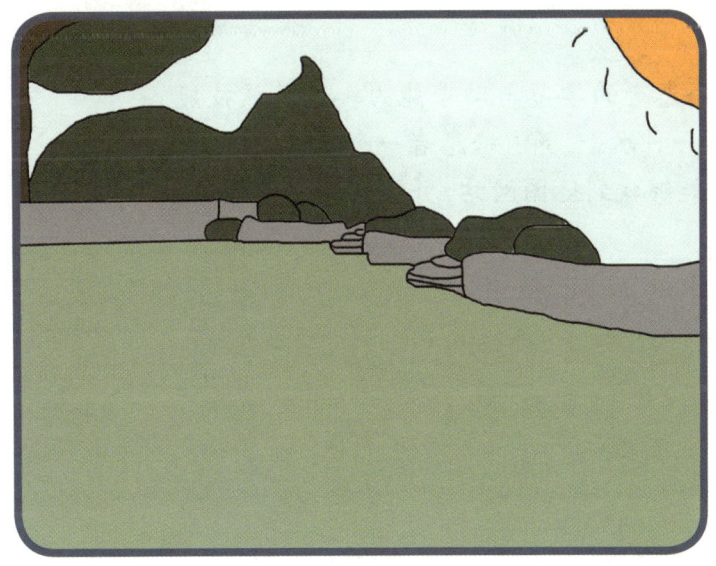

泛化到游乐场

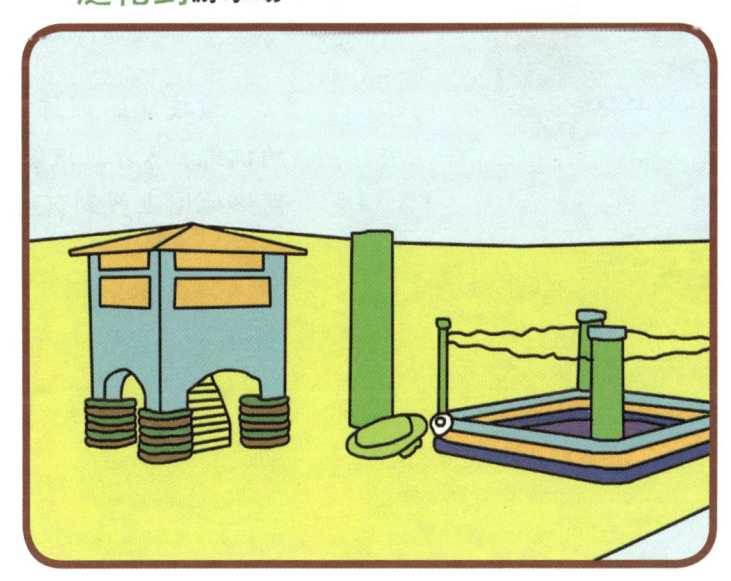

08 使用网络地图

该技能的训练目的是提高患者的学习与动手能力。通过该技能的训练,患者应该能达到这样一种水平,即:给患者一个地址,说"在网络地图上找到XXX",患者能够找到地图网站,并检索到指定地址。

第六章
学习技能高级训练项目

教学材料

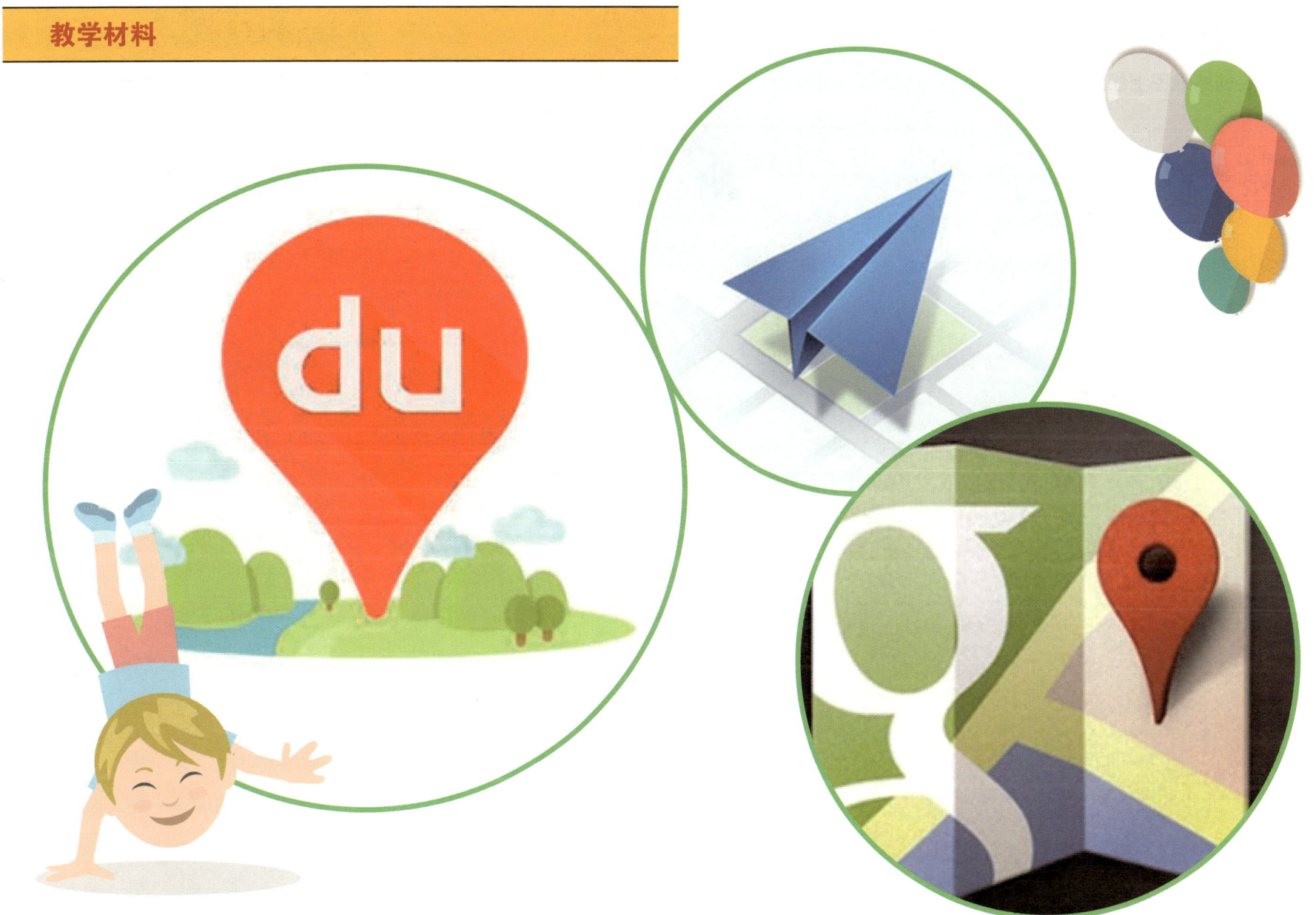

学习技能训练实例解析

示例 1

在网络地图上找到北京天安门。

小档案	
训练时长	
辅助情况	

训练方法示例

示例 2

在网络地图上找到本地的火车站。

小档案	
训练时长	
辅助情况	

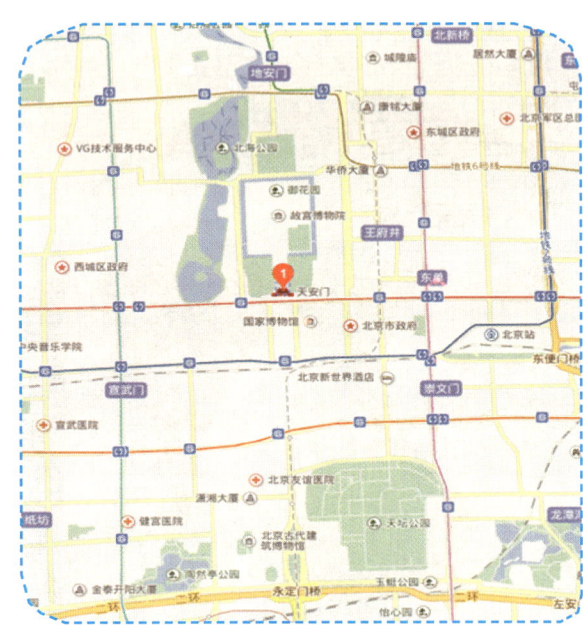

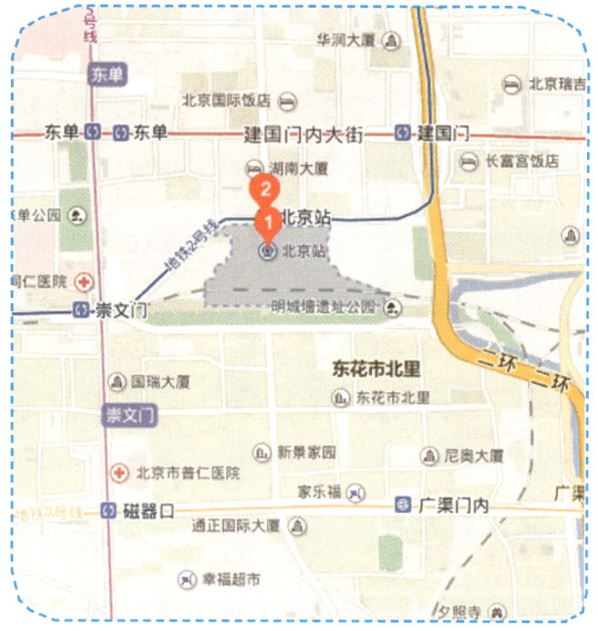

第六章 学习技能高级训练项目

示例 3

在网络地图上找到附近的花卉市场。

小档案	
训练时长	
辅助情况	

训练方法示例

示例 4

在网络地图上找到自己所在的位置。

小档案	
训练时长	
辅助情况	

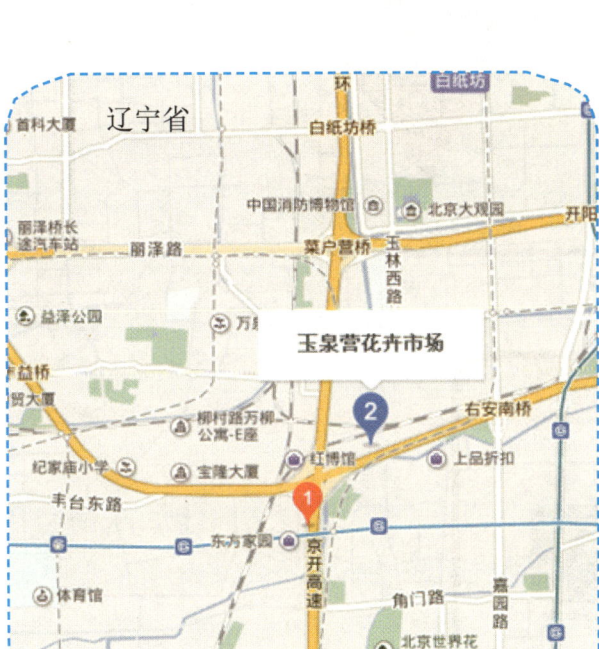

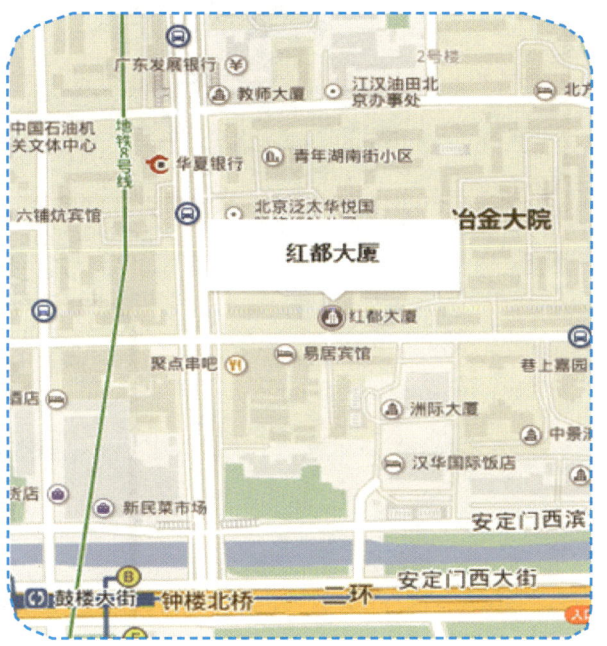

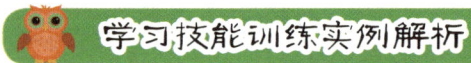 学习技能训练实例解析

泛化为高德地图

泛化为百度地图 APP

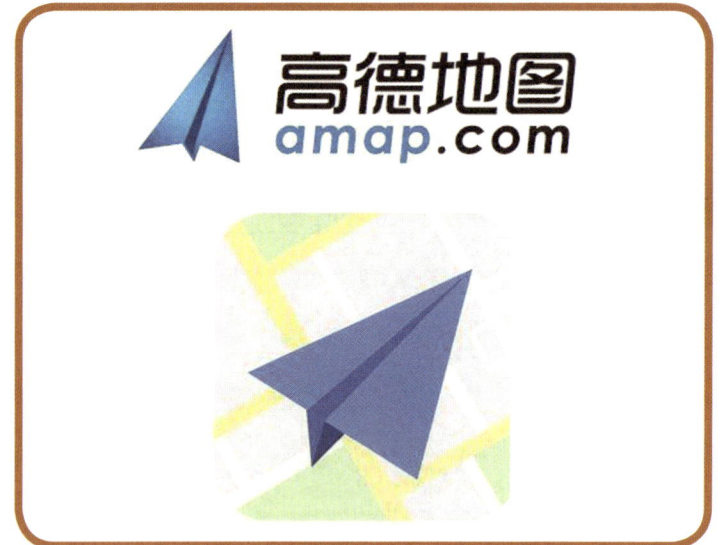

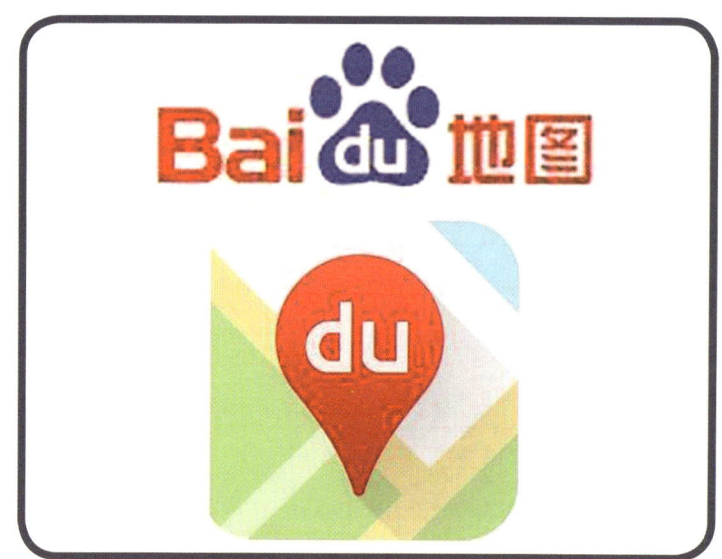

泛化为平板电脑地图 APP

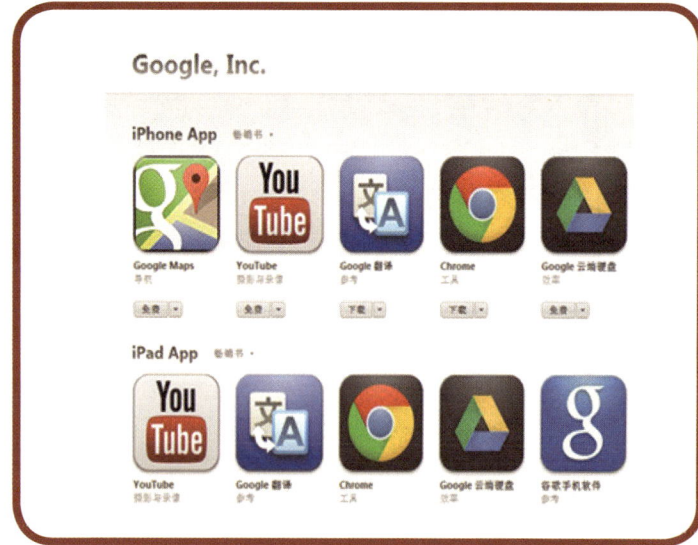

第六章
学习技能高级训练项目

09 使用键盘

该技能的训练目的是提高患者的学习与动手能力。通过该技能的训练，患者应该能达到这样一种水平，即：先让患者坐在带键盘的电脑前，说"打出字母XX""打出数字XX""打出符号XX"；待患者熟练操作以后，给患者一张卡片，卡片上有短语、句子、成串的数字，说"打这个"，患者能够用键盘打出正确的句子、短语、字母、数字等。

扫描二维码，打印本技能训练配套表格

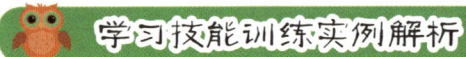 学习技能训练实例解析

教学材料

第六章
学习技能高级训练项目

示例 1

用键盘打出字母"DECF"。

小档案	
训练时长	
辅助情况	

示例 2

用键盘打出短语"志在必得"。

小档案	
训练时长	
辅助情况	

示例 3

用键盘打出句子"妮萨和贝尔一起去钓鱼"。

小档案	
训练时长	
辅助情况	

示例 4

用键盘打出符号"@#%*"。

小档案	
训练时长	
辅助情况	

学习技能训练实例解析

泛化为无线键盘

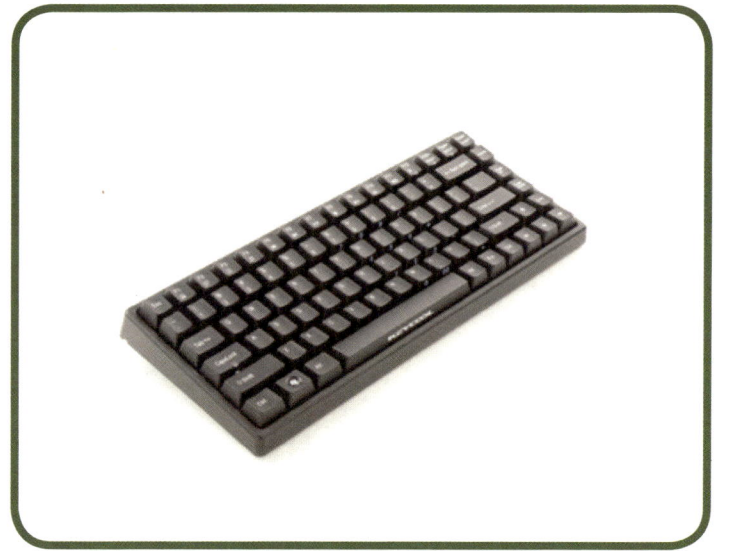

泛化为外接键盘

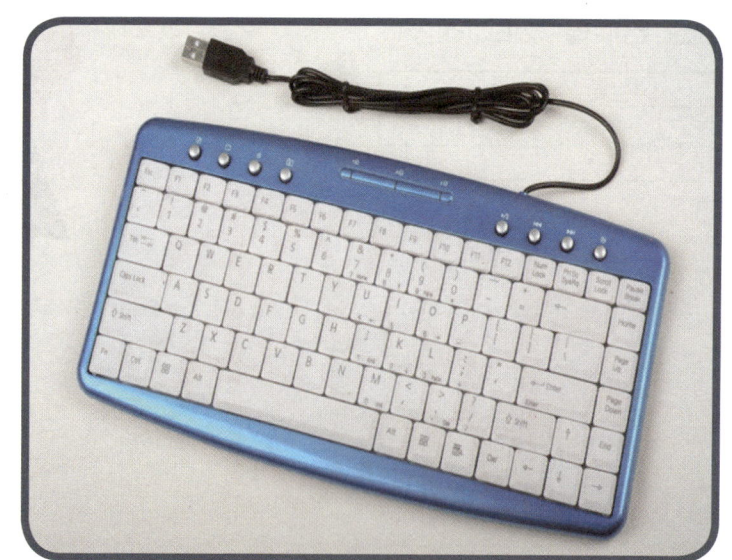

泛化为手机键盘

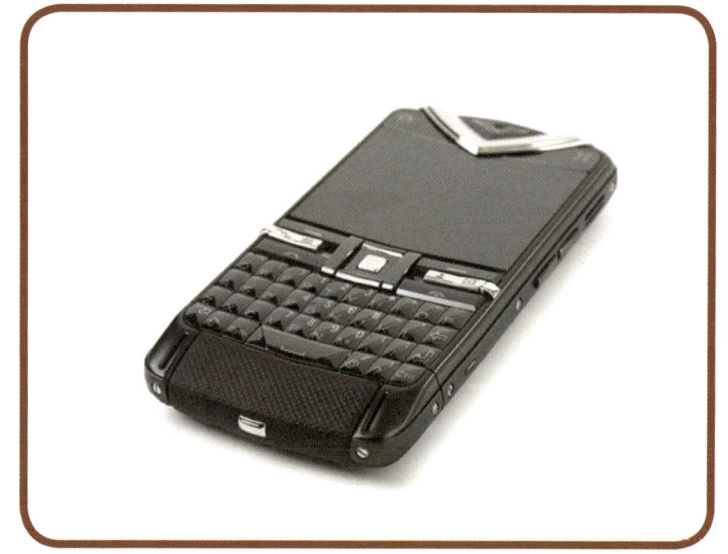

第六章 学习技能高级训练项目

10 识别故事中的数学关键字

该技能的训练目的是提高患者的理解能力。通过该技能的训练，患者应该能达到这样一种水平，即：给患者一段文字，并说"将故事中有关数学的关键字列出来（比如加、减、乘、除等）"，患者能够写出至少4个关键字。

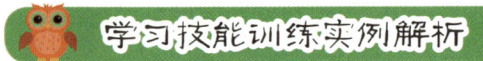 学习技能训练实例解析

教学材料

2、3、6、11、18、_____

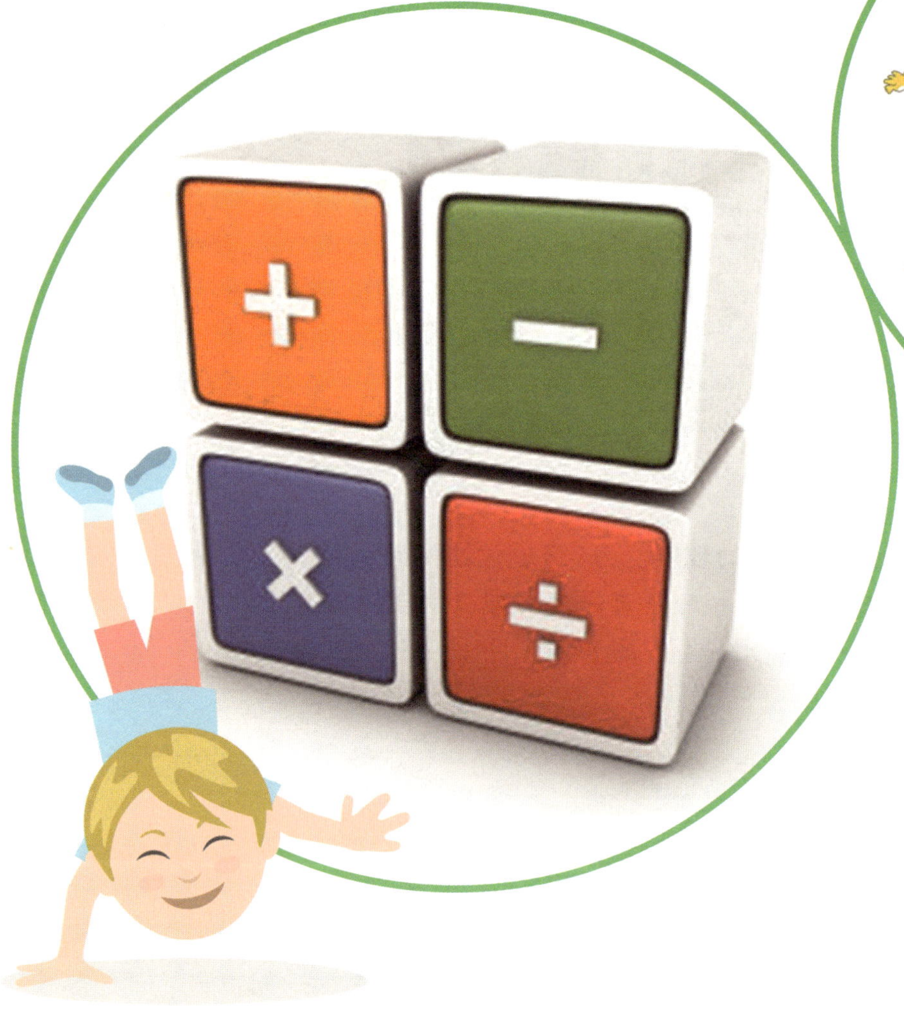

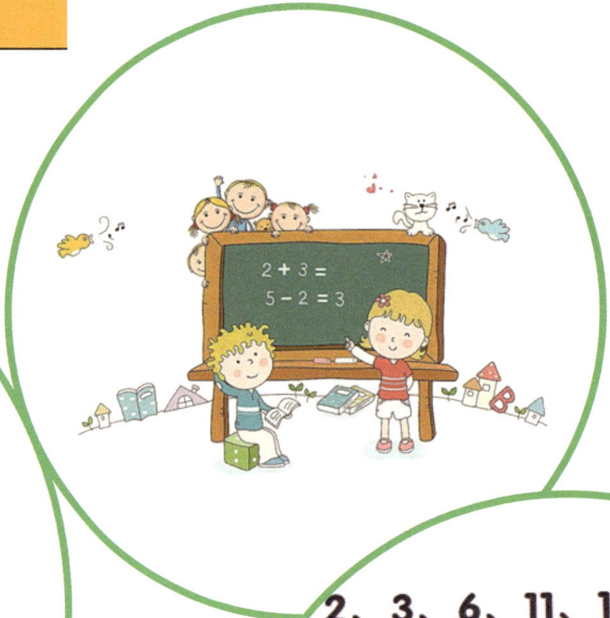

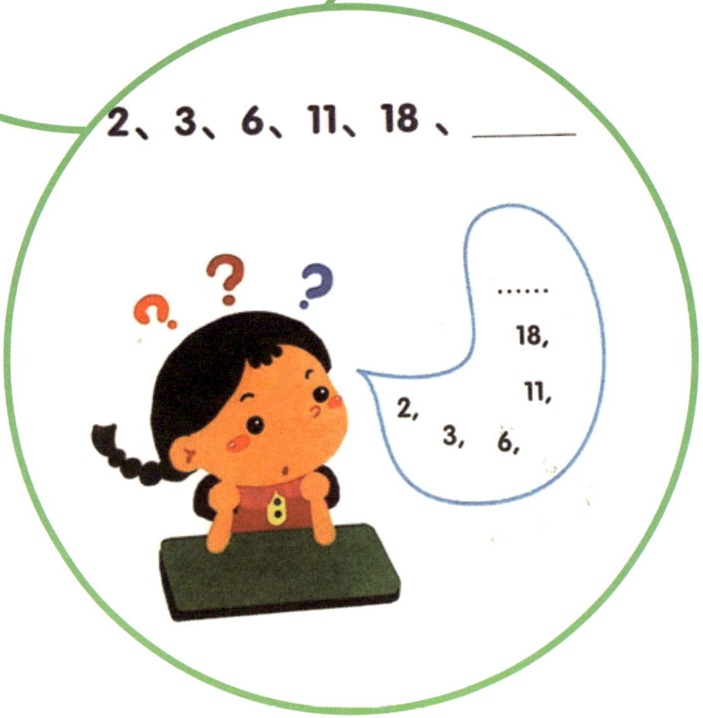

第六章
学习技能高级训练项目

示例 1

数学故事。

小档案	
训练时长	
辅助情况	

训练方法示例

示例 2

数学故事。

小档案	
训练时长	
辅助情况	

　　加、减、乘、除是几个好朋友。它们在数学王国里生活得很好，每天都高高兴兴的。一天，数字8请它们去帮忙。8刚买来了10个苹果和5个西瓜，想知道苹果和西瓜一共有多少个。加法一看，马上跳出来，很快就算出10+5=15，8一看，高兴得不得了，连声夸加法棒。加法变得骄傲起来了。

　　又有一次，☆来请它们帮忙了，☆有17个气球和13朵花，☆想知道气球比花多多少。加法想起上次比除法、乘法、减法强，马上说："我知道，17+13=30，多30朵。"☆听了，摇摇头表示不对。这时，减法说话了："17-13=4，正确的结果是4。"☆听了，赞不绝口。

337

学习技能训练实例解析

11 解释图表

该技能的训练目的是提高患者的数学理解能力。通过该技能的训练，患者应该能达到这样一种水平，即：向患者展示一个图表，并问有关图表的3个问题（比如，图表中显示的是身高和体重，问患者"谁的体重是23公斤？"），患者能够正确回答问题。

扫描二维码，打印本技能训练配套表格

第六章
学习技能高级训练项目

教学材料

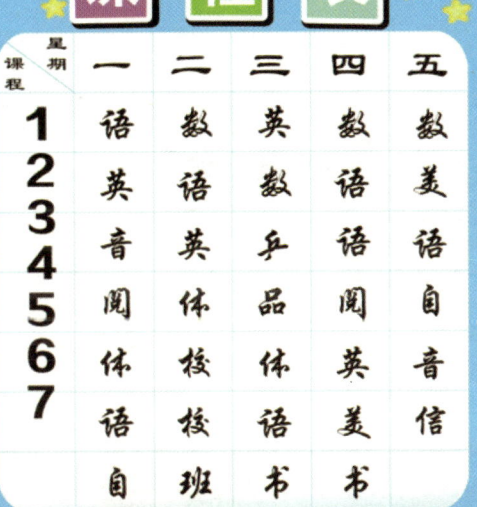

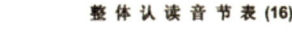

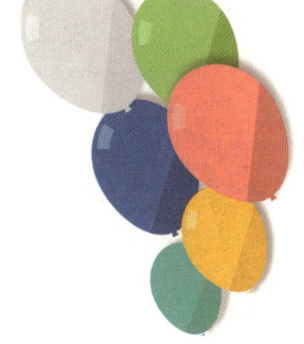

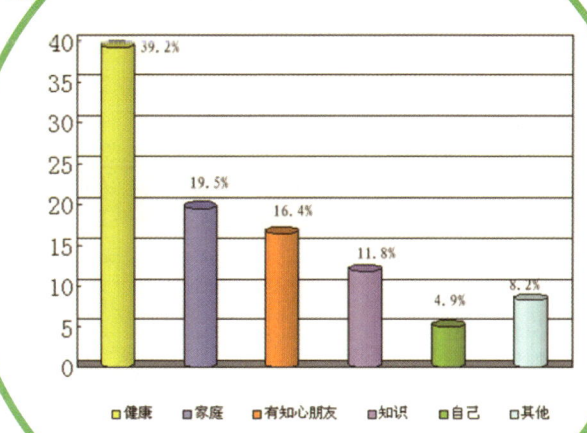

学习技能训练实例解析

训练方法示例

示例 1

看图表回答问题。

问题 1：谁的身高是 112 厘米？

问题 2：体重是 23 公斤的是谁？

问题 3：谁的体重是 25 公斤？

小档案	
训练时长	
辅助情况	

姓　名	身　高（厘米）	体　重（公斤）
小　丽	115	24
小　明	112	25
小　亮	113	23
小　芳	114	22

第六章
学习技能高级训练项目

示例 2

看图表回答问题。

问题 1：星期一第二节是什么课？
问题 2：星期三第四节是什么课？
问题 3：星期五第五节是什么课？

小档案	
训练时长	
辅助情况	

第一学期课程表

年级＼星期＼节次	星期一	星期二	星期三	星期四	星期五
上午 第一节	数学	品德	数学	数学	语文
上午 第二节	美术	语文	语文	体育	品德
上午 第三节	品德	数学	英语	语文	数学
上午 第四节	语文	音乐	体育	品德	英语
下午 第五节	数学	英语	自习	音乐	自习
下午 第六节	品德	劳动	美术	劳动	活动

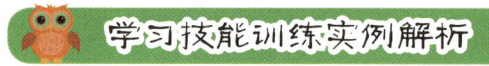

拓展为折线图

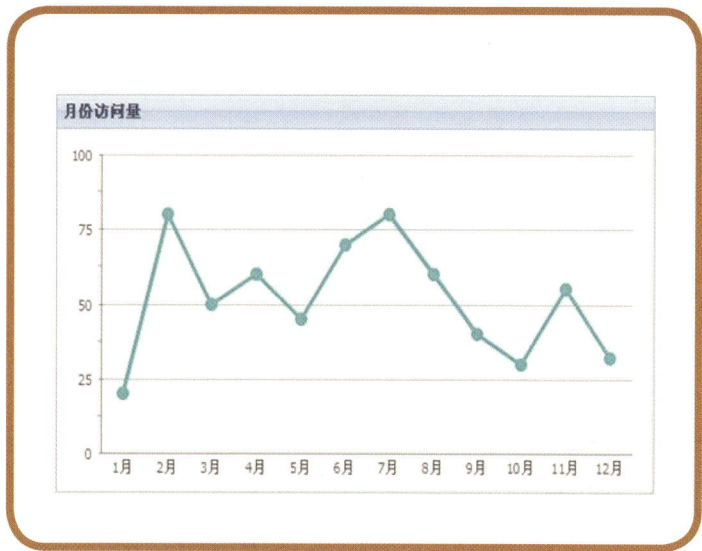

拓展为百分比图

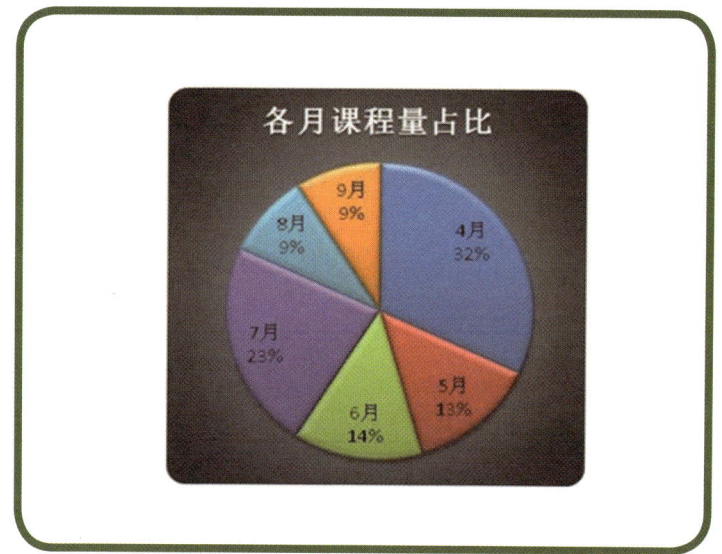

拓展为柱形图

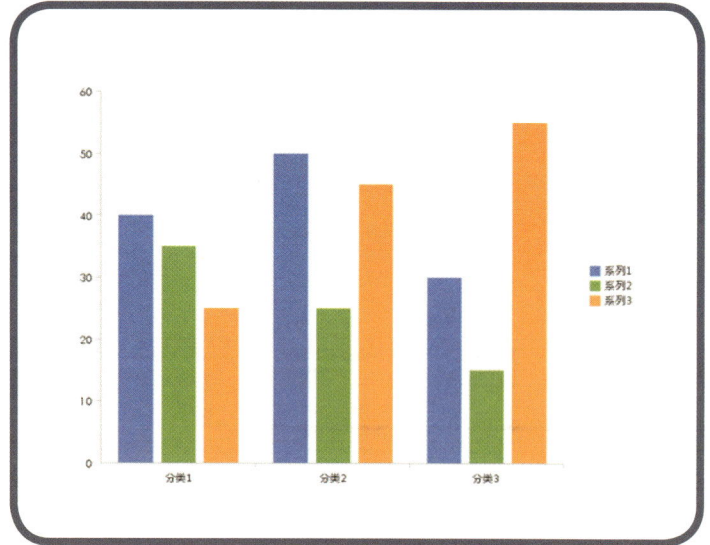

拓展为立体图表

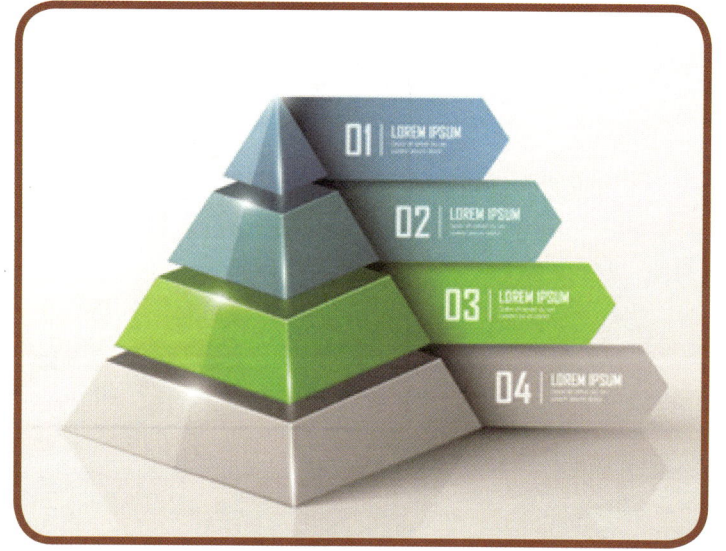

第六章
学习技能高级训练项目

12 流畅的计算

该技能的训练目的是提高患者的数学计算能力。通过该技能的训练，患者应该能达到这样一种水平，即：计时3分钟，看3分钟内患者可以答对多少道简单的数学题，患者能够在3分钟内尽可能多地回答问题。

教学材料

1+1=2
1+2=3
2+2=4
1+3=4
2+3=5
3+3=6
1+4=5
2+4=6
3+4=7
4+4=8
1+5=6
3+5=8
4+5=9
5+5=10
3+6=9
4+6=10
5+6=11
6+6=12
3+7=10
4+7=11
5+7=12
6+7=13
7+7=14
3+8=11
4+8=12
5+8=13
6+8=14
7+8=15
8+8=16
3+9=12
4+9=13
5+9=14
6+9=15
7+9=16
8+9=17
9+9=18

1+1=?
+ - × ÷
你会算了吗?

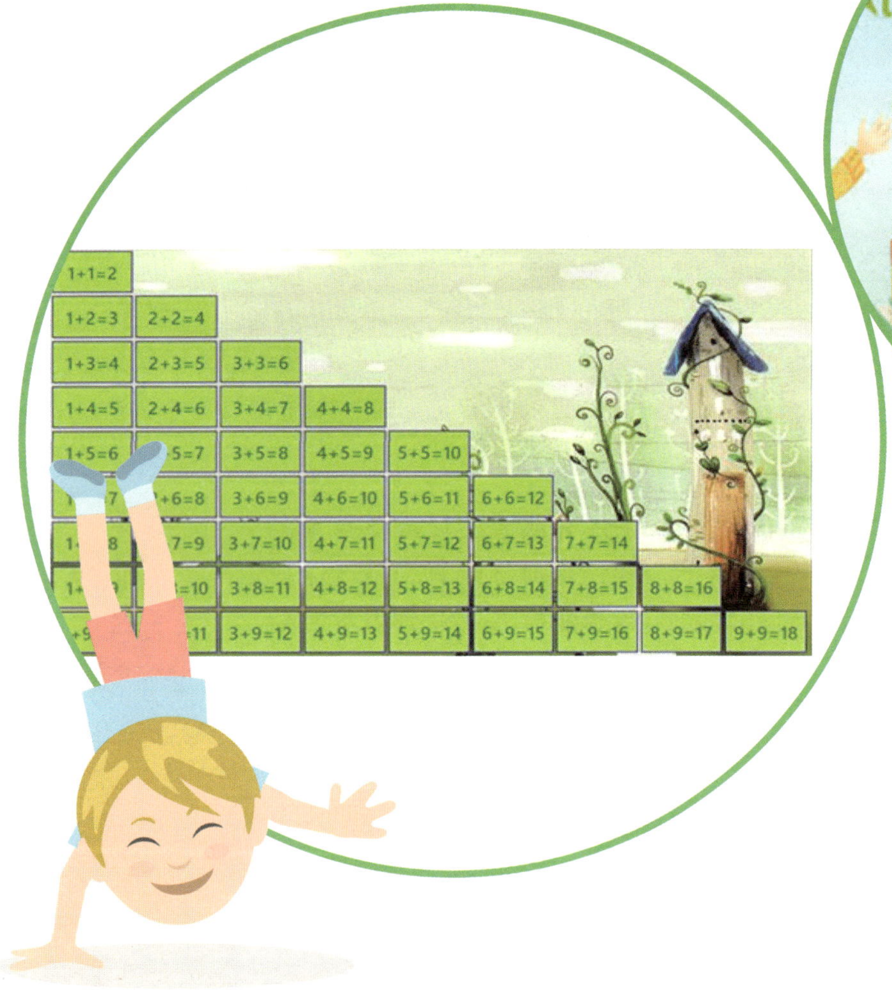

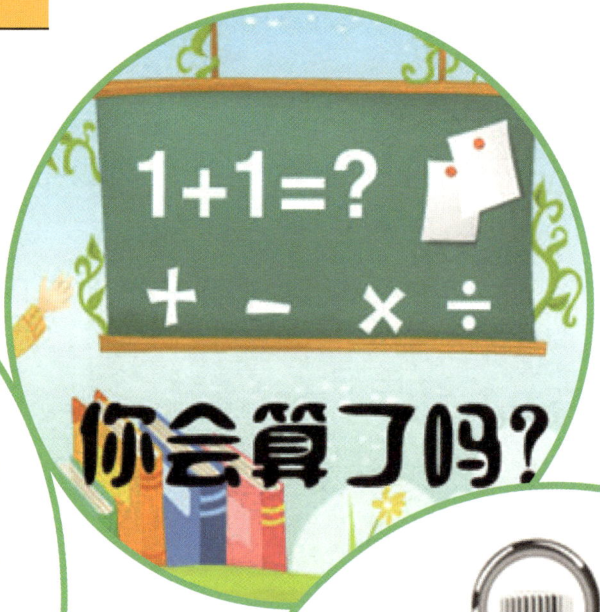

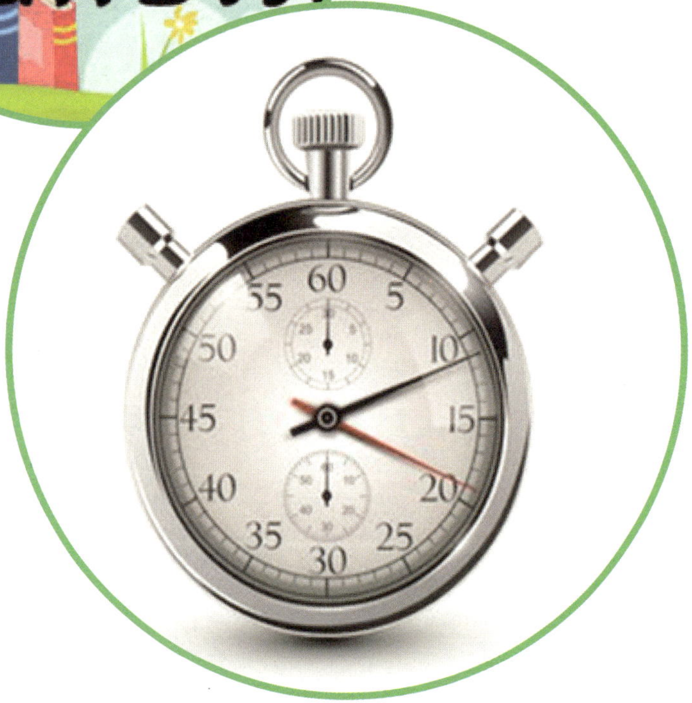

第六章
学习技能高级训练项目

示例 1

快速答题（计时 3 分钟）。

小档案	
训练时长	
辅助情况	

$2+3=$　　$5-2=$　　$10-3=$

$1+3=$　　$4-2=$　　$8+1=$

$2+1=$　　$3-1=$　　$9-3=$

$1+4=$　　$5-4=$　　$7+3=$

学习技能训练实例解析

训练方法示例

示例 2

快速答题（计时 3 分钟）。

小档案	
训练时长	
辅助情况	

6+6=　　10-3=　　28-12=

7+8=　　20-10=　　13+10=

10+1=　　30-6=　　26+4=

11+12=　　12-8=　　18+12=

第六章
学习技能高级训练项目

拓展为**两位数加法**

25+40=☐

拓展为**两位数减法**

48−32=☐

拓展为**三位数加法**

121+210=☐

拓展为**三位数减法**

250−226=☐

学习技能训练实例解析

13 简单的乘法

该技能的训练目的是提高患者的数学计算能力。通过该技能的训练，患者应该能达到这样一种水平，即：计时3分钟，看3分钟内患者可以答对多少道简单的乘法题，患者能够在3分钟内尽可能多地回答问题。

扫描二维码，打印本技能训练配套表格

第六章
学习技能高级训练项目

教学材料

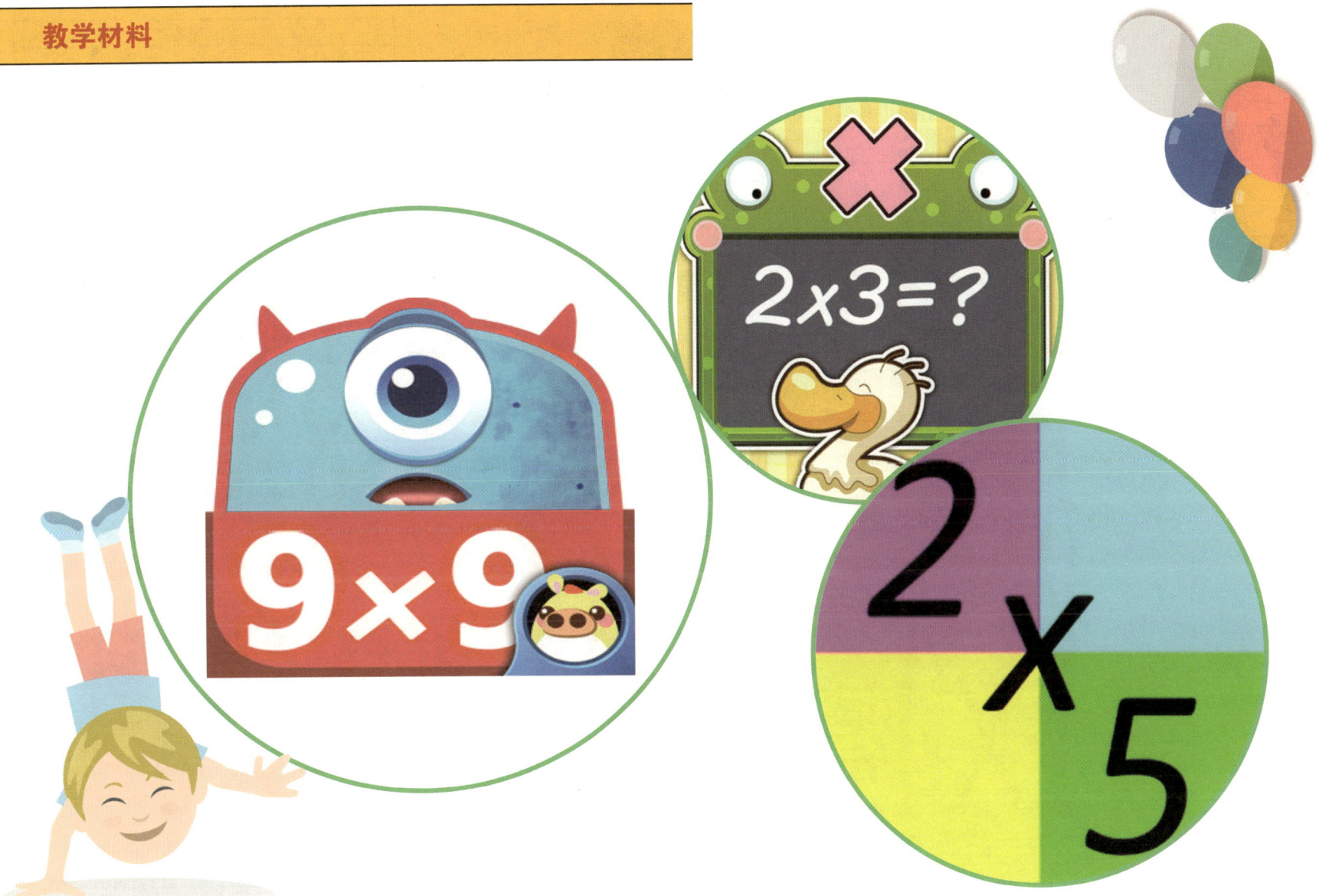

学习技能训练实例解析

训练方法示例

示例 1

快速答题（计时 3 分钟）。

小档案	
训练时长	
辅助情况	

2×3＝　　5×2＝　　4×4＝

1×3＝　　4×2＝　　8×1＝

2×1＝　　3×4＝　　9×3＝

1×4＝　　5×6＝　　7×3＝

第六章
学习技能高级训练项目

示例 2

快速答题（计时 3 分钟）。

小档案	
训练时长	
辅助情况	

30×4=　　50×5=　　400×5=

40×4=　　300×9=　　200×9=

12×4=　　43×2=　　33×3=

23×3=　　11×7=　　15×5=

14 计算周长和面积

该技能的训练目的是提高患者的数学计算能力。通过该技能的训练，患者应该能达到这样一种水平，即：对患者说"计算一下XX的周长/面积"，患者能够正确计算出结果。

扫描二维码，打印本技能训练配套表格

第六章
学习技能高级训练项目

教学材料

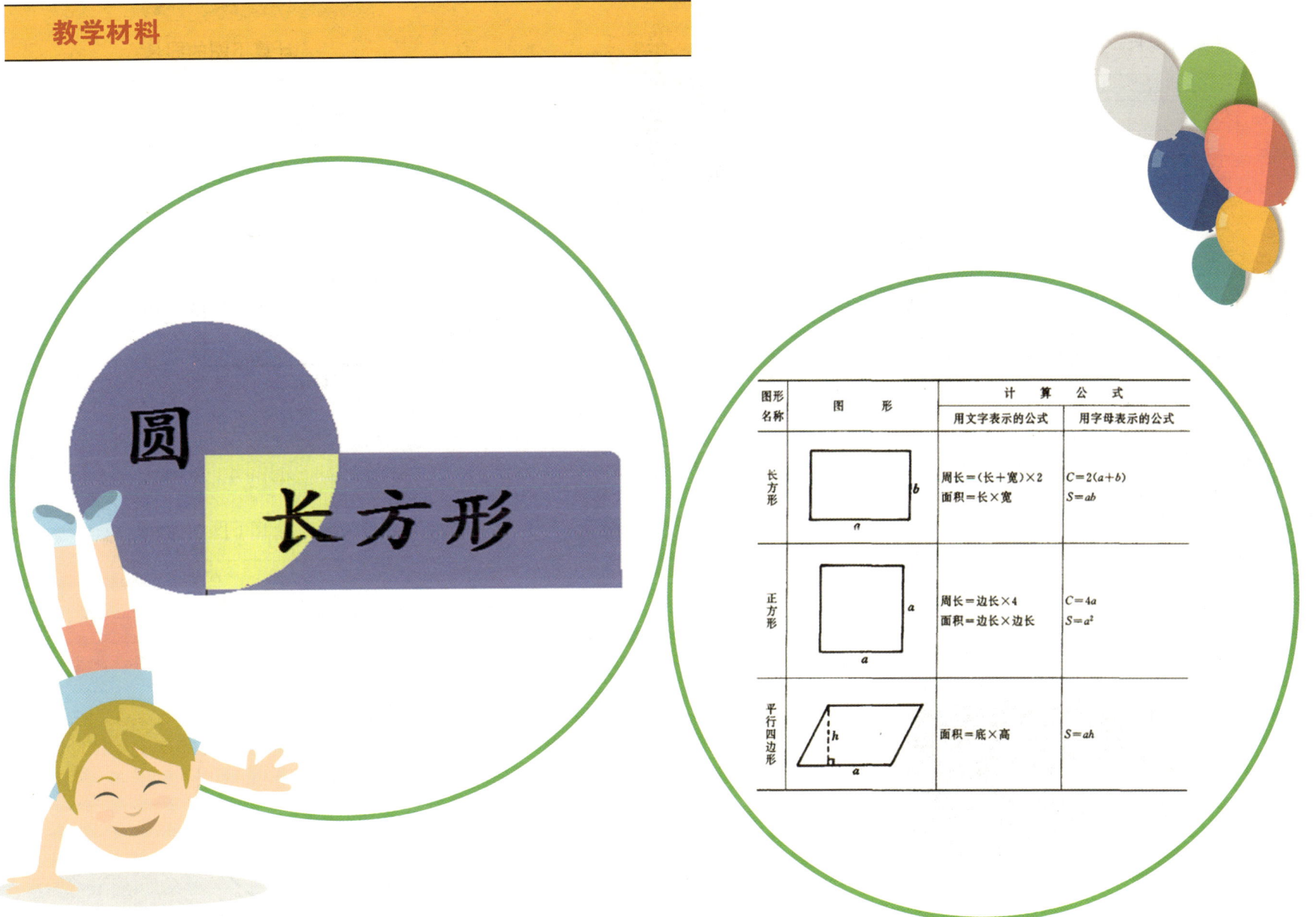

学习技能训练实例解析

示例 1

计算桌面的周长。

小档案	
训练时长	
辅助情况	

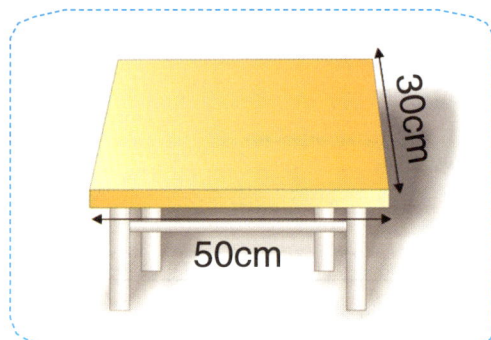

示例 2

计算黑板的面积。

小档案	
训练时长	
辅助情况	

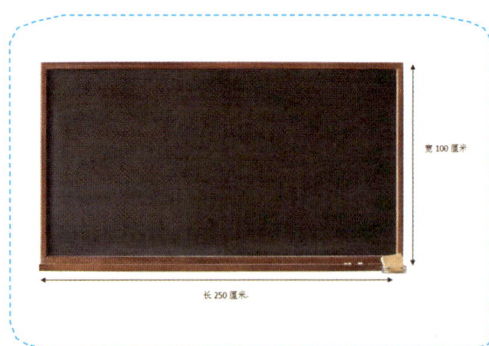

训练方法示例

示例 3

计算下图的周长。

小档案	
训练时长	
辅助情况	

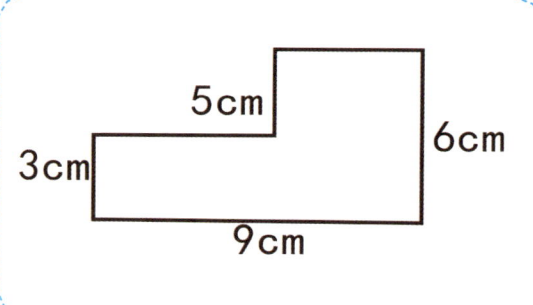

示例 4

计算下图的面积。

小档案	
训练时长	
辅助情况	

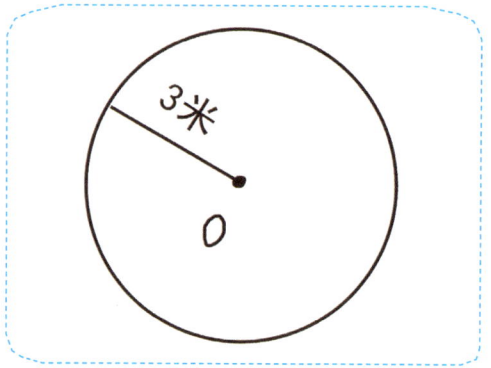

拓展为三角形

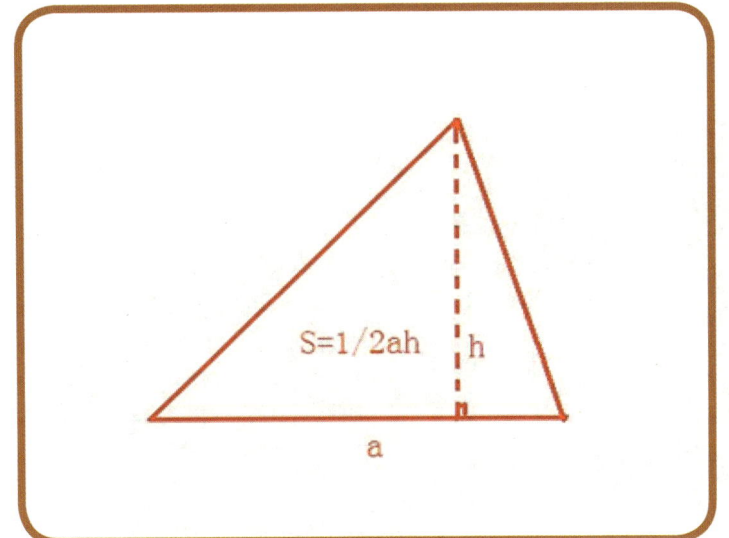

拓展为梯形

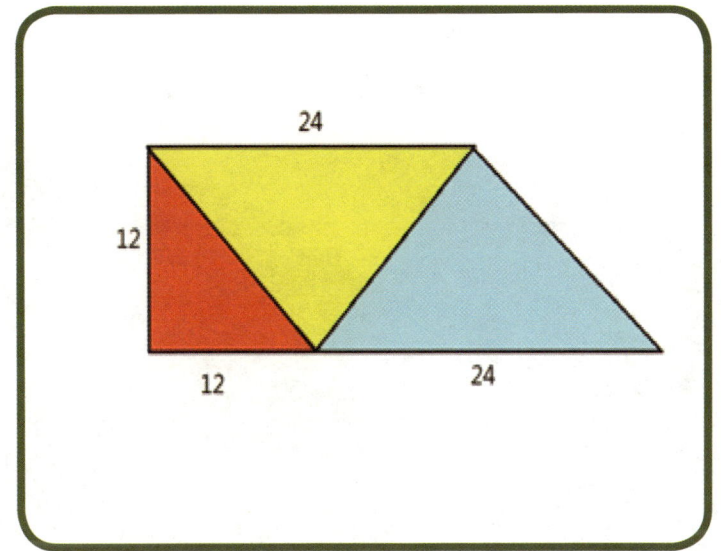

拓展为四边形

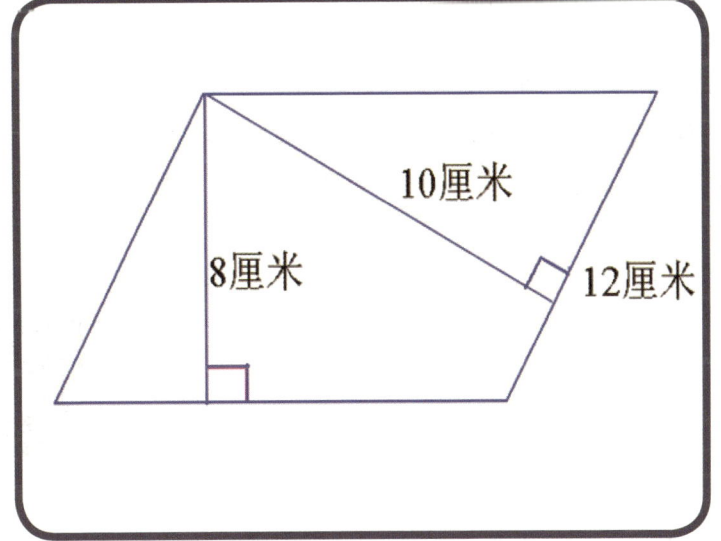

拓展为扇形

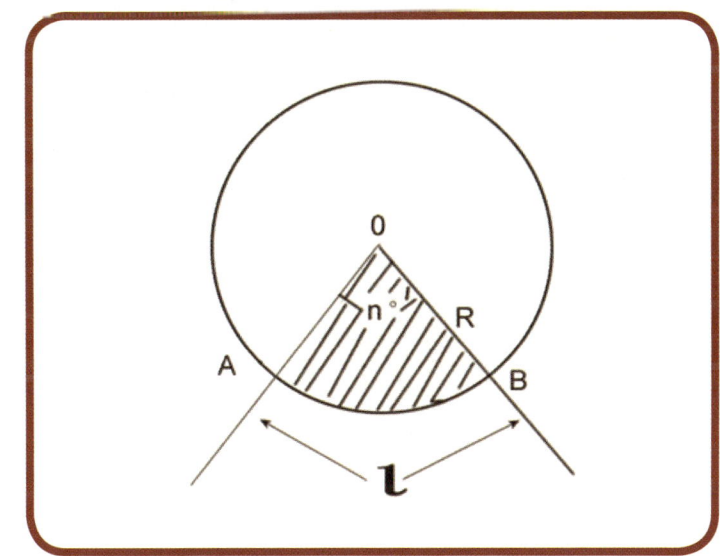

学习技能训练实例解析

15 多位数加法

该技能的训练目的是提高患者的数学计算能力。通过该技能的训练，患者应该能达到这样一种水平，即：给患者提供多位数加法的计算题，并说"计算多位数加法"，患者能够正确计算出答案。

扫描二维码，打印本技能训练配套表格

第六章
学习技能高级训练项目

教学材料

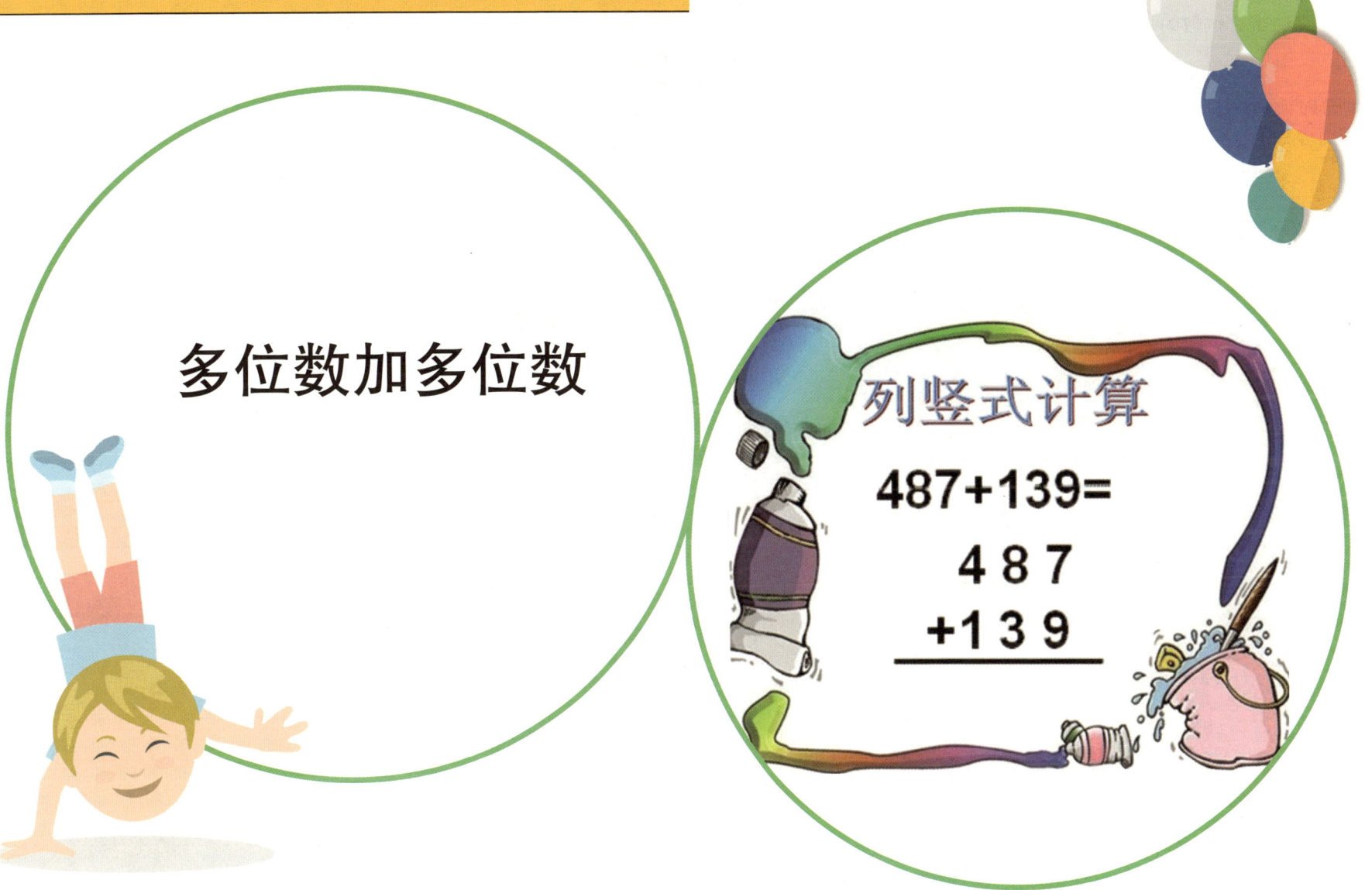

多位数加多位数

列竖式计算

487+139=

　４８７
＋１３９

学习技能训练实例解析

示例 1

计算 2 位数的加法。

小档案	
训练时长	
辅助情况	

示例 2

计算 3 位数的加法。

小档案	
训练时长	
辅助情况	

23+32=

45+12=

62+24=

231+324=

466+221=

166+244=

第六章
学习技能高级训练项目

| 示例 3 |

计算 4 位数加法。

小档案	
训练时长	
辅助情况	

训练方法示例

| 示例 4 |

计算 5 位数加法。

小档案	
训练时长	
辅助情况	

2343+3562=

2231+3112=

5511+4122=

81234+12=

23+37892=

80800+4532=

学习技能训练实例解析

16 微软 Word 软件：字符格式

　　该技能的训练目的是提高患者的计算机使用能力。通过该技能的训练，患者应该能达到这样一种水平，即：让患者坐在电脑前，打开 office word 软件，然后对患者说"XX 文档"（比如，加粗文档，给文档加下划线等），患者能够正确操作。

扫描二维码，打印本技能训练配套表格

第六章
学习技能高级训练项目

教学材料

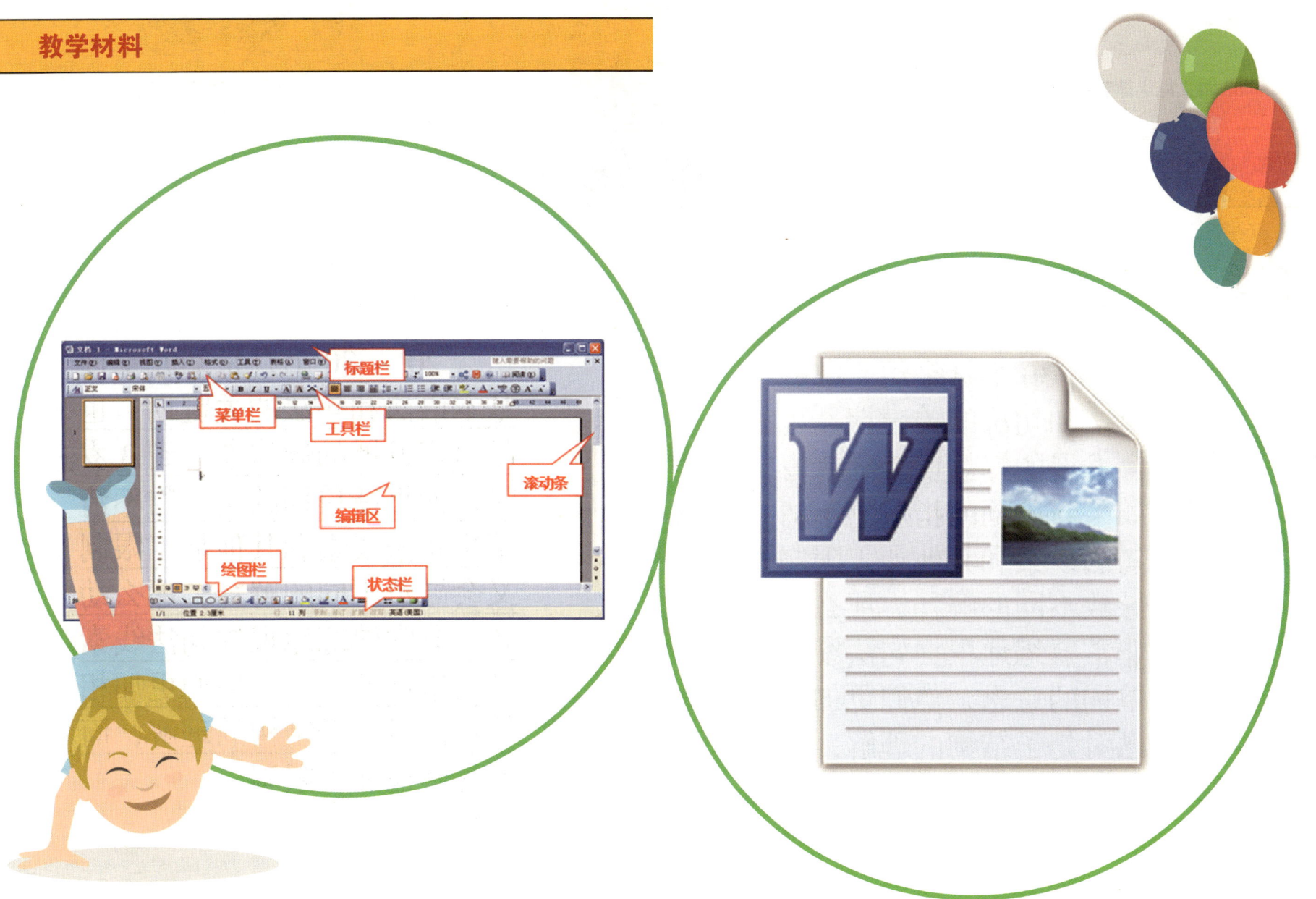

学习技能训练实例解析

示例 1

将文档字体变为绿色。

小档案	
训练时长	
辅助情况	

训练方法示例

示例 2

给文档加下划线。

小档案	
训练时长	
辅助情况	

20～30个月是幼儿掌握基本语法和句法的关键期，也是语言发展的爆炸期。到3岁时，如果新单词的指示物不清楚且句法线索和其他加工限制又会导致不同的解释，那么幼儿会非常熟练地根据句法线索推断单词的意思，他们更加相信自己对句子结构的理解，而不是其他加工限制。

<u>20～30个月是幼儿掌握基本语法和句法的关键期，也是语言发展的爆炸期。到3岁时，如果新单词的指示物不清楚且句法线索和其他加工限制又会导致不同的解释，那么幼儿会非常熟练地根据句法线索推断单词的意思，他们更加相信自己对句子结构的理解，而不是其他加工限制。</u>

第六章
学习技能高级训练项目

拓展为打开文档

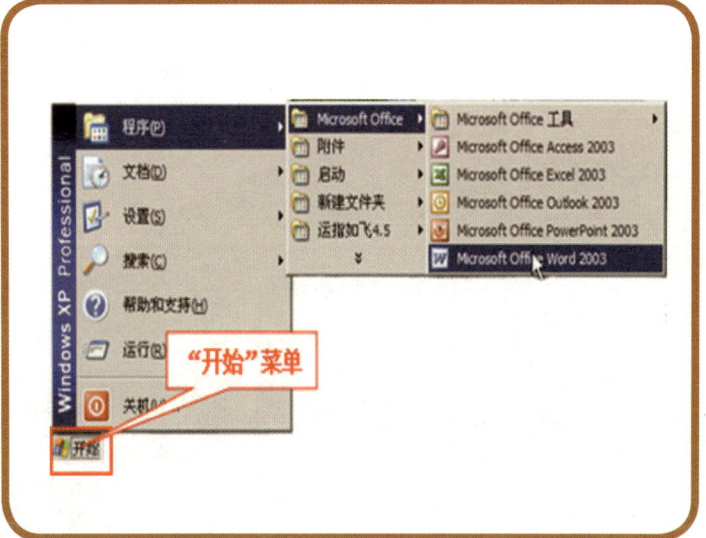

拓展为新建文档

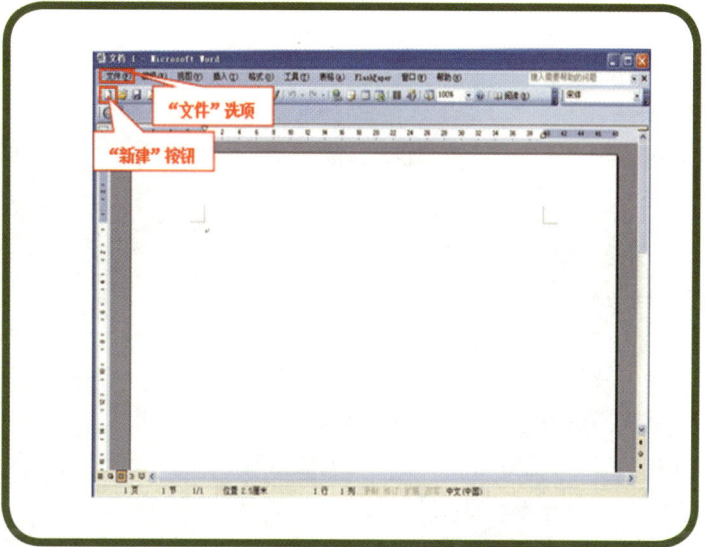

拓展为保存文档

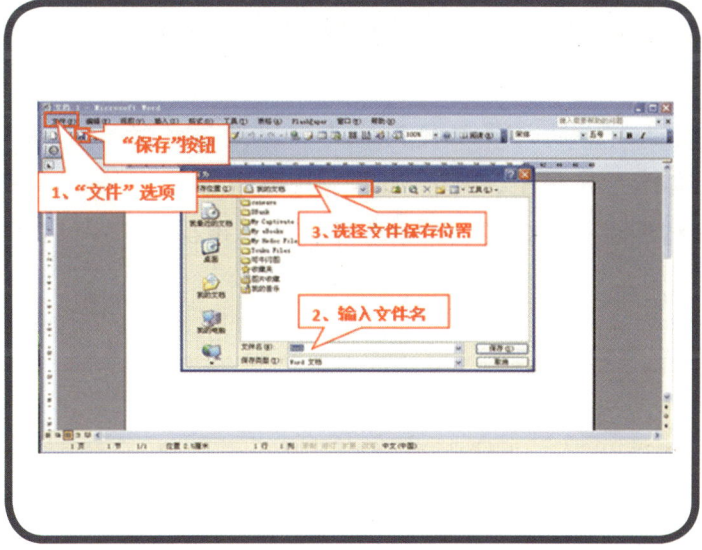

拓展为设置字体效果

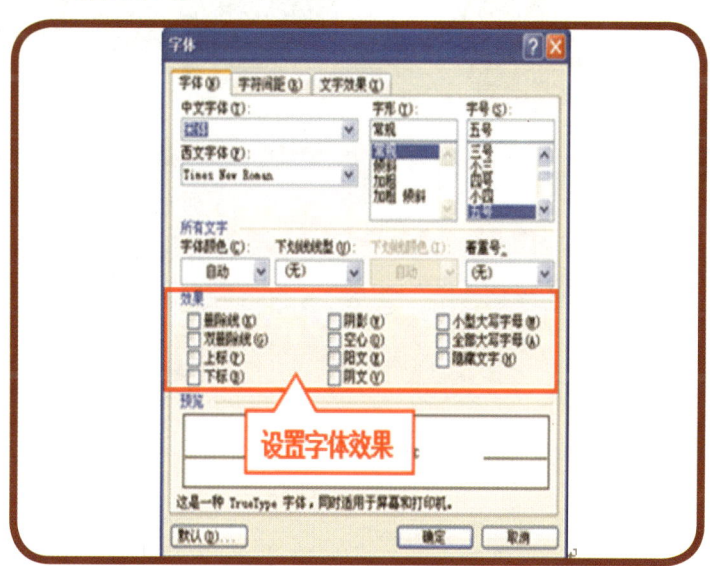

学习技能训练实例解析

17 微软 Word 软件：页面布局格式设置

该技能的训练目的是提高患者的计算机使用能力。通过该技能的训练，患者应该能达到这样一种水平，即：让患者坐在电脑前，打开 office word 软件，然后对患者说"XX 页面"，患者能够正确操作。

扫描二维码，打印本技能训练配套表格

第六章
学习技能高级训练项目

教学材料

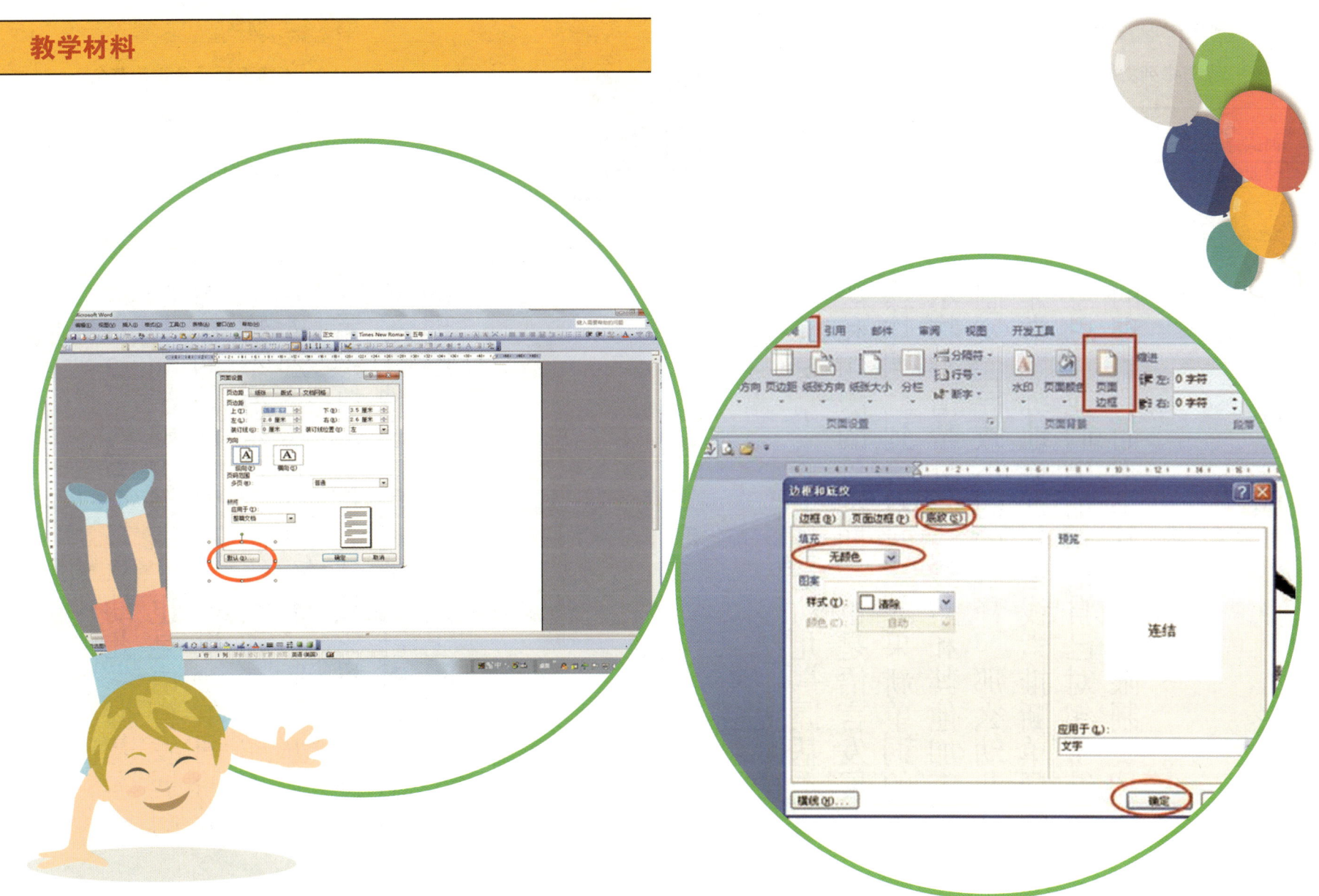

365

学习技能训练实例解析

示例 1

纵向排列文档。

小档案	
训练时长	
辅助情况	

训练方法示例

示例 2

将页面颜色设为黄色。

小档案	
训练时长	
辅助情况	

20～30个月是幼儿掌握基本语法和句法的关键期，也是语言发展的爆炸期。到3岁时，如果新单词的指示物不清楚且句法线索和其他加工限制又会导致不同的解释，那么幼儿会非常熟练地根据句法线索推断单词的意思，他们更加相信自己对句子结构的理解，而不是其他加工限制。

20～30个月是幼儿掌握基本语法和句法的关键期，也是语言发展的爆炸期。到3岁时，如果新单词的指示物不清楚且句法线索和其他加工限制又会导致不同的解释，那么幼儿会非常熟练地根据句法线索推断单词的意思，他们更加相信自己对句子结构的理解，而不是其他加工限制。

示例 3

加粗文字。

小档案	
训练时长	
辅助情况	

示例 4

文字倾斜。

小档案	
训练时长	
辅助情况	

20～30个月是幼儿掌握基本语法和句法的关键期，也是语言发展的爆炸期。到3岁时，如果新单词的指示物不清楚且句法线索和其他加工限制又会导致不同的解释，那么幼儿会非常熟练地根据句法线索推断单词的意思，他们更加相信自己对句子结构的理解，而不是其他加工限制。

20～30个月是幼儿掌握基本语法和句法的关键期，也是语言发展的爆炸期。到3岁时，如果新单词的指示物不清楚且句法线索和其他加工限制又会导致不同的解释，那么幼儿会非常熟练地根据句法线索推断单词的意思，他们更加相信自己对句子结构的理解，而不是其他加工限制。

学习技能训练实例解析

18 微软 Word 软件：插入项

该技能的训练目的是提高患者的计算机使用能力。通过该技能的训练，患者应该能达到这样一种水平，即：让患者坐在电脑前，打开 office word 软件，然后对患者说"在文档中插入 XX"（比如，在文档中插入艺术字），患者能够正确操作。

扫描二维码，打印本技能训练配套表格

第六章
学习技能高级训练项目

教学材料

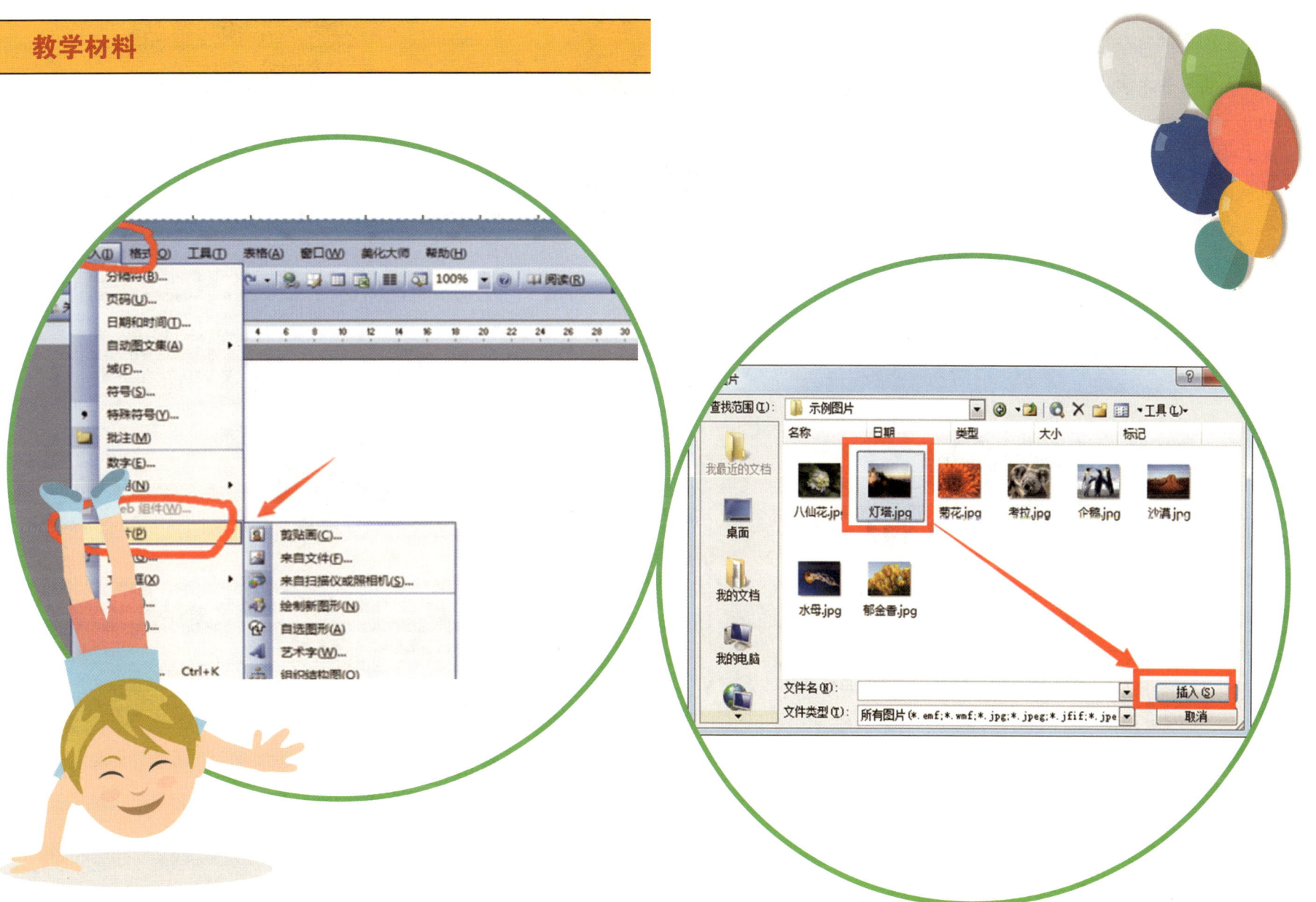

学习技能训练实例解析

示例 1

插入艺术字"生日快乐"。

小档案	
训练时长	
辅助情况	

训练方法示例

示例 2

插入中国地图。

小档案	
训练时长	
辅助情况	

由于在前面的设置中我们已经建立了三级带编号的标题样式、正文样式以及提示样式。因此我们在录入编辑书籍时,就必须严格按照书籍编辑要求,在合适的位置应用这些样式。这样不仅能够做到书籍格式整齐统一,而且可以为今后进行目录提取和建立索引等操作带来极大的方便。

自定义样式的使用非常简单,比如我们需要录入第 1 章的章标题时,首先单击"书籍制作"工具栏上的"章标题"按钮,此时在页首位置就自动出现"第 1 章"字样,这时只要在"第 1 章"字样后录入章标题内容即可。

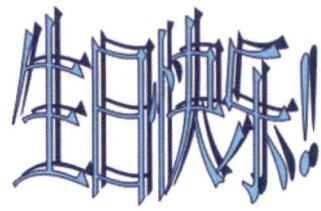

当你录入完第 1 章内容,需要录入第 2 章的章标题时,单击"书籍制作"工具栏上的"章标题"按钮,就会自动在第 1 章章末加入分页符,并在新的一页的页首位置自动添加"第 2 章"章编号内容,这时你就可以在此编号后录入第 2 章章标题内容。

其他像节标题、小节标题、正文样式、提示样式的使用方法与此类似。只要在需要应用的位置处单击"书籍制作"工具栏上的相应按钮即可快速应用样式。

除了在书籍文档中应用样式外,我们还经常对某些文档应用特殊的字符格式。在中字符格式包括字符的字体、字型、字号、效果、字符间距和各种动态显示效果等。灵活运用字符格式,可以使文档更加丰富多彩。

选择需要改变字符格式的文字范围,如果不选择文字范围,那么所设定的字符格式就只对插入点后所键入的文字生效。

在书籍编辑制作中,我们经常需要对文字进行设置颜色、下划线、阴影、阴文、阳文等。设置文字特殊效果的方法也比较简单。

由于在前面的设置中我们已经建立了三级带编号的标题样式、正文样式以及提示样式。因此我们在录入编辑书籍时,就必须严格按照书籍编辑要求,在合适的位置应用这些样式。这样不仅能够做到书籍格式整齐统一,而且可以为今后进行目录提取和建立索引等操作带来极大的方便。

自定义样式的使用非常简单,比如我们需要录入第 1 章的章标题时,首先单击"书籍制作"工具栏上的"章标题"按钮,此时在页首位置就自动出现"第 1 章"字样,这时只要在"第 1 章"字样后录入章标题内容即可。

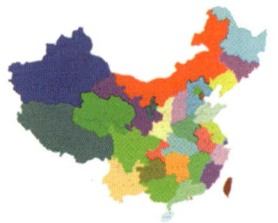

当你录入完第 1 章内容,需要录入第 2 章的章标题时,单击"书籍制作"工具栏上的"章标题"按钮,就会自动在第 1 章章末加入分页符,并在新的一页的页首位置自动添加"第 2 章"章编号内容,这时你就可以在此编号后录入第 2 章章标题内容。

其他像节标题、小节标题、正文样式、提示样式的使用方法与此类似。只要在需要应用的位置处单击"书籍制作"工具栏上的相应按钮即可快速应用样式。

除了在书籍文档中应用样式外,我们还经常对某些文档应用特殊的字符格式。在中字符格式包括字符的字体、字型、字号、效果、字符间距和各种动态显示效果等。灵活运用字符格式,可以使文档更加丰富多彩。

选择需要改变字符格式的文字范围,如果不选择文字范围,那么所设定的字符格式就只对插入点后所键入的文字生效。

在书籍编辑制作中,我们经常需要对文字进行设置颜色、下划线、阴影、阴文、阳文等。设置文字特殊效果的方法也比较简单。

第六章
学习技能高级训练项目

拓展为 插入表格

拓展为 插入图表

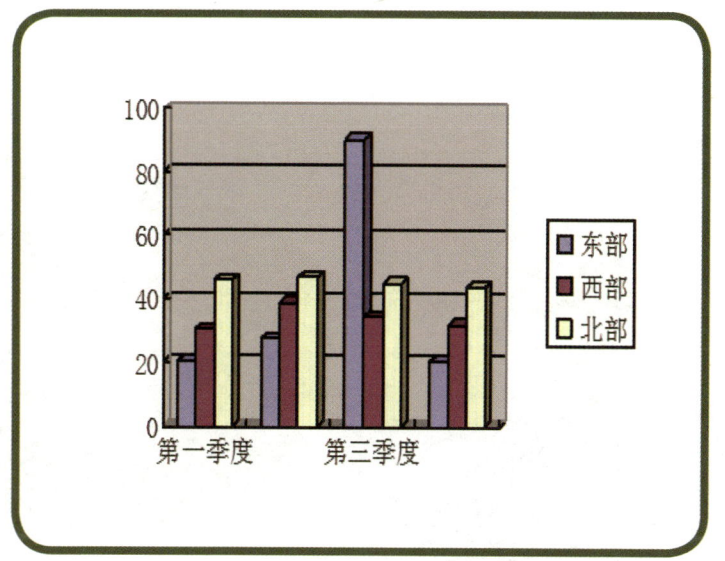

拓展为 插入形状

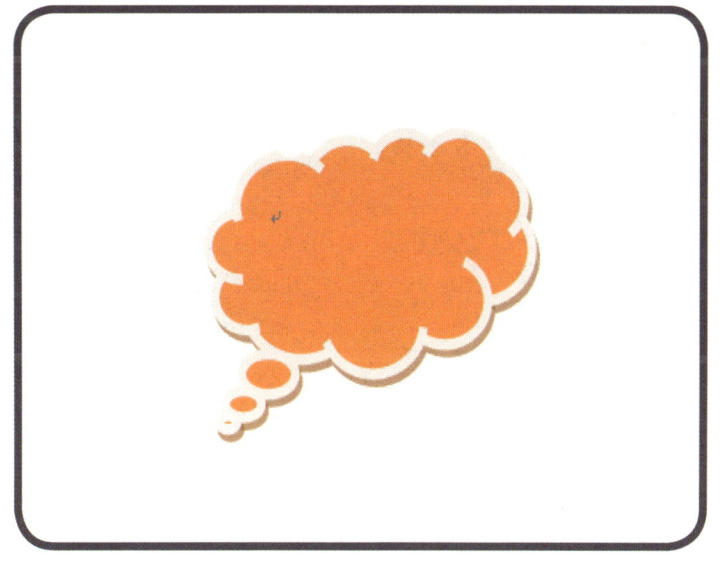

拓展为 插入文本框

[键入文档的引述或关注点的摘要。您可将文本框放置在文档中的任何位置。可使用"文本框工具"选项卡更改重要引述文本框的格式。]

19 数钱

该技能的训练目的是提高患者的财务能力。通过该技能的训练，患者应该能达到这样一种水平，即：给患者一些零钱和整钱，问"数一数有多少钱？"，患者能够正确数出有多少钱。

扫描二维码，打印本技能训练配套表格

第六章
学习技能高级训练项目

教学材料

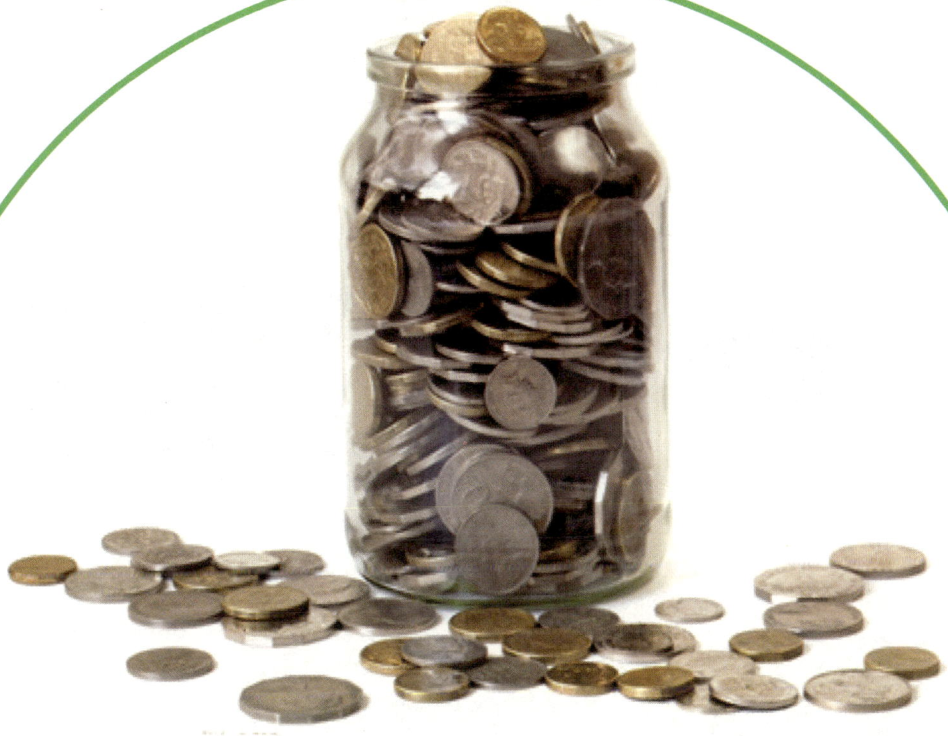

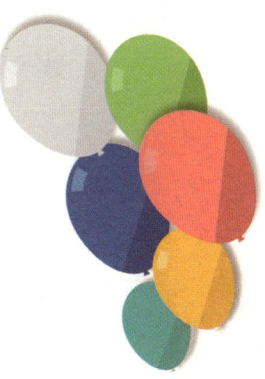

学习技能训练实例解析

示例 1

数一数有多少钱?

小档案	
训练时长	
辅助情况	

训练方法示例

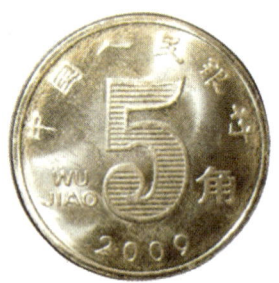
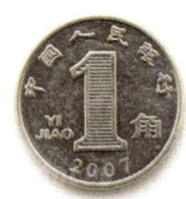
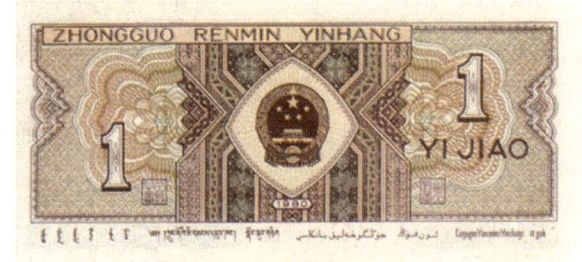
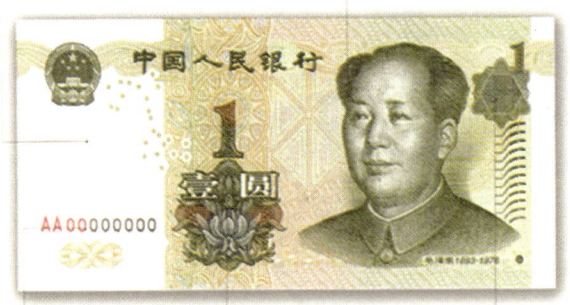
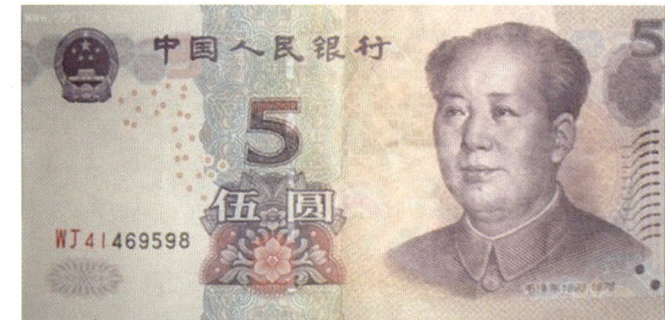

第六章
学习技能高级训练项目

示例 2

数一数有多少钱?

小档案	
训练时长	
辅助情况	

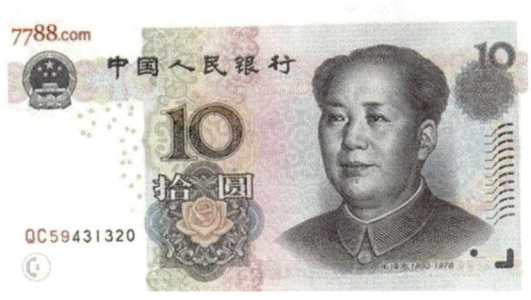
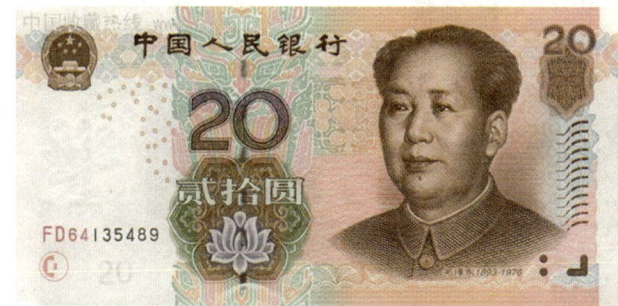
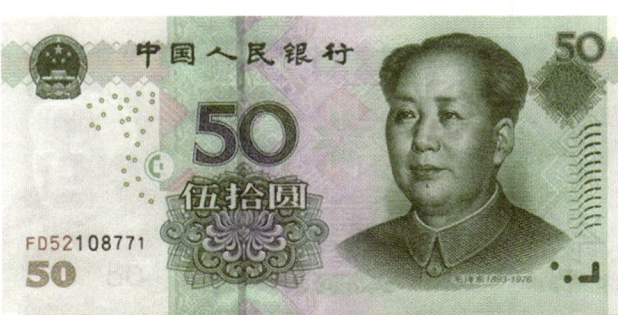
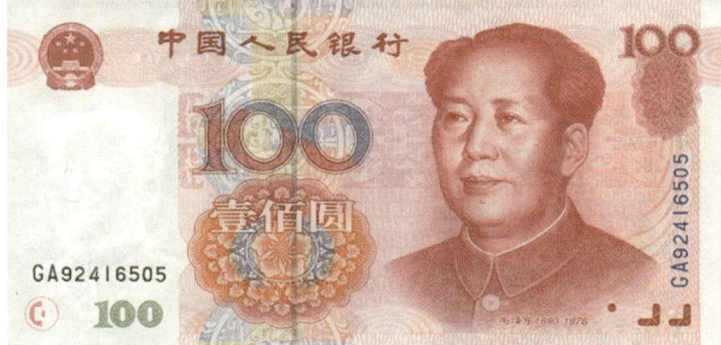

学习技能训练实例解析

泛化到超市

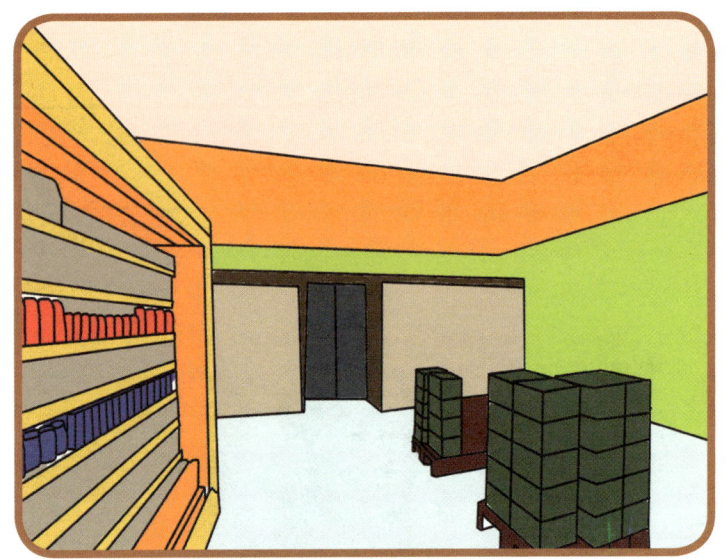

泛化到商场

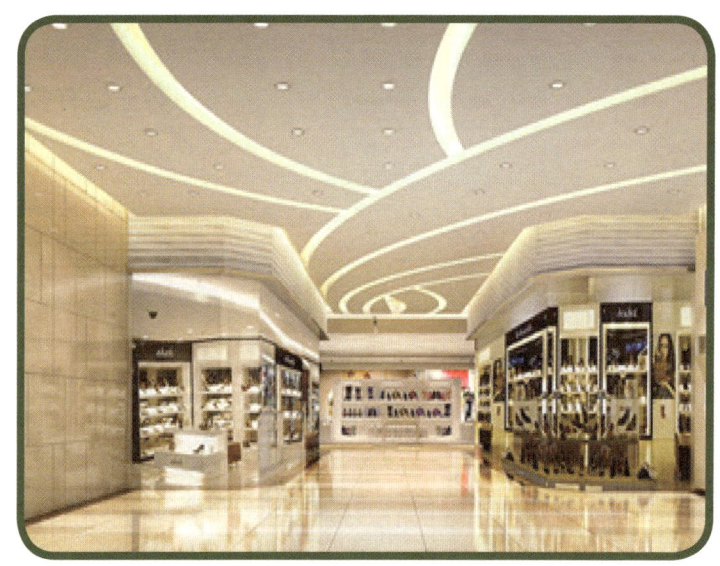

泛化到饭馆

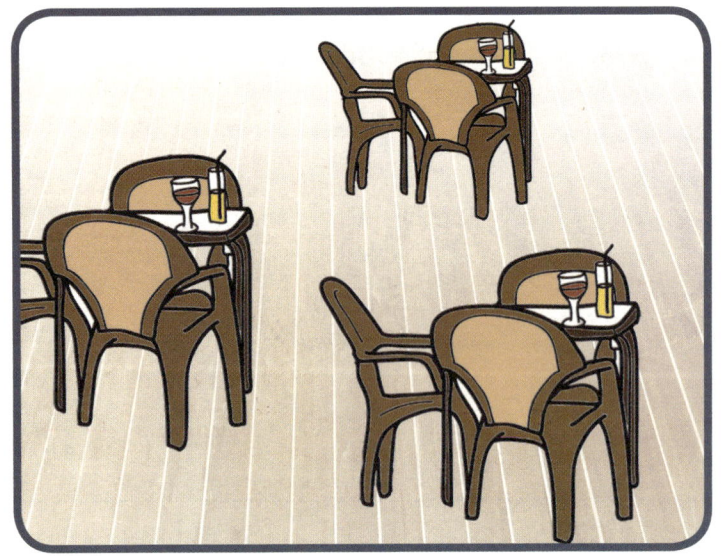

泛化到办公室

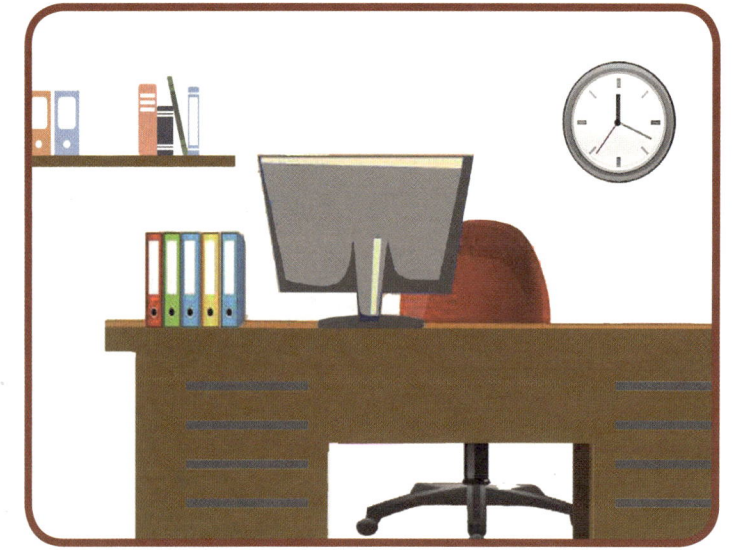

第六章
学习技能高级训练项目

20 用钱买东西

该技能的训练目的是提高患者的财务能力。通过该技能的训练，患者应该能达到这样一种水平，即：给患者一些物品，并告诉患者这些物品的价格，说"算一算这些物品要多少钱？"，患者能够正确回答问题。

扫描二维码，打印本技能训练配套表格

学习技能训练实例解析

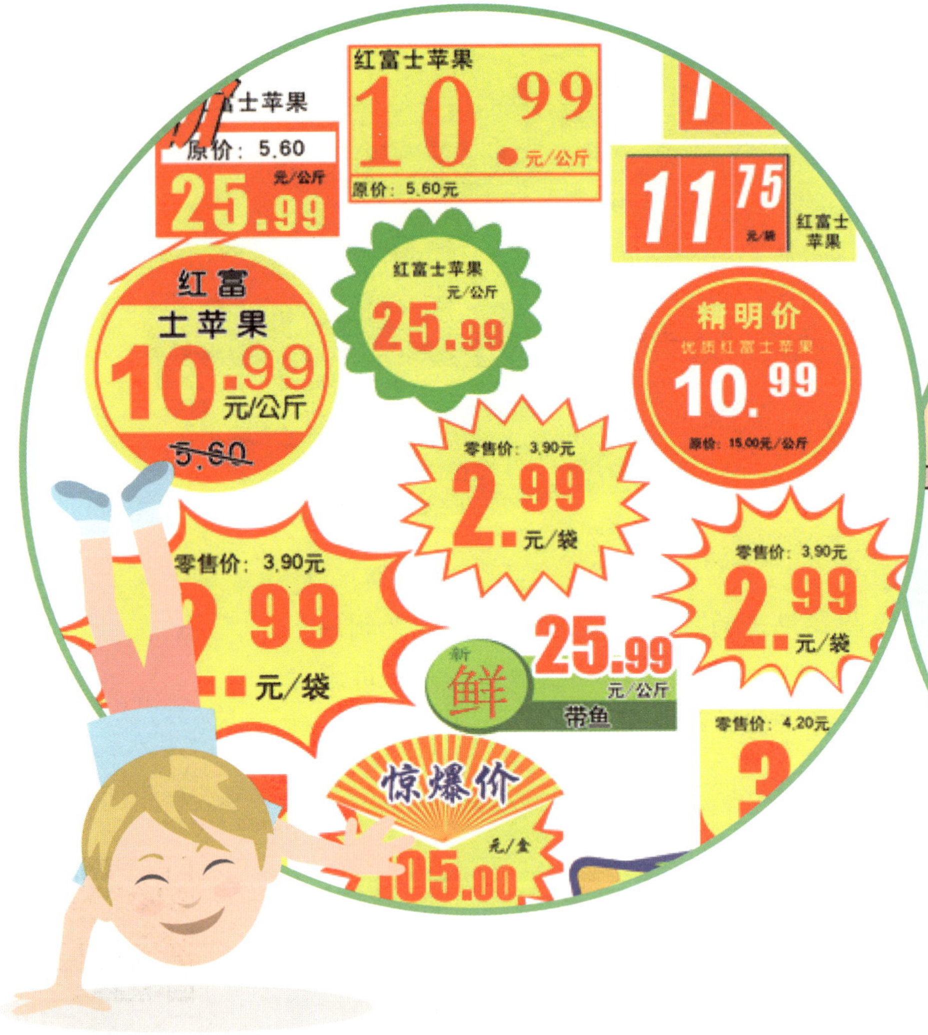

教学材料

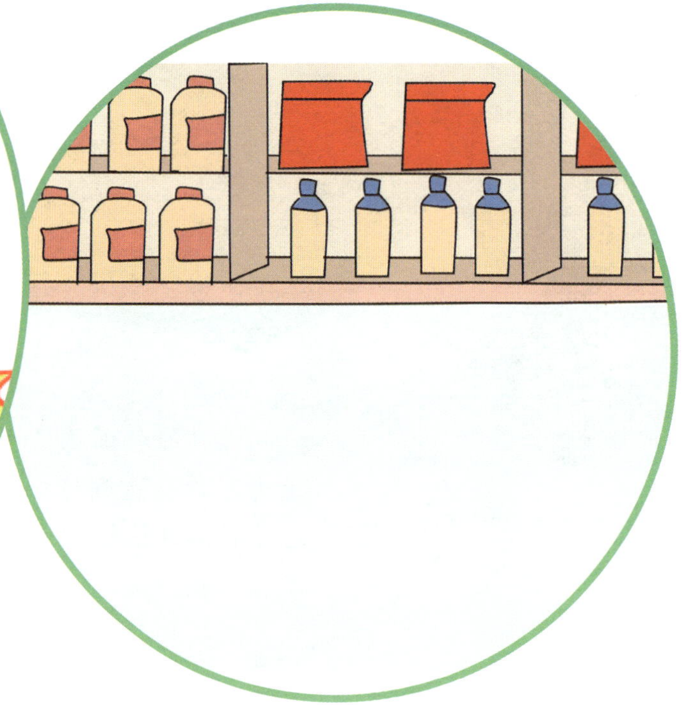

第六章
学习技能高级训练项目

示例 1

买一支铅笔、一块橡皮和一把直尺，总共需要花多少钱？

小档案	
训练时长	
辅助情况	

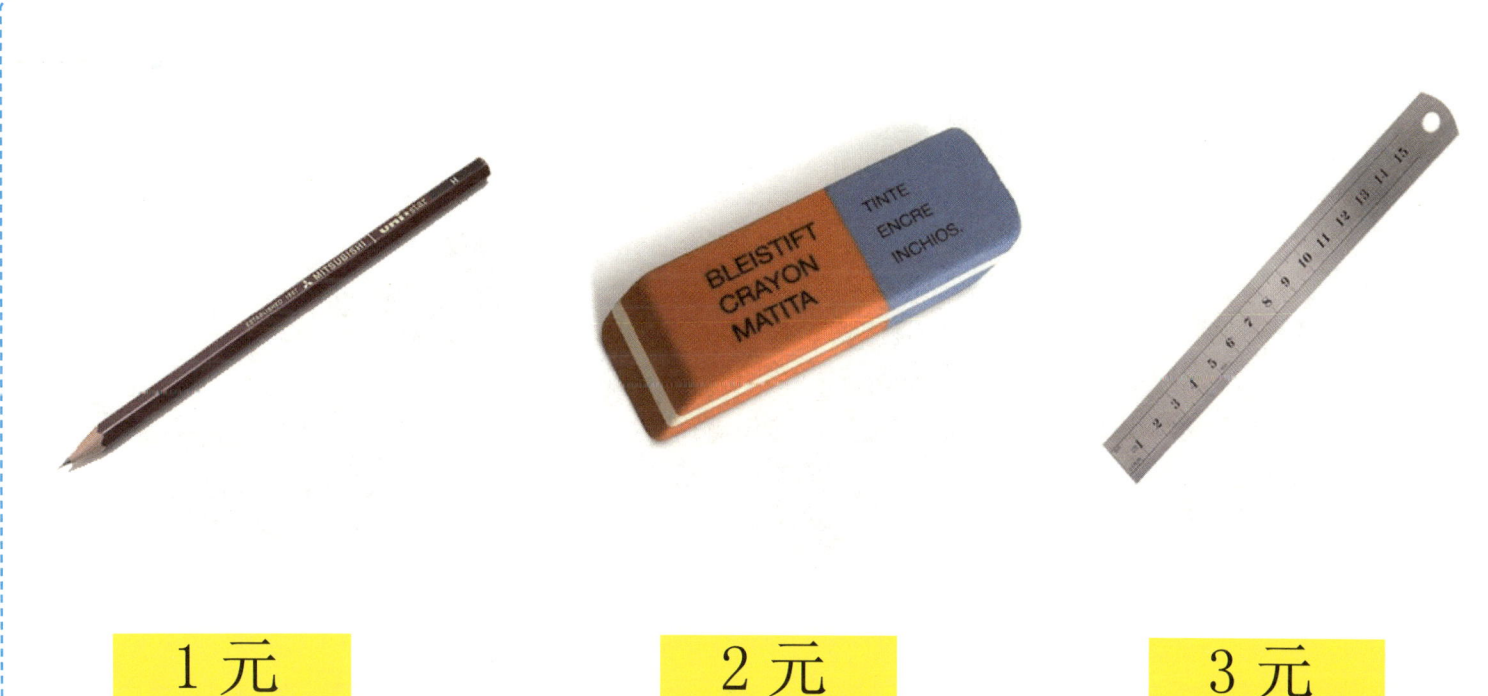

学习技能训练实例解析

示例 2

买一斤苹果、一斤梨和一斤香蕉，总共需要花多少钱？

小档案	
训练时长	
辅助情况	

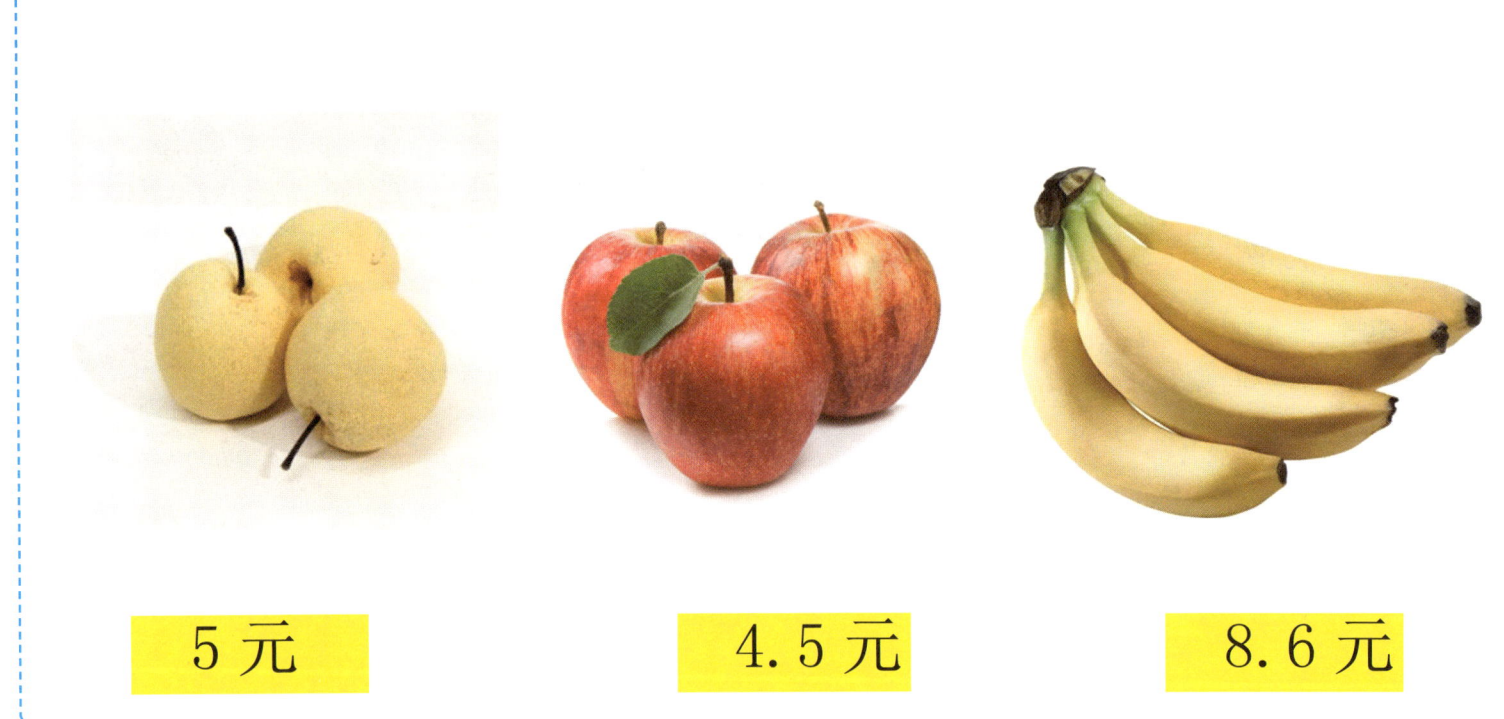

5 元　　　　4.5 元　　　　8.6 元

示例 3

买一台电视机、一个冰箱，总共需要花多少钱？

小档案	
训练时长	
辅助情况	

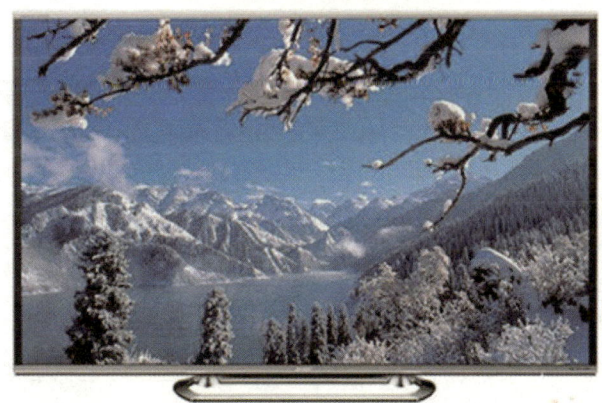

2999 元

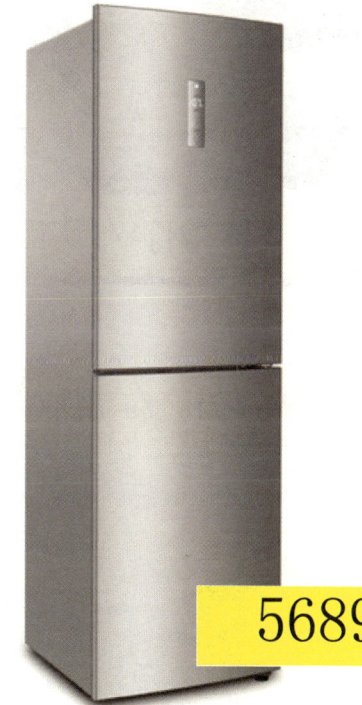

5689 元

学习技能训练实例解析

训练方法示例

示例 4

买一斤核桃、一斤花生、一瓶酸奶和一袋面包，总共需要花多少钱？

小档案	
训练时长	
辅助情况	

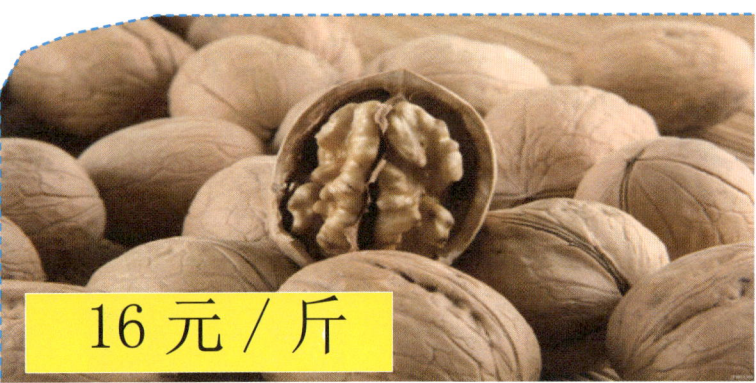

16元/斤

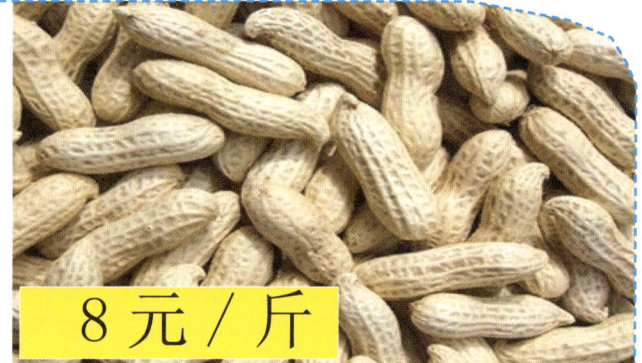

8元/斤

8元/瓶

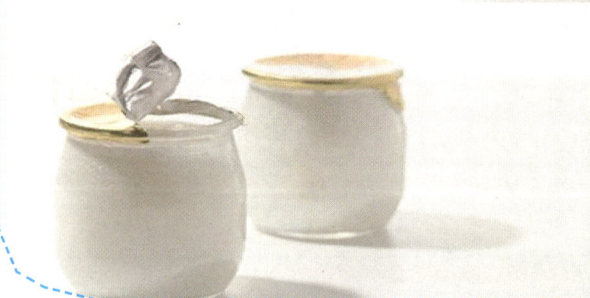

15元/袋

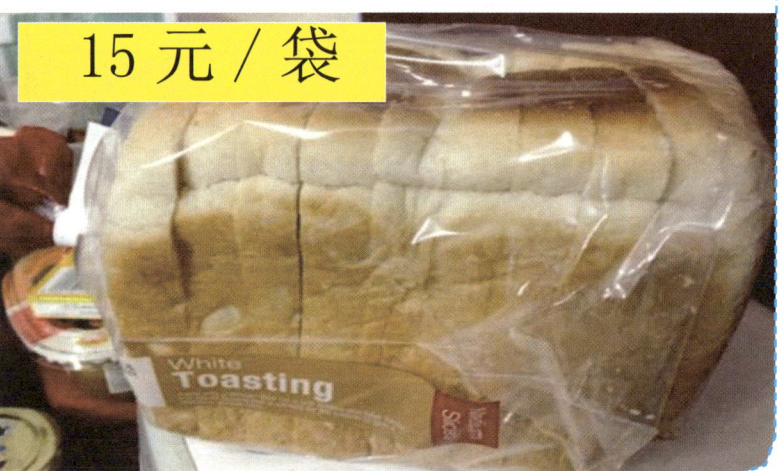

第六章 学习技能高级训练项目

泛化为现金支付

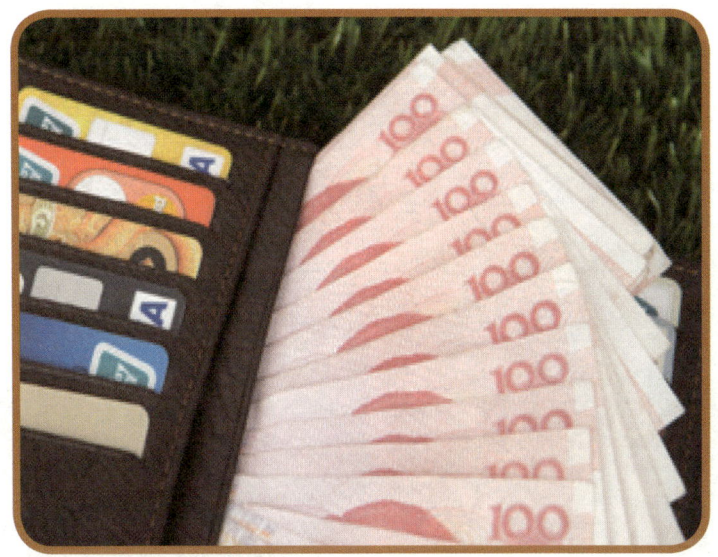

泛化为支付宝支付

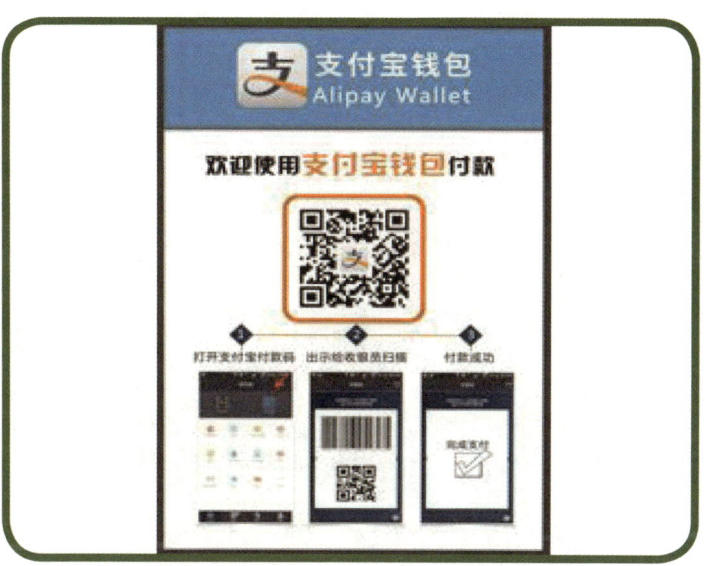

泛化为微信支付

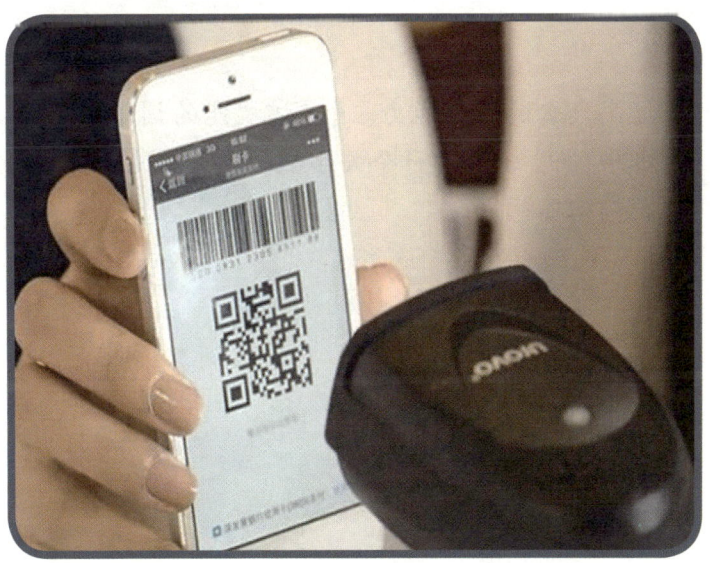

泛化为银行卡支付

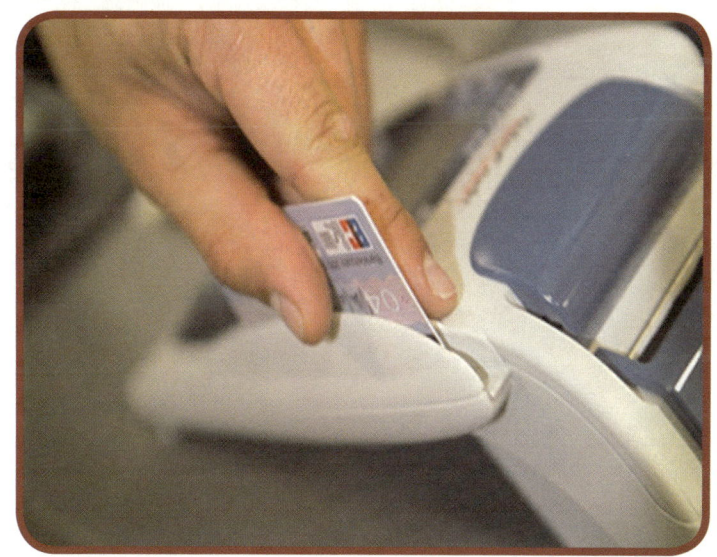

学习技能训练实例解析

21 日常生活中钱的加减法

该技能的训练目的是提高患者的财务能力。通过该技能的训练,患者应该能达到这样一种水平,即:给患者一个关于钱的问题,说"解决这个问题",患者能够正确回答问题。

第六章
学习技能高级训练项目

教学材料

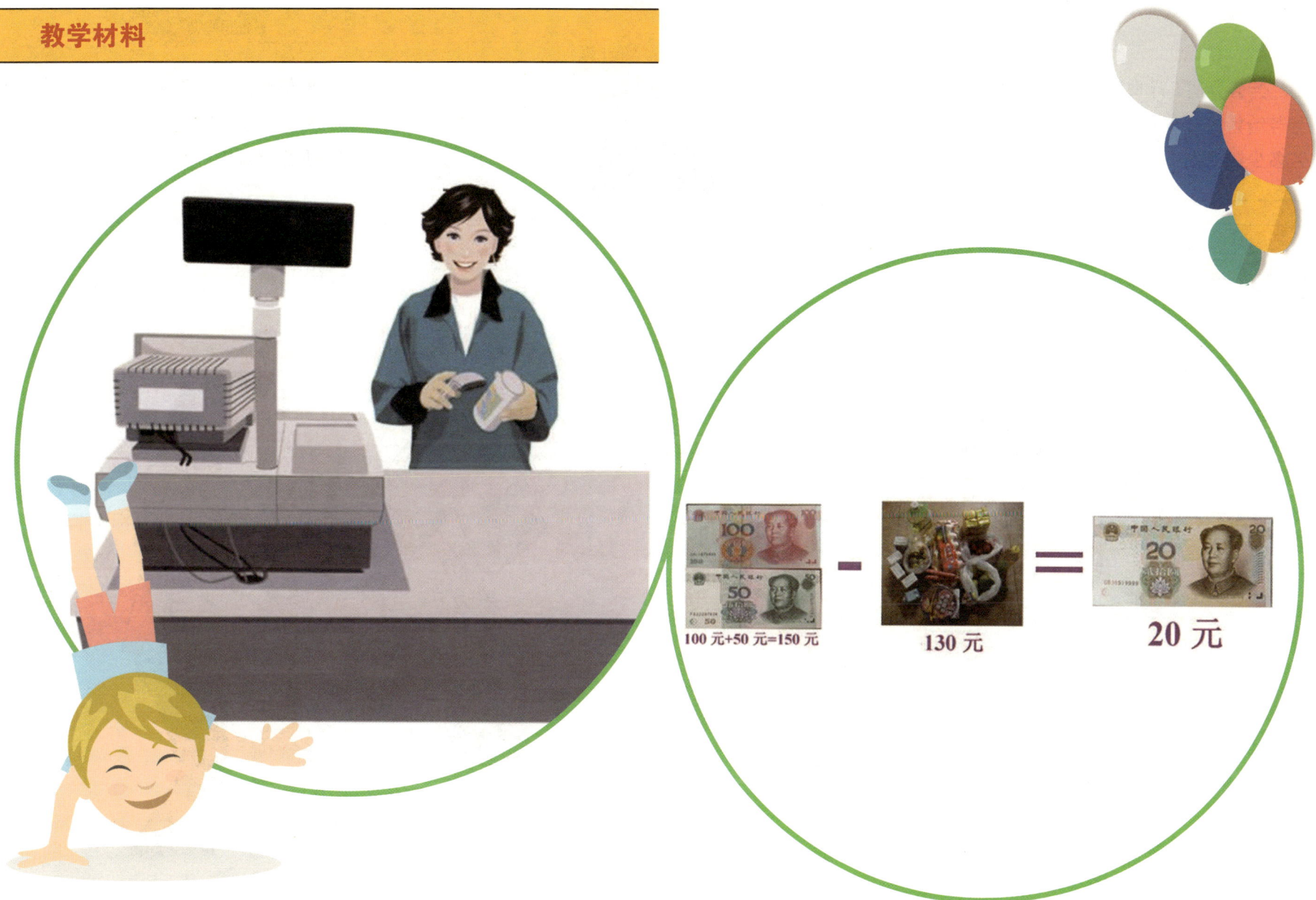

100 元+50 元=150 元　　130 元　　20 元

学习技能训练实例解析

示例 1

芳芳要买 2 斤白菜，1 斤白菜 1.5 元，芳芳给售货员 5 元钱，售货员应该找芳芳多少钱呢？

小档案	
训练时长	
辅助情况	

训练方法示例

示例 2

妈妈要买 1 袋盐 2.5 元，2 袋醋 3 元，妈妈给售货员 100 元钱，售货员应该找妈妈多少钱呢？

小档案	
训练时长	
辅助情况	

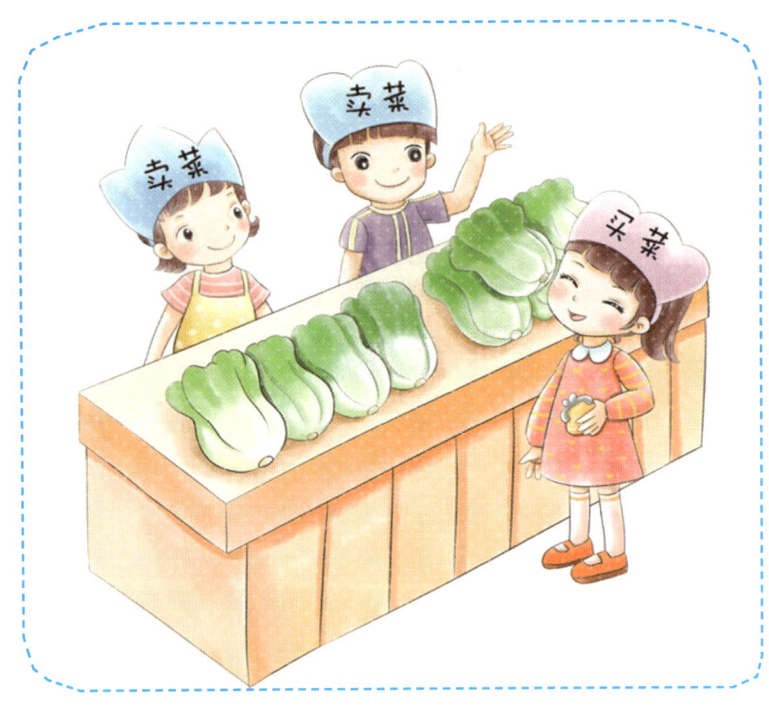

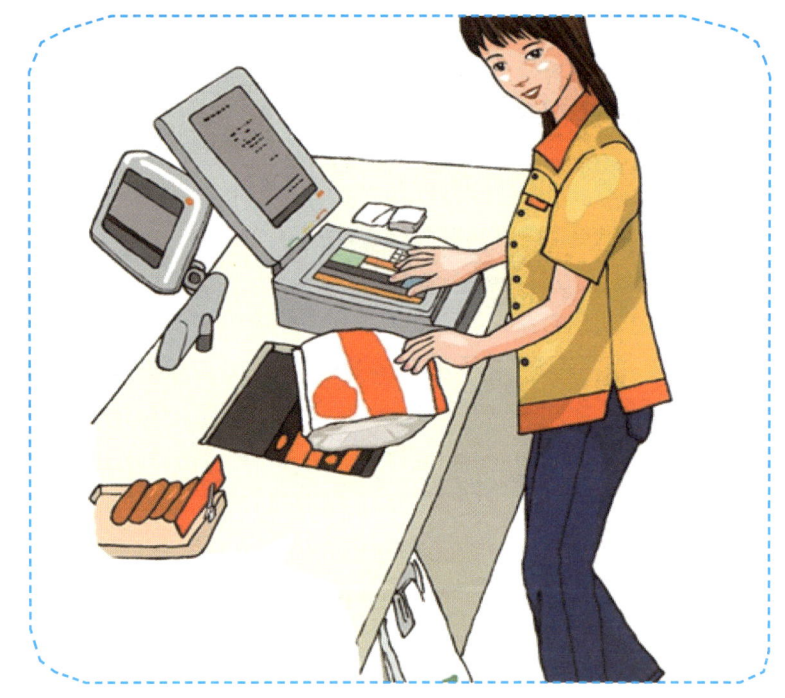

第六章
学习技能高级训练项目

泛化到商场

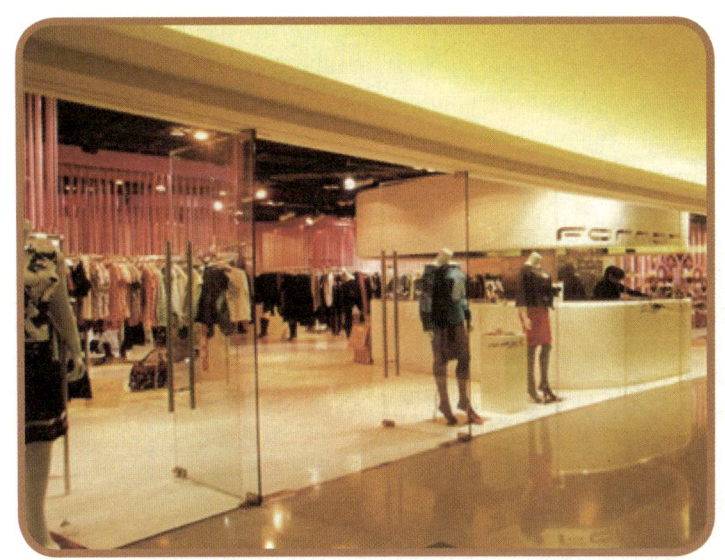

泛化到菜市场

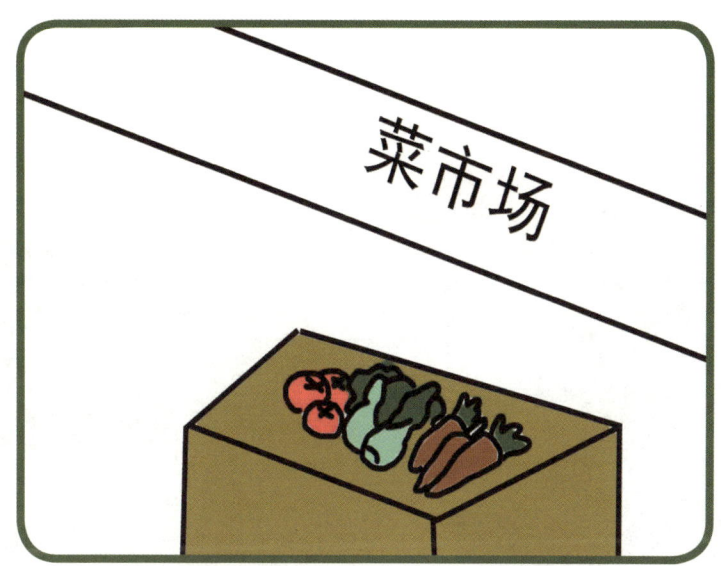

泛化到超市

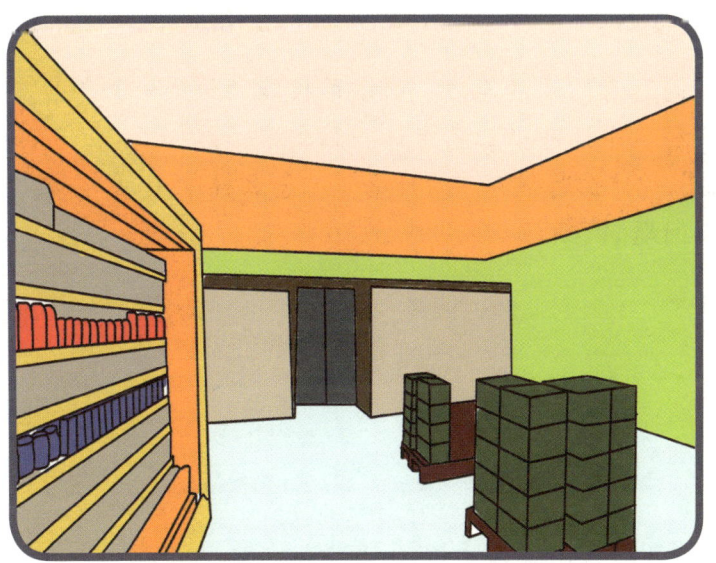

泛化到快餐店

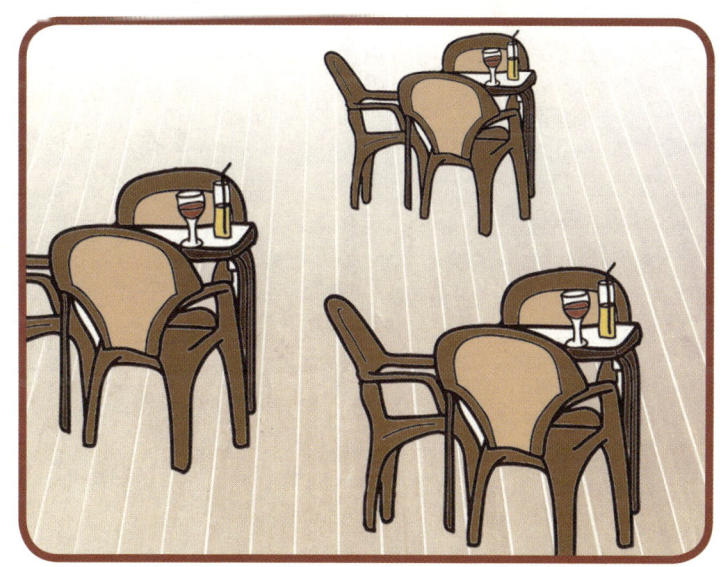

学习技能训练实例解析

22 阅读理解

该技能的训练目的是提高患者的阅读能力。通过该技能的训练，患者应该能达到这样一种水平，即：让患者读一篇文章，然后问关于"是谁""干什么""什么时候""为什么""怎么样"等问题，患者能够正确回答问题。

扫描二维码，打印本技能训练配套表格

小知识

培养孩子学会看内容浅显的图

培养孩子学会看内容浅显的图书,并能将主要内容复述,如下雨了兔妈妈没带雨伞,兔宝宝拿雨伞去接妈妈。先给孩子多讲几遍,然后让孩子看书做简要复述,以后一边复述一边变成自己的语言,再后来可以加进好多的修饰词,如:天阴沉沉的,快下雨了,兔宝宝有些着急了,妈妈外出采蘑菇没拿雨伞,兔宝宝着急得都要哭了,突然它想起来了,穿上雨衣拿着雨伞去接妈妈了,兔妈妈看见宝宝送来雨伞,心里可高兴了,夸宝宝是个懂事的好孩子。通过看书,学习书中的语言,进而转化为自己的语言,将不同的单句组合成复句。

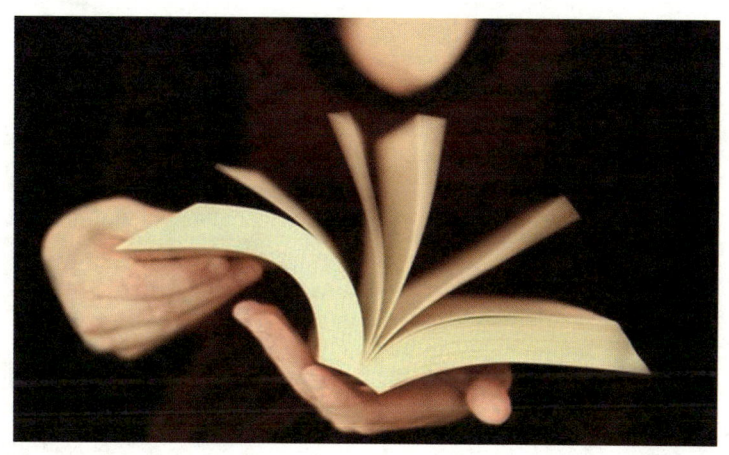

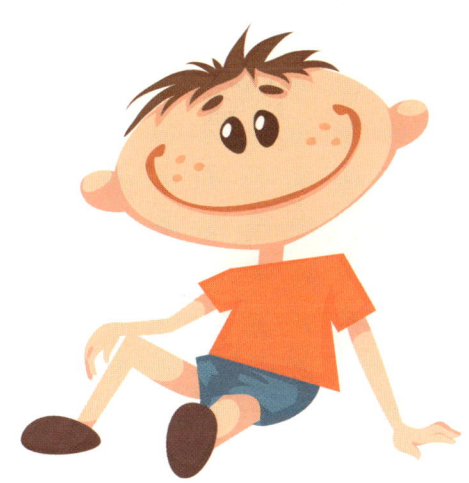

学习技能训练实例解析

教学材料

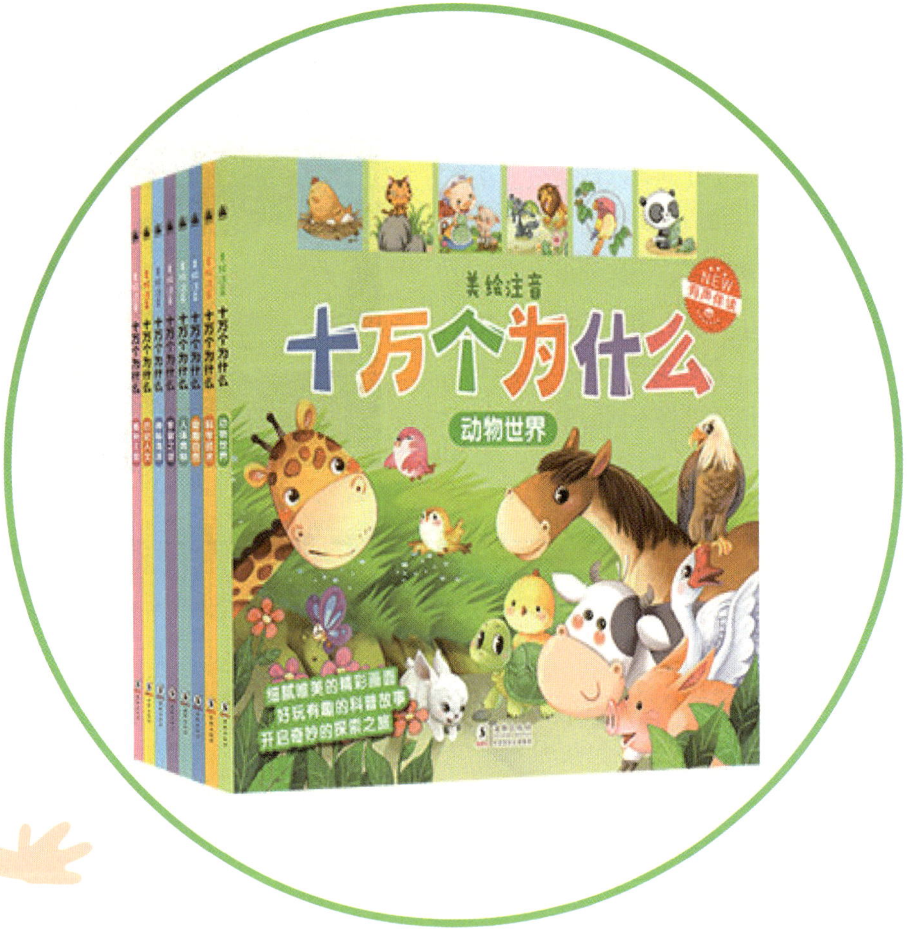

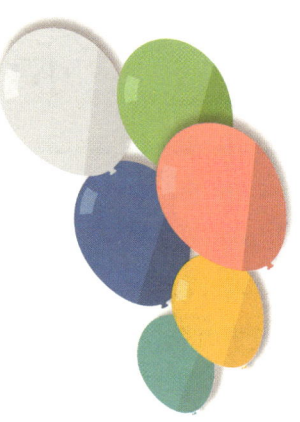

第六章 学习技能高级训练项目

训练方法示例

示例 1

读文章回答问题。

小档案	
训练时长	
辅助情况	

问题1：为什么门客们要画蛇？
问题2：一开始谁画的最快？
问题3：最先画好蛇的人为什么没能喝上酒？
问题4：这个故事告诉我们一个什么道理？

有个楚国贵族，在祭祀过祖宗后，把一壶祭酒赏给门客们喝。门客们拿着这壶酒，不知如何处理。他们觉得，这么多人喝一壶酒，肯定不够，还不如干脆给一个人喝，喝得痛痛快快还好些。可是到底给谁好呢？于是，门客们商量了一个好主意，就是每个人各自在地上画一条蛇，谁先画好了这壶酒就归谁喝。大家都同意这个办法。

门客们一人拿一根小棍，开始在地上画蛇。有一个人画得很快，不一会儿，他就把蛇画好了，于是他把酒壶拿了过来。正待他要喝酒时，他一眼瞅见其他人还没把蛇画完，便十分得意地又拿起小棍，自言自语地说："看我再来给蛇添上几只脚，他们也未必画完。"边说边给画好的蛇画脚。

不料，这个人给蛇画脚还没完，手上的酒壶便被旁边一个人一把抢了过去，原来，那个人的蛇画完了。这个给蛇画脚的人不依，说："我最先画完蛇，酒应归我喝！"那个人笑着说："你到现在还在画，而我已完工，酒当然是我的！"画蛇脚的人争辩说："我早就画完了，现在是趁时间还早，不过是给蛇添几只脚而已。"那人说："蛇本来就没有脚，你要给它添几只脚那你就添吧，酒反正你是喝不成了！"

那人毫不客气地喝起酒来，那个给蛇画脚的人却眼巴巴看着本属自己而现在已被别人拿走的酒，后悔不已。

拓展为低难度的童话故事

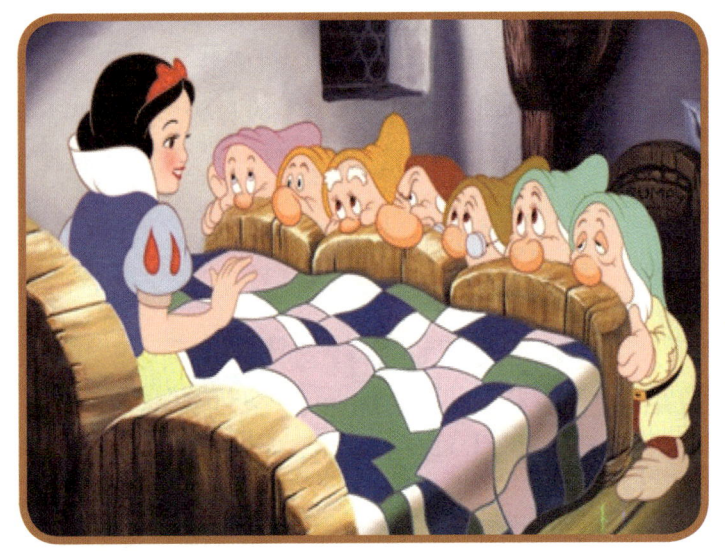

拓展为高难度的童话故事

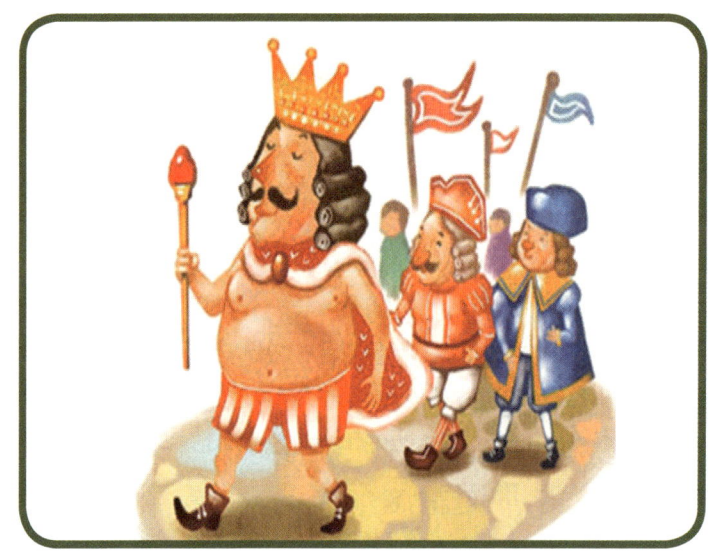

拓展为低难度的寓言故事

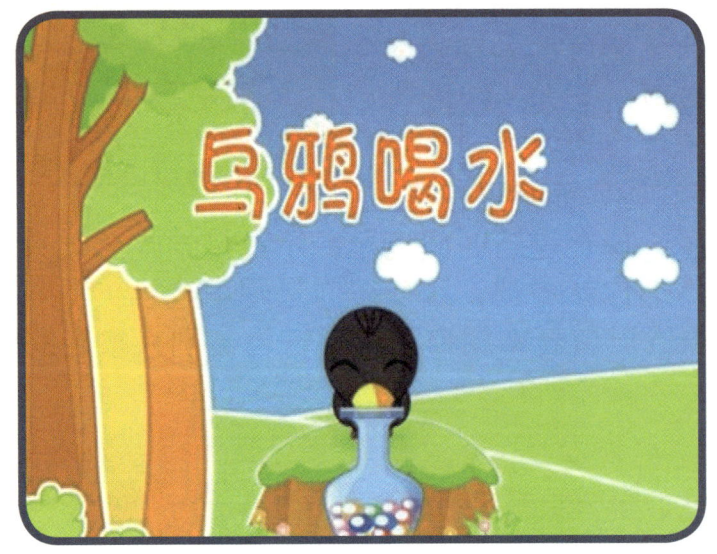

拓展为高难度的寓言故事

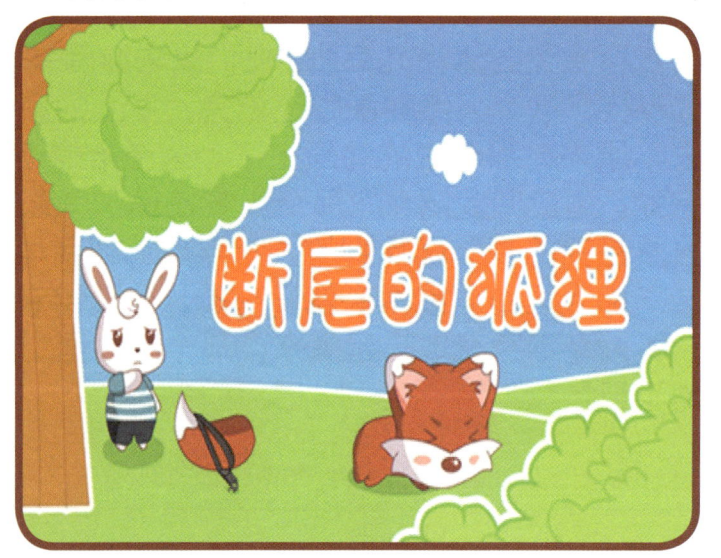

第六章
学习技能高级训练项目

23 流畅阅读

该技能的训练目的是提高患者的阅读能力。通过该技能的训练，患者应该能达到这样一种水平，即：第一阶段先向患者呈现一些简单的句子，每个句子后面有空格，说"尽可能快地读这些句子，并判断句子的正确与否，正确的打对号，错误的打错号"，患者能够读句子，并判断句子的正误；第二阶段给患者一个段落，说"大声地读出这个段落"，并记下1分钟内患者读出几个字，患者能够大声读出段落。

扫描二维码，打印本技能训练配套表格

学习技能训练实例解析

示例1

读句子判断正误。

小档案	
训练时长	
辅助情况	

训练方法示例

示例2

读段落。

小档案	
训练时长	
辅助情况	

（1）走在上学的路上，我们经常萍水相逢一些老朋友。

————

（2）爸爸每天起早贪黑地工作，真的很辛苦。

————

（3）同学们经常向老师请教，这种不耻下问的精神值得提倡。

————

我在她桌前坐下，随手拿起一张报纸来看，忽然听见外屋板门吱地一声开了，过了一会，又听见有人在挪动那竹凳子。我掀开帘子，看见一个小姑娘，只有八九岁光景，瘦瘦的苍白的脸，冻得发紫的嘴唇，头发很短，穿一身很破旧的衣裤，光脚穿一双草鞋，正在登上竹凳想去摘墙上的听话器，看见我似乎吃了一惊，把手缩了回来。我问她："你要打电话吗？"她一面爬下竹凳，一面点头说："我要××医院，找胡大夫，我妈妈刚才吐了许多血！"我问："你知道××医院的电话号码吗？"她摇了摇头说："我正想问电话局……"我赶紧从机旁的电话本子里找到医院的号码，就又问她："找到了大夫，我请他到谁家去呢？"她说："你只要说王春林家里病了，她就会来的。"

拓展为找病句

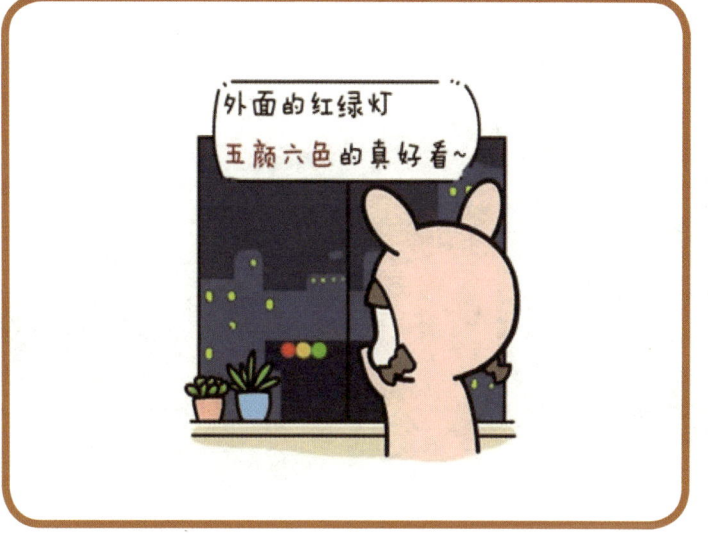

拓展为修改病句

1. 他养成了睡前刷牙。(的习惯)
2. 他不但跑得特别快,(所以/而且)跑得十分轻松。
3. 战士们翻过高山(和/、跨过)大河,终于到达了陕北。
4. 麦香混合在尘雾中,(散落/弥散)在田野上。
5. 指南针是我国古代的四大发明。(之一)

拓展为读短文章

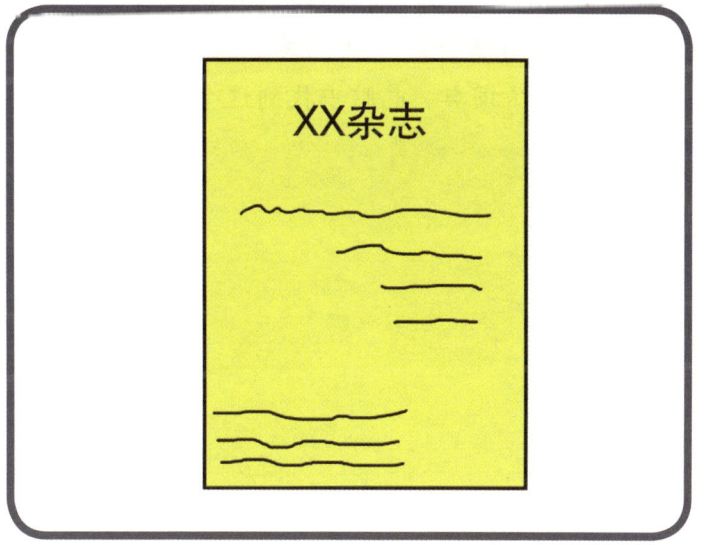

拓展为读书籍

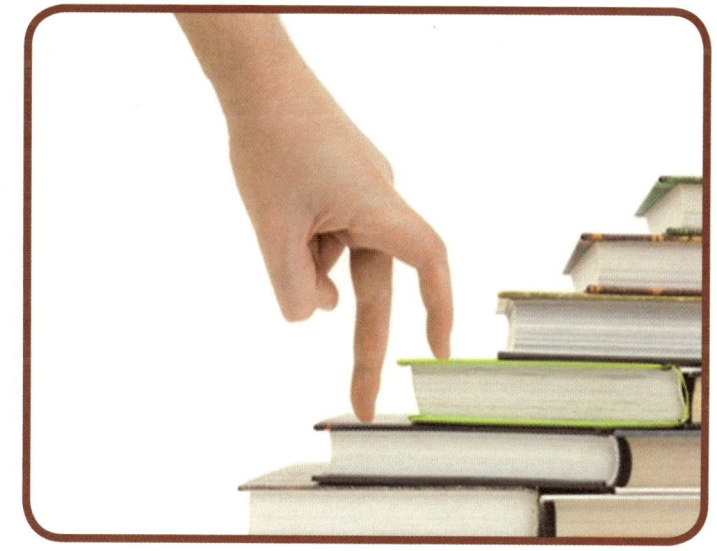

学习技能训练实例解析

24 查找词汇

该技能的训练目的是提高患者的自学能力。通过该技能的训练，患者应该能达到这样一种水平，即：对患者说"从词典/电脑中查找XX，并用这个词造句"，患者能够从词典/电脑中找到这个词语，并用它造句。

第六章
学习技能高级训练项目

教学材料

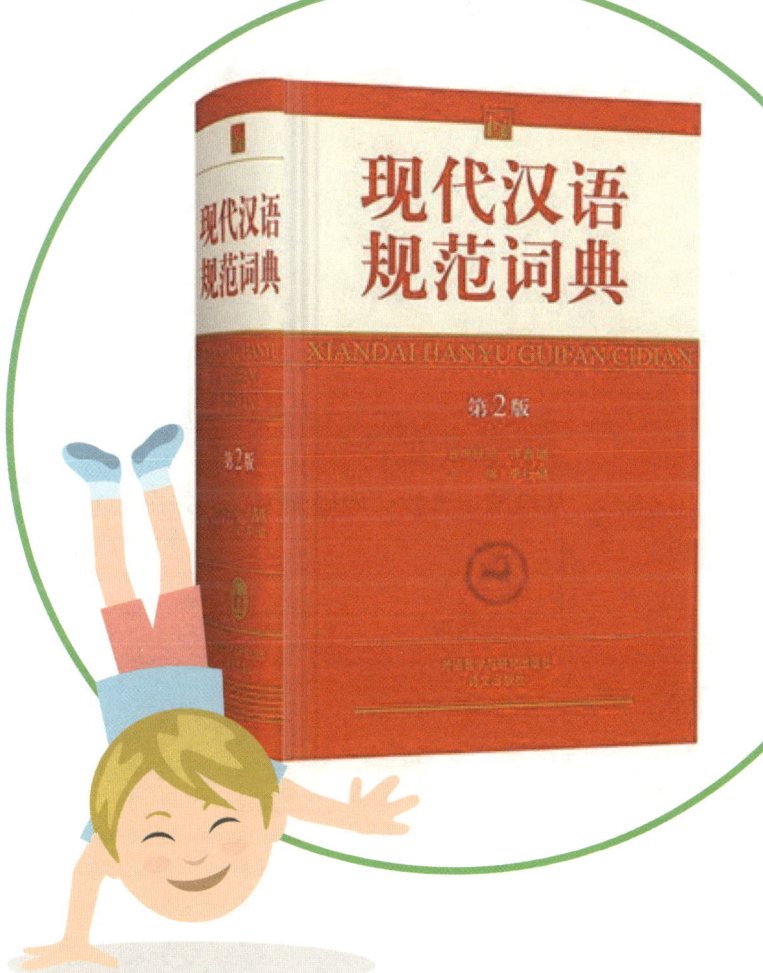
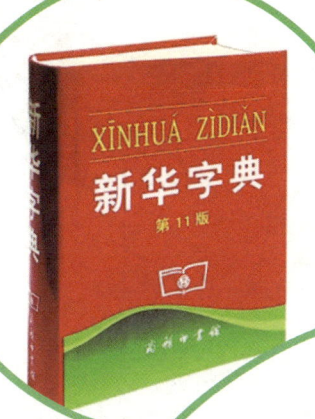
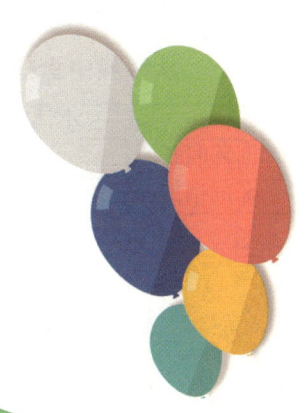
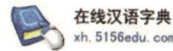

学习技能训练实例解析

示例 1

从字典中查找"智慧",并用这个词造句。

小档案	
训练时长	
辅助情况	

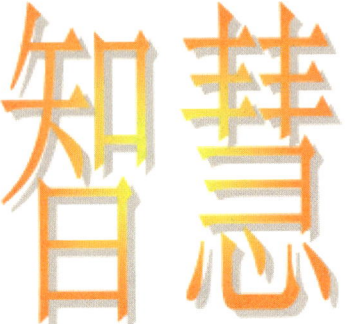

训练方法示例

示例 3

从电脑中查找"搁浅",并用这个词造句。

小档案	
训练时长	
辅助情况	

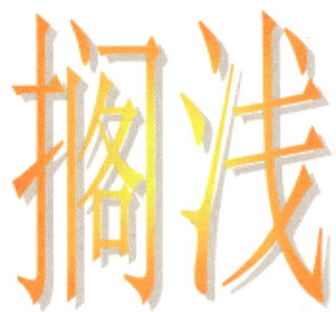

示例 2

从字典中查找"年轮",并用这个词造句。

小档案	
训练时长	
辅助情况	

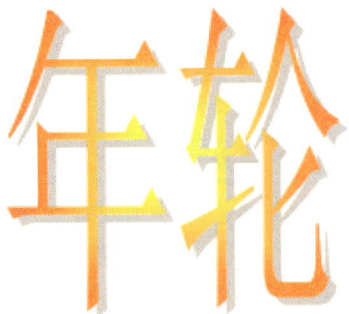

示例 4

从电脑中查找"碌碌无为",并用这个词造句。

小档案	
训练时长	
辅助情况	

碌碌无为

第六章
学习技能高级训练项目

拓展为成语 1

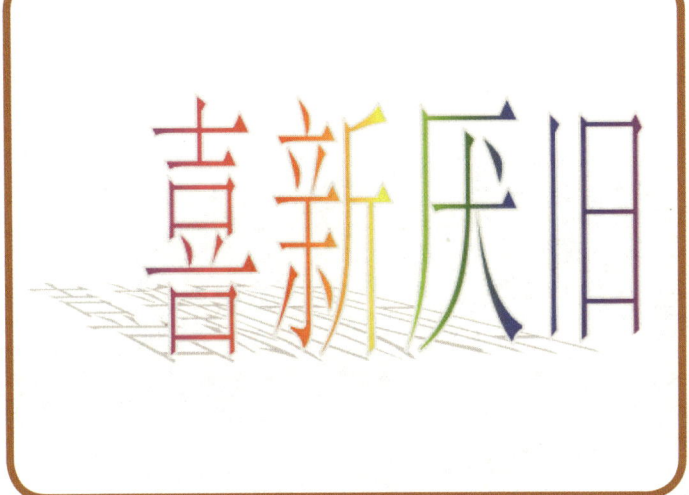

拓展为成语 2

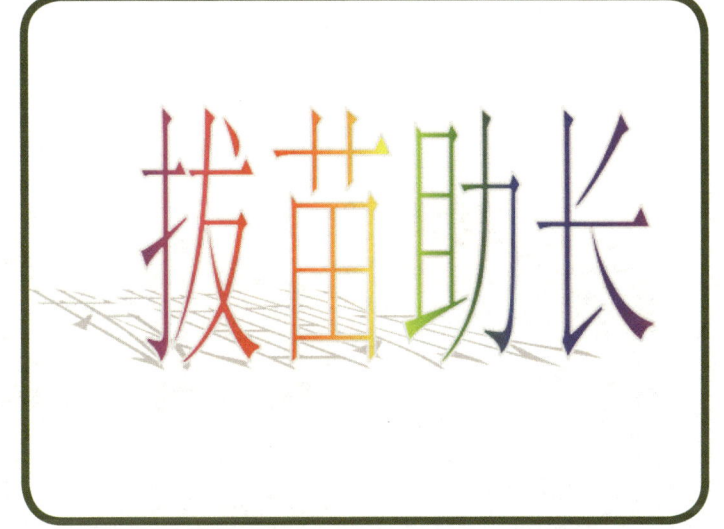

拓展为查找汉语成语词典

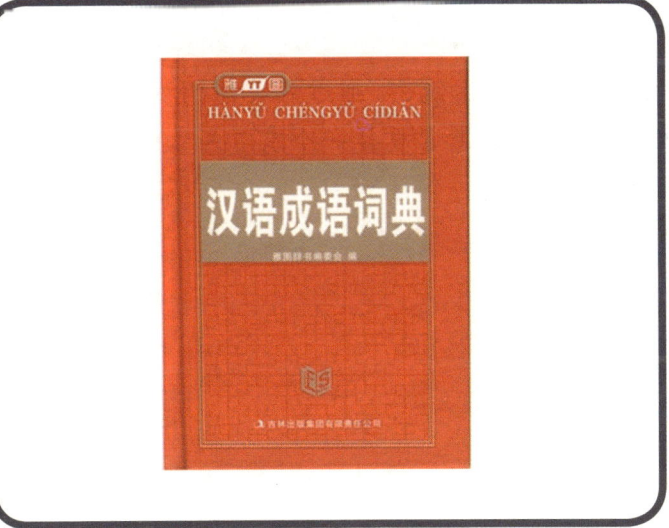

拓展为查找英汉词典

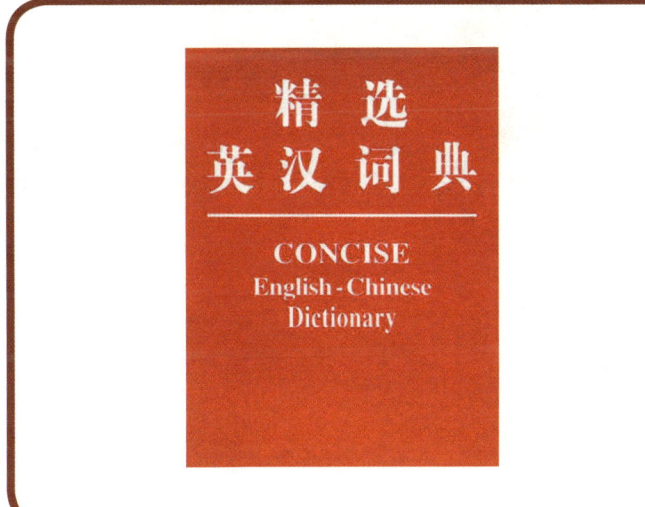

学习技能训练实例解析

25 复述句子

该技能的训练目的是提高患者的表达能力。通过该技能的训练，患者应该能达到这样一种水平，即：让患者重复一个有5~10个词语的句子，患者能够尽可能完整地重复这个句子。

扫描二维码，打印本技能训练配套表格

第六章
学习技能高级训练项目

教学材料

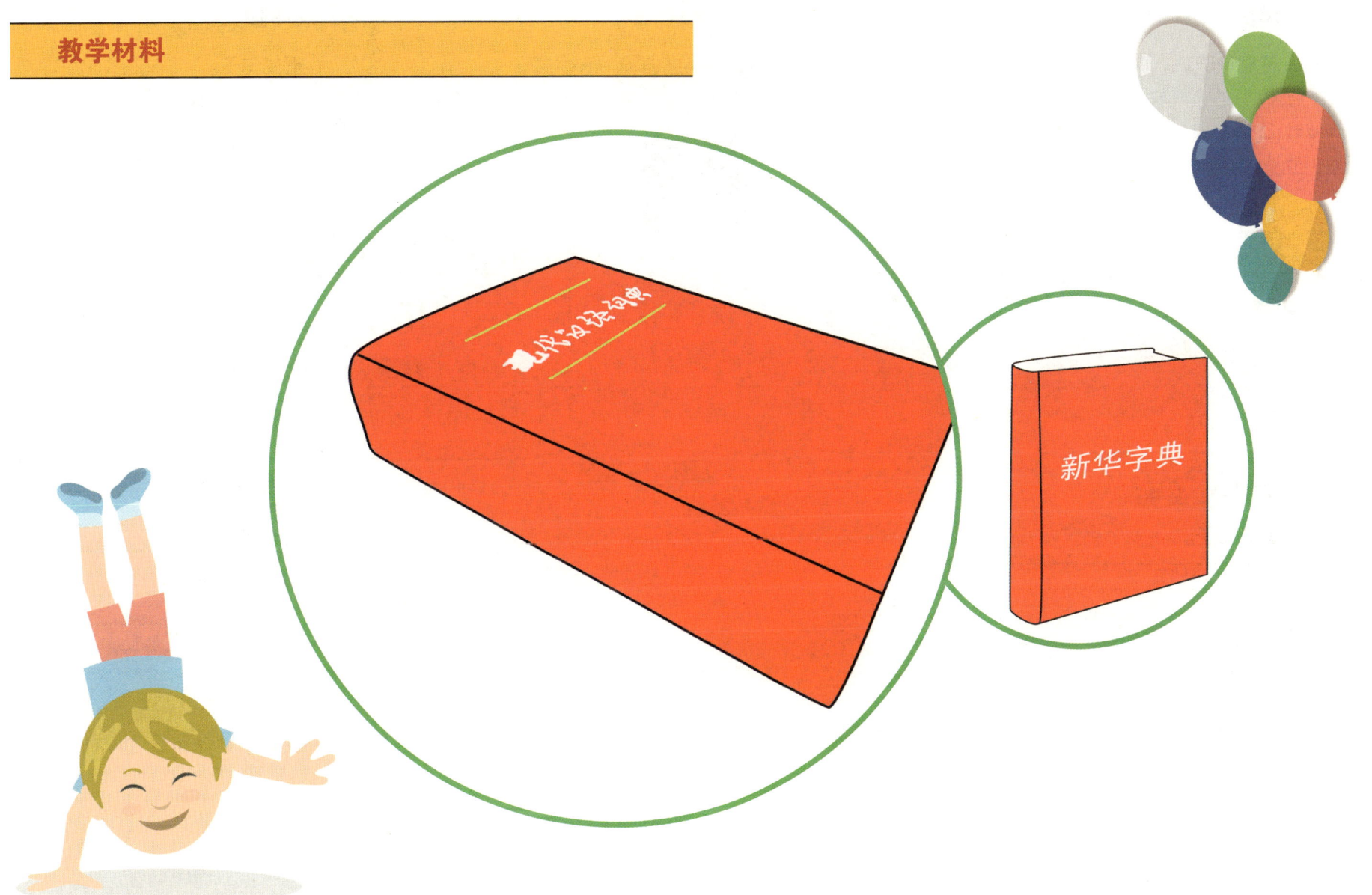

学习技能训练实例解析

训练方法示例

示例1

重复句子。

小档案	
训练时长	
辅助情况	

今天雨下得很大。

示例2

重复句子。

小档案	
训练时长	
辅助情况	

明天我要骑自行车去上学。

示例3

重复句子。

小档案	
训练时长	
辅助情况	

你认为这起交通事故是意外呢，还是有意为之？

示例4

重复句子。

小档案	
训练时长	
辅助情况	

实验的目的是为了检验一下这个理论。

402

26 复述故事

该技能的训练目的是提高患者的理解能力与表达能力。通过该技能的训练，患者应该能达到这样一种水平，即：对患者说"我将给你读一个故事，这个过程中你要尽可能多地记住故事的细节，我读完以后，你要将故事复述给我"，患者能够尽可能全面地复述故事。

扫描二维码，打印本技能训练配套表格

学习技能训练实例解析

教学材料

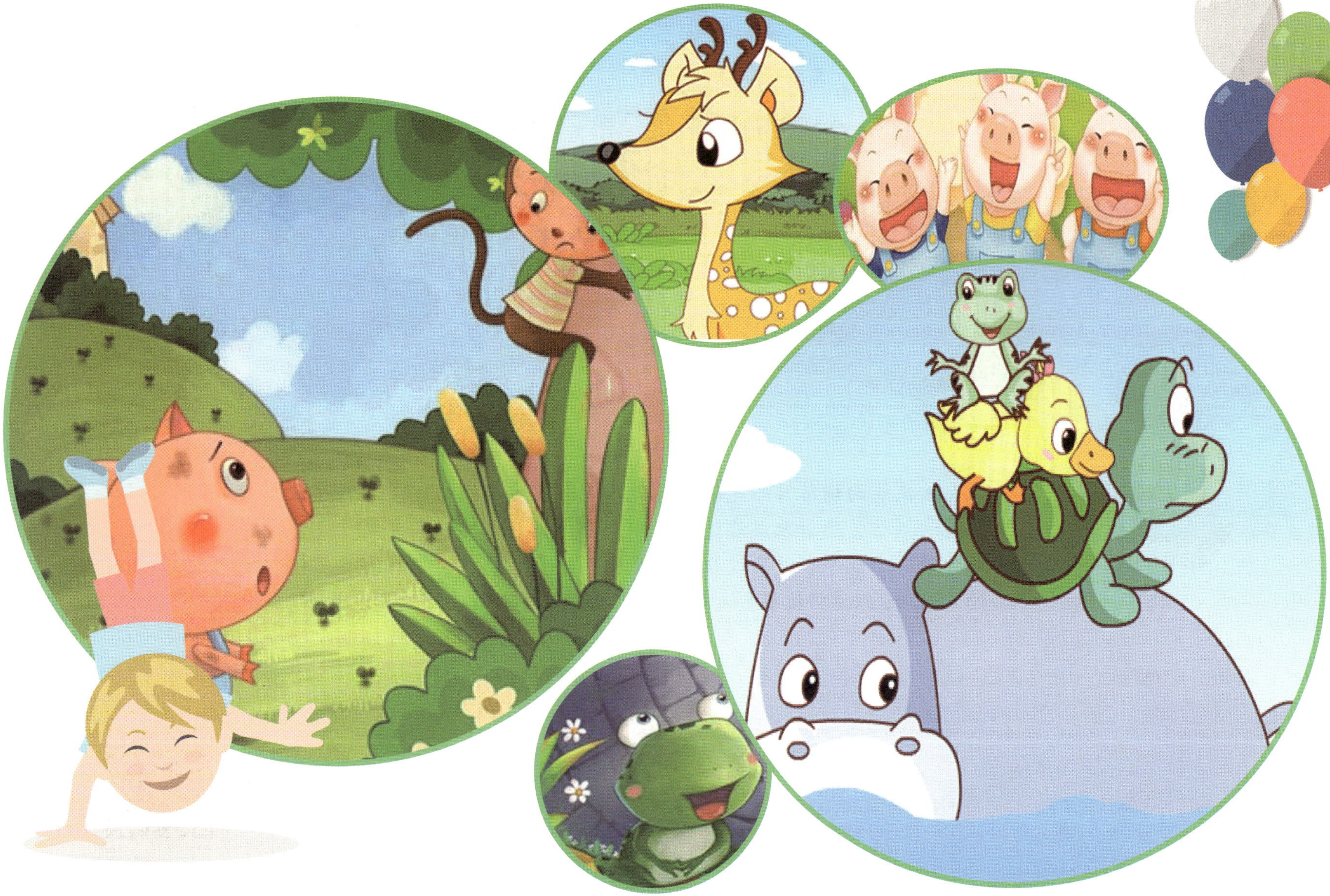

第六章
学习技能高级训练项目

训练方法示例

示例 1

复述故事。

小档案	
训练时长	
辅助情况	

从前,印度有一位国王,他养了许多大象。有一天,他正坐在大象身上游玩,忽然看见一群瞎子在路旁歇息,便命令他们走过来,问他们:"你们知道大象是什么样子吗?"瞎子们同时回答道:"陛下,我们不知道。"国王笑道:"你们亲自用手摸一摸吧,然后向我报告。"

瞎子们赶紧围着大象摸起来。过了一会儿,他们开始向国王报告。

摸到象耳朵的瞎子说:"大象同簸箕一样。"

摸到象腿的瞎子说:"大象和柱子一样。"

摸到象背的瞎子说:"大象好似一张床。"

摸到象尾的瞎子说:"大象好似绳子。"

国王听了哈哈大笑起来。原来他们把自己摸到的某一个部分误认为是全体。

后来人们便用"盲人摸象"来形容那些观察事物片面、只见局部不见整体的人。

示例 2

复述故事。

小档案	
训练时长	
辅助情况	

有一棵大树,枝繁叶茂,浓荫匝地,是飞禽、走兽们喜爱的休息场所。飞禽、走兽们说着自己去各地旅行的经历。大树也想去旅行,于是请飞禽、走兽们帮忙。飞禽说"你没有翅膀",于是拒绝了。大树想请走兽帮忙。走兽说"你没有腿",也拒绝了。于是,大树决定自己想办法。它结出甜美的果实,果实里包含着种子。果实被走兽们吃了后,大树的种子被传播到了世界各地。

拓展为故事 1

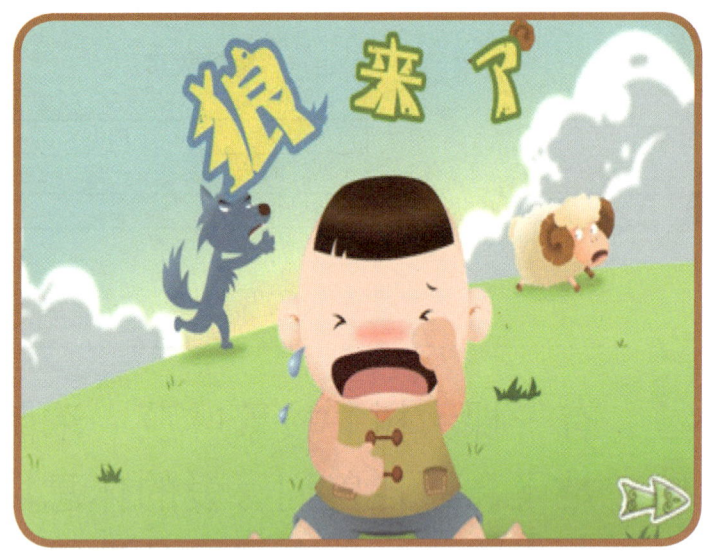

拓展为故事 2

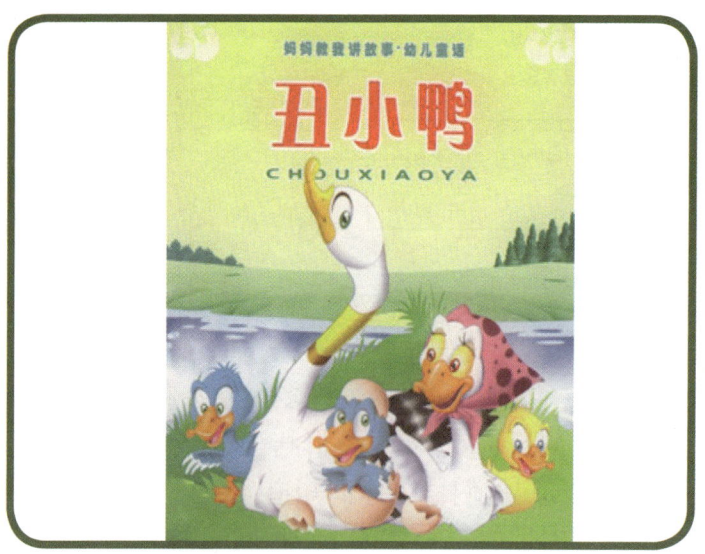

拓展为故事 3

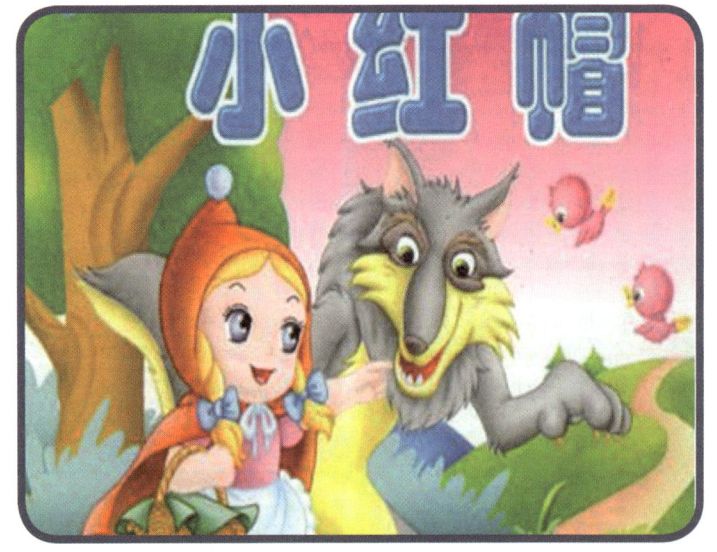

拓展为故事 4

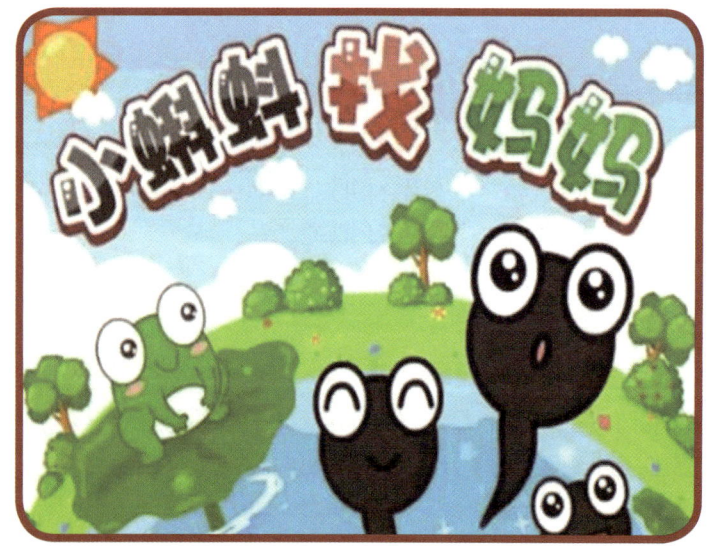

第六章 学习技能高级训练项目

27 写句子

该技能的训练目的是提高患者的理解能力与写作能力。通过该技能的训练，患者应该能达到这样一种水平，即：给患者一张图片及写作用具，并说"根据图片写XX个句子"（例如"根据图片写3个句子"），患者能够按要求写出正确的句子。

扫描二维码，打印本技能训练配套表格

学习技能训练实例解析

教学材料

作文选材

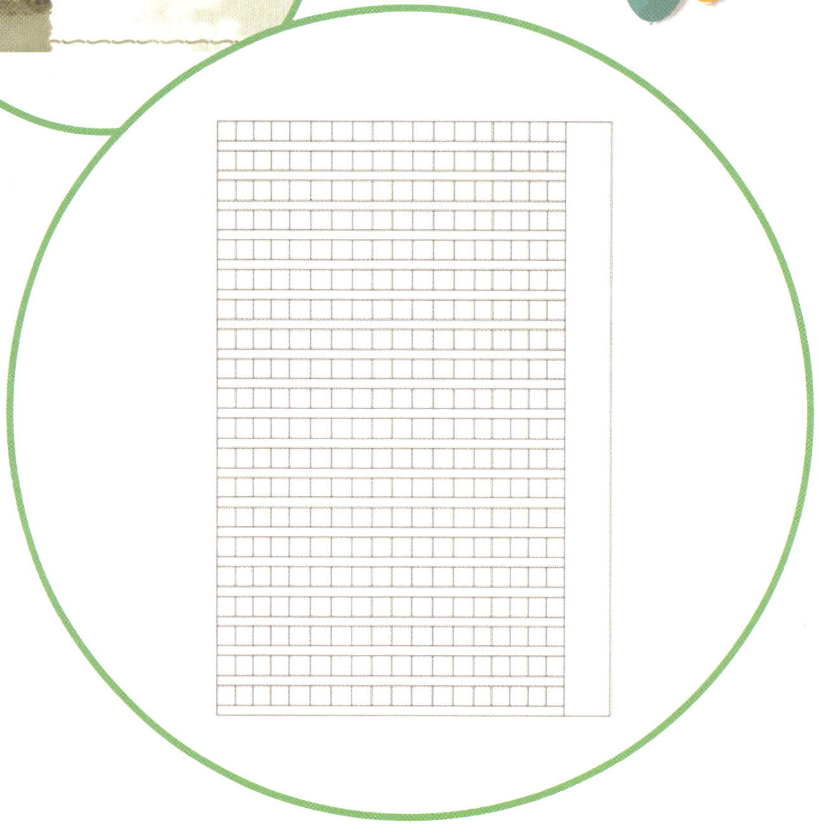

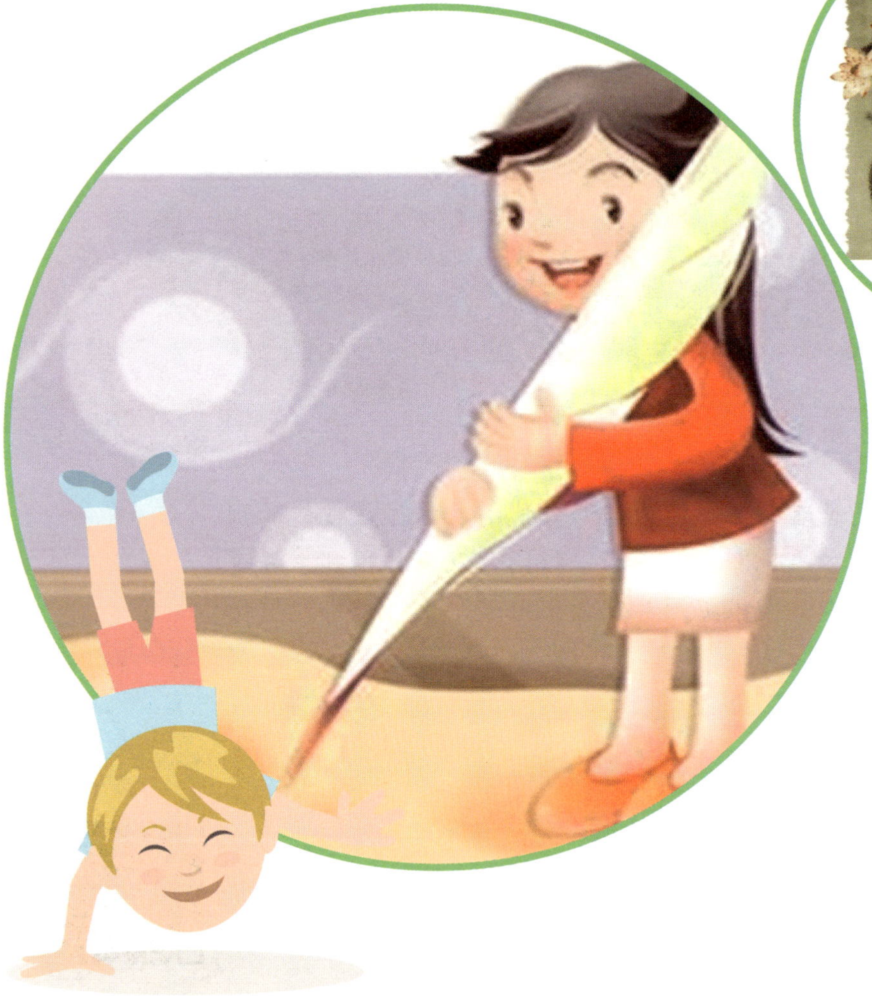

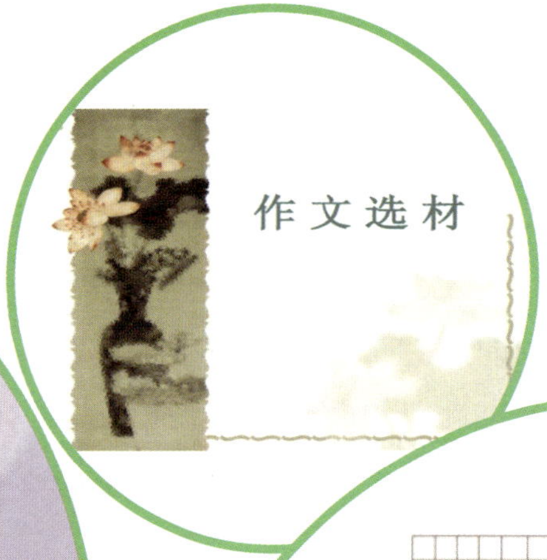

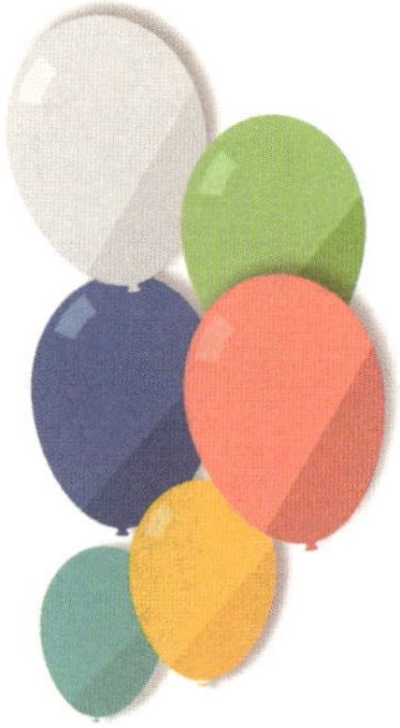

第六章
学习技能高级训练项目

示例 1

看图写出 1 个句子。

小档案	
训练时长	
辅助情况	

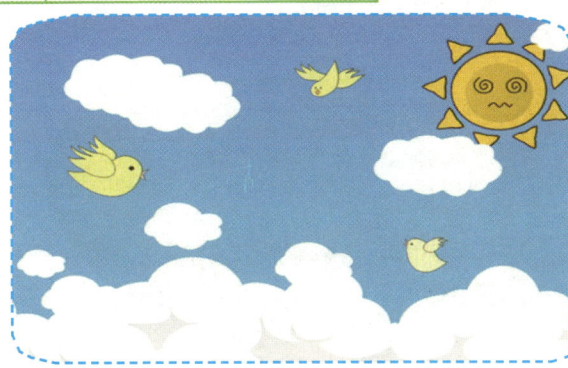

示例 2

看图写出 3 个句子。

小档案	
训练时长	
辅助情况	

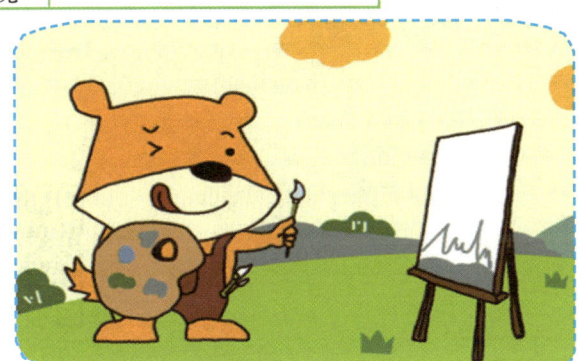

训练方法示例

示例 3

看图写出 4 个句子。

小档案	
训练时长	
辅助情况	

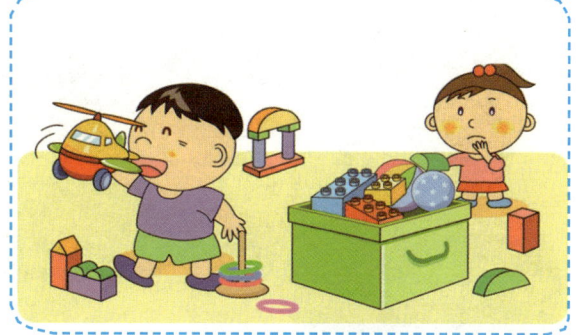

示例 4

看图写出 5 个句子。

小档案	
训练时长	
辅助情况	

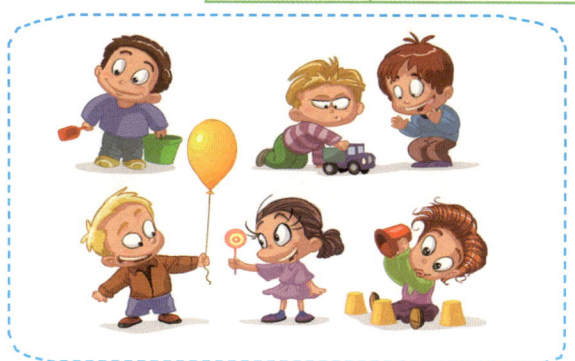

28 写文章

该技能的训练目的是提高患者的理解能力与写作能力。通过该技能的训练，患者应该能达到这样一种水平，即：第一阶段向患者呈现一篇他感兴趣的文章，说："读这篇文章"，待患者读完文章后，问他5个有关这篇文章的问题，患者能够读懂文章，并回答问题；第二阶段给患者一个大纲，并说"根据刚才的问题写一篇文章"，患者能够根据大纲写一篇文章。

扫描二维码，打印本技能训练配套表格

第六章
学习技能高级训练项目

教学材料

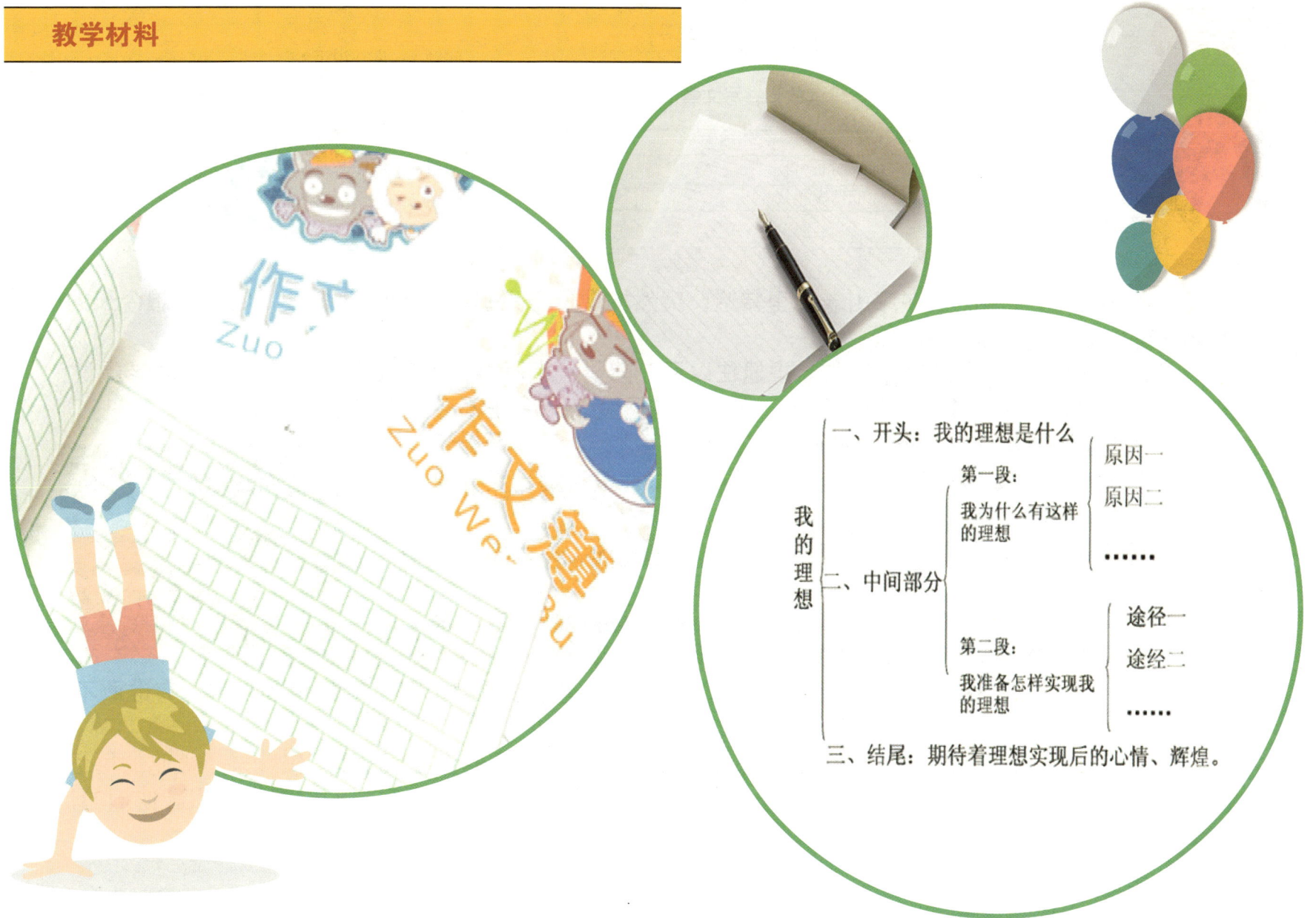

学习技能训练实例解析

示例 1

读故事，写文章。

小档案	
训练时长	
辅助情况	

问题 1：谁在说谎？
问题 2：动物们为什么见到狐狸都逃走了？
问题 3：老虎是否相信了狐狸的话？
问题 4：谁才是真正的百兽之王？
问题 5：这个故事告诉我们什么道理？

有一天，一只老虎正在深山老林里转悠，突然发现了一只狐狸，便迅速抓住了它，心想今天的午餐又可以美美地享受一顿了。

狐狸生性狡猾，它知道今天被老虎逮住以后，前景一定不妙，于是就编出一个谎言，对老虎说："我是天帝派到山林中来当百兽之王的，你要是吃了我，天帝是不会饶恕你的。"

老虎对狐狸的话将信将疑，便问："你当百兽之王，有何证据？"狐狸赶紧说："你如果不相信我的话，可以随我到山林中去走一走，我让你亲眼看看百兽对我望而生畏的样子。"

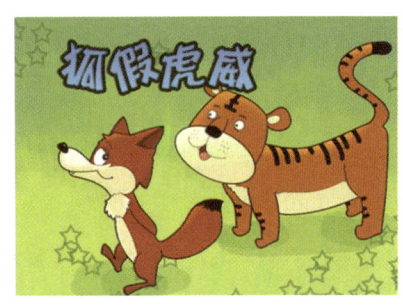

老虎想这倒也是个办法，于是就让狐狸在前面带路，自己尾随其后，一道向山林的深处走去。

森林中的野兔、山羊、花鹿、黑熊等各种兽类远远地看见老虎来了，一个个都吓得魂飞魄散，纷纷夺路逃命。

转了一圈之后，狐狸洋洋得意地对老虎说道："现在你该看到了吧？森林中的百兽，有谁敢不怕我？"

老虎并不知道百兽害怕的正是它自己，反而因此相信了狐狸的谎言。狐狸不仅躲过了被吃的厄运，而且还在百兽面前大出了一回风头。对于那些像狐狸一样仗势欺人的人，我们应当学会识破他们的伎俩。

第六章
学习技能高级训练项目

拓展为看图写文章

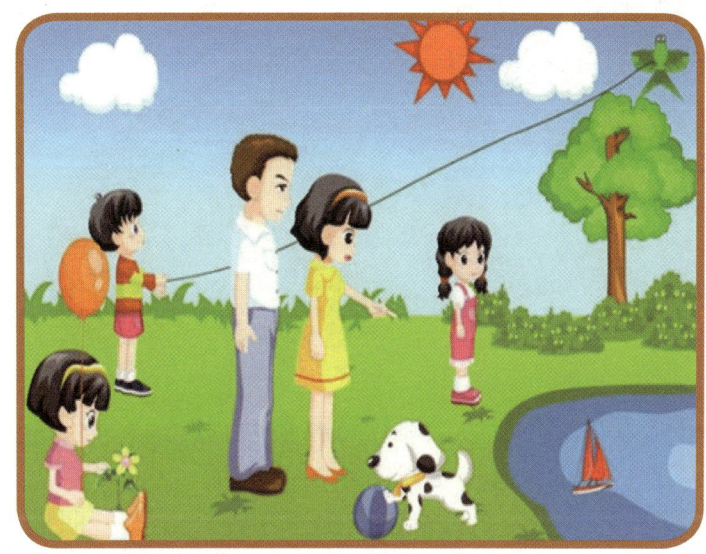

拓展为给定题目写文章

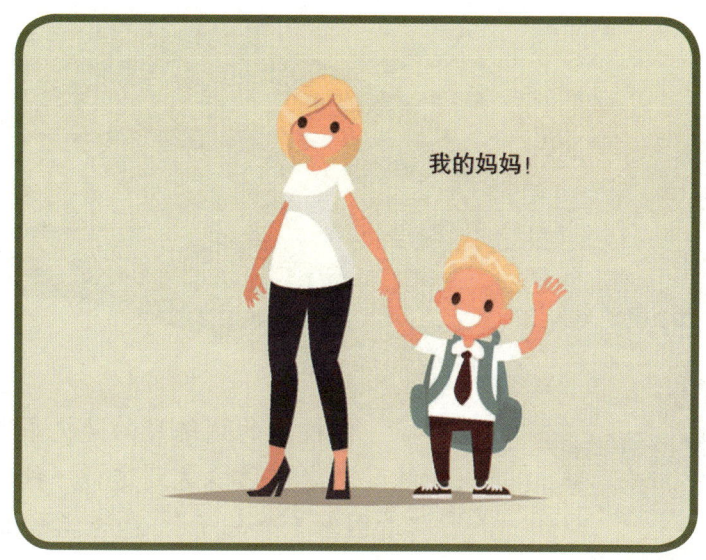

拓展为根据故事写文章

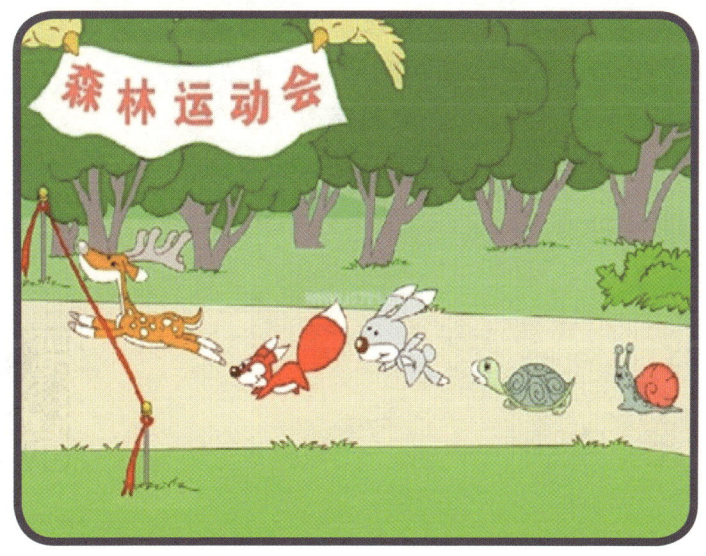

拓展为写日记

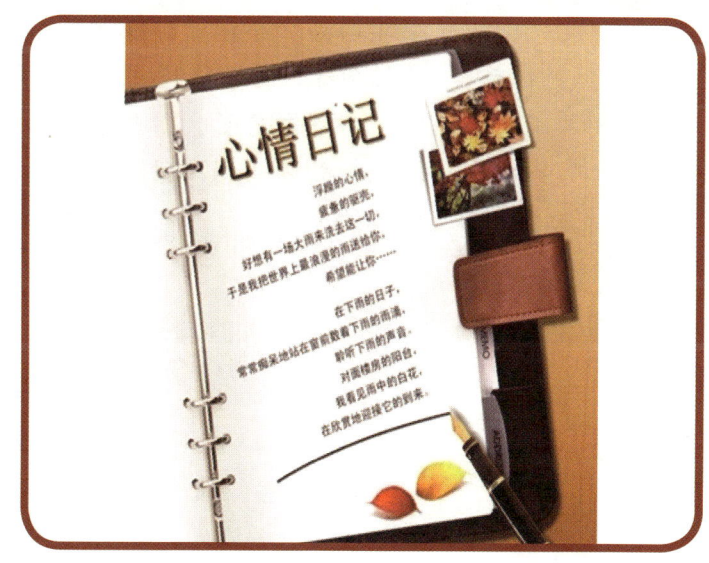

学习技能训练实例解析

流畅写作

29

该技能的训练目的是提高患者的理解能力与写作能力。通过该技能的训练，患者应该能达到这样一种水平，即：第一阶段向患者呈现1张图片，说"看图写1个句子"，患者能够正确写出句子；第二阶段用计时器设定3分钟，说"你有3分钟时间来写尽可能多的句子"，然后展示第1张图片，说："开始"，并按下计时器，患者写完有关第1张图的第1个句子后，换第2张图片，继续写第2个句子，以此类推，直到时间结束，患者能够按要求写出尽可能多的句子；第三阶段用计时器设定3分钟，并指定写作必须用到的3个词语，说"看图写句子，但句子中必须包含这3个词语"（比如，看图写句子，但句子中必须用到"猫""是""鱼"这3个字），患者能够按要求写出尽可能多的句子。

扫描二维码，打印本技能训练配套表格

第六章
学习技能高级训练项目

教学材料

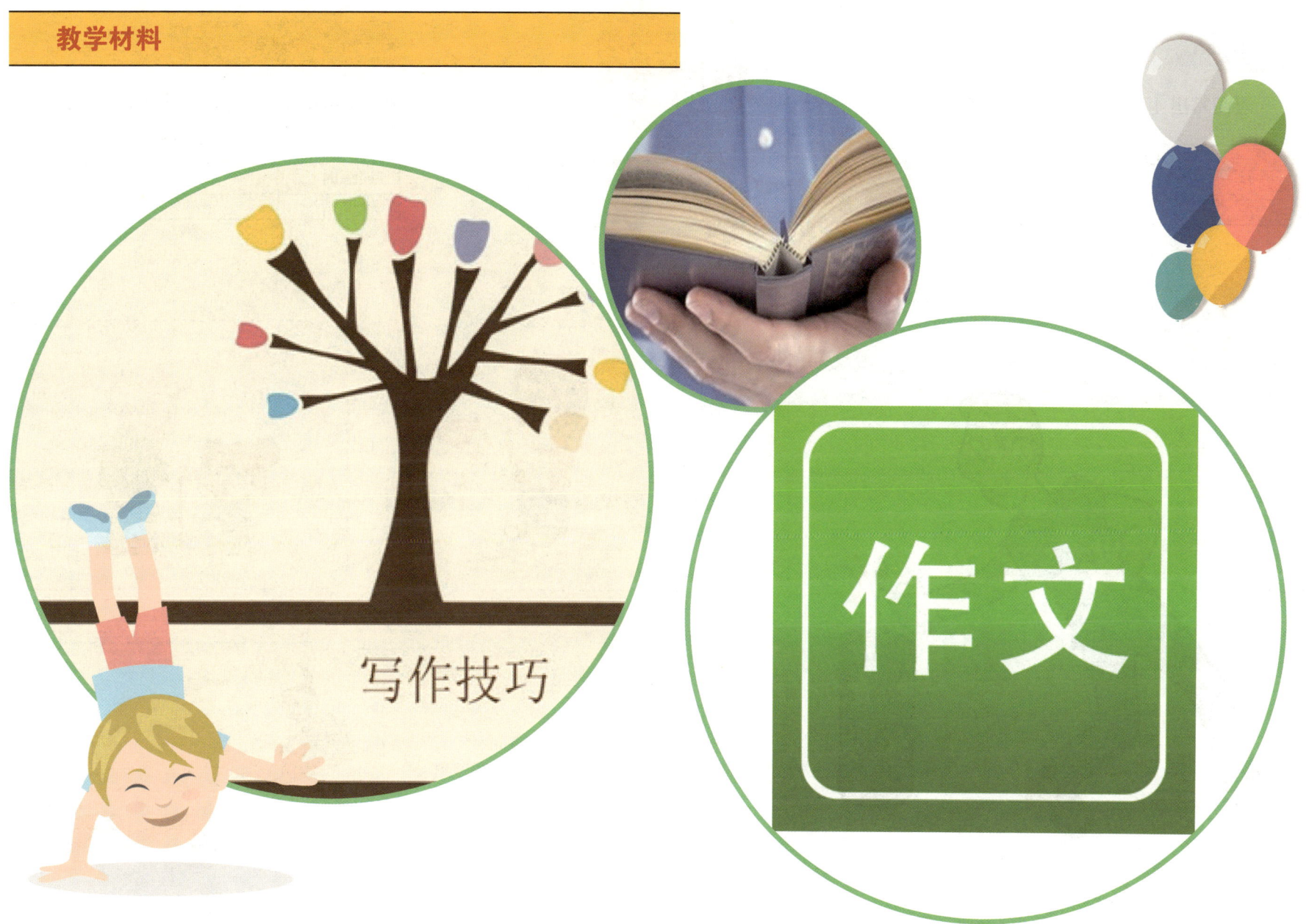

学习技能训练实例解析

示例 1

看图写出 1 个句子（无时间限制）。

小档案	
训练时长	
辅助情况	

训练方法示例

示例 2

看不同的图，写不同的句子（计时 3 分钟）。

小档案	
训练时长	
辅助情况	

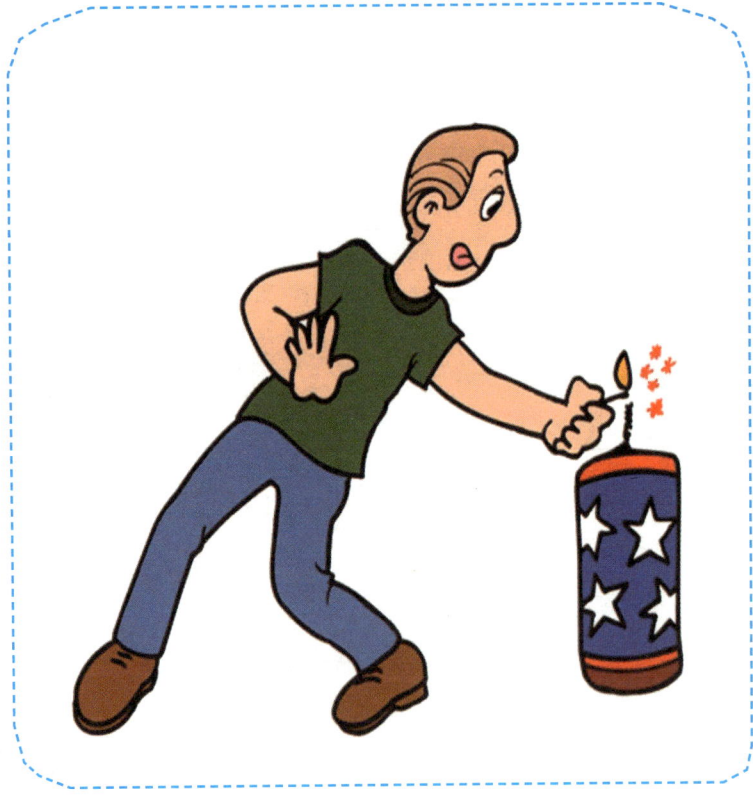

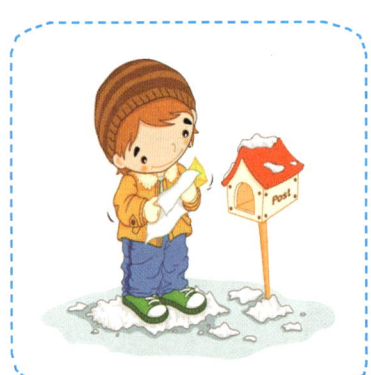

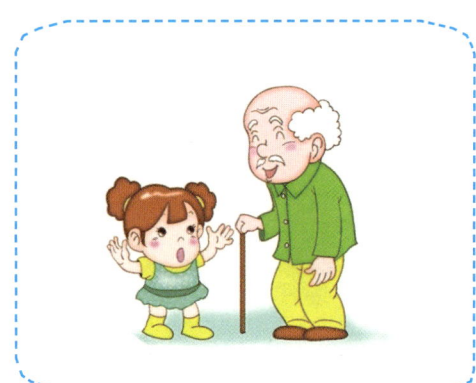

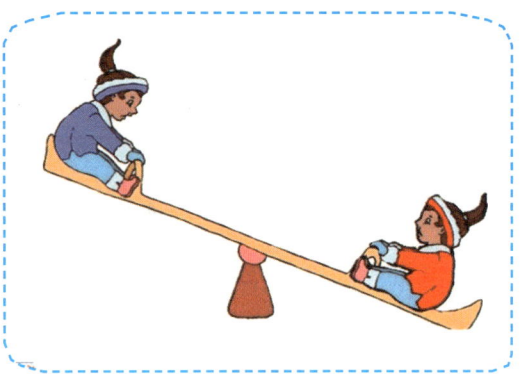

第六章
学习技能高级训练项目

示例 3

按照指定用语,看不同的图,写不同的句子(计时3分钟)。

小档案	
训练时长	
辅助情况	

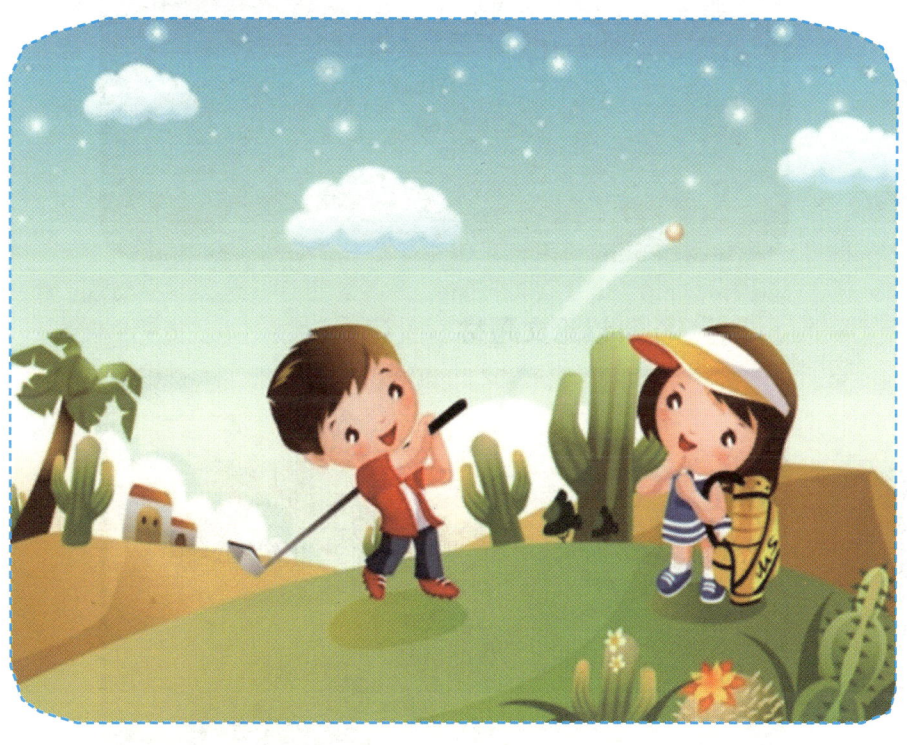

(1)必须用到:夏天、晴天、高尔夫球。

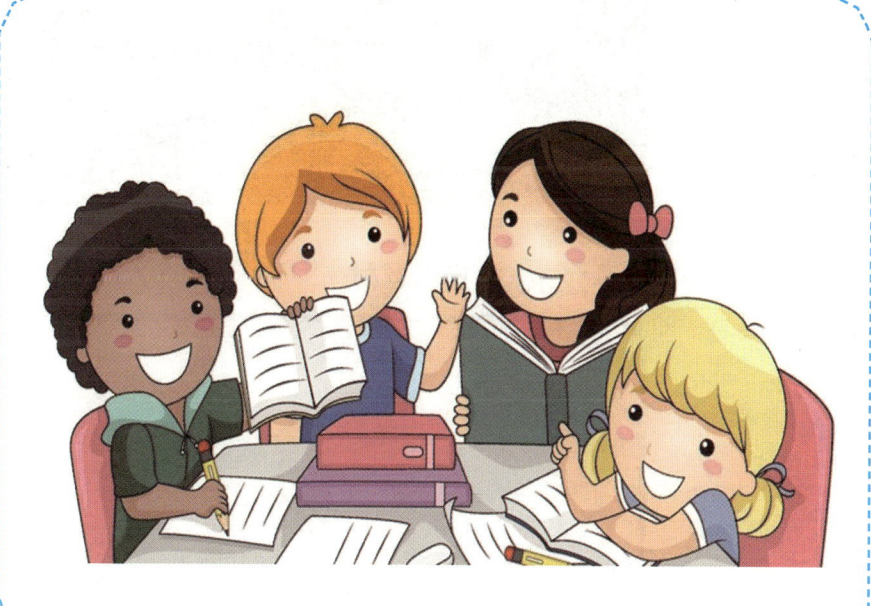

(2)必须用到:读书、写字、下午。

学习技能训练实例解析

泛化为写景题材

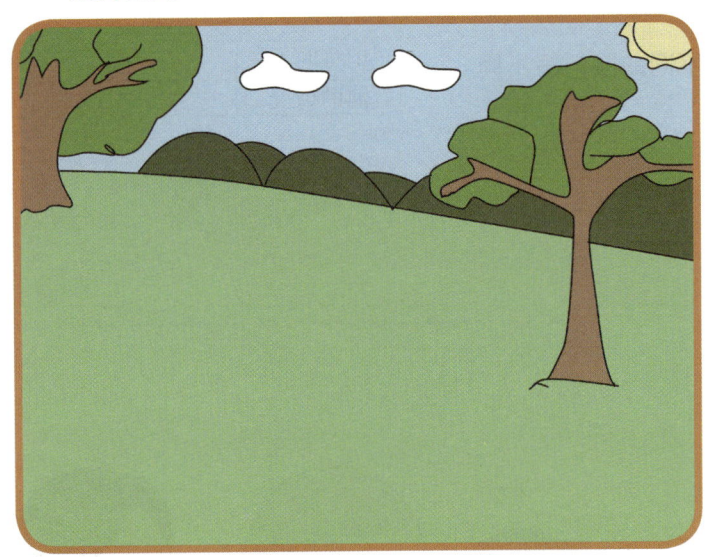

泛化为叙事题材

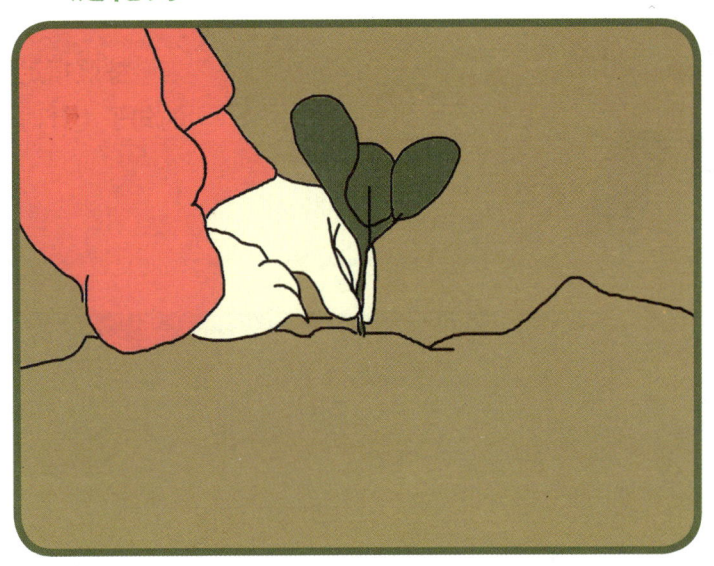

泛化为抒情题材

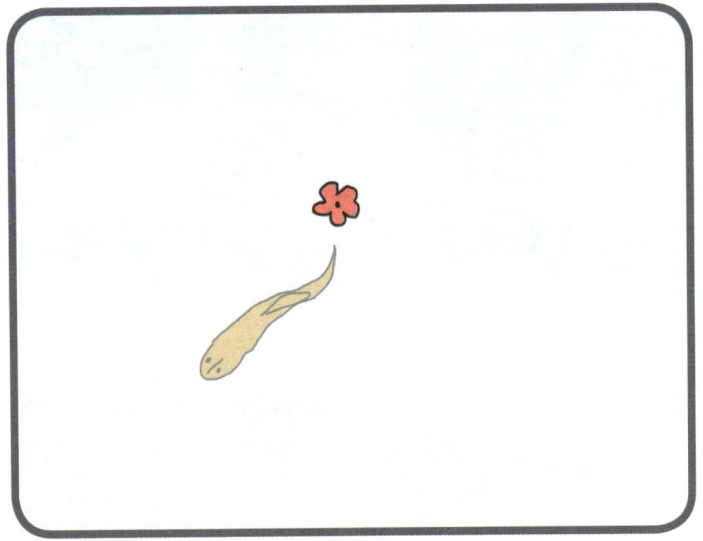

泛化为议论文题材

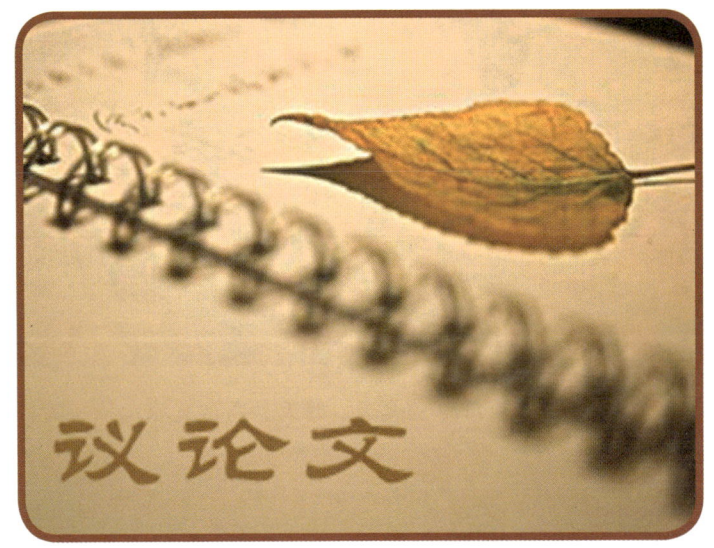